北京中医药大学特色教材系列
北京中医药大学教改教材

内经讲义

供中医学、中西医临床医学、针灸推拿学等专业用

主编　翟双庆

中国中医药出版社
·北　京·

图书在版编目（CIP）数据

内经讲义/翟双庆主编．—北京：中国中医药出版社，2016.2（2025.3 重印）
北京中医药大学特色教材系列
北京中医药大学教改教材
ISBN 978-7-5132-2589-2

Ⅰ.①内…　Ⅱ.①翟…　Ⅲ.①《内经》-中医药院校-教材　Ⅳ.①R221

中国版本图书馆 CIP 数据核字（2015）第 123485 号

中国中医药出版社出版
北京经济技术开发区科创十三街 31 号院二区 8 号楼
邮政编码　100176
传真　010 64405721
北京盛通印刷股份有限公司印刷
各地新华书店经销
*
开本 850×1168　1/16　印张 24.25　字数 586 千字
2016 年 2 月第 1 版　2025 年 3 月第 4 次印刷
书　号　ISBN 978-7-5132-2589-2
*
定价　75.00 元
网址　www.cptcm.com

服务热线　010 64405510
购书热线　010 64065415　010 64065413
微信服务号　zgzyycbs
书店网址　csln.net/qksd/
官方微博　http://e.weibo.com/cptcm
淘宝天猫网址　http://zgzyycbs.tmall.com

北京中医药大学特色教材系列
北京中医药大学教改教材
《内经讲义》编委会

主　编　翟双庆

副主编　陈子杰　钱会南　贺　娟

编　委　张银柱　常立果　韩晶杰

　　　　禄　颖　刘晓峰　王智瑜

　　　　陈　曦　黄玉燕

主　审　烟建华

前　言

实施科教兴国和人才强国战略，实现从人力资源大国向人力资源强国的转变、从高等教育大国向高等教育强国的转变，必须不断提高高等学校的教育教学质量。高水平教材是高质量教育的重要保证。贯彻《国家中长期教育改革和发展规划纲要》（2010-2020年），深化教育教学改革，实施教育质量工程，提高高等学校教育教学质量，必须不断加强高等学校的教材建设。

为深入贯彻落实《教育部财政部关于实施高等学校本科教学质量与教学改革工程的意见》和《教育部关于进一步深化本科教学改革全面提高教学质量的若干意见》及北京市相关文件精神，切实加强我校教材建设，依据《北京中医药大学本科教学“质量工程”实施纲要》，于2008年启动了北京中医药大学自编特色教材建设工程。自编特色教材以全面提高教学质量为目标，以打造高水平教材品牌为要求，充分挖掘学校优势特色专业资源，充分发挥重点学科的龙头引领作用，充分调动专家教授参与教材建设的积极性，通过立项、扶持、开发一批体系新、内容新、方法新、手段新的高水平自编教材，为提高学校教育教学质量，培养创新人才提供有力的支持和服务。

北京中医药大学自编特色教材从最初的立项到书稿的形成都遵循着质量第一、特色突出的原则。每一个申请项目都要经学校教学指导委员会初选，再由校内外专家组成评审委员会，对入围项目进行答辩和评审，教材书稿形成后又由校内外专家进行审读，严把质量关。

北京中医药大学自编特色教材是我校专家学者多年学术研究和教学经验的精品之作。教材作者在编写中，秉承“勤求古训，博采众方”之原则，以“厚德济生”之精神，认真探求经典的医理药方，系统总结临床的思维与技能，努力做到继承与创新相结合，系统与特色相结合。本套自编特色教材既适合在校学生学习使用，也适合专业课教师教学参考，同时也有利于中医药从业人员的知识更新。

北京中医药大学自编特色教材的出版，得到了中国中医药出版社的鼎力支持，在此表示衷心感谢！

北京中医药大学

2013年3月

编写说明

《内经讲义》是北京中医药大学“教育部人才培养模式创新试验区”二期课程教改建设项目教材，属北京中医药大学教学改革系列特色教材，主要供我校中医教改实验班学生使用，也可供非教改班中医类专业学生使用。

《内经》自问世以来就成为历代医家学习中医药学的必修经典，众多医家从《内经》当中汲取宝贵心得并结合临床实践创立学说、丰富理论，极大推动了中医药学的发展，这也是《内经》所蕴含的学术思想成为当今博大精深的中医药学核心的渊源所在，故《内经》被称为“医家之宗”。因此，要想学好中医学，提升自身中医药素质，就必须加强《内经》的学习。

古语云：“授人以鱼不如授人以渔。”《内经》的学习不能仅局限于《内经》所载内容的理解认识，也不能拘于《内经》课时之内的研读，而应加强《内经》学习方法的培养与引导，使学生积极主动学习，并贯穿于整个从医生涯，即所谓的“活到老，学到老”。有鉴于此，本特色教材的编写较以往《内经》教材有以下不同：

首先，强调学习《内经》的重要价值及临床指导意义，以及对中医学理论发展的主导作用，切实展现《内经》“医家之宗”的地位。

其次，突出《内经》理论体系框架的搭建与传承，探讨《内经》理论发展的基本规律，培养学生的中医思维。

再次，重视历代医家学习研究《内经》的心得，选取注家精华，探讨注家学习《内经》的思路与方法，使学生领悟历代医家学习《内经》方法。

最后，注意与中医基础理论课程的区别，阐释医学原始理论，展现不同学术观点的争鸣，突出《内经》各家学说性质，有利于医学理论的传承创新。

本教材共分两部分：第一部分为总论，主要介绍《内经》的作者与书名，成书与流传，理论体系的形成、发展与学术特点，理论的研究与发展，各家学说性质与学派源流，以及《内经》的重要地位与研读指南。第二部分为各论，按《内经》理论体系框架，分章节类集精选之原文，并予以顺序编号，论述了《内经》的方法论、生命观、人体藏象观、疾病观、诊法观、治疗观、养生观等内容。原文之下援引历代医家注语，每节分列“经旨阐释”“后世发挥”“注家争鸣”“病案举例”等栏目。本教材的教学方式应以自主学习、启发讨论、问题式教学为主。

本教材由各编委分工执笔撰写，其中总论部分由翟双庆、陈子杰撰写；各论第七章由翟双庆、禄颖撰写，第八章、第九章由翟双庆、陈子杰撰写，第十章由钱会南、常立果撰写，第十一章由翟双庆、韩晶杰撰写，第十二章由贺娟、张银柱撰写，第十三章由翟双庆、禄颖撰写。初稿写成后，由副主编修改，主编统改，并经烟建华教授主审定稿。

本教材所辑原文，《素问》部分据明·顾从德刻本，《灵枢》部分据明·赵府居敬堂刻本。凡与其他版本有较大出入而义理难明或疑似处，则在校注中加以说明。教材所引用《内经》中的原文及后世医家注文均以现行简化字为主，其中所出现的个别异体字以所引原文为据，一般不作改动。同时，诸如“藏府”“五藏六府”之类均作“脏腑”“五脏六腑”处理，但“藏象”一词保留原貌。另外，在各论部分《内经》原文段落的选取方面，为方便读者学习，每段之前均加以编号，编号前两个数字为所在章号，第三个数字为所在节号，后面的数字则是依序排列号。

由于本教材较以往《内经》教材的编写体例有较大不同，而且编写时间仓促，其中难免有不成熟乃至不当之处，希望师生们提出宝贵意见，以便再版时修订提高。

《内经讲义》编委会

2015 年 11 月

目　录

上篇　总　论

第一章　《内经》的作者与书名 …… 1
第一节　基本认识 …… 1
第二节　书名含义 …… 2
第三节　作者问题 …… 4
第二章　《内经》的成书与流传 …… 6
第一节　成书争议 …… 6
第二节　史籍著录 …… 8
第三节　流传定稿 …… 9
第三章　《内经》理论体系的形成、发展与学术特点 …… 12
第一节　形成条件 …… 12
第二节　理论体系 …… 18
第三节　学术特征 …… 23
第四章　《内经》理论的研究与发展 …… 26
第一节　研究概况 …… 26
第二节　注家注本 …… 36
第五章　《内经》的各家学说性质与学派源流 …… 42
第一节　各家学说性质 …… 42
第二节　学派源流 …… 47
第六章　《内经》的重要地位与研读指南 …… 53
第一节　重要地位 …… 53
第二节　研读指南 …… 56
第三节　学习方法 …… 60

下篇　各　论

第七章　《内经》的方法论 …… 63
第一节　精气学说 …… 63
第二节　阴阳学说 …… 70
第三节　五行学说 …… 81
第八章　《内经》的生命观 …… 90
第一节　生命起源 …… 90

第二节 生命过程 …… 96
第三节 形神兼备 …… 104
第九章 《内经》的人体藏象观 …… 110
第一节 解剖直观 …… 110
第二节 天人同构 …… 116
第三节 脏腑分工 …… 120
第四节 藏象类推 …… 129
第五节 血气津液 …… 141
第六节 精神活动 …… 150
第七节 特定部位 …… 157
第八节 经络系统 …… 162
第十章 《内经》的疾病观 …… 178
第一节 基本认识 …… 178
第二节 发病观点 …… 189
第三节 病机分析 …… 203
第四节 病传预后 …… 227
第五节 热病 …… 240
第六节 咳证 …… 251
第七节 痛证 …… 260
第八节 痹证（附：痿证） …… 270
第九节 水病 …… 284
第十一章 《内经》的诊法观 …… 291
第一节 原理规范 …… 291
第二节 诊病方法 …… 299
第十二章 《内经》的治疗观 …… 319
第一节 治疗思想 …… 319
第二节 治则治法 …… 327
第三节 疗法类例 …… 342
第十三章 《内经》的养生观 …… 356
第一节 天年寿夭 …… 356
第二节 养生理法 …… 362

上篇　总　论

《黄帝内经》（简称《内经》）是我国现存医学文献中最早的一部典籍，由《素问》《灵枢》两部分组成，总计162篇，它比较全面地论述了中医学的基本理论、理论原则和学术思想，构建了中医学理论体系的框架，为中医学的发展奠定了基础。中医学发展史上出现的许多著名医家和众多医学流派，从其学术思想的继承性上来说，基本都是在《黄帝内经》理论体系的基础上发展起来的。《黄帝内经》所揭示的生命活动规律及其思维方式，对当代及未来生命科学的研究和发展也有一定的启示。因此，历代医家非常重视《黄帝内经》，尊之为“医家之宗”，是历代学习中医学的必读之书。

第一章　《内经》的作者与书名

黄帝本姓公孙，号轩辕氏，又号有熊氏，据《史记·五帝本纪》记载：“黄帝者，少典之子，姓公孙，名曰轩辕……黄帝居于轩辕之丘。”古书中有关黄帝传说的记载还有许多，如推算历法作干支、教导百姓播种五谷、发明指南车、造舟车弓矢、兴文字、制乐器、创医学、驯化鸟兽昆虫等，而《黄帝内经》也以“黄帝”冠名，是不是就是黄帝的著作呢？这一点史籍并未提及，后人对此也存在颇多疑惑。

第一节　基本认识

一、黄帝与中医药

黄帝作为中华民族的始祖，据传是有很多发明创造的，中医学就是其成果之一，而且黄帝统一乱世，造福人民，与医学的初衷不谋而合，所以古人尤其是古代医家对黄帝尊崇之心无以言表，我国古文献中有很多关于黄帝创造发明医药的记载，其《黄帝内经》的成书与另一位古代传说中的著名医家岐伯也有着密切的关系，如晋·皇甫谧《帝王世纪》中记载：

“黄帝使岐伯尝味草木，典医疗疾，今经方、本草之书咸出焉。”

宋·刘恕《通鉴外纪》亦说：“（黄）帝以人之生也，负阴而抱阳，食味而被色，寒暑荡之于外，喜怒攻之于内，夭昏凶札，君民代有，乃上穷下际，察五色，立五运，洞性命，纪阴阳，咨于岐伯而作《内经》，复命俞跗、岐伯、雷公察明堂，究息脉；巫彭、桐君处方饵，而人得以尽年。”

而现存的《黄帝内经》的多个篇章也可以见到通过黄帝与岐伯问答来阐述高深医学理论的场景，显示出岐伯精深的医学理论造诣，以至于后来传统中医药学俗称“岐黄”，或谓“岐黄之术”。

二、托名黄帝

战国秦汉时期，许多旧史学家都把黄帝说成是古代的一个帝王。而我们现在认为，黄帝并非一个人，它是我国原始社会末期的一个氏族，居住在我国西北方，到了春秋时候，这个氏族又称为“华族”，就是中华民族的始祖，也是汉以后所谓“汉族”的祖先。正因为黄帝氏族是华族的始祖，它的文化对华族的发展有着重要的影响，所以历代都以自己是黄帝子孙为荣，而且为了追本溯源，也常把一些文物制度推源到黄帝，托名为黄帝所创造，所以《黄帝内经》冠以“黄帝”之名，其实仅是托名而已。正如西汉·刘安《淮南子》所说：“世俗之人，多尊古而贱今，故为道者，必托之于神农、黄帝而后能入说。”这就清楚地说明了当时书以“黄帝”名，仅是托名而已。

当时的学者为了使自己的学说更容易为世人所接受，将其著作冠以“黄帝”以取重，久之也就成为一种风气，而这种风气在当时的医学领域较为突出，如我国很多的古医籍均是托名古代帝王的，正如本草学专著《神农本草经》、针灸学专著《黄帝虾蟆经》《黄帝明堂经》、医理著作《黄帝八十一难经》等。而这种做法也是为了推广普及医药的需要。

第二节　书名含义

一、《内经》书名的含义

我国唐以前的古典医学著作喜欢以“经”为书名，除《黄帝内经》外，还有《难经》《神农本草经》《针灸甲乙经》《中藏经》等。“经”字的含义，唐·陆德明《经典释文》谓：“常也，法也，径也。”指出“经”就是常道、规范的意思。医书名“经”，无非是说明本书是医学的规范，医者们必须学习和遵循的意思。

“内”与“外”是相对而言的。《汉书·艺文志》所载书目，医经七家就有《黄帝内经》《黄帝外经》《扁鹊内经》《扁鹊外经》《白氏内经》《白氏外经》等，应该说书名分内、外，并无深意，正如日·丹波元胤《医籍考》中说：“犹《易》内、外卦及《春秋》内、外传，《庄子》内、外篇，《韩非子》内、外储说，以次第名焉者，不必有深意。”但也有学者认为医经分内外，是据理论与临床，或理论的纯与驳而分的，如清·余嘉锡《四库提要辨证》说："刘向于《素问》之外，复得黄帝医经若干篇，于是别其纯驳，以其纯者合《素问》编之，为《内经》十八卷，其余则为《外经》三十七卷，以存一家之言。"

1958 年，由南京中医学院（现南京中医药大学）编写的《中医学概论》则谓"《内经》是讲述医学基本知识的，《外经》是讲述医疗技术的"。由于《外经》久已亡佚，因而据其内容而分内外的说法，也就无从查考。

二、《素问》书名的含义

《素问》书名的含义，历来医家解释颇不一致。

宋·林亿等《新校正》引全元起注云："素者，本也。问者，黄帝问岐伯也。方陈性情之源，五行之本，故曰《素问》。"

明·马莳《黄帝内经素问注证发微》说："《素问》者，黄帝与岐伯、鬼臾区、伯高、少师、少俞、雷公六臣，平素问答之书。"

明·吴崑的《素问吴注》、明·张介宾的《类经》也都赞同这种观点，认为是"素问"为平日问答之书。

清·胡澍《黄帝内经素问校义》则通过对"素"字的考证，认为："黄帝问治病之法于岐伯，故其书曰《素问》。《素问》者，法问也。"

另外，还有的称"天降素女，以治人疾，帝问之，作《素问》"之类的说法则更加不切合实际。

据林亿《新校正》说："按《乾凿度》云：'夫有形者生于无形，故有太易、有太初、有太始、有太素。太易者，未见气也；太初者，气之始也；太始者，形之始也；太素者，质之始也。'气形质具，而疴瘵由是萌生，故黄帝问此太素，质之始也，《素问》之名义或由此。"

太易、太初、太始、太素是古人探讨天地形成的四个阶段。《素问》正是从天地宇宙的宏观出发，运用精气学说和阴阳五行学说，解释和论证天人关系及人的生命活动规律和疾病发生发展过程的，确有陈源问本之意，可谓名实相符，隋·杨上善注《黄帝内经》之书名为《黄帝内经太素》，抑或本源于此。

三、《灵枢》书名的含义

《灵枢》之名的含义，历代医家解释亦有所不同。

马莳《黄帝内经灵枢注证发微》谓："医无入门，术难精诣……谓之曰《灵枢》者，正以枢为门户，阖辟所系，而灵乃至圣至元之称，此书之切，何以异是。"

张介宾《类经》则认为"神灵之枢要，是谓灵枢。"

不过《灵枢》之名文献上首见于唐·王冰次注《黄帝内经素问》中，不少学者认为王冰之所以将《针经》称为《灵枢》，可能与其崇信道教有关。正如日·丹波元简《素问识》说："今考《道藏》中有《玉枢》《神枢》《灵轴》等之经，而又收入是经，则《灵枢》之称，意出于羽流者欤！"羽流，指羽士，即道士的别称，此指道号启玄子王冰而言。此说有一定道理，隋唐时期，道教盛行，以"灵、宝、神、枢"命名的书籍很多，王冰受道教思想影响而将"针经"改为"灵枢"是可信的。

第三节 作者问题

历代的书籍目录均没有明确记载《黄帝内经》的作者，但从《黄帝内经》的相关内容来看，《黄帝内经》应非一人一时之作。

《黄帝内经》成书前，我国医学已经有所发展，据东汉·班固《汉书·艺文志》记载，当时已形成四大医学流派，即医经、经方、房中、神仙四家："医经者，原人血脉、经络、骨髓、阴阳、表里，以起百病之本、死生之分，而用度箴石汤火所施，调百药齐和之所宜。""经方者，本草石之寒温，量疾病之浅深，假药味之滋，因气感之宜，辨五苦六辛，致水火之剂，以通闭解结，反之于平。""房中者，情性之极、至道之际，是以圣王制外乐以禁内情，而为之节文。""神仙者，所以保性命之真，而游求于其外者也。"

《黄帝内经》则是医经派的代表著作之一。细究《黄帝内经》一书，其中引用了《奇恒》《五中》《阴阳》《从容》《揆度》《脉要》《上经》《下经》等二十几本古医学著作，这些古文献涉及针灸、诊法、病证、藏象等诸多内容，而且《黄帝内经》中还有许多地方只举出"经论"的普通名称而没有指出确实书名，这些内容其学术主张也不尽相同，有的可以找出它们的立论依据，有些则无法找出它们的出处。由此可见，《黄帝内经》应是汇集当时众多医籍而成书。从现存《黄帝内经》的 162 篇文章来看，各篇所举观点不尽一致，文笔文风更是差异颇多。由此可见，《黄帝内经》并不是出于一个人的手笔，而是类似于今天的论文集。

《黄帝内经》中还记载了很多远古时代的医家，记有黄帝、岐伯、伯高、少师、少俞、雷公、僦贷季、鬼臾区等，这些医家出现在《黄帝内经》的不同篇章中，所论述的医理有一定的侧重，所以后世有学者据此来划分医学流派，如日·山田庆儿在《中国医学思想的风土·黄帝内经》一书中认为，按《黄帝内经》本身所提及的医家名字及所论述的内容，可分为黄帝派、少师派、伯高派、岐伯派、少俞派五个医学流派，其中黄帝派、少师派称为前期二派，伯高派、岐伯派、少俞派为后期三派。前期二派以阴阳说作为阐述医学理论的基础；后期三派则在阴阳说之外又引用了五行说。前期二派并不特别否定五行说，引为分类原则予使用，但作为阐释事理则不予使用；而后期三派则开始用五行相生相克理论去阐释医学原理。另外，伯高学派曾在短时期内占据主流，并为引用五行说、开始建立后期学派产生了决定性的作用，伯高学派也对古代解剖学的发展起了重要作用，故又可认为它是古代解剖学派的代表。我国也有学者认为以岐伯为代表的文化地域最早是以药物治疗为主要的手段，因此在方药学理论上比较完善而且有独到之处；而以雷公为代表的东部文化，反映在医学上则是以针刺为主，在经络学的发展方面有突出的贡献，并由经络发展了经络诊断，也就是脉诊。当然，这两种学派有其肇始，也有后来的逐渐融合和渗透，促进了中医药学的发展和进步。虽然，今天我们对《黄帝内经》中所出现的医家大多无从查考，但是从其反映出来的学术主张能够看出《黄帝内经》是存在许多学术流派的，《黄帝内经》的作者也是经历不同时期、来自不同地方、分属不同的学术流派的。《黄帝内经》不是一人一时所作。

凡此种种，均可以说明《黄帝内经》成书前存在一批古代医学文献和众多古代医家。作为中医奠基之作的《黄帝内经》不是凭空出现的，是由古代众多医家的宝贵经验积累沉淀而来。在《黄帝内经》成书之前，不同的学术观点、学术论文，甚至学术流派，就已先后产生并予流传，经过整理、加工、补充和完善而编辑成册，遂成《黄帝内经》一书。因此，可以说《黄帝内经》是春秋战国乃至西汉各医家医学理论及治疗经验的总结，是一部众多医家论文的汇编。当然，该书成编后，随着年移代革、辗转传抄，也有一些增删移易。

第二章 《内经》的成书与流传

东汉班固的《汉书》中保存有我国现存最早的图书分类目录，即《汉书·艺文志》。其中首次记载了《黄帝内经》一书，但并没有提及《黄帝内经》的具体成书年代，由此历代的史学家、医学家、文学家开始了对《黄帝内经》成书年代的争论。

第一节 成书争议

《黄帝内经》的成书年代虽然应该在《汉书·艺文志》成书之前，但东汉前有夏商周三朝、春秋战国之季，先秦两汉两代，其究竟应在那个时期成书呢？于是历代学者根据自身研究与体会也提出很多看法与争议，具体观点有黄帝时期说、战国时期说、秦汉时期说等几种。

一、成书于黄帝时期说

持此观点者，多为古代医学家，如王冰、林亿、史崧、张介宾等人，他们对《黄帝内经》就是黄帝和岐伯等人的问答深信不疑。

这种观点很早就有人提出质疑，如最早怀疑《黄帝内经》并非黄帝时期作品的是北宋学者司马光，其在《传家集》中说："然谓《素问》为黄帝之书，则恐未可。黄帝亦治天下，岂可终日坐明堂，但与岐伯论医药针灸耶？此周汉者依托以取重耳。"

司马光怀疑《黄帝内经》并非黄帝时期作品的原因未必合理，但是从黄帝的传说和现今的文献研究考古发掘来看，《黄帝内经》是黄帝时期的作品这种观点亦不可从。之所以那么多古代医家都认为《黄帝内经》成书于黄帝时代，这是由于《黄帝内经》的文字古奥、内容博大、医理精深，非常人所能撰写，令这些医家不由得推崇至深，所以认为是黄帝手笔，出自于黄帝时代。这完全能看出来古代名医对《黄帝内经》的敬仰之心。

二、成书于战国时期说

倾向于《黄帝内经》成编于战国之说者多系文史学者，主要从文字、写作笔法和书的内容等方面做了初步论证，这种观点后来也影响了医学界。

宋·程颐《伊川语录》说："《素问》之书，必出于战国之末，观其气象知之。"明·

方以智《通雅》说："谓守其业而浸广之，《灵枢》《素问》也，皆周末笔。"清·纪晓岚《四库全书简明目录》说："《黄帝素问》原本残缺，王冰采《阴阳大论》以补之。其书云出上古，固未必然，然亦必周秦间人，传述旧闻，着之竹帛。故贯通三才，包罗万变。"清·魏荔彤《伤寒论本义·自序》说："轩岐之书，类春秋战国人所为，而托于上古"。1974年出版的《中国医学史讲义》指出："战国时期，社会急剧变化，政治、经济、文化都有显著发展，学术思想也日趋活跃。在这种情况下，出现多种医学著作，其中《黄帝内经》是我国现存医学文献中最早的一部典籍。"这不仅明确指出《黄帝内经》成书在战国，而且还说明了当时的历史背景。由此可见，自宋代伊始，很多人都倾向于《黄帝内经》成书于战国时代，然论据不够充分，若说《黄帝内经》中部分内容出自战国时期则是可信的。

三、成书于秦汉时期说

主张此说者既有中国古代先哲，也有近现代学者，还有日本学者。他们是根据学术思想、社会背景、语言修辞、科技水平等特点、考古发现及人文现象等得出的结论。

明·郎瑛在《七修类稿》说："《素问》文非上古，人得知之。以为即全元起所著，犹非隋唐文也。惟（司）马迁刘向近之，又无此等义语。宋·聂吉甫云，既非三代以前文，又非东都以后语，断然以为淮南王之作。予意《鸿烈解》中，内篇文义，实似之矣，但淮南好名之士，即欲藉岐黄以成名，特不可曰述也乎。或医卜未焚，当时必有岐黄问答之书，安得文之以成耳。"日·丹波元简在《素问识·素问解题》中说："此书实医经之最古者，追圣之遗言存焉。晋皇甫谧以来，历代医家断为黄岐所作，此殊不然也……汉之时，凡说阴阳者，必系之黄帝。《淮南子》云：'黄帝生阴阳。'又云：'世俗人多尊古而贱今，故为道者，必托之于神农、黄帝，而后能入说'……此经设为黄帝岐伯之问答者，亦汉人所撰述无疑矣。方今医家，或牵合衍赘，以为三坟之一，或诋毁排斥，以为赝伪之书者，俱失焉。"

现代也有学者认为，皇甫谧提出《素问》和《针经》即《汉书·艺文志》所载《黄帝内经》的说法是不可靠的。《素问》《灵枢》（包括《针经》《九卷》等名）两书名在历代正史书目一直分别使用，且卷秩浩大，有162篇，而《汉书·艺文志》之《黄帝内经》仅18卷，虽名曰"卷"，实则"卷""篇"相等，无"积篇为卷"之例，因而其《黄帝内经》18卷当为18篇之量，与今本《黄帝内经》相去甚远，再结合文字注引、学术发展等情况，认为今本《黄帝内经》极有可能是东汉人在博采《汉书·艺文志》所著录的各种医经著作的基础上成书的。还有学者提出，基于"五德终始"论，西汉国运为土德，流行"心属土"说，东汉以火德为国运，出现了心属火说，《素问》《灵枢》等主张心配火医籍只能出现在东汉。

一般来说，成书时间和成书过程是两个不同的概念。成书时间，是指通过书面语言把理论记录下来，使之形成完整书卷（或刊行）的年月日。成书过程，是指由感性认识到理性认识，即理论体系逐渐形成和流传至撰写（刻）形成完整书卷的过程。过去在论证《黄帝内经》成书时代时，常把两者混淆，因此，对《黄帝内经》的成书时间观点不一，其实许多观点都是讲的成书过程。

第二节 史籍著录

目前对《黄帝内经》的成书时间比较公认的观点是在公元前99年至公元前26年之间，其最有力的论据是史籍对《黄帝内经》的著录。

一、成书上限

《黄帝内经》成书时代的上限，从史料上推，重要标志为《史记》。《史记》之前的《左传》《国语》和《战国策》等先秦史书记载医事甚少，且未将医学与黄帝联系起来。另外，在先秦时期有另外一部重要著作就是《吕氏春秋》。这部著作是吕不韦集数千门客见闻的一部无所不包的杂家书，其中重己、情欲、尽数、先己、达郁、开春、察贤等篇里有与医疗养生有关的内容，但是这些内容远比《黄帝内经》里的描述要简单得多，而且，在书里尊彭祖为医圣，未提黄帝、岐伯，其所引书籍或篇目有43种，只字未提《黄帝内经》。凡此种种说明《黄帝内经》成书于先秦战国时代的说法有待于进一步考证。

《史记》记载了上自黄帝下迄汉武帝长达三千多年的历史，并专为战国的秦越人（扁鹊）、汉初的淳于意（仓公）两位医家作传，其间又记载了大量的古医籍文献，但并未见有关《黄帝内经》之类的书名。可以推想，如果当时《黄帝内经》已经成书流传，这么一部重要的医学经典，十几万言，那么，遍览朝廷藏书、考察过全国各地的太史公司马迁是应该能见得到的，并留下印象的，也不会在《史记》上只字不提。如此推算，《黄帝内经》汇编成书的时间当在司马迁入狱、《史记》写成之后，即公元前99年之后。

二、成书下限

《黄帝内经》之名，在史籍上首见于《汉书·艺文志》，其《方技略》载有："《黄帝内经》十八卷、《外经》三十七卷、《扁鹊内经》九卷、《外经》十二卷，《白氏内经》三十八卷、《外经》三十六卷、《旁篇》二十五卷。"以上合为"医经七家，二百一十六卷"。《汉书·艺文志》是班固据《七略》"删其要，以备篇籍"而成。

《七略》则是西汉末刘向、刘歆父子奉诏校书时撰写的我国第一部图书分类目录，其中分工校方技类书籍的是朝廷侍医李柱国。史载李柱国校勘医书的时间是在西汉成帝河平三年（公元前26年），一般认为此时应为《黄帝内经》成书的下限。就是说，西汉末成帝年间，《黄帝内经》十八卷本已成编问世。

汉代是经济文化极为兴盛的大统一时代，文献典籍日益丰富。汉中央朝廷极为重视图书、文献的搜集利用。汉代初年，汉武帝、汉成帝均在全国范围内大规模地征集图书，各类图书随之充集掖廷。《汉书·艺文志》载有："汉兴改秦之败，大收篇籍，广开献书之路。迄孝武世……于是建藏书之策，置写书之官，下及诸子传说，皆充秘府。至成帝时，以书颇散亡，使谒者陈农求遗书于天下。"故此时《黄帝内经》成编的说法有其一定的基础。

《史记》的完成是在司马迁入狱（公元前99年）之后，如此推算，则《黄帝内经》汇编成书的时间当在《史记》之后、《七略》之前的西汉中后期。这一观点已为现今多数学者所接受。总之，判断《黄帝内经》成书时代是个复杂的问题，《黄帝内经》不成于一时一地一人，它跨越的时代较长，但是可以肯定的是，《黄帝内经》里不少篇章成于汉代之前。从史籍著录角度考证其在西汉中后期汇编成书的观点，还是较为可信的，当然这也不排除《黄帝内经》在成书后又经过修订填补的可能，如《素问》的某些篇章用干支来表示时间，而采用干支纪年是东汉以后的事，《素问·灵兰秘典论》中的“相傅之官”和“州都之官”则是曹魏时期出现的官名。这些可以看作是后世修订《黄帝内经》所留下的痕迹。

第三节 流传定稿

据查证，最早提到《黄帝内经》书名的是西汉刘向的《七略》，可惜该书早已失传。现存文献中最早记载的是东汉班固的《汉书·艺文志》，该书载有“黄帝内经十八卷”。然当时既未确切指出《黄帝内经》就是《素问》和《灵枢》，也未见《素问》《灵枢》之名。

一、《内经》分为《素问》《九卷》

晋·皇甫谧在《针灸甲乙经·序》说：“按《七略》《艺文志》，《黄帝内经》十八卷，今有《针经》九卷，《素问》九卷，二九十八卷，即《内经》也。”

由此我们可以得知，《黄帝内经》后来分成两部分，即《素问》《针经》(《针经》即后来的《灵枢》)。皇甫谧关于《黄帝内经》分为《针经》《素问》两部分的说法，曾有人提出怀疑，主要是因为皇甫谧未提出任何旁证，史载书目在此之前又从未把二者联系起来，仅在《针灸甲乙经·序》提及此事，但由于皇甫谧生于公元215年，是一位博学多知的学者，加之距班固撰写《汉书·艺文志》的时代不远，我们认为他说《黄帝内经》由《素问》九卷和《针经》九卷组成，应该还是可信的。可惜的是，皇甫谧也仅提了这么一句，并没有说明《黄帝内经》为什么会一分为二，成为《素问》《灵枢》两部书，这也是《黄帝内经》研究中一个疑点。

《素问》与《九卷》(《针经》)自晋以后的流传情况，史料上有一些记载：《隋书·经籍志》录有“《黄帝素问》九卷”(注云：“梁八卷”)。“《黄帝针经》九卷”，说明九卷本《素问》在南北朝时已亡佚一卷。

《旧唐书·经籍志》著录云：“《黄帝素问》八卷，《黄帝针经》十卷，《黄帝九灵经》十二卷(灵宝注)。”《新唐书·艺文志》著录云：“《黄帝针经》十卷，全元起注《黄帝素问》九卷，灵宝注《黄帝九灵经》十二卷，王冰注《黄帝内经素问》二十四卷。”

《九灵经》当为《针经》的不同传本，这说明至隋唐，《黄帝内经》仍以《素问》和《针经》两书分别传世，卷数有少许变化，流传中又有别本新名出现。而《九卷》之旧名，已渐从史志及文献上消失了。

二、《素问》的流传定稿

《素问》之名，始见于东汉·张仲景《伤寒杂病论》，如《伤寒杂病论·序》中说：

"撰用《素问》《九卷》《八十一难》《阴阳大论》《胎胪药录》，并平脉辨证，为《伤寒杂病论》合十六卷。"

《素问》流传至唐代，早已损残散失不全，正如唐·王冰在次注《素问》时说："世本纰缪，篇目重叠，前后不伦，文义悬隔。"可见当时残缺的情况是相当严重的。王冰对照家藏"张公秘本"，对残缺不全的"世本"做了大量的补亡、迁移、别目、加字和削繁等工作，加以注释并重新编次，使《素问》恢复到八十一篇旧数，并以二十四卷本行世。一般认为，运气七篇和《素问·六节藏象论》中有关运气的一段，皆为王冰补入。王冰补入运气七篇后仍缺两篇，即《刺法论》和《本病论》，仅篇名存目录中，后人补出后称为《素问遗篇》。王冰卓有成效的工作，使《素问》得以以较完善的本子继续流传。至宋代仁宗嘉祐年间，高保衡、林亿等人奉朝廷之命校勘医籍，对已是"文注纷错，义理混淆"的王冰本，再行考证，"正谬误者六千余字，增注义者二千余条"，并定名为《重广补注黄帝内经素问》。林亿等的校本，即今之所见《素问》的原型，宋以后的元、明、清各代，皆据此进行翻刻，未再改易。明·顾从德影宋刊本《素问》堪称善本，为今所据。

三、《灵枢》的书名变迁与流传

《灵枢》最早称为《九卷》，初见于张仲景的《伤寒杂病论·序》中。王叔和《脉经》亦称《灵枢》为《九卷》，至皇甫谧《针灸甲乙经》始名之为《针经》，虽皇甫谧在其序文中称《针经》，然在其文中引《针经》经文时，仍然多称《九卷》。这种《九卷》《针经》混称的情况，既说明了《灵枢》在很长一个时期内被称为《九卷》，同时也说明从晋开始，始有《针经》之名。

《灵枢》之所以被称为《九卷》，据《医籍考》云："《灵枢》单称《九卷》者，对《素问》八卷而言之。盖东汉以降，《素问》既亡第七一卷，不然则《素问》亦当称《九卷》尔。"

清·黄以周在《黄帝内经九卷集注叙》中也说："《汉书·艺文志》黄帝内经十八卷，医家取其九卷，别为一书，名曰《素问》，其余九卷，无专名也。汉张仲景叙《伤寒》，历论古医经，于《素问》外，称曰《九卷》，不标异名，存其实也。晋王叔和《脉经》亦同。皇甫谧叙《甲乙经》，尊仲景之意，以为《黄帝内经》十八卷，即此《九卷》及《素问》，而又以《素问》亦九卷也，无以别此经，因取其首篇之文，谓之《针经》九卷，而《针经》究非其名也，故其书内仍称《九卷》。"这不仅提出《黄帝内经》十八卷，除九卷为《素问》，其余九卷无专名外，还认为《甲乙经》提出《针经》之名，是取其篇首之文，即第一篇《九针十二原》中的"先立针经"而来的。

《灵枢》之名，始见于王冰次注的《黄帝内经素问》序和注中，其云："《黄帝内经》十八卷，《素问》即其经之九卷也，兼《灵枢》九卷，乃其数焉。"然而他在《素问》正文中，《灵枢》与《针经》又常并称。林亿所著《新校正》在校注《素问·调经论》王注时指出："详此注引《针经》曰，与《三部九候论》注两引之，在彼云《灵枢》而此曰《针经》，则王氏之意，指《灵枢》为《针经》也。按今《素问》注中引《针经》者，多《灵枢》之文，但以《灵枢》今不全，故未得尽知也。"

《灵枢》传至宋代已是残本，宋哲宗元祐七年（公元 1092 年）有高丽使者来华献书，其中有《黄帝针经》，哲宗于次年正月即诏颁高丽所献《黄帝针经》于天下，使此书复行于世。至南宋绍兴二十五年（公元 1155 年），史崧“校正家藏旧本《灵枢》九卷，共八十一篇，增修音释，附于卷末，勒为二十四卷”。史崧校正的《灵枢经》，后人未再改动，成为元、明、清续刻的蓝本。

四、现行《素问》《灵枢》的文本特点

现存的《内经》一书是古代医学论文的汇编，包括《素问》和《灵枢》两部分，各 9 卷 81 篇，共 162 篇。就其篇目顺序而言，《素问》的编排有其内在的规律性，基本上反映了医学理论的系统结构。不过，现存《素问》篇目顺序经过了唐代王冰的重新编次和增补，已与全元起所记载的原顺序有较大的差异，故其篇目结构主要反映了整理者王冰对其医学理论体系结构的认识。

《素问》第 1~8 卷计 30 篇（包括第 1~第 30 篇），主要讨论阴阳五行、藏象、病机、诊断、治疗、养生等医学基本理论问题；第 9~13 卷计 19 篇（包括第 31~第 49 篇），主要讨论病证；第 14~18 卷计 16 篇（包括第 50~第 65 篇），主要讨论经络与刺法理论；第 19~22 卷计 9 篇（包括第 66~第 74 篇，含第 72、第 73 两遗篇），主要讨论五运六气学说；第 23~24 卷计 7 篇（包括第 75~第 81 篇），主要为医学教育与理论上难以归类的篇章。

《灵枢》的篇章顺序在流传过程中的变化已不可考，其卷数多寡历代也多有不同，现存的卷次和篇目顺序与其学术系统没有明显的对应关系。

就两书的内容而言，《素问》多论“医道”，进行理论的阐发，重在阴阳五行、天人相应、脏腑及其病证；《灵枢》则多讲“医术”，进行技术的传授，重在形体官窍、精气神、经络俞穴及其病证、刺灸法。在论述方法上，书中各篇多围绕一个主题从不同角度进行阐发。另外，《素问》中凡篇名有“论”者，多采用两汉时习惯的问答形式，通过黄帝与诸位臣子之间的对答，对医学问题进行讨论，而无“论”者，则非问答形式，直接论述有关内容，《灵枢》则无此区别。其中黄帝与诸臣子的问答，分别集中地讨论了不同的医学问题，也可能反映了不同的学派。如黄帝与岐伯对答部分，主要讨论了医学基本理论问题；与鬼臾区的对答，主要论述了五运六气学说；与伯高的对答，主要讨论了胃肠的结构、功能及食物与治疗的配合；与少师的问对，以阴阳学说为理论核心；与少俞的问对，突出论述五味的作用；与雷公的问对，则是以黄帝为师、雷公为徒的方式，进行医学知识与理论原则的传授等。

第三章 《内经》理论体系的形成、发展与学术特点

《内经》是我国现存最早、较为系统和完善的医学经典巨著，它创建了中医学的理论体系，为中医学发展奠定了基础。

第一节 形成条件

任何理论体系的建构都依赖于感性知识的不断积累，都离不开哲学思想和思维方法的指导，都与特定的社会文化、科技发展的历史背景有关。《内经》学术体系的形成，以医疗实践的观察与验证为基础，又有古代自然科学、社会科学知识和方法的渗透，其中哲学发挥了综合整理、理论升华的作用。

一、社会背景的变革

春秋战国时期，诸侯争霸，王权衰落，奴隶制解体。面对春秋战国时期的社会大变革和大动荡，有思想的知识分子，对现实的社会问题、人生问题等，提出了不同的见解，各种学说纷纷出现，思想领域空前活跃，形成了“诸子蜂起，百家争鸣”的局面。

春秋战国时代的社会文化特征为《内经》理论体系的建立提供了十分有益的外部环境。首先，惟物主义思想的逐步发展，自然科学不断进步，人们开始以理性的思维方式来认识物质世界，巫术迷信等有神论思想日渐衰落，如《内经》提出了“拘于鬼神者，不可与言至德”的观点。春秋战国时期哲学的发展促进了医巫的分化，渗透到医学之中，促进了医学理论的形成。其次，诸子百家之学兴起，逐渐向医学渗透，用以解释生命现象，阐释医学问题。其中儒、道、阴阳三家对《内经》理论影响最大。如儒家的“仁爱”思想与中医学的“重生”意识；儒家的“中庸”思想与中医学“和合”观点；道家的“道”“气”学说与中医精气学说；道家的“无为”思想与中医学“恬惔虚无”的养生观、“因势利导”的治疗观；阴阳家的阴阳五行学说则成为《内经》理论体系的说理工具等。第三，开放的文化背景产生了开放的医学体系。《内经》大量吸收天文学、地理学、历法学、气象学、物候学、心理学等当时先进的自然科学和社会科学的研究成果，成为多学科研究医学的典范。

春秋战国时期的社会文化背景为《内经》理论体系的形成创造了有利条件，提供了总结医疗经验，升华理论的经济基础、思想文化基础。

二、医疗实践的基础

医学史研究证明，人类的历史有多长，医药的历史就有多长。从人类最初的本能医疗行为开始，直至春秋战国时期，古人在长期的生活实践和与疾病斗争的过程中，积累了大量的医药知识，形成了一些医药理论的雏形。

（一）形体解剖知识的了解

甲骨文、金文表明，早在夏、商、周三代对人的躯体官窍、骨骼、内脏已有所认识。《内经》也论及古代解剖活动，并对脏腑之大小、坚脆、容量，血脉之长短、清浊，骨骼的长短、粗细等做了详细记述。同时，还记录了针刺误中重要脏器发生医疗事故的后果。这些内容详见于《素问·刺禁论》《灵枢·经水》《灵枢·肠胃》《灵枢·骨度》等篇章，说明了《内经》学术体系的形成有坚实的解剖学基础。征之于实，中医学对脏器组织的命名，多基于形态结构；内部脏器组织的机能及其与外在生命现象的宏观联系，凡显而易见的，均与近现代解剖生理的认识相同，如肺司呼吸、心合血脉、胃为水谷之海、胆为中精之腑、大肠为传道之官等。

（二）人体生命现象的观察

长期观察人的生命现象，积累了丰富的生理活动和疾病现象的知识。通过反复思索，发现众多的生理、病理现象，并非杂乱无章，它们之间存在着自然有序的联系，以这种联系为线索，推测其内在生理机制，即形成片断的医学理论，从而为形成系统理论，并进而为建立学术体系积累了素材、奠定了基础。如观察到恐惧时小腹胀满下坠、二便失禁，是“恐则气下”的病理依据；当人受寒后，多出现恶寒、发热、鼻塞、流涕、咳嗽等现象，它们分属于皮毛、鼻腔、肺部的症状，三者常相伴而至，是肺主呼吸、外合皮毛、开窍于鼻理论的依据。这种观察所形成的经验、知识和片断理论，再经过整理而成为系统理论，是藏象学说形成的重要基础之一。

（三）医疗实践的反复验证

理论是在实践中形成的，形成后还要经过反复的临床验证，如《素问·玉机真脏论》云“浆粥入胃泄注止，则虚者活；身汗得后利，则实者活”，就是从临床总结出来的有关虚证、实证预后的诊断理论，并提出实证给邪出路、虚证恢复胃气的治疗原则。

三、古代科学的渗透

《内经》认为阐释医理必须借鉴各方面的知识，所以《素问·气交变大论》云：“夫道者，上知天文，下知地理，中知人事，可以长久。”《内经》理论体系的形成与大量吸收借鉴秦汉时代的科学技术和科学思想有关。古代传统自然科学对中医学术体系形成的影响，主要体现在知识与原理的借鉴和方法学的启示等方面，其中天文历法、地理学、气象学等学科可为代表。

（一）天文历法

从春秋至秦汉是古代天文学体系形成时期，其知识和方法影响了《内经》学术体系的形成，成为“天人合一”内容之一，并渗透至中医基本概念和基础理论之中，主要体现在三个方面：

在宇宙演化、宇宙结构观方面，春秋战国即有天地形成的论述，至《淮南子》则明确表述了由混沌无形生有形、生天地阴阳、生万物的宇宙起源与演化观。宇宙结构则有盖天、宣夜、浑天三说。影响所及，一是引导医学家们从宇宙整体角度探索生命规律，认识到生命体是宇宙演化的产物，受养、受制于自然，人必须顺应自然。二是以天喻人，将天文学研究方法移植过来，变为医学的研究方法，甚至借用天文学术语表述医学内容。如《内经》太虚元气气化说、四海理论、八极概念、“人以天地之气生，四时之法成”等均是其运用。

在天象变化方面，一是运用北极星及北斗七星斗柄所指确定地平方位与四时十二月推知气候变化规律及对人体影响；二是以二十八宿节度太阳运行，把握卫气运行规律；三是以黄道标度日月运行节律，其节点系统即太阳在黄道上特征位置，用以司天地之气的分、至、启、闭，并定出四时、八正、二十四节气，推测人体脏腑气血盛衰变化规律。

历法是根据天象标记时间的方式。它通过标度日月星辰运行，把握太阳对地面辐射的周期及其他天体对地球的影响，反映天地阴阳之气消长和生命活动的节律，因而也是《内经》学术体系形成基础之一。简而言之，古代历法就是研究太阳、月亮、行星这几个天体的运动规律。由于历法确定依据的不同，一般可分为太阳历、太阴历、阴阳合历三类，《内经》中均有其运用，从时空角度反映了天地人的统一。

（二）地理学

地理学研究地球表面人类生活的地理环境，《内经》认为它与人群及个体的生理、病理及疾病的诊治有密切关系。我国古代地理区划主要有九州说与五方说。

九州又称为九野，在《尚书·禹贡》中有详细的论述。《素问·六节藏象论》云“九分为九野，九野为九脏”，《素问·三部九候论》云“一者天，二者地，三者人，因而三之，三三者九，以应九野”，把它作为人体脏腑的确立，三部九候诊脉部位确定的重要依据。五方说最早见于殷人留下的甲骨文中，而《山海经》则明确根据山的分布把中国大地分为五大区。《素问·异法方宜论》则按五方自然区划，述说各方地势气候、水土物产、衣食起居习惯不同，造就各方人群体质、生理的不同特点，因而发病各异，并发明了不同治法。

以上地理九州说和五方说，《内经》都是将地理因素，通过阴阳五行形式，纳入天人一体的医学方法学轨道，成为学术体系的有机组成部分，也是论治学说中因地制宜的理论根据。

（三）气象学

气象及其灾害性、周期性变化，同人类的生活、生产活动密切相关，也影响人的生命活动。古代气象学对于《内经》学术体系形成的影响，主要是将人与气象相关的思想纳入《内经》学术体系，充实了天人一体整体观，确立了人与气象关系的基本格调。《内经》认识到地球气象的周期变化，形成四季气候，生化了动植万物，并建构了谷、果、菜、畜、虫五类生物受气象常变制约的繁育、衰耗系统，并认为这是人类生存、演化的基本条件；由此将气象的太过、不及和灾害性变化视为重要的致病因素，并将这种思想贯穿于诊法、防治理论之中。此外，《内经》还借气象学名词术语及其变化机理，表述医学概念和阐述医学原理，如外邪六淫、内生六气的命名；创建中医气象医学——五运六气学说，用以推算气象变化规律及其对人体影响，判定疾病流行情况，审察疾病病机，确立处方、用药法则。

四、古代哲学思想的影响

在学术体系形成过程中，医疗经验上升为医学理论，进而形成学术体系，需要较高的思维能力，而这一点则有赖于医学家们深厚的哲学素养。在战国秦汉，代表先进宇宙观、认识论和方法论的哲学思想，自然为医学家们所接受，并作为理性思辨的工具，整理丰富的医疗经验和医学知识，建构了《内经》学术体系。哲学的作用，一是引导医疗活动的指向，赋予医学观察和医疗实践以特定内容；二是约定医学概念内涵和独特表述方式；三是建立推理体系、理论模式和学术框架。

先秦诸子辈出。西汉末年，司马谈《论六家要旨》归纳了阴阳、儒、墨、名、法、道德六家，这六家的哲学思想对《内经》理论体系的形成都产生了不同程度的影响，一般认为以阴阳家和道德家为最。我们认为，古代哲学对《内经》学术体系形成的影响，最主要的是思维方式，其中《周易》具有一定的代表性，约其要体现在两个方面：

（一）观象明理和思维模式化

观象是思维过程的起点。人们运用感官直接感受或体验事物之象，最初直观比照，随着思维能力的发展，提出“观象玩辞”“观象蕴意”，引出道理和原则，并发展为“观象明理”。这个“理”是指事物的功能、作用和运动方式，也就是对事物本质的认识。藏象学说就是在这种思维方式的指导下形成的。人们只看到生命活动的外在之“象”，其内在变化即本质是什么，恰似黑箱中物，不得而知，浑之曰“藏”。怎样掌握“藏”的内容？首先运用哲学分类思想，对包括生理、疾病和治疗反映在内的生命现象，结合以往的医疗经验、医学知识，进行医学的类属性整理、归纳，每类象具有一种共性，不同类的象相互之间存在有机联系，犹如《周易》爻与爻、爻与卦、卦与卦的对应、离合关系，从而形成外在“象”与内在“藏”之间有机联系的认识，即关于人体生理活动机制与规律的理论。经过医疗实践的反复验证、修正、完善，遂成定论。显然，它已不是生命体原型的描纂，而是生理活动方式的概括。其中的“藏”字，也不宜用“脏”字代替，以免误解。

观象明理即意象思维，意象思维是以文字、物象（图象、现象、符号）表达研究对象抽象含义的思维方式，是人们在观察事物取得直接经验的基础上，进行类比、联想，运用具体事物的形象、文字或其象征性符号进行表述，以反映事物普遍联系与规律的一种思维方法。

意象思维的三个阶段：

观察现象：即对周围的自然现象、社会现象进行观察。此象有体用之别，即形质与功能之别，传统思维轻体重用，即所观察的“象”，主要为功能之象，而非形质之象。

形成意象：即通过观察现象把其中蕴涵的共性和规律抽提出来，并用文字、图象、符号的方式进行表达。由于人所把握的许多抽象含义虽有些可以用文字准确、详细地表达，如阴阳、五行、天干、地支等，但有的不能用语言表达，需要用图象进行描述，因此，便产生了卦象、太极、河图、洛书等。

推演意象：或称为类推意象，意象显示事物的规律和共性，因此，具有超越自身原有价值的意义与趋势，可以类推。《周易·系辞》云"其称名也小，其取类也大"，即可以将事物按照功能、格局等进行分类，通过比附、推衍来认识未知事物。亦有根据某些事物的现象直接类推比拟，从而认识另外一些事物的规律的方法，属于简单的意象思维方式。

这一方法是中医的主要的思维方法，《内经》则充分反映了这一思维特点。如自然界的风。刮风，可引起自然界多种变化，但人们看到最多的、感受最深的，恐怕莫过于树枝摇动了，那么总结"风"的性质特点，就可以用"动"来概括，由"风"人们联想到"动"，《素问·阴阳应象大论》云"风胜则动"，就是这个意思。即不同的致病因素可以产生不同的病证，其中"风"可以导致人体有关"动"的病证，如"肢体震颤""痉挛""屈伸不利""头晕目眩"等，而通过观象体意、由表知里、审证求因，也就知道产生这些病证的病因是"风"。那么，如果这些致病因素不是外界来的，而是人体内部产生的，则又称为"内风""中风"。人体肝在五行属木，与风象相应，在人体主筋，因此，"风""动"的有关病证也就与"肝"有了关联。著名的《素问·至真要大论》病机十九条提到"诸风掉眩，皆属于肝"，谈的就是这个问题，其中"眩"，张介宾注为"运也"，即头晕目眩之意，仍属"动"的表现。另外，自然界到了冬天，水冰地坼，江河封堵，植物枯萎，动物冬眠，万物蜷缩，"寒"使得万物"收引""收敛""蜷缩"，有"凝滞"之意，而人体疼痛多有蜷缩之象，多是气血凝滞瘀阻所造成，所以《素问·痹论》云："痛者，寒气多也，有寒故痛也。"其实这里的"寒"也有外寒、内寒之分。

实则，《内经》用"象"以说明抽象概念的具体事物极为广泛，涉及天象、地象、气候象、生物象、颜色象、社会象、生活经验象等。如《素问·生气通天论》云："阳气者，若天与日，失其所，则折寿而不彰，故天运当以日光明，是故阳因而上，卫外者也。"《素问·八正神明论》云："月始生，则血气始精，卫气始行；月郭满，则血气实，肌肉坚；月郭空，则肌肉减，经络虚，卫气去，形独居。"是以太阳类比人体阳气，以月廓盈亏类比血气消长。《素问·五脏别论》云："脑、髓、骨、脉、胆、女子胞，此六者，地气之所生也。皆藏于阴而象于地，故藏而不泻，名曰奇恒之腑。夫胃、大肠、小肠、三焦、膀胱，此五者天气之所生也，其气象天，故泻而不藏。"以天地藏泻类比脏腑功能特点，是藉用天地之象。相类似的，《内经》还以物色晦明含蓄暴露类比人的气色善恶，是藉用颜色之象；以官职制度类比脏腑分工合作与主次关系，是藉用社会之象；以物态变动类比脉象，是藉用生活之象。即使是五脏，也不单纯指解剖实体，所以，《素问·五脏生成》云"五脏之象，可以类推"，以表述五脏的功能特性。

这些中医学的主要思维，在《内经》中都有充分的反映，如果我们能够充分理解，融会贯通，加以综合运用，往往会在临床治疗中获得出其不意的效果，如近年有人提出从肝论治喘病。众所周知，哮喘病属肺系统病变，一般从肺论治。但是哮喘的一大的特征是突然发作，而这一特征类似“风”象，风为肝所主。另外，《素问·至真要大论》云“左右者，阴阳之道路也”，《素问·刺禁论》又云“肝生于左，肺藏于右”，由此说明肝肺两脏的气机关系密切。因此，哮喘病从肝论治就不难理解了。

思维模型是人们按某种特定目的，对认识对象所做的简化描述，是对原型进行模拟所形成的特定样态。《周易》思维模式化倾向很明显，有阴阳模型、三才模型、四象模型、河图模型、洛书模型、八卦模型等。《内经》在医学理论形成中，受《周易》思维模式化的影响，也建立多种理论模型。如在藏象方面，有阴阳模型以论脏腑、气血、营卫，有三阴三阳模型以论六经，有五行模型以论五脏等。模式思维是中医进行理论和临床思维的重要方法。

（二）辨证思维的作用

辨证思维是《周易》最为系统、珍贵的一种思维方式，对于《内经》理论和学术体系的形成，有三个方面影响：

1. 整体思维与三才医学模式

整体思维以普遍联系、相互制约的观念看待世界及一切事物，认为自然万物是一个连续的、不可割裂的有机整体；部分作为整体的构成要素与整体不可分割，万物同源、同构、同律。如每个卦象同时具有下中上、初中末、天地人之义，反映了《周易》的天人时空整体观。影响所及，促使医学家们面对有关人体生理、病理与天时气候、地土方宜、社会人事相联系的大量资料，用整体思维的原理进行理论阐释和概括，建构《内经》三才合一的整体医学模式，故《素问·阴阳应象大论》云：“其在天为玄，在人为道，在地为化。化生五味，道生智，玄生神。”并以三才为经，五行为纬，详为论述天、地、人诸事物的类属及其相互关系。

此外，《周易》还启发医学家们运用整体思维分析医学资料中躯体与生理、心理相关的现象。如每卦爻性、爻位彼此联系，不可分割，任一爻变即生卦变。而《内经》则视脏腑、经络、精气神之间是一个功能结构的整体，它们存在于相互联系、相互调控之中，因而有形神一体、心身一体的理论。

《内经》全息医学思想可能也受整体思维的启发。《周易》认为六十四卦贮藏宇宙全部信息，故《周易·系辞》有“极天下之赜者存乎卦，鼓天下之动者存乎辞”之说。后世易学家提出“人身小天地”，《内经》则有脉诊、目诊、耳诊、面诊等，诊全身疾病。

2. 变易思维与动态生命观

《周易》强调事物的变易属性，《周易·系辞》云：“知变化之道者，其知神之所为乎?”如通过爻象位置变化实现卦变，反映变化乃自然不易规律，在观念上指导《内经》作者，从运动变化角度研究人的生命活动，并使之理论化。变易思维有这样几个明显特点：一是重生息，认为变易不是表面的流动，不是单纯的机械变化，而是不断有新质出现；二是重内因，强调天地万物的变易乃是源于自身的动力；三是重循环，认为宇宙万物的运动变化是周而复始的循环运动，把往复循环看作是万物循环的客观规律。《内经》一个重要学术特征就是从运动变化角度把握人体生命规律，可以说是变易思维的体现。

3. 相成思维与阴阳和谐的生命观

整体联系、运动变化，都要依赖其内部相互对立的两个方面相互作用而实现，即相反相成。《周易·系辞》云“阴阳合德而刚柔有体”“刚柔相推而生变化”，并概括为“一阴一阳之谓道”，这就是相成思维。在人的生理活动和疾病过程中存在大量相反相成的医学现象，相成思维正是把握其变化规律的哲学工具。首先，相成的前提是相反，而相反之双方是相互依存而不可分离的，而且必须将它们约定在一个统一整体之中，如乾坤、刚柔、动静等，从而使阴阳划分为不同层次。《内经》的阴阳即分多层次，如天地阴阳，天之阴阳，地之阴阳；身形阴阳，形气阴阳，脏腑阴阳，五脏阴阳等，其目的是依据性质的不同，将人的功能活动划分为层次不同的对立面，以便从相反功能的相互作用方式上，分析其相成机制和规律，如脏腑藏泻阴阳、五脏气血阴阳等。其次，相反双方相互作用的结果是相成，和谐是相成的稳态表现。《周易·乾卦·彖》曰“保合太和乃利贞”，太和是事物高度和谐的境界。这种和谐观为《内经》所接受，故《素问·上古天真论》以“形与神俱”作为健康标准，《素问·生气通天论》以“阴平阳秘”概括其机理，《素问·五脏别论》《素问·调经论》则具体落实为脏腑藏泻之和、经络气血之和，《素问·至真要大论》更以“谨察阴阳所在而调之，以平为期”“令其调达而致和平”作为治疗追求的目标。因而，守中贵和成为《内经》掌握生理病理、确定诊断治法、制订养生方案的基本思路。

五、为后世中医学术发展奠定基础

《内经》构建了中医学理论体系的基本框架，为后世中医学术的发展奠定了基础。其成书后不久，东汉·张仲景依据《内经》等古代医著，完成了中医药学的另一部经典《伤寒杂病论》；晋·王叔和汇集《内经》《难经》相关内容，集汉晋以前脉学之大成，撰成《脉经》；晋·皇甫谧则根据《内经》，结合自身体会，撰成《针灸甲乙经》。金元四大医家中，金·刘完素立足运气学说，在潜心钻研《内经》病机十九条理论的基础上提出火热论，建立寒凉派；金·张从正依据《素问·阴阳应象大论》所云“其高者，因而越之，其下者，引而竭之……其在皮者，汗而发之”提出攻邪应就近而祛之，因势利导，分别予以汗、吐、下三法，建立攻下派；元·李东垣受《内经》“人以水谷为本”及“升降出入，无器不有”等观点的影响，认为脾胃为元气之本、升降之枢而为补土派之先驱；元·朱丹溪根据《素问·太阴阳明论》的“阳道实，阴道虚”提出“阳有余阴不足论”，成为滋阴派之鼻祖。凡此种种，凸现《内经》在中医药学中的重要性，如朱丹溪在《格致余论序》中云“非《素问》无以立论。”

第二节　理论体系

体系，是有关事物相互联系、相互制约构成的一个整体。《内经》被尊为中医学的经典，它的学术体系主要是围绕人的健康和疾病开展研究，形成有关人的生命规律及其医学应用的知识和理论；而这些知识和理论的形成，必有古代社会科学、自然科学乃至思维科学等多学科知识和方法的渗透与影响，它们既是医学理论形成的基础，又是《内经》学术体系的有机组成部分。因而《内经》学术体系的结构，应当包括医学理论和医学基础两个部分。

一是《内经》医学理论。其结构基本可由历代注家对《内经》内容的分类来概括。在分类研究《内经》的注家中，具有代表性的是：唐·杨上善《黄帝内经太素》19 类，元·滑寿《读素问钞》12 类，明·张介宾《类经》12 类、明·李中梓《内经知要》8 类、清·沈又彭《医经读》4 类等。其中《医经读》的“平、病、诊、治”四类能够支起医学理论的基本构架，再结合其他医家的分类，并进行繁简修合、纲目条贯的整理，其基本结构主要包括生命、人体藏象、疾病、诊法、论治、养生等几个方面。

二是《内经》的医学基础。《内经》的医学理论，无论其固有内涵、表述方式，还是其研究方法、形成过程，广泛涉及中国古代传统科学的各个学科，其中主要是哲学、天文历法、地理学、气象学、社会学等。

综上所述，《内经》学术理论体系的系统结构，如图 3-1 所示：

- 医学理论
  - 对生命的认识
    - 生命起源
    - 生命过程
    - 生命要素
  - 对人体藏象的认识
    - 脏腑
      - 直观解剖
      - 天人同构
      - 脏腑功能
      - 藏象类推
      - 特定部位
    - 物质基础
    - 精神活动
    - 经络系统
  - 对疾病的认识（病证举隅）
    - 发病观点
    - 病机分析
    - 病传预后
  - 对诊法的认识
    - 原理规范
    - 诊病方法
  - 对治疗的认识
    - 治疗思想
    - 治则治法
    - 治疗手段
  - 对养生的认识
    - 天年寿夭
    - 养生理法
- 医学基础
  - 哲学
  - 天文历法
  - 地理学
  - 气象学
  - 社会学
  - 数学
  - 农学

图 3-1　《内经》理论体系结构表

一、哲学思想

古代哲学思想不仅推动了中医理论体系的形成和构建，并且成为中医理论体系的有机组成部分，使中医理论体系的学术特征、学术方向、理论特色等具有浓郁的古代哲学思想气息。

精气阴阳五行是先秦两汉哲学的重要范畴，用以说明宇宙本原及万物构成、生灭变化规律。三者之间，气一统宇宙万物，是生成的本原、变化的基础；气分而为阴阳，以阴阳二气相互依存、相互作用及消长转化探讨事物变化机理；阴阳关系的延伸、展开而衍生五行，五行生克制化进一步分析事物变化的复杂规律。《内经》运用精气阴阳五行哲学思想，规范医学方法论，说明人体生命本原、结构、生理活动规律，分析病变机理与转归，指导疾病诊治。气阴阳五行在整理医疗经验、升华医学理论，以及在建构《内经》学术体系等方面，发挥了不可替代的作用。

二、生命

生命观是人类对生命现象长期观察、思考所形成的观点。在“人与天地相参”思想的指引下，《内经》把人放在宇宙自然中来认识，认为人是大自然的产物和有机组成部分，提出“生气通天”的论断，形成了天人相互联系、相互制约的整体生命观；在古代哲学精气学说的影响下，《内经》将人视为天地精气聚合的产物，而生命现象就是精气升降出入运动的过程和结果。就人而言，生命直接来源于父母的先天之精，又经后天精气的滋养而发育成人，但是在生长发育过程中，精、气、神是维系生命的三宝，精是生命的物质基础，气是生命的动力，神是生命的主宰；精、气、神三者密不可分，三者协调统一，维持“形与神俱”的正常生命状态。

三、人体藏象

中医学主要研究对象就是人体，在医学理论形成过程中，解剖亦是其重要内容，同时《内经》还充分依据了“天人合一”理论，将人体结构与自然界统一起来，成为中医学的特色之处，也为后来的中医诊法相关内容奠定了基础。另外，中医学关于人体认识的独特之处，还在于对经络系统的总结阐发，由正经、奇经、经别、别络、经筋、皮部等内外连属构成的经络系统，成为人体内传送信息而又与自然密切关联的网络。经络学说的问世，不仅为针刺技术的推行奠定了理论基础，而且在整个《内经》理论体系中占有极为重要的地位，对中医理论及临床医学的发展具有重要学术价值。

《内经》认为人体是表里相应的统一整体，内有五脏、六腑、奇恒之腑，外有五体、五华、五官九窍，同时经络贯穿于身体内外，由此形成了一个完整的人体，同时《内经》对人体部位及特殊组织结构也有一定的认识，如三焦、命门等，对后世也有着重要的意义。

《内经》对人体生理活动的认识以藏象学说为中心内容。简单地说，藏象学说是专门研究“象”与“藏”相互关系的一种理论。人体的结构和机能是极其复杂的，人体的生命现象是体现在完整的、活生生的机体上的。虽然结构和功能有着密切的关系，但《内经》藏象学说并不着重于形体结构的细微剖析，它所揭示的人体正常的生理活动规律，是立足于生命活体所表现的各种征象来概括和阐释机体内部活动的实际情况；从人与自然的相互关系中把握生命活动的规律。

藏象学说以五脏为主体，将六腑、五体、五官、九窍、四肢百骸等全身组织器官分成五大系统，这五个系统相互之间并不是孤立的，它们通过经脉的络属沟通，气血的流贯，相互联系，形成统一的整体。藏象学说一方面研究脏腑、经络、形体官窍、气血津液各自的生理功能，另一方面从总体上揭示它们之间的复杂联系及其活动规律，还注意自然界气候、气象、地理等环境因素对机体生理活动的影响，体现了“脏气法时”“四时五脏阴阳”的整体思想。

藏象学说在《内经》中占有特殊重要的地位，成为《内经》理论体系的核心，也是临床辨证论治的重要理论基础。

四、疾病

在“奇恒常变”观念的指导下，结合丰富的医疗实践，《内经》确立了有关疾病的理论。首先是病因，即导致疾病发生的原因。《内经》将病因分为阴阳两大类，并分别论述了各种致病因素的性质、致病特点等内容。一类是自然界六淫、疫疠等邪气，因其由外而入，病生于外，故属阳邪；一类是情志失调、饮食失节、起居失常、劳逸失度等因素，因其病生于内，故属阴邪。在对病因认识的基础上，《内经》认为疾病是生命活动反常变化的反映，表现为机体各生理活动的紊乱及其与生存环境之间关系的失调，因而将疾病分为外感与内伤两大类。外感病是感受外邪，邪正交争而发生的疾病，邪气及其对机体正气的耗损贯穿疾病的全过程，并呈现出疾病发展态势的顺逆；内伤病则是由情志、饮食、起居、劳作等失宜而导致脏腑功能紊乱的一类疾病，脏腑功能盛衰及其相互关系失调决定疾病发展过程。其次是病机，指疾病发生、发展变化及转归的机理。病机学说主要阐述疾病发生的原理，致病因素形成及致病规律，病变的部位、性质及其演化趋势机理等理论，其中贯穿了天人相失、邪正交争、阴阳失调、气血逆乱等学术观点，是诊治的基本依据。再次是关于疾病的传变与转归。《内经》除指出某些“卒发”疾病无明显传变规律外，着重提出了表里相传、循经传变、脏腑相移和循生克次第传变等多种方式，均示人以规矩。最后病证举隅，《内经》中有关病证的记载内容十分丰富，据粗略统计，所载病证名称达三百余个，其中予以专题讨论的有咳嗽、痿病、痹病、风病、热病、疟疾、厥病、消渴、肿胀、癫狂、痈疽、积聚、诸痛等，涉及内、外、妇、儿、五官等多门临床学科。《内经》中有许多以病证立篇名的专论，如《咳论》《痹论》《痿论》《厥论》《风论》《举痛论》等，这些专论就该病证的病因病机、证候分类、疾病转归、治疗原则、护理保健等做了系统阐述。其中关于证候分类，采用了脏腑分证、经络分证、病因分证等方法，这些乃是后世脏腑辨证、经络辨证、病因辨证的雏形。《内经》关于病证的理论，反映了《内经》时代的临床水平，也为后世临床学科的发展开拓了先河。

五、诊法

诊法主要讨论疾病的诊断方法，包括疾病的诊断原理、诊病方法与断病法则。《内经》

不仅深刻地阐述了中医的诊病原理，如以表知里、以我知彼、先别阴阳及观过与不及之理等，而且还发明了望、闻、问、切等直观察验的疾病诊察方法，建立了四诊合参的诊法规范。在断病法则方面，《内经》提出以“审察病机”为中心的审机求属理论，重视人的整体机能异常和阶段变化性质，后世概括为“证候”，并体现在疾病的脏腑分证、经络分证、病因分证等内容之中。

《内经》论诊法侧重于望色和切脉，有很大的实用价值。望诊方面，通过观察面部色泽变化的善恶，可以推断五脏疾病及其预后；通过望形体姿态，可以测知体质的强弱和疾病的轻重。《素问·脉要精微论》指出：“精明五色者，气之华也。”凡色泽明润含蓄，则是脏腑精气充足的表现；色泽枯槁晦暗，则是脏腑精气衰弱的征象。《灵枢·通天》介绍了阴阳五态人的形体特征，进而反映了各种体质的特点。切诊方面，着重对脉诊做了较为详细的阐述。诊脉的方法有全身遍诊脉法、三部九候诊法、人迎寸口脉诊法及寸口脉诊法等。《内经》还发明用健康人的呼吸来测定病人脉搏迟速的诊断方法，所谓“常以不病调病人”。对寸口脉诊的原理、二十余种脉象的主病、“真脏脉”的脉象特征和预后，以及诊脉的注意点等做了较系统的阐述。

六、论治

《内经》论治包括治疗原则和治疗方法。论治疾病是以正确的诊断为前提和依据的，而治疗原则的实施又要通过一定的疗法作用于人体，从而发挥治疗效应。《内经》所记载的治疗方法甚多，如砭石、针刺、灸焫、药物、熏洗、药熨、敷贴、按摩、导引、饮食和精神疗法等。对针刺疗法的阐述尤为详尽，从针具、针刺取效的原理、针刺的手法、针刺的治疗范围、治疗的宜忌及据病选穴等，均有记载。而关于药物的方剂，全书只有十三方。可见《内经》时代，详于针刺，略于方药。

《内经》的价值在于它提出了一整套治疗理论。例如，倡导“上工治未病”，强调“善治者，治皮毛”的早期治疗观点；治疗的根本目的是协调阴阳、调理气血，即“谨察阴阳所在而调之，以平为期”“疏其血气，令其调达，而致和平”；从整体观念出发，采用“上病下取，下病上取”“从阴引阳，从阳引阴”的治则；祛邪必须因势利导，“其高者，因而越之；其下者，引而竭之”；提出“治病必求其本”的观点，在分清标本缓急的基础上，要“间者并行，甚者独行”；在治疗过程中要根据季节气候、地区及人的体质等因素，制订适宜的治疗方案，所谓“圣人之治病也，必知天地阴阳，四时经纪”，强调因时、因地、因人制宜等。至于具体治法，大致可分为正治法和反治法两大类，正治法如“寒者热之，热者寒之”等；反治法如“寒因寒用，热因热用”等。上述治则与治法仍然是今天临床实践应该遵循的准则。

七、养生

养生，即指以预防疾病、延缓衰老为目的的各种颐养生命的医事活动。在疾病和衰老理论的基础上，《内经》确立了“治未病”的养生思想，提出外以避邪、内以养正的原则和多种养生方法，建立了中医学独特的养生学体系。

《内经》认为，养生的目的是为了维护人与自然的和谐、形与神的和谐、脏腑气血阴阳的和谐，最终维护健康，延年益寿。养生的内容十分丰富。主要有：顺应自然，效法自然界四时阴阳消长变化来调摄；情志方面要“恬憺虚无”“精神内守”；饮食方面要“食饮有节”“谨和五味”；劳作方面要“形劳而不倦”，避免“醉以入房，以欲竭其精，以耗散其真”；还应积极参加导引按跷等健身活动等。这些养生方法归纳起来可分为养形和养神两大类，其基本原则是形宜动，神应静，动静得宜，则“形与神俱，而尽终其天年”。《内经》的养生学说对后人研究预防医学、康复医学有重要价值。

另外，《内经》当中还对运气学说进行了阐述，运气学说是以“人与天地相参”的整体观为指导，以阴阳五行为理论框架，以天干、地支为演绎工具，专门研究自然界天象、气象的变化规律及天象、气象变化与人群疾病发生和流行的关系的一种学说。

运气学说运用干支纪年的推算法，以“甲子”六十年为一周期。又将十天干联系五运，十二地支联系六气，由于五运和六气两大系统的运动，形成了六十种气象变化的类型。气象变化直接影响了自然界的生长化收藏及人体的健康和疾病的流行。运气学说正是根据人“与天地同纪”的道理，将气候、物候、病候置于同一规律来分析研究，一年一个小周期，六十年一个大周期，为预防疾病和临床诊断治疗提供参考，正所谓“必先岁气，无伐天和”。

运气学说作为古代的医学气象学，是《内经》理论体系的组成部分之一，它对今天研究医学与气象学的关系有一定借鉴价值。

第三节　学术特征

《内经》作为一部医学著作，它的主要任务在于探索和研究与人体生命有关的基本规律。从学术特征分析，主要有以下几方面。

一、从功能角度把握生命规律

在医学理论形成初期，东西方都以解剖作为研究手段，如《内经》就有“其死可解剖而视之”的记载。但由于当时的科技水平，古人难以将解剖发现的实质器官、组织与生命现象完全结合起来，其结果也难以指导临床实践的发展，当中国古代的先人们意识到解剖并不能直接解释生命现象与指导医疗活动后，转而采用当时盛行的古代自然哲学方法加以运用。他们首先对生命现象及与其相联系的各方面进行观察，然后把观察内容中的“共相”提取出来，按其形态、功能、格局、演化方式进行分类，并将具有代表性的、具有共相的“类”，用象征性符号、图象或有代表性的具体事物进行表达，进而以类相推，探讨生命现象的机理，这就是古代的意象思维方式。《周易》云“形而下者谓之器，形而上者谓之道”，这种重道、规律、功能，不重具体实物的认识，也影响了中医学对脏腑解剖实体的认识。但中医学概念与实体脏器不符，并不违背结构与机能统一的原则，如明·王夫之《周易外传》云：“天下之用，皆其有者也。吾从其用而知其体之有，岂待疑哉?”生命活动机制是复杂的，生命活动规律也应从多角度探索。从功能角度把握生命规律是《内经》理论思维方式的一个基本特点，其他特点以此为前提而建立。如讲整体应是功能上的相互联系与制约，因而《内经》的五脏应是生命活动中各种功能相互联系的方式、机制与过程的概括。而所谓辨证治疗也是辨别人体病理性综合功能状态，并进而进行综合调节的方式。中医作为应用科学在解剖形态方面研究和认识确实存在着缺憾，但也有其一定的优势。它从功能上进行宏观而综合调节，这种论治思路，对于多系统、多脏器、多组织的复杂病变，精神系统、内分泌系统、免疫系统及原因不明的疾病等，均显示出不凡的疗效，不但具有使用价值，在医学模式转变的今天更有深刻的学术意义。

二、从整体角度把握生命规律

中医学的整体观念源于把生命现象放在其生存环境，即自然、社会中所进行的观察活动，并接受中国古代自然哲学的指导，将对这种观察结果的分析引向理性认识的层次，形成“天人一体”“人自身一体”“形神一体”观。同时，古人还将这种整体观融入中医学的基本概念之中，形成中医理论的基本学术内涵和临床诊治的指导原则。体现人与自然有机联系，《内经》有“生气通天”的著名论断，因而中医五脏不仅有维持体内生理环境的协调，同时还有时空的内涵，主司人体适应自然界季节昼夜、方域水土的调节功能。于是，五脏成为人体联系内外、协调心身的生命活动中枢，是中医整体观在基本概念中的集中体现。五脏之外的中医学其他基本概念，如经络、气血等，其内涵均类于此。这就造就了中医学从自然环境与社会环境、躯体生理与精神心理整体联系上研究人的生命活动及其应用的医学模式。

对于这种人体内外的普遍联系，《内经》运用精气、阴阳、五行学说作为思维框架进行论证。其中精气论概括生命之气浑然一体的生成、演变与消亡过程，阴阳五行论则具体演绎生命体内有机联系之相反相成、生克制化的活动机理。这样就把人体的形体与神志，人体脏腑器官组织的各个局部，人体与外界的时空、地理等纵向与横向地紧密联系在一起，并构成了一个相对稳定的整体。同时，《内经》还认为人体是一个有机的自组织系统。正是由于这种思想的指导，《素问·五常政大论》提出了“化不可代，时不可违”，《素问·阴阳应象大论》提出了“治不法天之纪，不用地之理，则灾害至矣”等著名论断。

三、从运动变化角度把握生命规律

中医学在形成初期，只能整体观察、综合研究，从而形成了中医学从运动变化角度把握生命规律的学术特征及其动态化的理论表述。其结论虽然失于粗疏，但却反映了生命的自然与真实。主要体现在三个方面：一是医学概念具有时间内涵。时间是事物运动及其状态变化的度量，凡某概念标示有时间含义，便说明这一概念具有动态的内涵。二是在医学理论中，明确表述了生命的运动变化原理。如生命过程的生长壮老已，生理活动的脏腑经络气血升降出入等。三是辨证论治体现中医诊治动态观。证是疾病过程中阶段性病机的概括，它虽然具有一定稳定性，但随病变而变；同时证本身的形成与内外环境的时序流转也有密切关系，如外感邪气形成、致病特点及病证种类时效性很强，内伤病证与患者年龄变化、体内脏腑经络气血营卫运动节律不无相关。诸如此类，皆为中医诊断所关注，并成为治疗中重视时间因素的依据。而一病前后证异，用药施治随时变换，则是中医理论动态化特征的明显表现。

《内经》理论的这一学术特征，造就了中医方法学上的两大倾向和特点：一是不得不忽略生命体物质的规定性和测量性，而主要从功能象变角度对生命的动态轨迹进行模糊地整体表述，如脉证太过不及和死证死脉的度量、色泽浮沉夭泽的判断，都具有模糊的性质。与之相应，在疾病治疗的探索中，中医也摸索到使用天然药物等进行模糊调控的临床处理方法，至今仍有其科学意义和实用价值。二是把时间流转和空间变化结合起来，认为时间流变具有周期性，即随着时间的流转而发生着空间状态的周期性演变，而《内经》则形成了有关生命节律的理论。中医学不但早就观察到这种生命现象，而且用于指导疾病的诊治，显示了它的科学意义和实用价值。

四、学术特征的关联性

以上《内经》学术体系的三个方面特征体现在中医理论的各个方面。如脏腑概念，以肝为例，肝的生理特性之一是主人体之气的升发，与自然界的春季之气升发相应，而春季的主令之气为风，另外，木性曲直，枝叶条达，亦有升发的特性，故肝在五行属木，在六气为风，在时令与春通应，其生理功能亦被归纳为主疏泄。在人体脏腑组织中，通过五行归类构成了以肝脏为主体的肝系统，包括胆、筋、目、爪、怒、魂等。肝脏系统功能活动正常，其生理功能得以正常发挥，否则就会出现肝失疏泄的病理变化。如胸胁满闷、烦躁易怒、筋脉拘挛、肢体震颤、头目眩晕等病证。而肝脏病变也受四时变化而变化，如《素问·脏气法时论》说："病在肝，愈于夏，夏不愈，甚于秋，秋不死，持于冬，起于春。"即肝病在夏天容易痊愈，因为夏天是五行中火气所主管的季节，火克金，减弱了金对木的制约。如果夏天不好，到了秋天就会加重，秋为金气所主管的季节，金克木。到了冬天病情会处于相对稳定的状态，因为冬天在五行中属于水，水能滋生涵木。到了春天，为一年中肝气最旺的季节，疾病就会好转。由此可见，中医所讲的肝，是功能性的、是整体性的、是运动变化的、是时脏，而不仅是单纯的血肉之脏。由此也可看到《内经》学术特征之一斑。

作为《内经》理论体系的学术特征，从整体、功能与运动变化角度把握人体生命规律，三者之间无论在思想方法和实际应用意义方面，都是相互联系、彼此照应的。

第四章 《内经》理论的研究与发展

《内经》构建了中医理论体系的宏观框架，是流派纷呈的中医各家学说的理论渊源。后世众多医学流派对《内经》的继承和发展则是多元化、多层面的，包括从《内经》的某一角度、某一问题的阐发，也是《内经》理论在实践中的印证和深化。印证和深化共同构成了一个指导临床实践，操作性强的完整体系。尽管历代医学学说各异，其理论依据无不求之于《内经》。中医学的每一次理论突破和创新，总是对《内经》某一问题深化研究的结果，是对中医理论体系的补充、完善与整合。

第一节 研究概况

在中医学发展史上，历代医家从没停止过对《内经》的研究和发挥，他们的研究方法和角度各有特色，可分为医经注疏、专题发挥、学术论争和医疗实践等方面。

医经注疏：古代医家将《内经》与儒家的“四书五经”相比拟，以注疏的形式进行研究。在注疏过程中，往往借歧义引申，各抒已见，将医家及其时代的医学成果充实于其中，不断赋予新内涵，从而丰富和发展了《内经》理论及其学术体系。

专题发挥：就个人学验所长或时代需要迫切解决的医学课题，医学家从《内经》已经涉及但未能深入的论说中选立专题，倾其毕生精力研索实践，遂成传世之言，同时也对《内经》理论与学术体系的发展做出了历史性贡献。

学术论争：学术论争是中医理论深化发展的方式之一。医家们研究发展《内经》的一个重要手段就是学术论争，从其论争内容来看，均是在《内经》学术体系中有重大理论或实践意义的课题。如外感病理论与诊治的寒热之争，藏象理论的命门、三焦名实之争，治则治法的滋阴养阳之争、补脾补肾之争等，都充实、发展了《内经》所开创的学术体系。

医疗实践：《内经》理论与学术体系发展历史，就是通过医疗实践发现、提出问题，又不断由医疗实践解决问题的过程。因而医家往往把医疗实践作为研究发展《内经》最重要的基础与前提，无论是医经注疏、专题发挥、学术论争均是以医疗实践为基础。

一、唐代以前的探索性研究

唐代以前为《内经》研究的初期阶段，其研究特点是：在临床应用及系统分类等方面对《内经》理论进行开拓性探索。

东汉·张仲景著《伤寒杂病论》，后世医家将其分为《伤寒论》与《金匮要略》两部分。前者探讨外感热病的证治，后者研究杂病证治。《伤寒杂病论·自序》云："撰用《素问》《九卷》《八十一难》《阴阳大论》《胎胪药录》并平脉辨证，为《伤寒杂病论》合十六卷。"《伤寒论》以《素问·热论》为基础，结合张仲景的临床经验，创立了六经辨证体系，充实、发展了《内经》三阴三阳分证理论，对外感热病的发生、发展、预后、治疗等进行了精辟的阐发。《金匮要略》继承了《内经》脏腑病机理论，在辨治内伤杂病的临床实践中又做了充实和发挥，为后世脏腑辨证奠定了基础。《伤寒杂病论》是我国第一部理、法、方、药有机结合的临床医学巨著，其中虽未见有《素问》《灵枢》的引文，但从其论伤寒、杂病的病因病机、诊法，到治则治法、方药配伍诸方面，字里行间无不渗透着《内经》的学术精神，实为从临床角度发挥《内经》理论的第一家。

《中藏经》托名后汉·华佗之作，是发挥《内经》脏腑病机及辨证理论的重要著作。它汇集了《素问》《灵枢》的有关资料，予以归纳、整理、发挥，以"形证脉气"为中心分述五脏六腑病证的寒热虚实性质，形成系统的脏腑辨证理论，为后世脏腑辨证的形成做出了钩玄。

晋·皇甫谧《针灸甲乙经》（以下简称《甲乙经》）是我国现存最早的针灸学专著，也是《内经》针灸理论的首部研究著作。《甲乙经》综合《素问》《灵枢》《明堂孔穴针灸治要》三部书中有关经脉、腧穴、针法等内容，"使事类相从，删其浮辞，除其重复，论其精要，至为十二卷"（《甲乙经·自序》）。其研究《内经》的主要成就有：增补《灵枢·本输》缺少的手少阴心经五输穴，使《内经》不完备的"五输学说"得到完善与发展；确定了腧穴的名称、部位和取穴方法，对《内经》记载过于简略的有关内容进行了补充；对《内经》针刺艾灸予以发挥，精要介绍了补泻方法、针刺深浅与禁忌等内容；增加了大量穴位，使《内经》中许多未注明治疗方法的病证有了治法。《甲乙经》的问世，奠定了针灸学专科化的基础，标志着《内经》理论的再发展、再升华。

晋·王叔和的《脉经》是现存首部脉学专著，它是整理《素问》《灵枢》的脉法理论，取《难经》《伤寒论》等有关内容，充实而成。该书简明扼要地描述了24种基本脉象，并对其主病及辨寒热虚实、生死逆顺的临床意义予以论述，使后学者便于体察辨治，掌握应用；《脉经》还在《内经》《难经》的基础上，明确了寸关尺三部定位及各部脉象的诊断意义，强调诊脉不仅要诊得寸关尺三部总体脉象，还需分辨各部脉象之特点。《脉经》的创见与发挥，使脉学理论自成体系，成为后人研究脉法之规范。

梁齐·全元起之《素问训解》是注《素问》之祖，虽此书久亡，然其书之篇目次序，训解大略，读宋校本当能得其大概。

隋唐·杨上善著《黄帝内经太素》（简称《太素》），它是现存最早注释《内经》的著作，在分类研究及校勘疏证方面有重大的学术价值。《内经》汇集了古代中医理论和临床经验，其内容是采用综合叙述的方式表达，大部分篇章都不是专论一题，而是涉猎广泛，内容互见，不便于后学系统掌握或检阅。为此，杨上善开创分类研究《内经》之先河，经过杨上善的分类，《内经》的学术内容更加系统，中医理论体系的大体轮廓也较为清晰地凸现出来；在校勘疏证方面，杨上善校注严谨朴实，详于训诂，敢于存疑，对经文不妄加改动，完整地保存了《内经》原貌，具有很高的文献价值，不失为校勘疏证《内经》的首选版本。此外，《太素》对《内经》的针灸旨意、脾胃学说等内容也有精辟的阐发；其研究方法仿皇甫谧之《针灸甲乙经》，而无破碎大意之失。

唐·孙思邈著有《备急千金要方》与《千金翼方》，这两部著作名为方书，实为孙思邈研究《内经》理论及临床应用的总结，特别在医德修养、养性养生、脏腑辨证等方面卓有成就。《内经》曾在《素问·疏五过论》《素问·征四失论》等篇章对业医者提出禁戒及道德准则，孙思邈则在此基础上，以《大医习业》《大医精诚》专论医德，对医生的治学方法、工作态度提出了具体要求，被历代医者视为楷模；孙氏对《内经》的养生理论颇有心得，提出了“十要”“十二少”“十二多”等养性之道，特别强调“食治”，即食宜、食养与食疗的重要作用，具有极高的实用价值；孙氏系统整理了《内经》《中藏经》等医籍中有关杂病论治的内容，将多种杂病分属于五脏六腑，辨寒热、虚实等进行论治。孙氏的脏腑辨治方法，较《内经》更加合理，较《中藏经》更为具体，对后世脏腑辨证论治发展产生了深远的影响。

唐·王冰对《素问》的流传做出了巨大贡献。王冰崇尚道家，夙好养生，经他编次的《素问》，列《素问·上古天真论》《素问·四气调神大论》《素问·生气通天论》为第一、二、三篇，突出了保养精、气、神的经旨，也使后学在开篇之际便能把握《内经》学术的基本观点；王冰学识渊博，理验俱丰，注释《素问》颇多阐发，特别是对脏腑生理、病理的论述和辨治原则的独到见解，对后世脏腑辨证、相火理论及治则治法理论的形成和发展启发极大。王冰的另一杰出贡献是将运气学说补入《素问》。《素问》卷七久已亡佚，王冰得之师藏旧本，补充了阙佚，即今本的《素问·天元纪大论》《素问·五运行大论》《素问·六微旨大论》《素问·气交变大论》《素问·五常政大论》《素问·六元正纪大论》《素问·至真要大论》七篇。此七篇大论均言运气学说，疑为原《素问·阴阳大论》的内容，由于《素问·阴阳大论》已佚，故运气学说通过王冰的补缺及诠注始得广泛流传。

二、宋、金、元时期的学术争鸣

宋、金、元时期，中医学发展到一个新阶段，从某一个专题进行开拓发挥是此期研究《内经》的主流，诸医家将《内经》理论与临床实践紧密结合，各抒已见，标新立异，创造性地发展了中医理论，形成这一时期医学争鸣的高潮。

宋·钱乙著《小儿药证直诀》，是一部突出脏腑整体证治的儿科专著。钱乙秉承《内经》及诸家学说，结合临床实践，对小儿生理病理特点及证治规律做了深入研讨。他根据《灵枢·逆顺肥瘦》之“婴儿者，其肉脆、血少、气弱”之说，提出小儿“脏腑柔弱”“气血未实”的见解，认为小儿正气易伤，邪气易人，具有“易虚易实，易寒易热”的病理特点；同时参考《内经》五脏病机理论，结合小儿证候特点，确立了小儿五脏证治纲领，并将整体观念贯穿其中，重视五脏之间的相互关系，以及四时气候对脏腑的影响。此外，钱乙在诊法、脾胃理论及制方等方面亦不乏阐扬经旨之处。这些成就不仅为儿科医家所宗奉，而且为整个中医学术的创新提供了理论依据。

宋·刘温舒著有《素问入式运气论奥》，专门论述五运六气及其在医学上的运用。自王冰将七篇大论补入《内经》，运气理论一直未能得到临床应用与推广，刘氏深谙运气理论"奥妙不易穷研"，遂潜心研究，撰成《运气论奥》。书中根据《素问》运气七篇的基本理论，由博返约地列出31个专题进行解说，结构严谨、系统，内容简明、清晰，并着重医学实践的讨论，提示人们正确领会经旨，加以运用。正是由于刘氏的努力，五运六气学说很快传播于医界，乃至得到当时官方的认可而加以推广。

金·刘完素非常重视《内经》理论，其研究《内经》的成就主要反映于《素问玄机原病式》及《黄帝内经宣明论方》两部著作中。《素问玄机原病式》把《内经》病机十九条与五运六气学说结合起来，将疾病分为五运主病和六气主病两部分，特别对六气病机中的火热病机进行阐发，强调风、湿、燥、寒可以化火化热，而火热又往往是产生风、湿、燥、寒之象的原因，提出"六气皆从火化"的学术观点，治疗上提倡辛凉解表和泻热养阴，善用寒凉之品，后人称其为寒凉派的代表者。《黄帝内经宣明论方》分析整理了《素问》记述的61种杂病，对其病因病机、诊法、治法、方药等进行了详细的补充论述，使《内经》的杂病理论在临床应用中得到发展与完善。

金·张元素撰有《医学启源》《脏腑标本寒热虚实用药式》及《珍珠囊》等。他对《内经》的研究发挥，主要体现于脏腑辨证及遣药制方两方面。脏腑辨证源于《内经》，经《中藏经》《千金要方》《小儿药证直诀》的整理和发挥，已具备了一定的理论框架。张元素在研究《内经》的基础上，继承前人之说，结合自己的临床实践，取长补短，构成了从本气盛衰入手，以寒热虚实为内容的脏腑辨证体系，较之以前诸家所辑，更为系统而精细，至今仍不失其临床指导价值。关于药性及制方理论，《内经》论多药少，张氏对其进行了创造性发挥和补充，特点是：重视药物气味厚薄阴阳与升降浮沉的关系，据此制定了药类法象；明辨药食气味对脏腑的补泻作用，并举具体药物说明之；创立药物归经和引经报使理论，使药力专宏，疗效更加显著。这些理论对中药和方剂的应用均有开创性贡献。

金·张从正著《儒门事亲》，倡"病由邪生，攻邪已病"说，善用汗、吐、下三法。其学术思想源于《内经》，成于实践。张氏指出："《灵枢经》谓刺与污虽久，犹可拔而雪；结与闭虽久，犹可解而决去。"（《儒门事亲·腰胯痛》）说明疾病的发生，皆为邪气所致，治当先去其邪，邪去则元气自复。从病机言，邪气侵阻，必然导致气血壅滞，而"《内经》一书唯以血气流通为贵"（《儒门事亲·凡在下者皆可下式》）。因此，张氏根据《素问·阴阳应象大论》有关治则治法的论述加以引申和发展，总结出汗、吐、下三法，并以三法兼众法，以使上下无碍，气血宣通。张氏以攻邪为主的独特风格，在嗜补之风盛行时代，起到了纠正时弊，改正医风的重要作用。

元·李杲著《脾胃论》《内外伤辨惑论》《兰室秘藏》等著作，着重阐发脾胃学说及内伤杂病证治，是补土派的一代宗师。脾胃学说是李杲研究《内经》最为卓著的成就，在其著作中，广泛引用《内经》原文加以印证，创造性地提出脾胃为元气之本、升降之枢纽，特别强调升发脾胃阳气的重要意义。李杲围绕脾胃，对内伤病因病机做了独创性阐述，他承袭张元素脏腑病机理论，奉《内经》"人以水谷为本"之旨，笃信"内伤脾胃，百病由生"，认为治疗内伤诸病，重在补益脾胃，升发阳气。李杲的学术思想发展了《内经》的脾胃内伤理论，为开拓内伤病治疗的新途径做出了卓越的贡献。

元·朱震亨著《格致余论》《局方发挥》等，其“阳有余阴不足论”及“相火论”皆借鉴于理学，导源于《内经》。“阳有余阴不足论”以《素问·太阴阳明论》之“阳道实，阴道虚”等论述为立论依据，运用“天人相应”之理，以日恒圆，月常缺的自然现象，类比人体的阴阳消长规律。同时分析了人类生、长、壮、老过程中阴阳盈亏的状况，以及“人欲”引致相火妄动（阳有余）的事实，指出阴精难成易亏、相火易于妄动，是发病的关键。因此，只有“主静节欲”才能避免相火妄动，以保持阴精充盛。“相火”一词，源出于《素问·天元纪大论》，朱氏吸收理学动静观，对“相火”理论加以发挥，认为相火是宇宙万物生生不息的动力，在人则有常有变，常则为“人身之动气”，变则为“妄动为贼邪”。“阳有余阴不足论”及“相火论”构成朱氏“滋阴降火”说的理论依据，其学术价值得到后世医家的称允。

元·王履著有《医经溯洄集》，该书专题取材于四部经典，以辩论的形式，对诸家进行评判。其中针对《内经》的亢害承制、四气所伤及五郁等问题，追本溯源，征诸临床，避讹误，抒己见，提出了许多为后人推崇的独到见解。《素问·六微旨大论》云“亢则害，承乃制”之语，虽经王冰及刘完素的阐发，仍未尽人意，王履则将未悉之旨加以解释，提出“亢害承制”具备“有制之常”与“无制之变”两端，认为“造化之常，不能以无亢，亦不能以无制”，这一辨证观点补充了前人认识的不足，对阐明人体生理病理规律有重要贡献。

元·滑寿著《读素问钞》及《十四经发挥》两书，对《内经》理论特别是经络理论进行了深入研究。《读素问钞》是选择性分类编次《素问》的作品，书中将《素问》经文分为藏象、经度、脉候、摄生、论治等十二类进行摘要抄录，便于后人重点掌握和研习。《十四经发挥》汇集《灵枢·脉度》《灵枢·本输》及《素问·骨空论》等有关资料，把督、任与十二经合论为十四经，定657穴，分纳十四经中，首倡循经取穴。滑氏经穴合论的鲜明特点，光大了《内经》的经络学说，推动了针灸疗法的流行和发展。

三、明清时代的深入阐释

明清时期，中医学的理论与实践均有广泛和深入地发展，一方面诸医家在继承前人之说的基础上，进一步拓展和深化《内经》的学术思想；另一方面，不少医家对《内经》进行了考证和注释，既发明经旨，又提出见解，使许多疑难问题得以阐释。

明·汪机研究《内经》的主要作品有《石山医案》、补注《素问钞》及《运气易览》等。其主要成就即阐发《内经》的营卫气血理论，提出气中营卫说，强调治病以调补气血为主；鉴于《读素问钞》注释简略，遂取诸家之说，参以己见为之补注，阐发滑寿未明之经旨，有较高学术价值；宗《内经》运气学说之旨，通俗易懂地阐释运气与疾病及治疗的关系，反对机械地推论运气，提倡实事求是、灵活多变地遣方用药，使运气学说更具实用性。

明·薛己医著宏富，主要著作有《内科摘要》《外科发挥》《妇科撮要》《保婴粹要》《口齿类要》等。薛氏以岐黄之学为宗，博采众家之长，通晓临床各科。在研究《内经》脏腑证治基础上，强调脾胃与肾命的重要性，他以《内经》“治病必求于本”及“虚则补之”的观点立论，临床施治力倡温补脾肾，以滋化源，从而发展了《内经》的治则理论，成为温补学派的先驱；在研究《内经》外科证治方面亦多有发挥，提出以肿疡和溃疡为外科辨证纲领，重在辨其阴阳气血之失调。创立了“五善”“七恶”说，以判断疮疡预后、确定治法。治疗上强调固护胃气，内外共治。薛氏对充实和发展《内经》外科理论做出了突出贡献。

明·孙一奎著有《赤水玄珠》《医旨绪余》及《孙文恒医案》等，孙氏对《内经》命门、三焦理论的研究颇有心得，他认为命门位于两肾之间，内含真气，为生生不息之机，此真气即动气，是阴阳之根蒂，生命之原动力，犹人身之太极，推动各种生理活动；在三焦的问题上，《内》（指《内经》）、《难》（指《难经》）各执一词，孙氏综合了《内》《难》之旨，提出三焦有经无形，藏相火，为命门原气之别使，与包络相火协同作用维持正常功能。孙氏的肾间动气说与三焦相火说均超越了《内经》原有理论，为探索生命奥秘进行了有益的尝试。

明·缪希雍著有《先醒斋医学广笔记》《本草经疏》等，其著作虽非研究《内经》的专著，但其学术思想源于《内经》，尤其对《内经》脾胃学说阐扬颇丰。缪氏继承了《内经》重视胃气之旨，认为胃气乃后天之本，不仅是健康的保障，也是施药的根本，因此，治疗疾病要时刻注意保护胃气。缪氏治疗杂病重视调整脾胃，尤其注重保护脾胃之阴，善用甘寒滋润，既弥补了李杲偏重脾阳之不足，又为其后叶天士养胃阴说奠定了基础。

明·马莳著有《黄帝内经素问注证发微》及《黄帝内经灵枢注证发微》等。其主要成就有：对《素问》《灵枢》进行了全面整理、编次和注释，变唐以来24卷本为每部9卷，每卷9篇，以合九九八十一篇之旧，足见其恢复经典原貌的良苦用心。马莳素娴针灸经脉，其《黄帝内经灵枢注证发微》不仅是《灵枢》的第一注家，而且在剖析医理，申明字义及临床发挥等发面均多建树，深得后世推崇。

明·王肯堂的代表著作是《证治准绳》《肯堂医论》等。王氏认为《内经》为医家之宗，其理论要旨甚为重要，于是他以经文为准绳，佐仲景之论为引证，对《内经》病证理论进行阐发。鉴于《内经》有证无方，难济临床之不足，王肯堂结合诸医家和自己的经验，对《内经》病证，按照不同的病机，补以方药和治法，使理法方药融为一体，有效地指导临床实践；他在《内经》病证研究中善于把握病证机理，提出了许多精辟见解，如对痔瘘、水肿、小便不利的论述，发前人所未发，丰富了《内经》病证的病机理论；关于病证的传变，王氏在《内经》五脏生克传变的基础上，强调以邪正胜负判断病传的观点，充实了《内经》的病传理论。

明·吴崑著有《黄帝内经素问吴注》《脉语》《针方六集》《医方考》等。吴氏研究《内经》，从注释原文入手，在脉学、针灸和证治等方面尤有建树。《黄帝内经素问吴注》为吴氏多年研究《素问》之所得，他考前人之注，参以己见，对《素问》进行了注释。其注文辞朴实、言语透彻、取义简明，使读者能够准确地掌握经旨。注释中对生理病理的阐发较多，补前注所未备，如以天地阴阳升降之理说明脏腑生理功能的协调关系，以临床所见病变阐明三焦功能等，使人不觉空泛，且有临床指导价值；《脉语》是吴氏发挥《内经》脉学理论之作，对有关脉象的生理、病理、诊脉方法及候脉论治等逐一论述，尤其对《内经》脉以胃气为本、妇人诊脉法及脉象主病等内容，均有创见；《针方六集》是吴氏研究《内经》针灸理论的集成，在九针应用、针灸方法、诊治原则等方面发展了《内经》理论；《医方考》对《内经》治则治法理论进行了阐发，并以此论述方剂的应用，其学术成就对后世医家颇有启发。

明·赵献可撰有《医贯》《内经钞》《素问注》《经络考》《正脉论》等，除《医贯》外，余未见流行。赵氏主要阐发《内经》的命门理论、阴阳五行学说及杂病证治等内容。赵氏深入研究了《内经》藏象学说，根据《素问·灵兰秘典论》及《素问·刺禁论》等篇的论述，提出了“肾间命门学说”，认为命门为人身之真主，有位无形，命门火为人身之至宝，是全身脏腑功能的原动力，因此，养生治病应调补命门；赵氏在《内经》理论的基础上，对阴阳五行学说进行了发挥，提出“阴阳五行水火论”，认为阴阳五行以水火为根本，水火之于阴阳，火为主导，故阴阳关系实为“阳统乎阴”，并从天地、气血、四时阴阳升降及药物阴阳属性等方面加以论证。五行之中各有水火，五行生克制化即命门水火功能的演化，因此，“五行之妙用，专重于水火耳”；赵氏将上述理论广泛应用于临床，对郁证、消渴、血证、痰证、喘证的辨证论治多有新见，对后世影响很大。

明·张介宾著有《类经》《类经图翼》《类经附翼》《景岳全书》《质疑录》等。《类经》是张氏研究《内经》三十余年的结晶，堪称现存全部分类注释《内经》最完整的巨著。张氏具有丰富的临床经验，其注文深入浅出，简明畅达，切合临床实际，为后人称颂。对于《内经》中文字难以表达的内容，如运气、针灸等，张氏附《类经附翼》以图解方式加以说明，以补《类经》之不足。《类经附翼》是张氏补充《类经》之作，列专题对一些重大理论问题进行探讨，张氏的许多著名观点均发明于此，后经《景岳全书》《质疑录》的丰富与完善，使《内经》理论得到充分的阐扬和升华。如张氏对阴阳学说的阐发，先后提出了“阳非有余论”“真阴不足论”“阴阳一体论”等诸多观点，注重阳气，且不忽视阴精，强调阴阳互根，阴中求阳，阳中求阴，并将这些观点应用于疾病的防治，立论公允，实用性强，使《内经》的阴阳学说发展到了一个新的高度。又如张氏对命门学说的阐发，以《内经》及《周易》创生说为基础，结合前人论述的可取之处，提出“无火无水，皆在命门”(《类经附翼·求正录·真阴论》)的论断，并将命门之水火与肾之精气阴阳结合起来，使命门学说更具临床实用性。总之，张氏对《内经》学术的发展可谓功绩卓著，其著作是学习《内经》的必读参考书。

明·李中梓著作颇丰，主要有《内经知要》《医宗必读》等。《内经知要》是李氏在前人分类研究《内经》的基础上对《素问》《灵枢》精选摘要著成，共分道生、阴阳、色诊、脉诊、藏象、经络、治则、病能八类，并对原文进行注释。因其简明扼要，易学易懂，成为初学者的必读之书。李中梓对《内经》理论的阐发，主要体现于对藏象理论及阴阳学说的发挥。李氏深入研究《内经》有关肝、脾、肾三脏的生理功能及相互关系的内容，提出“肾为先天本，脾为后天本论”及“乙癸同源论”，认为人身之有本，如同木之有根、水之有源，治病抓住了脾肾这一根本，诸证不难迎刃而解。“乙癸同源”即肝肾同源，旨在昌明肝肾同居下焦，肝藏血，肾藏精，精血之间相互滋生和转化的关系。这些内容丰富了《内经》的藏象理论。李氏还在《内经》阴阳学说的基础上，提出了“水火阴阳论”，强调水火阴阳相交是造化万物之本，也是人类生命之本，并认为水火相交、阴阳互化过程中，阳气起主导作用。因此，温养阳气是治病的重要法则，这正是李氏成为温补学派代表人物的思想基础。

清·喻昌撰有《医门法律》《寓意草》《尚论张仲景伤寒论三百九十七法》等。三书虽非研究《内经》之专著，但《内经》理论贯串其中。喻氏对《内经》理论的研究、发挥主要表现于三个方面：第一，对《内经》原文中存在的缺文和讹误之处详加论证后，予以补充、纠正；对前人的注文，凡属不合经旨者，都详加辨析，以正其误。第二，针对《内经》中有关燥气论述的缺憾，列“秋燥论”，阐发燥气病机，并以《内经》理论为依据，提出了燥病的治法及方药，具有较高的实用价值。第三，倡导“大气论”，重点阐发胸中大气对人体生理、病理的重要作用，其认识迥出于前人之上，是对《内经》气学理论的新发展。

清·汪昂撰有《素问灵枢类纂约注》（以下简称《约注》）、《医方集解》《本草备要》等书。《约注》对《素问》《灵枢》做了选择性分类，将两书中除针灸以外的内容，分为藏象、经络、病机、脉要、诊候、运气、审治、生死、杂病九大类，所选原文以实用为标准，且皆标明出处，其分类特点是未把阴阳五行的内容单独分出，而是将其贯穿于相关篇章，突出了阴阳五行作为说理工具的重要地位。对经文的解释，多引用王冰、马莳、吴崑诸家，并标明作者，自注者则加以“昂按”以示之。汪昂对《内经》脏腑理论多有创见，如《内经》中有关脑的论述较少，时值清初西学东渐，脑主记忆说已见于世，汪昂接受新说，结合李时珍“脑为元神之府”的论断，提出“凝神于脑”（《本草备要·辛夷》）的观点，丰富了《内经》的脑腑理论。

清·姚绍虞著《素问经注节解》，是姚氏有分析地汲取前人研究成果阐发己见著成。“节解”，是姚氏不同于其他注家的诠注特色，既非诠注，也非选注，而是在保留《内经》原貌基础上，将一些赘语衍词删除，对纰缪舛误加以订正，然后进行注释。经过适当的节略，突出了《内经》的医学理论，使主题更加明确。姚氏诠注《素问》特别注重会通经文大意，首先表现在原文篇卷编排上，将经文分为内外两篇。内篇论阴阳、治法等，皆属义理范畴；外篇论针灸、岁运等，属象数之类。由此，以理数统赅全书，概要地反映了《内经》的学术特征。其次，于各篇前冠以小序，提揭本篇之内容纲目，令读者对通篇内容了然于心，便于全面掌握经旨。再次，对经文的注释，反对拘泥于字面意义，主张深入考察《内经》大意，举一反三地理解其全部含义。总之，姚氏能独抒己见，不沿旧说，对研究《内经》做出了重要贡献。

清·张志聪著有《黄帝内经素问集注》《黄帝内经灵枢集注》《侣山堂类辨》《伤寒论集注》《金匮要略集注》等。张氏对《内经》的研究颇有影响。其主要成就反映于《黄帝内经素问集注》《黄帝内经灵枢集注》两书中。首先，张氏采用集思广益的方法，会同其同学、门人等30余人，共同研讨注释《内经》，力求取其精华，扬弃糟粕，阐发明晰。因其采纳众长，择善而从，故注文质高旨深；其次，张氏不拘字解，不尚古训，但求医理倡明，理论观点尤重气化学说，注文论理详明，切合临床，实用性强；再次，张氏重视《素问》与《灵枢》两部分内容的融会贯通，善于“以经解经”，即以散在于《内经》各篇的论点解释某一段《内经》本身的经文，使相关部分相互联系，相互印证。总之张志聪开我国医学研究集体创作之先河，为后世留下了高质量的《内经》研究文献。

清·高世栻著《黄帝素问直解》《医学传真》等。高氏医理造诣颇深，对藏象理论多出创见，如对三焦的认识，不拘前人的名形之争，而着重于功能的探讨，令人耳目一新。高氏对运气学说亦多发挥，认为运气是医学之根源，乃天人共有之，凡人感邪，皆自身运气有异所致，治病必以药性之运气，合人身之运气而用之。高氏以人为本的治疗思想，体现了中医学的本质特征，领先于医界。

清·叶桂乃温病学派的代表，然生平无所著述，其大量口授及医案由其门人或后代整理汇辑成册，即《温热论》《临证指南医案》《叶氏医案存真》等。叶氏研究发挥《内经》的成就主要体现于温病论治及杂病证治两方面。温病的概念源出《内经》，其对病因病机、症状表现、治则治法等均有涉及。叶氏继承了《内经》有关温病的认识，结合前人及自己的经验，引申发挥了《内经》的气血营卫理论，创造性地提出了卫气营血辨治体系，为后世诊疗温病确立了准绳。在杂病证治方面，叶氏精研《内经》脾胃学说，在推崇东垣之说的基础上，倡言脾胃分论，主张理脾以温燥升运，补胃宜凉润通降，并针对东垣之不足，尤详于胃阴虚证的论治，令后人得其偏而成其全，全面掌握《内经》精义。此外，叶氏又根据《内经》的络脉理论，创立了治络法及奇经八脉辨治体系，为疑难重症及慢性病的治疗开辟了新门径。

清·黄元御著有《素灵微蕴》《素问悬解》《灵枢悬解》《四圣心源》《难经悬解》等。《素问悬解》与《灵枢悬解》按原有篇目进行归类，这种分类方法既保留了原著的题目，又反映了《内经》内容的基本结构，有一定的可取之处。《素灵微蕴》及《四圣心源》对《内经》阴阳五行学说的发挥尤为突出，黄氏以天道喻人道，认为五脏精神的化生，也具有太极之理，阴阳相合相抱，方能阴平阳秘，健康无病。还指出五行生克以气不以质，五行运转土为其枢，功在气化。这种以气化而不以形质论五行的认识，反映了黄氏对五行生克本质的准确把握，对后世有重要启示。

清·吴瑭著《温病条辨》，重在阐发《内经》热病理论。首先根据《内经》论述，从阴阳水火寒温几方面明辨伤寒与温病之异，为温病辨证论治体系的确立奠定了理论基础。其后，吴氏将《内经》热病理论与三焦理论结合起来，根据三焦的生理病理特点及相互关系，建立了三焦辨证方法，并把卫气营血辨证融会于三焦辨证之中，使温病证治更加细致和完善。

清·张琦所著《素问释义》以注释与校勘形式研究《内经》，特别对《内经》阴阳、升降、温病等内容颇有见地。张氏对《内经》经文错简敢于正视，在保留经文原貌的基础上，于注文中一一指明，且据理以辨，予以纠正，态度客观、严谨，为后人称赞。另外，《素灵微蕴》和《素问阙疑》二书行世未久，见者少，《素问释义》时用其说，在保存文献方面可谓功不可没。

四、近现代的系统整理

随着西方医学的渗透，近现代医家在继续整理前人学术成果的同时，对西方医学带来的冲击，给予了积极的回应。在中西医论争的过程中，逐渐形成了中西医汇通学派。在此期间《内经》研究呈现了两种趋势，一是继承原有方法，对《内经》理论进一步挖掘和深化；二是将《内经》理论与西医学术进行比较，以期辨清中西医学各自的特点、优势及融会点，更好地取长补短，为临床服务。

民国·张锡纯著《医学衷中参西录》，主张以中学为本、参以西学的观点，全力捍卫和发展中医学术。他在自序中说："《内经》……为医学之鼻祖，实即为医学之渊海也。"其对《内经》的重视可见一斑。首先，张氏从方法论的高度，对《内经》的医学哲理进行了探索，推崇《内经》的辨证思维，并学以致用，实践于临床。其次，对《内经》理论进行了发挥。如，根据《内经》有关"大气"的论述，提出"大气学说"，强调宗气的重要性，创立了著名的升陷汤类方；阐发《内经》气化理论，力倡肝为气化之根本，见解独到；善于调理奇经，主张冲脉为八脉纲领，兼主血与气，治病以调冲为主，丰富了《内经》的经络理论。张氏对《内经》的发挥，不仅有理论方法的指导意义，还具有重要的临床实用价值。

民国·恽树珏著《群经见智录》，既是发挥《内经》的学术著作，又是和废止中医的逆流作斗争的产物。恽氏认为：《内经》的总纲领是阐扬天人相应之理，人的脏腑之气与天地运行之气合而为一，能"一"者不病，不能"一"则病。因此，无论养生治病，都要顺应天地四时运行之气，这一观点高度概括了中医学术的主要特点。面对攻击阴阳五行学说的思潮，恽氏举四时变化规律之例，予以有力的驳斥，并由此推论：人是四时的产物，《内经》所言之五脏，绝非血肉之五脏，乃四时之五脏。此著名论断准确把握了中医五脏的本质。此外，恽氏非常重视医易相通之理，认为《易》（指《周易》）言万物之变化，《内经》论生命之奥妙。万物与人皆本于四时，因而医易相通的基础在四时。恽氏从天人相应的整体观论证了《内经》理论的科学性，其历史功勋不可磨灭。

秦伯未撰有《内经知要浅解》《秦氏内经学》《内经类证》《内经病机十九条研究》等，反映了他对《内经》研究的深厚功力。为帮助后学打开学习《内经》的门径，秦氏选择《内经知要》进行语释，并增加体会、补充、备注、应用等内容，对经文做了精辟而独到的阐发，注文深入浅出，通俗易懂，使古奥的《内经》理论易于被现代人理解；《秦氏内经学》是为适应现代中医教育编写的教材，堪称《内经》教学的创举，秦氏关于《内经学》的设想可谓前无古人，后启来者；《内经类证》将《内经》有关病证的论述摘录出来，分类整理，全书分44种病类，311种病候，按因、症、脉、治次序排列，忠实原著，条理分明，是研究《内经》病证的良好资料。秦氏研究《内经》重视理论与临床的结合，所撰著作记载了他丰富而有创见性的实践经验，使原本抽象、笼统的经文演绎为生动具体的应用范例。

任应秋撰有《内经研究十讲》《阴阳五行》《运气学说》《内经章句索引》等。他从考证书名、成书年代、学派形成，到内容探讨、章句索引、学术思想、理论体系等全方位地研究《内经》，成就斐然。主要贡献是：荟萃历代研究《内经》专有成就者，统称为医经学派，列为中医学术流派之一，既突出了《内经》研究的重要性，又使《内经》研究自成体系；重视《内经》学术思想研究，指出阴阳五行说、统一整体观、恒动观念论是《内经》"卓越的学术思想"，将贯穿于《内经》各个部分的理论核心凸现出来，使《内经》研究从单纯的文字、医理探讨，发展至思想方法的研究；为方便后学，组织完成《内经章句索引》一书，于每篇每节概述其意，检字1766个，制索引44000余条，成为我国第一部《内经》索引工具书。此外，任氏对《内经》的病机理论及运气学说亦有深刻见解，对《内经》书名含义及成书年代的考证，论据充分、观点明确，为后人称颂。

王洪图主编《黄帝内经研究大成》，该书是由国内外著名学者集体撰著的当代《内经》研究巨著。随着历代《内经》学术研究的深入，《内经》已不再被视为一部单纯的医书，对它的研究已经形成中医学的一个独立的研究领域。这正是前辈提出《内经学》设想的基础。《黄帝内经研究大成》从对内经学的基本认识出发，以阐明内经学的研究领域、对象、范围、理论体系及其重要规律为基本任务，共分为七篇：《黄帝内经》文献及语言文字研究；《黄帝内经》学术研究发展史；《黄帝内经》理论研究；《黄帝内经》病证及临床研究；《黄帝内经》多学科研究与实验研究；《黄帝内经》近代校释珍本辑录；《黄帝内经》研究文献汇编。该书反映了古今研究《内经》的成果及当代《内经》研究的水平，对各种不同的学术观点均予反映，并给予公允的评论，说明作者的独到见解，凡有所论，必有所据；凡所据者，必求翔实。该书的出版标志着中医学术界完成了对两千多年来《内经》研究工作的第一次总结。

第二节　注家注本

《内经》成书以后，由于其所蕴含的重要价值，所以成为古代医学教育的必修经典，如《唐六典》就明确规定："读《素问》《黄帝针经》《甲乙》《脉经》，皆使精熟。""针生习《素问》《黄帝针经》《明堂》《脉诀》；兼习《流注（针经）》《偃侧》等图、《赤乌神针》等经。"

由此可见，在我国早期正规医学教育中，已经将《内经》列为学生的首要学习教材了，这也凸显《内经》在我国医学中的重要地位，贯穿于医学教育的始终。《内经》自宋代定型之后，更是成为众多医家的案头必读之书，有关于《内经》参悟注解的著作也越来越多，至今已达四、五百部之多，极大地促进了《内经》的流传和普及，历代名医呕心沥血，穷毕生之力，结合自身实践阐释《内经》，以惠泽后学，前一节我们已从历代学术发展角度对研究《内经》的医家做了介绍，下面仅从注家注本研究《内经》的方法上进行介绍。

一、类分研究《内经》的注家与注本

由于《内经》属论文汇编性质，有时某一篇涉及许多不同内容，有时几篇又同时谈论同一个专题，因而有些医家创用分类的方法，按其不同性质，对内容各以类分。按照医家分类方法的不同，类分研究又可分为三种。

（一）全部类分

有些医家认为《内经》162篇文章，内容博大精深，不宜偏废，如明·张介宾在《类

经·序》云"言言金石，字字珠玑，竟不知孰可摘而孰可遗"，为了方便学习研究，虽然把每一篇拆散而重新归类编排，但也一字不遗地将所有内容全部选入，其中以唐·杨上善的《黄帝内经太素》和明·张介宾的《类经》为代表。

1. 唐·杨上善的《黄帝内经太素》

该书是类分研究《内经》最早的一本。它将《素问》《灵枢》原文分为摄生、阴阳、人合、脏腑、经脉、俞穴、营卫气、身度、诊候、证候、设方、九针、补泻、伤寒、寒热、邪论、风论、气论、杂病19类，每类又分若干篇目并给予注释。该书不仅开创《内经》分类研究之先河，且其注文也很精辟。同时，由于该书与《内经》成书年代最为接近，所以极具文献校勘价值，对我们学习、理解、研究《内经》也具有重要意义。惜该书在国内宋代以后渐失传，直至清末民初才有学者东渡日本发现该书，并影印回国，几经修补，现仍缺5卷。

2. 明·张介宾的《类经》

全文分类注解中，又以明·张介宾所注《类经》尤其重要，其将《内经》全文分为摄生、阴阳、藏象、脉色、经络、标本、气味、论治、疾病、针刺、运气、会通12大类，凡390目，共32卷，并注明出处篇名，注解精彩，得到后人褒奖。《四库全书总目提要》认为，是书"虽不免割裂古书，而条理井然，易于寻觅，其注亦多有发明"，因而本书得到了历代学者医家的赞赏。此外，张氏注《内经》旁征博引，运用音韵、训诂、易理、天文、地理、史学、道家、儒家等加以训释，结合临床，对许多学术理论问题，附意阐发，以启后学。至今，是书还是研究《内经》的重要参考书之一。

（二）选择类分

有些医家认为《内经》内容过于精深，不能悉数掌握，于是为了方便初学或者术有专攻者，他们有选择地重点筛选注解，如元·滑寿的《读素问钞》、明·李中梓的《内经知要》、清·汪昂的《素问灵枢类纂约注》、清·沈又彭的《医经读》可为代表。

1. 元·滑寿的《读素问钞》

选择性分类研究《内经》当为滑寿所首创，其对《素问》反复研究后，先进行删繁撮要，然后再以类相从。滑氏把经过选择的有关内容分门别类地进行编次，共分为藏象、经度、脉候、病能、摄生、论治、色脉、针刺、阴阳、标本、运气、汇萃12类。

2. 明·李中梓的《内经知要》

李氏将《素问》《灵枢》二书的内容加以分类并予以注释，共分道生、阴阳、色诊、脉诊、藏象、经络、治则、病能8类，两卷。所选内容量少而精且简练实用，释文浅近易懂又客观公允，并有不少独到发挥，阐发了《内经》精义，颇受学者欢迎，为中医入门的读物，流传甚广。

3. 清·汪昂的《素问灵枢类纂约注》

该书摘取《素问》《灵枢》之精要者，分为藏象、经络、病机、脉要、诊候、运气、审治、生死、杂论9类纂注。汪氏选文重《素问》而以《灵枢》辅之，至于针灸之法一概不录，运气义理渊深，只截取精当者简要纂注，注释引用唐·王冰、宋·林亿、明·马莳、明·吴崑、清·张志聪等诸家之言约占十分之七，汪氏自注约占十分之三，经过删繁、辨误，使其语简义明，故名“约注”。其注能结合临床经验，对阐释经旨颇多裨益，且不拘前人之论。

4. 清·沈又彭的《医经读》

该书是类分研究《内经》的最简明选本，分为“平、病、诊、治”4类，即脏腑、疾病、诊法、治则4大类。从实际运用来看，分类虽简，却也有可取之处。

（三）篇次分类

有些医家认为《内经》162篇文章的顺序略显杂乱，不易理解，于是在保持《素问》《灵枢》各篇原文内容不动的基础上，仅将其篇次予以重新类分注解，以清·黄元御的《素问悬解》《灵枢悬解》为代表，其单注《素问》者，则以清·姚绍虞的《素问经注节解》为佳。

1. 清·黄元御的《素问悬解》《灵枢悬解》

黄氏精研《素问》《灵枢》二十余年，广搜博采，相互参照，对原文重新编次。《素问悬解》分为养生、藏象、脉法、经络、孔穴、病论、论治、刺法、雷公问、运气等类；《灵枢悬解》分为刺法、经络、营卫、神气、藏象、外候、病论、贼邪、疾病等类。黄氏注文，条理分明，详略得当，颇有裨于明畅经旨，为学习《内经》的参考文献之一，但是该书亦以错文为说，以《灵枢》为例，谓《灵枢·经别》前十三段为正经，后十五段为别经，乃“经别”之所以命名，后十五段，却误在《灵枢·经脉》中；“标本”而误名“正气”；《灵枢·四时气》大半误入《灵枢·邪气脏腑病形》；“津液五别”误名“五癃津液别”，此类错文甚多。在今天看来，其编次有擅改经文之弊。

2. 清·姚绍虞的《素问经注节解》

清·姚绍虞，字止庵。其所注《素问》，除了对原文有所删节注解外，还一改王冰本原来的篇章顺序，将原书分为内、外两篇。内篇三卷四十八篇，论阴阳、治法等，属义理范畴；外篇五卷三十一篇，论针灸、岁运等，属象数之类。该书以王冰次注本为底本，对王注多所议论，并申述己意。其注文未冠“按”字者，悉为王冰注；冠“按”字的，则为姚氏注语。姚氏对王冰的讹误，阐明自己的见解，多有创见。

二、随文注解《内经》注家与注本

有些医家认为《内经》原貌不可轻易改动，故将《内经》原篇逐字逐句阐释注解，其最早者，当推梁·全元起的《素问训解》，惜已亡佚，现仅能从北宋·林亿所校订的《重广补注黄帝内经素问》中见到其少数的注释。现存较完整的随文专注《内经》者可分为单注《素问》与全注《素问》《灵枢》两类。

（一）单注《素问》

单注《素问》的著作以唐·王冰次注的《黄帝内经素问》、明·吴崑的《素问吴注》、清·高世栻的《素问直解》、清·张琦的《素问释义》影响为大。

1. 唐·王冰次注的《黄帝内经素问》

唐·王冰的生卒籍贯无从考查，其著《黄帝内经素问》经北宋·林亿等校正后名《重广补注黄帝内经素问》，即现在《素问》的通行本。据王冰在序文中说，《素问》至唐已阙其第七一卷，并且由于年久变迁，辗转传抄，已到了“世本纰缪，篇目重叠，前后不伦，文义悬隔”、无法窥其原貌的地步。王冰“受得先师张公秘本，文字昭晰，义理环周，一以参详，群疑冰释”，并“精勤博访”，“历十二年方臻理要，询谋得失，深遂夙心”。他的整理、注释，对《素问》的流传贡献极大。王氏治学态度严谨，“凡所加字，皆朱书其文，使古今必分，字不杂糅”。可惜在林亿校书时，已朱墨不分，古今杂糅了。王冰注的主要贡献和特点有：重新编次，订为二十四卷，并在篇目及内容方面多所增删；补入第七一卷，即“七篇大论”的内容；注释条理缜密，释词简而有法，对理论多有发挥，宋以后的注家多以王注为规范；王氏笃信道教，自号“启玄子”，在编次与注释方面道家思想浓厚。

2. 明·吴崑的《素问吴注》

明·吴崑对《内经》有深入研究。他继承了王冰、林亿等人的成果，以王冰二十四卷本为基础，删繁就简，引申发挥，其工作包括注释和删节补正两方面。他临床经验丰富，有很多观点来自临床实践，其注释及删节补正中有不少医理发挥，发前人之未发。但他删节经文，不遵古籍校勘法度，甚至将一己之见混入正文，受到后世批评。

3. 清·高世栻的《素问直解》

清·高世栻曾从其师清·张志聪集注《内经》，但认为《集注》“义意艰深，其失也晦”，因而他“不得已而更注之”。他的注释常能不落窠臼，直疏经旨，对衍文、错简、讹字，也常直解原文，并在注释中加以说明。本书除了注释明白晓畅、要言不繁外，还在每篇之中分为数节，眉目清楚，注释常以寥寥数语，便能大畅经旨，使人一目了然，体现了本书“直解”的宗旨。

4. 清·张琦的《素问释义》

清·张琦于清道光九年著《素问释义》，凡十卷。该书虽然采用了王冰本的篇次，但多不用王冰的注文。他的注文，多采用林亿《新校正》、黄元御《素灵微蕴》等几家校注，注释精练，释义多有所发挥，因而也是学习《内经》的常用参考书之一。

（二）全注《素问》《灵枢》

随文全注《素问》《灵枢》著作，以明·马莳的《素问注证发微》和《灵枢注证发微》、清·张志聪的《素问集注》和《灵枢集注》、日·丹波元简的《素问识》和《灵枢识》为代表。

1. 明·马莳的《素问注证发微》《灵枢注证发微》

马莳所注的《素问注证发微》《灵枢注证发微》，变王冰二十四卷复为九卷，每卷九篇，以合九九八十一篇之旧，并将其分成若干章节，然后分章分节予以注证，不同于以前注家随句注释的方法。马氏所注《素问》部分，并不为他人所称许，但在某些地方，亦颇能传承经旨。《灵枢》多论经脉、腧穴和针刺，以前很少被人重视，所以马莳之注，可称为专门研究《灵枢》之启端。由于马莳素娴经脉、腧穴、针灸之术，其注证又认真负责，因而马注《灵枢》深得后人称许。正如汪昂曰："《灵枢》从前无注，其文字古奥，名数繁多，观者蹙额颦眉，医率废而不读。至明始有马玄台之注，其疏经络穴道，颇为详明，可谓有功于后学。虽其中间有出入，然以从来畏难之书，而能力开坛坫，以视《素问》注，则过之远矣。"

2. 清·张志聪的《素问集注》《灵枢集注》

清·张志聪集其门人数十人历五年之久，著成《素问集注》九卷，复集诸门人著《灵枢集注》，为集体注释《内经》开辟了先河。本书的特点是，既对经旨有深刻的领悟，又不因循旧制，在注释上有所创新，反映出阴阳、脏腑、气血等气化学说的特点，为后世学者所重视。但其以经释经的方法，引起后人之议，也使后人学习感到困难。

3. 日·丹波元简的《素问识》《灵枢识》

本书系日·丹波元简所著《皇汉医学丛书》之一。丹波氏运用选注而不自注之法，多采用王冰、马莳、张介宾、吴崑、张志聪等家注释，以考证精确、符合经旨而有发挥者入选。对各家注释有分歧时，则提出自己的看法，指出孰是孰非。如未能肯定，或可并存者，则用"恐非""似是""可并存"等口吻，望学习者思考抉择。本书在阐述自己的见解时，旁征博引，逻辑性强，对学者分析诸注、体会经旨很有帮助，因而为学习《内经》者所重视。

三、校勘《内经》

《内经》流传至今实属不易，对于《内经》的校勘考证自宋校正医书局就已开始，至清代小学盛行，由此也引发了更多文人对《素问》《灵枢》的校勘。如清·江有诰著《素问灵枢韵读》，系从音韵学角度校注《内经》，对《内经》文字校勘有一定的帮助。清·顾观光著《素问校勘记》《灵枢校勘记》，旁征博引，对《内经》经文进行了精心的校勘，其见解不乏独到之处，是学习和研究《内经》的重要参考文献。这些校勘研究《内经》的著作往往对于我们理解经义有着重要的、不可或缺的启示。

（一）北宋·林亿的《新校正》

公元1057年北宋政府成立校正医书局，对一批古医书进行了校正。其中，《新校正》就是北宋·林亿等人校《素问》时所作的校勘，今存于《重广补注黄帝内经素问》中。《新校正》校的时间较早，数量也多，所勘定的质量亦较高。

（二）清·胡澍的《素问校义》

胡氏著《素问校义》一卷，未成而逝，故仅存32条，但其精通声韵训诂，故其校勘法度谨严。该书博引诸子经籍，正全氏、王氏之讹误，纠林亿之偏失，勘正《内经》文字，穷及音韵训诂之原，于后学对经文之校勘，窥见经旨原貌多有裨益。

（三）清·俞樾的《内经辨言》

俞氏"湛深经学"，长于正句读、审字义、辨假借。《内经辨言》对《素问》难字疑句考据精详，探赜索引，辨讹正误，引证确切。惜该书仅限于《素问》，且只有48条。

（四）清·于鬯的《香草续校书·黄帝内经素问》

于氏著的《香草校书》60卷是校勘经部的著作，《续校书》22卷是校勘子史部的著作，《黄帝内经素问》属于子部，故校之。于氏以其严谨的治学态度和博大精深的小学知识，旁征博引诸如小学文字、篆书、隶书、经、史、诸子、传记等，对《素问》102条原文进行了校勘和训诂。其论述精审，义理详明，创见甚多。

四、小结

以上分类介绍了历代研究《内经》的代表之作，其他还有很多医家医著，这里就不一一介绍了，正是由于这些医家的共同努力，使得《内经》在宋以后没有再失传，研究队伍也逐步壮大，取得了众多的研究成果，并形成了“内经学”的研究局面，极有力地推动了中医学的发展。虽然早在唐·杨上善在撰写《黄帝内经太素》时，就运用了医学的理论与方法，并运用了哲学、天文、历法、地理、历史、音韵、训诂等学科的理论与方法，还从学术思想及基本理论框架的高度，对《内经》进行了全面、系统地分类研究，形成了“内经学”的雏形，但是一直到1997年《黄帝内经研究大成》一书出版，“内经学”概念才被正式提出，并得到了学术界诸多专家的认同。内经学的研究工作是以研究《内经》一书为主体的，这一点古今皆然，但是内经学的研究应包括研究《黄帝内经》及内经学科形成、发展的条件、背景及其过程，从对其历史与现状研究中，探索学术发展规律；研究《内经》的医学理论与防治疾病的知识与技术，以深入发掘与继承；研究《黄帝内经》中的哲学及天文、历法、社会、教育等多学科思想，探讨其与医学发展的关系；研究《内经》指导医学发展，尤其指导临床实践的方法与规律；综合分析古今研究《内经》的主要成果及其经验，以期解析、丰富原有理论，升华为新学说等。可以说，内经学研究的开展是使这部古典医籍焕发更大活力的一项举措，将使得《内经》成为永不磨灭的经典。

第五章 《内经》的各家学说性质与学派源流

《内经》是中医理论体系的奠基之作，在其成书之前，医学处于感性认识和经验积累的阶段，没有形成系统的理论。春秋战国时期，“诸子蜂起，百家争鸣”，《内经》吸收了当时先进的哲学思想，结合长期积累的医疗经验，确立了以脏腑、经络、气血为核心的独具特色的医学理论体系，为后世医学的发展奠定了基础，被历代医家奉为传世经典。这是中医学术发展独树一帜，历经两千多年而不衰的根本原因。同时由于《内经》在建立中医理论的学术体系时，广泛地吸收了天文、历法、地理、气象、生物、社会、心理、哲学等中国古代传统的人文、自然等多学科的研究方法与成果，才成为多学科研究医学的典范。《内经》的这种多学科研究的形式，一方面反映了古代科学尚未精确分化的特点，另一方面也说明了医学科学与其他自然及人文学科之间的密切联系。这种学科间的联系、渗透、融合，正是产生新学说、新理论的重要途径，这也就是为什么《内经》所确立的理论原则至今还有强大生命力的根本原因。现代新兴的某些边缘学科如医学气象学、时间医学、社会医学、医学心理学等之所以常可在古老的经典中找到若干雏形，其道理盖出于此。

第一节 各家学说性质

《内经》是我国现存最早的一部医学典籍，其收纳了西汉以前众多医家学术思想，在很大程度上保留着秦汉医学文献的本来面目，其中一部分是出自后人的增补，而且从内容中还显露出许多学术观点的分歧，这反映出其绝不是出自一人的手笔，也不是一个时代、一个方域的医学成就，而是在一个相当长的时期内，众多医家学术思想的总结汇编。

《内经》的成书是以医疗实践为基础，渗透着古代自然科学、社会科学知识和方法，使得《内经》内容博大精深，涉及面很广，容纳了古代众多医家的智慧结晶，其所包含的162篇文章中均有各自主题，并围绕此从不同角度进行相关内容的阐发，其所反映的社会背景、纪时纪年、学术思想、医理之粗精、治疗方法的运用、文章笔法、文字表述、篇幅大小等存在着一定差异，这一现象可以说明在《内经》成书之前，不同的学术观点、学术论文，甚至学术流派，就已先后产生并流传，经过整理、加工、补充和完善而编辑成册，遂成《内经》一书。从现存《内经》的内容来看，除引用了《奇恒》《五中》《阴阳》《从容》《揆度》《脉要》《上经》《下经》等二十余部《内经》成编以前的古医经著作以外，还在很大程度上保留着秦汉医学文献的本来面目，显露出许多学术观点的分歧，甚至自相矛盾之处，这也能说明《内经》是具有各家学说性质的典籍。另外，《内经》成书时期正是经历了春秋战国“百家争鸣”的阶段，当时学术气氛空前浓厚，各家观点精彩纷呈，《内经》将古代哲学等多学科与医学相结合，吸纳当时众多先进的研究成果，同时也造成了对某些具体问题认识的多样性。以最基本的阴阳五行为例，阴阳五行是《内经》认识人体最基本的思维方法，但是《内经》中有从阴阳的角度认识人体的，也有从五行的角度认识的，即使同为阴阳学说，也有太少阴阳或三阴三阳之不同，由此得出的结论自然各不相同，由此决定了《内经》各种学术观点的并存性和合理性，也能从一定程度上反映《内经》各家学说的性质。

一、各家学说性质的缘起

一般来说，《内经》中的不同理论与观点有些是由于基本理论不同而产生，有些是由于不同时期的学术发展成果不一而产生，有些是由于古代医家研究视角不一而产生，这对中医学的产生与发展有着重要的影响。

（一）方法不同

《内经》中运用较多的方法包括阴阳学说、五行学说、精气学说，这些原本都是中国古代哲学的内容，古代医家将之引入医学领域，并与临床实践相结合，颇具创造性地构建了中医学理论体系框架。所以自《内经》伊始，阴阳学说、五行学说、精气学说就成为中医学中必不可少的理论基础。在医学研究中，对动物和人体的器官、组织，即使解剖也无法完全与生命现象联系起来，因此，医学理论只能在医疗实践基础上，借助自然哲学的直接参与，总结、概括而产生，因而精气、阴阳、五行学说，不仅成为《内经》学术体系的方法学基础，渗透到中医理论的各部分，而且还借助其哲学术语表述医学概念。但是古代医家在将这些理论运用于医学时，都是结合自身对医学的体会，并无统一标准，由此形成了不同理论观点：如《内经》关于脏腑的认识，有简单的基于实体解剖而来，可以具体到长度尺寸，也有基于解剖升华为藏象的认识。关于藏象，《内经》中虽然明确提及的仅一两篇章，但是，由于其借助于阴阳学说、五行学说的内容，因而有了极其丰富的内涵。由此建立了“四时五脏阴阳”系统，从而取代了中医学中原有基于实体解剖的对脏腑的简单认识。这说明《内经》关于脏腑的认识存在着未运用这些哲学理论的，也存在着充分运用这些哲学理论的。

即使在运用这些哲学理论方法时，由于这些理论方法本身就存在着纷争，从而也造成《内经》中观点的分歧。这在脏腑阴阳五行属性中尤为明显。首先，阴阳学说本身就存在很多理论观点，古代医家根据自身情况选择相应的理论来阐释自己的心得体会，由此也产生了很多看法，诸如对脏腑阴阳属性的不同的认识、对“至阴”概念的不同理解等。其次，五行学说有今文家与古文家两种截然不同的说法。《内经》舍弃了古文家的观点而选取了今文家的观点，但是古文家的观点大量存在于其他非医类的古籍中，这对作为医儒兼通的医家在运用时亦会产生影响。另外，五行学说的理论并不仅局限于五行生克乘侮制化等方面，五行互藏理论也是一个重要的方面，五行互藏理论在脏腑官窍配属中运用尤其广泛，这也不难解释心为何与舌、耳、目有密切联系了。可以说中医的舌诊、耳诊、目诊、面诊、手诊这些都是五行互藏理论指导下发展起来的诊断理论。

总体来说，《内经》或采用不同的理论，或采用同一理论中的不同观点，或采用同一理论中的某一方面来研究人体，势必会形成《内经》中包含着不同的脏腑理论观点。

（二）发展阶段不同

从《内经》的成书年代争议可以看出，《内经》成书经历了一个很长的时期。中医学理论从无到有再到《内经》集大成这一过程不是在短时间内能够完成的。所以在研究《内经》文字特点时，可以见到春秋战国的文笔也可以见到汉时的笔风。如《内经》脏腑数目的确定上，由九脏到十一脏再到十二脏，完成与人体十二经脉的配属；“形脏”“神脏”概念的取舍，“奇恒之腑”的争议，另类五脏、另类六腑的出现到五脏六腑的最终确立；为解决“孤之腑”的问题，从五脏配五腑到五脏配六腑再到六脏配六腑；脏腑与经脉的配属问题，由十一经脉发展到十二经脉，再加上马王堆出土医书的佐证解决了《内经》一些篇章为何只记载十一条经脉的困惑；脏腑与五味从一味与一脏的简单配属到一味与多脏的复杂联系，为中药气味理论发展奠定了基础。从这几个方面都能看出中医学发展的脉络，由简单到复杂，由残缺到完整，一方面反映出《内经》收录了不同时期医家的研究成果，也正是这些研究成果才为建立博大精深的中医药学理论体系奠定了基础；另一方面也为我们探索中医学理论发展源流脉络提供了线索，说明中医药学理论体系的建立是经过古代医家长期摸索才确立的，并不是凭空臆造出来，有其一定的科学依据。

根据《内经》成书以前的史料及现代考古发掘来看，在《内经》成书以前，医学理论比较零散也未形成体系，而《内经》的出现，建立了中医药学的理论框架。所以，从比较零散的医学理论到系统完整的医学理论的发展过程目前只能从《内经》中找寻。《内经》中存在的不同理论观点对我们探讨中医药学发展源流有一定的帮助。通过对一些不同理论观点的研究，我们可以知道中医药学的理论发展也有一定的过程，并不是在短时期内建立起来的。

《内经》兼收并蓄收录了当时医家们的研究成果，对不同理论观点也予以采纳，为我们今天从各家学说角度研究《内经》、追溯医学理论发展源流脉络提供了一些线索，也使中医药学进一步发展得到了启示。

（三）认识角度不同

《内经》非一人一时所做，由于不同医家学术渊源、临床实践的不同，势必造成对同一事物认识角度的不同，故其所得出的结论自然不同，这一点在《内经》不同的脏腑理论观点中也有所体现。如在脏腑功能的理解上，同样是肾脏，可以出于五脏功能互用的考虑，提出“肾者主为外”的观点，也可以出于五脏气机相系的考虑，提出“肾治于里”的观点；同样是皮表，可以立足于五脏功能互用得出“心部于表”的结论，也可以依据“四时五脏阴阳”提出“肺主皮毛”。而且这些观点都可以得到临床的验证。关于脏腑认识方面，则更能体现认识角度不同了。如《素问·灵兰秘典论》根据十二脏腑在人体中的不同分工合作关系，以心为君主；《素问·六节藏象论》侧重于胆在十二脏腑生理功能及相互关系中的重要作用，而有“凡十一脏取决于胆也”之论；《素问·刺禁论》侧重脾胃转枢的重要作用，认为“脾为之使，胃为之市”，以脾胃为脏腑中心；《素问·五脏别论》看中魄门在五脏气机升降中的独特地位，而提出“魄门亦为五脏使”的观点，这些均是不同医家出自不同角度，观察研究脏腑时得出的不同结论，仔细观察其原文环境。这些观点都有各自依据，因此不能轻易否定，应从原文环境出发，体会当时医家认识考虑问题的角度。另外还有值得一提的是脏腑与神志的关系中，心主神与五脏藏神均含有重“中”思想，但是却得出不同的结论，五脏藏神的重“中”思想体现在脾胃上，以心为中心和以脾胃为中心均是有据可考的。古代医家根据自身认识不同，自然会得出不同的结论。

《内经》中记载了诸如黄帝、岐伯、雷公、少俞等几位古代医家，但是这些古代医家均是托名而来，细究这些托名医家各自的论述，确有一定的侧重，这说明《内经》的整理者并不是机械的、不假思索的托名，而可能将《内经》的内容分类托名，这也说明当时的医家也许有一定的学派体系，其认识医学的角度，所持的观点各有侧重。

中医药学理论体系自创建伊始，就处于各家学说纷起，各派观点林立的状态下，这也极大地促进了中医药学的发展，究其源流，《内经》中所述就已经埋下伏笔，如金元四大家均是依据《内经》中某些观点扩展立论，再结合自身临床实践，而自成一派的。可以说后世的很多医学流派都是依据对《内经》的体会发挥而来，这跟《内经》中本身就含有多种不同的理论观点有很大关系。

（四）多学科研究不同

《内经》是多学科交叉研究医学的典型。其广泛吸纳了当时较为先进的学科的研究成果，并与医学相结合，这也是《内经》被誉为古代百科全书的原因之一。《内经》提倡“天人合一”观点，并渗透至中医基本概念和基础理论之中，但是由于当时对时令认识的不一致，有根据阴阳理论划分的时间段，有根据五行理论划分的时间段，这也造成了脏腑与时令配属的不同观点。而对体质的认识，《内经》中有结合地理学划分体质的：《素问·异法方宜论》按五方自然区划，述说各方地势气候、水土物产、衣食起居习惯不同，造就各方人群体质及生理的不同特点，因而发病各异，并发明了不同治法；也有结合哲学阴阳五行学说进行分类的：《灵枢·阴阳二十五人》采用取象比类的方法，根据五行特性，按人体肤色、体态、禀性不同，将人分为木、火、土、金、水五型人，每型又推演为五行，故《内经》有二十五人之说，揭示了人在体形、举止、禀性、肤色、所属阴阳经脉、对自然的适应能力等方面所表现出的不同生理特征。这就属于较为典型的、由学科交叉不同引起的不同理论与观点。

当今的科学技术水平是《内经》时代医家所不能想象和企及的。古人无法观察到的很多人体细微结构，如今已经愈发看得清楚了；古人无法进行的实验我们也可以借助现代科技逐步深入到分子水平了。那么古人如何将医学研究深入呢？从《内经》的不同理论与观点中，我们可以看出，古人借助当时的众多学科研究成果来扩展中医药学理论，这同样可以促使中医药学理论的进步与创新，而且将这些诸如天文历法、地理学、气象学等学科的相关内容完美地融合在中医药学理论当中，也是古人智慧的完美体现。如我国古代地理区划主要有九州说与五方说，这些在《内经》中都有体现。《素问·五常政大论》所说“天不足西北”“地不满东南”即按九区划分中国地土方域，该篇以“阴阳之气，高下之理”解说西北、东南山川地势、季节气候、气象物候的差异，并与疾病、治则联系起来；同时还认识到地势高低也影响阴阳盛衰，制约生物的生化活动。《素问·异法方宜论》则按五方自然区划，述说各方地势气候、水土物产、衣食起居习惯不同，造就各方人群体质、生理的不同特点，因而发病各异，并发明了不同治法。《内经》将地理因素，通过阴阳五行形式，纳入天人一体的医学方法学轨道，成为学术体系的有机组成部分，也是论治学说中因地制宜的理论根据。

二、各家学说性质的认识

《内经》在建立中医学理论体系的同时，也成为产生中医学各种不同理论观点及各种学术流派的源头。纵观中医学发展史，自《内经》奠基中医学术以来，历两千余载，其始终呈现百家争鸣之态势，且常因一家学说之发展而对中医学的整体发展产生巨大影响和贡献。这是中医学发展的重要特点。《内经》成书后，做注释者逾百家。一则因其文义古奥，内容繁杂凌乱，对某些原文的理解尚存颇多争议；二则各家注释多参以己见，其中有许多独到见解，形成一家学说；三则历代医家多重视理论联系临床实际，在丰富的临床实践基础上，引经说之一绪，学用结合，对《内经》理论有所发挥。可以说，后世注家结合临床实践、加以发挥，所形成的不同的理论观点，也是《内经》极为重要的发展成果。由此可见，在《内经》中有些问题存在不同的观点、体现不同的学说，是因为后世注家通过个人临床实践对《内经》做了不同注释、形成了不同见解，至今未形成统一的观点。《内经》经文之“异”与后世注家之“异”正是《内经》研究的重中之重，存在着继续深入挖掘的意义和空间。

（一）正确认识《内经》中不同理论与观点

基于《内经》的各家学说性质，《内经》中存在很多不同理论与观点是必然的。我们不能因为《内经》中存在大量不同或相左的观点，就认为《内经》不够严谨或者否定《内经》中不占主流的观点。因此，我们对《内经》中不同理论与观点的态度是求同存异，也就是说，对相近或相似的观点统一认识，对相左或不同的观点也应该予以保留，不能轻易否定，要根据其原文环境分析其产生背景，而这些观点在临床上若使用得当，往往能取得意想不到的良好效果。因此，要正确对待各种不同的理论与观点，求同存异，验之于临床。

（二）正确认识《内经》的经文有异之处

《内经》成书时期正是春秋战国“百家争鸣”的阶段，当时学术气氛空前浓厚，各家观点精彩纷呈，《内经》将古代哲学、天文学、地理学等多学科与医学相结合，吸纳相当长一段时期众多医学的研究成果，同时也造成了对某些具体问题在理论基础、认识角度、学科交叉等方面认识的多样性，正是由于其认识的多样性，决定了《内经》各种理论观点的并存性和合理性，也由此产生了许多经文有异之处，这在一定程度上，也反映《内经》各家学说的性质。我们应该正确认识诸如脏腑阴阳属性及脏腑与五味关系中存在的《内经》经文有异之处，不能偏执一端，立足原文，仔细探讨古人观察问题的角度，并结合临床实际合理分析，绝对不能轻易否定，或者另立新说甚至认为是《内经》之误。

（三）正确看待《内经》的后世注家争议

《内经》注家注本众多，因此，常会发生争议。如对于“肾治于里”历代医家主要有两种认识，有从属性上认为表里为阴阳的；有从部位而言，认为表里为内外上下的。至于《灵枢·五癃津液别》云“肾为之主外”，《灵枢·师传》云：“肾者，主为外”，后世注家可分为四种认识，一是认为肾开窍于耳，故主为外；二是指肾主骨支撑全身活动而主外；三是认为“外”应为“水”；四是指皮毛、肌腠，其机理与卫气有关。由上可以看出《内经》的后世注家之中的确也存在着大量的不同观点，为我们研讨《内经》中存在着的不同理论与观点提供了研究资料，这也能反映出《内经》注家之间的学术观点差异，对研究《内经》后世注家也很有帮助。研究《内经》应该将后世注家的内容一并收纳，只有这样，才能更加深入地学习《内经》、传承《内经》，所以后世注家的争议应该是我们研究的重点。

了解了《内经》的各家学说性质，我们就很容易接受《内经》中所存在的不同的学术观点，虽然经过后人的整理，《内经》总体理论体系已经基本一致，但是其所存在各种学术观点还是有一定的差异。比如对于体质的分类，《内经》就有多种观点，《灵枢·阴阳二十五人》按五行的比类分类，《灵枢·通天》以阴阳气血分类，《灵枢·行针》以人体阴阳二气比例分类，《灵枢·本脏》以脏腑气血盛衰分类，《灵枢·卫气失常》以体形肥瘦分类，《灵枢·逆顺肥瘦》按体型之肥瘦、年之壮幼，并结合气血状态分类，《素问·血气形志》以情志的偏重分类，《灵枢·论勇》则根据人格心理特征按勇怯方面的差异分类，《素问·异法方宜论》按地域分类。以上这些均是《内经》对人体质分类的看法，对现在的体质学说的发展均有很大的影响。再如藏象学说是《内经》一个重要内容，现在对其认识已经趋于一致，就是探讨显于外的生命现象与藏于内的生理变化的本质联系，即研究脏腑经络形体官窍的形态结构、生理活动及气、血、津液、神志变化的规律和相互关系的理论。然而在《内经》中，从脏腑的名称、数目、分类、阴阳属性到脏腑配属、脏腑官窍配属及脏腑与神关系、脏腑与时令关系、脏腑与经脉联系均有很多不同的理论与观点，这些内容的研究，将极大地丰富中医藏象理论的内涵。

第二节　学派源流

《内经》对后世医学的发展影响十分深远。后世医学在发展过程中流派纷呈，就是继承《内经》学术特色的体现。对古代中医学术流派的划分，因人们的视角不同，所持的划分标准亦不同、观点颇不一致，迄今也没有统一的结论。1964 年出版的《中医各家学说》（二版教材）将中医药学第一次分出了“伤寒、河间、易水、温病”四个主要的学术流派。四大流派体现了中医学术的发展轨迹，其理论核心都源自《内经》。

一、伤寒学派

伤寒学派是以东汉·张仲景所著《伤寒杂病论》为中心，研究或阐发论治伤寒的学说和辨证论治规律、理法方药特点为主要内容的医学流派。

在《内经》医学理论指导下，中医临床医学不断发展，辨证施治的原则逐步形成，到东汉时期已基本确定，《伤寒杂病论》的问世是其重要标志。仲景的学术渊源，正如《伤寒杂病论·序》所言："撰用《素问》《九卷》《八十一难》《阴阳大论》《胎胪药录》，并平脉辨证，为《伤寒杂病论》合十六卷。"

仲景是在深入钻研《内经》《难经》等古典医籍基本理论的基础上，结合后世的经验与自己的临床实践，创造性地发展了伤寒学说，提出了比较系统的辨证施治原则，使《内经》的基本理论与伤寒病的临床实践密切地结合起来。

对于伤寒病因的认识，仲景遵循《内经》理论，从外感风寒立论。继承了《素问·热论》六经分证理论，发展为六经辨证理论。《伤寒论》六经与《内经》所述的六经，在理论基础和指导思想上是一致的。《素问·热论》以经络辨证为主，论述了热病的部分热证、实证，未及虚证、寒证，治法只限于汗、下二法。而《伤寒杂病论》依据经典理论，按六经分证论治伤寒，以脏腑经络、气血津液的盛衰虚实变化作为辨证依据，寒热虚实诸证皆论述详尽。治疗上八法赅备，针药并施。《伤寒论》全面论述了外感热病的发生发展规律和证候特点，六经既是辨证之纲领，亦是论治之准则，从而确立了辨证论治原则。

《伤寒论》继承了《内经》以正气为本的思想，在《金匮·脏腑经络先后病》中强调："若人能养慎，不令邪风干忤经络……房事勿令竭乏，服食节其冷热苦酸辛甘，不遣形体有衰，病则无由入其腠理。"

发病后，正气的强弱可决定伤寒的发展转归，影响治疗的效果。因此，在治疗中仲景极其重视固护正气。

仲景受《内经》"有胃气者生，无胃气者死"思想的影响，刻刻不忘固护胃气，几乎每方都有益胃气之品，如桂枝汤中配生姜、大枣、甘草；白虎汤中有粳米、甘草等。有人对《伤寒论》中药物的用量和出现次数进行统计，发现生姜、大枣、甘草三位益胃气之品出现的次数和用量为所有药物之首，足见仲景对胃气的重视。

《内经》注重饮食调护，认为："病有久新，方有大小，有毒无毒，故宜常制……谷肉果菜，食养尽之，无使过之，伤其正也。"饮食调养可以提高药物疗效，促进康复，即"药以祛之，食以随之"。《伤寒论》根据疾病的证候特点和治疗需要，对施方用药后的饮食宜忌论述详尽。如服桂枝汤后，要"啜热稀粥一升余，以助药力"；服五苓散后应"多饮暖水，汗出愈"。饮食调护的方法既可保护胃气，又能提高疗效。

《内经》重视疾病预后的学术思想对仲景影响很大。《内经》认为人的生命活动和自然环境有着息息相通的关系，"生之本，本于阴阳"。疾病的病情也随之出现慧、安、加、甚的规律性变化。《伤寒论》继承了这种整体观思想，六经病欲解时，就是根据《内经》"天人相应"的理论预测各病邪气可能得解的时间。

《内经》重视以脉象推测疾病预后，如《素问·三部九候》《素问·阴阳别论》等篇详察三部九候，根据脉象决断生死。《伤寒论》成功地运用《内经》“真脏脉见”则预后不良的理论判断伤寒死证，如第369条：“伤寒下利，日十余行，脉反实者，死。”意为虚寒性的下利，脉象应沉而微细，今下利日十余行，脉反弹指有力，是胃气已经败绝的征兆，所以断为死候。

二、河间学派

以金·刘完素为代表的河间学派，是以阐发火热病机为中心内容的一个医学流派。开始于研究外感病之火热病机，继而演变为研究内伤之阴虚火旺病机。它促进了中医学病机学说的发展，亦为后来温热学派奠定了基础。

刘氏以《内经》为学术基础，对于运气学说有深入的研究和独到的见解，阐发《素问·至真要大论》的病机十九条，著成《素问玄机原病式》，强调“治病之法，以其病气归于五运六气之化，明可见矣。”他认为气运不同，疾病多变，处方用药必须灵活机变，具体分析。

在“五运六气”学说的影响下，刘氏潜心钻研《内经》病机十九条的理论。发现六气之中，火热居其二，病机十九条中，火热居其九，认识到火与热是导致疾病的重要因素，形成了以火热为核心的学术观点。在病机上，力倡“六气皆能化火”“五志过极皆为热甚”，认为外感“风、寒、暑、湿、燥、火”六气和内伤“喜、怒、思、悲、恐”五志都可以化生火热病邪。治疗热性病必须先明此理，才能处方用药。

刘氏根据《素问·热论》有“人之伤于寒也，则为病热”的说法，将外感火热病分为表里二证，力主寒凉之剂解表攻里，火热在表，则用辛凉、甘寒之法以汗解；火热在里，则用承气诸方以下解；表里俱热，则用防风通圣散、凉膈散以解之。内伤热性病则以降心益肾之法治之。刘氏倡火热论，其治疗火热病的理法方药自成体系，与局方、经方立异，形成对峙之势，成为寒凉派的开山者。

金·张从正之汗吐下理论是上宗《内经》之理，近取河间学派之说，以病由邪生、攻邪已病立说，认为“凡非人体所自有以致病者，不论其为火热与否，概属邪气”。依据《素问·阴阳应象大论》“因其轻而扬之，因其重而减之……其高者因而越之，其下者引而竭之”之论，私淑河间之学，临床亦多采用刘氏所制诸方，但主张祛邪务尽、攻邪从速。倡汗吐下三法以攻邪之说。三法亦分表里，在表汗之，在里或吐或下之，特别是用吐法有得心应手之妙。其根据《内经》“辛甘发散为阳，酸苦涌泄为阴”的论述，认为发散即汗法，涌为吐法，泻为下法，扩大了三法的应用范围，成为攻邪论者的宗师。

任应秋先生指出：“传刘完素之学的，有两大医家。一为张从正，一为朱震亨……河间之学到了朱震亨又为之一变，而为河间学派之滋阴论者。”

元·朱丹溪为刘完素的再传弟子，深受完素火热论的影响。刘氏提出六气皆能化火之说，侧重外感火热病的研究。丹溪依据《内经》“天人相应”之理，参照《素问·太阴阳明论》“阳道实、阴道虚”的论点，提出“阳常有余，阴常不足”之说。变六淫之火邪，为内伤之火热。所谓“阳常有余”，乃指相火之易于妄动而言，相火妄动，则阴精易伤，是为“阴常不足”。在人生长壮老的生命过程中，朱氏又据《内经》认识到“男子十六而精通，女子十四而经行"，同时，"年四十阴气自半，起居衰矣"，故此，提出养阴泻火之法，力主抑制相火，保护阴精。使河间之火热论一变而为滋阴说，这对后世的影响极为深远。

纵观河间学派，刘完素、张从正、朱丹溪是该派最具代表性的三大医家。其火热论、攻邪论、养阴论三家立说同，各有发明，各尽其妙用，皆与《内经》有着密切联系。

三、易水学派

以金·张元素为代表，以研究脏腑病机及其辨证为中心内容的学术流派称为易水学派。

金·张元素在《内经》脏腑辨证理论的启示下，结合自己的临证实践，以脏腑寒热虚实来分析疾病的发生与病机演变，将脏腑的生理、病理、辨证和治疗系统化，使脏腑辨证理论逐渐被医家所重视，至清代，这一理论趋于完善，现已成为中医辨证理论体系中的重要内容。可见，张氏的脏腑辨证说对中医学的发展具有重要的意义。

张氏重视《内经》有关药物的气味厚薄理论，认为研究药物理论和临床脏腑用药，首先应明确其气味厚薄，只有这样，才能进一步阐发其功效。元素之说将药学的理论与其临床效用紧密结合起来，推动了中药理论的发展。

"经络"一词首见于《内经》，《灵枢·邪气脏腑病形》说："阴之与阳也，异名同类，上下相会，经络之相贯，如环无端。"又如《灵枢·经脉》中说："经脉者，所以能决死生，处百病，调虚实，不可不通。"张氏根据经络学说，提出药物归经理论，认为不同的药物对于不同脏腑的效用不同，是因为药物对不同的脏腑经络有选择性的治疗作用，了解药物的归经，就可以掌握其药效特点。如同是泻火药，黄连则泻心火，黄芩则泻肺火，白芍则泻肝火，知母则泻肾火，木通则泻小肠火，黄芩泻大肠火，石膏则泻胃火。

归经理论的发明，是对中药学理论的重大发展，它阐明了各种药物在临床上取得不同疗效的道理。这一理论源自于对《内经》的阐发和临床经验的总结，又为辨证施治、遣药处方提供了理论依据，推动了中药学和临床治疗学的发展。

张氏在归经学说理论的启示下，进一步创立了"引经报使药"理论，成为一代宗师。如羌活为手足太阳引经药，升麻为手足阳明引经药，柴胡为少阳、厥阴引经药，独活为足少阴引经药等。认为将各经的引经药物配伍于方剂之中，可以引诸药归于特定的经络脏腑，以加强方剂的效用。引经报使理论现已被广泛应用于方剂学，对推动临床医学的发展有积极意义。

元·李东垣传元素之学，在《素问》"人以水谷为本""有胃气则生，无胃气则死"的理论指导下，倡"内伤脾胃，百病由生"，形成了具有独创性的"内伤学说"，并创立一系列以升举中气为主的治疗方法，发明升阳泻火和甘温除热的用药法度，被称为"补土派"，而为后世"易水学派"的先导，影响极为深远。

明·张介宾深入研究《内经》理论，堪称医经学派的代表人物，临床则私淑金·张元素、元·李东垣之学。《素问·生气通天论》云："阳气者，若天与日，失其所则折寿而不彰。"张氏据此提出："天之大宝，只此一丸红日，人之大宝，只此一息真阳。"倡"阳非有余，阴常不足"论，制左归丸、右归丸、左归饮、右归饮诸名方，而为阴阳两补之巨匠。

明·薛己为明代又一临床大家，学术思想直接渊源于易水学派，同时又遥承王冰、钱乙之说，理论上重视肾中水火，临床上主张脾肾并重。特别是其重视胃气的思想，与李东垣一样导源于《内经》，故云："人以脾胃为本，纳五谷，化精微。清者入荣，浊者入胃，阴阳得此，是谓橐龠。人得土以养百骸，失土则枯四肢。"

易水学派在总结前人的学术成就基础上，以《内经》所论为基础，创立了完整的脏腑辨证体系，将各种内伤，杂病归纳为脏证、腑证，形成了规范化的治疗方案。

四、温病学派

温病学派是以研究温病特有的传变规律、辨证论治规律、理法方药特点为主要课题的医学流派。温病学派创建了卫气营血和三焦辨证体系，用以具体指导外感热性病的诊治。温病指起病较急，热象较盛，传变较快，容易化燥伤阴的一类外感热病，包括风温、温热、温疫、温毒、春温、暑温、伏暑、湿温、秋燥、温疟、伏气温病等。

温病学说源于《内经》，如《素问·生气通天论》云："冬伤于寒，春必病温。"《素问·热论》云："先夏至日者为病温，后夏至日者为病暑。"

河间学派经过逐步探索，发现天气变热使热性病人逐渐增多，用《伤寒论》的方药疗效不佳，据此明确提出了温热病要脱离《伤寒论》的辨证体系，引发了伤寒与温病之争，启萌了温病学派。

明·吴又可继承了《内经》时气理论，结合温疫流行的临床所见，撰成《温疫论》，倡导疠气学说。认为戾气从口鼻而入、客居膜原，具有特殊的传变途径，当以疏达膜原和祛邪逐秽为治法。膜原之名首见于《内经》，指胸膜或膈肌之间的部位。如《素问·举痛论》云："寒气客于肠胃之间，膜原之下。"王冰注："膜，谓膈间之膜；原，谓膈肓之原。"吴氏借用膜原之名，提出"邪伏膜原证"，其含义已有发展。如《温疫论》云："（邪）去表不远，附近于胃……邪在膜原，正当经胃交关之所，故为如折。""其时邪在伏脊之前，肠胃之后"，指明温邪伏匿膜原，不仅牵及上焦之隔膜，亦连及中焦胃肠，强调邪虽离表，但尚未入脏腑之里，因而确定为半表半里之位。吴氏还提出温病下不厌早，汗不厌迟，总宜顾存津液为原则。这些主张给后世温病学家以很大的启发。

清代有医家致力于研究温病，其代表人物为叶天士、薛生白、吴鞠通、王孟英。而吴鞠通的《温病条辨》和王孟英的《温热经纬》可以说是温病派的代表作。

吴鞠通著《温病条辨》为系统论温热证治之始，卷首《温病条辨·原病篇》引用《内经》经文19条，作为温病病因病机的理论基础，然后在《内经》三焦理论上加以发展创新，按温热病的传变情况，自上而下地划分为上焦、中焦、下焦三个阶段，建立了三焦辨证纲领，确立了包括病因、病机、诊断、治疗的温热学理论体系。另外，吴氏提出温病具有发热性、流行性、传染性等特点，既重视邪气的致病作用，还强调天时地理环境与人身的正气在发病中的重要作用。这些观点无一不是在《内经》理论的启迪下得以创立的。

王孟英著《温热经纬》，是以《内经》《难经》《伤寒杂病论》为经，以叶天士、薛生白等诸家之论为纬，故名"经纬"。充分显示温病学派与《内经》的学术渊源关系。王氏广征清代温病学家之论，附以自家评议，采集各家之长，不抱门户之见，对温热学说的总结及普及发挥了较大的推动作用。温病的研究至此进入了成熟时期。

《内经》以后，中医学发展形成了各家学派。各学派的理论和技术也日臻成熟与完善。诸如金元四大家、明代的温补学派、明清时成熟的温病学派等。从其学术渊源来看，都是对《内经》理论的完善与发展，都没有脱离《内经》学术体系。这是因为，《内经》构建了中医理论体系的宏观框架，是流派纷呈的中医各家学说的理论渊源。四大流派对《内经》的继承和发展则是多元化、多层面的，是对《内经》的某一层面、某一问题的阐发，是《内经》理论在实践中的印证和深化。两者共同构成了一个指导临床实践的、操作性强的、完整的医学体系。

纵观中医学的发展历史，学术界普遍认为，《内经》第一次全面地论述了中医学的基本概念、理论和学术思想，阐述了中医学的医学方法，建立了中医学术体系，成为中医学发展的理论渊薮。当代生命科学正在飞速发展，中医学的生存和发展面临着极大的挑战。中医学应适应时代的发展，为人类的健康做出更大的贡献。保持特色和优势，是中医学发展的前提，作为中医学理论之源，《内经》确立的医学理论、阐述的思维方法在当代中医学发展中则愈发显示出它不可替代的指导作用，因此，必须认真学习和研究。

第六章　《内经》的重要地位与研读指南

《内经》是中医理论体系的奠基之作。《内经》问世之前，医学处于感性认识和经验积累的阶段，没有形成系统的理论。春秋战国时期，“诸子蜂起，百家争鸣”，哲学思想高度发达，《内经》吸收了当时先进的哲学思想，结合长期积累的医疗经验，确立了以脏腑经络气血为核心的独具特色的医学理论体系，为后世医学的发展奠定了基础。这是中医学术发展独树一帜，历经两千多年而不衰的根本原因。《内经》以降，中医学不断发展，并且流派纷呈，医家林立，医学著作浩如烟海，然百脉一宗，其学术皆源于《内经》。

第一节　重要地位

《内经》作为中国现存最早的医学典籍，在中医学发展史上具有不可替代的作用。这部中医学术史上的开山之作，不仅引导了中医学的基本发展方向，而且构建了中医学的理论体系，奠定了临床各科的理论基础，成为后世各个学术流派发展的不竭源泉，其重要性主要为以下六点。

一、构建了中医学独特的理论体系

《内经》构成了中医学独特的理论体系。其以精气、阴阳、五行学说为指导，对人体生理、病理有着系统的认识。这也促进了中医学有序的发展。

《内经》以后，中医学发展形成了各家学派。从其学术渊源来看，都是对《内经》理论的完善与发展，都没有脱离《内经》学术体系的框架。《内经》所阐述的中医学理论至今仍然具有重要的实践价值，是把握人体生理功能、分析病理变化，指导临床诊断、治疗和预防的规矩绳墨。

二、确立了中医学特有的思维方法

《内经》在中国古典哲学思想的影响下，以中国传统文化为根基，形成了完全不同于西医学的中医思维方法，主要有整体思维、意象思维。整体思维，是以普遍联系、相互制约的观点看待世界及一切事物的思维方式。《内经》注重整体，重视人与自然、社会的整体协调，将人与生存环境的和谐、人体心身的和谐视为健康的基本标准，并贯穿于疾病的防治和延年益寿理论与实践之中，对医学贡献极大。意象思维，是指运用带有感性、形象、直观的概念、符号表达事物的抽象意义，通过体悟，综合把握对事物的意蕴、内涵、相互联系和运动变化规律的思维方式。藏象学说就是在这种思维方式的参与下形成的，并成为中医学理论的核心。作为中医学理论之源，《内经》阐述的中医特有的思维方法在中医学发展中发挥着不可替代的指导作用，无论在学术研究，还是医疗实践方面，对于医学科学都有重要价值。

三、汇集了中国古代生命科学的成果

《内经》的内容以医学为主涉及多学科知识，包括哲学、天文学、地理学、历法学、生物学、物候学、气象学、农事学、数学、心理学、社会学等多学科的研究成果，这些内容与医学相互渗透，深刻地影响着医学的研究方法和学术内涵。《内经》知识体系汇集了中国古代科学文化的优秀成果，是对中国古代生命科学成果的全面总结，堪称中国古代的百科全书。中医学与哲学和其他自然科学之间的互相联系、互相渗透，推动了医学理论的形成和不断创新，成为中医理论体系整体发展和生命活力的重要保障。同时，《内经》也是多学科研究医学的典范。这一方面反映了古代科学尚未精确分化的特点，另一方面也说明了医学科学与其他自然及人文学科之间的密切联系。这种学科间的联系、渗透、融合，正是产生新学说、新理论的重要途径。这就是为什么《内经》所确立的理论原则至今还有强大生命力的根本原因。现代新兴的某些边缘学科如医学气象学、时间医学、社会医学、医学心理学等之所以常可在古老的经典中找到若干雏形，其道理盖出于此。

四、总结了经络学说和针灸疗法

《内经》系统地总结了经络学说，并将针灸疗法广泛运用于各种疾病的治疗当中，从而被认为是中国的“第五大发明”。《内经》问世以前，这些经验的累积和理论的片断颇为零星，尚未形成系统。这从马王堆出土的西汉医书中的《足臂十一脉灸经》和《阴阳十一脉灸经》有关记载可以得到佐证。该书所载十一条灸脉尚不互相连接，及至《内经》才形成了包括正经、奇经、经别、别络、经筋、皮部等内外连属的经络系统。经络成为人体内传送信息而又与自然密切相连的网络，而且针灸疗法也成为《内经》中治疗疾病的主要手段。目前，针灸疗法除广泛用于治疗常见病外，还用于治疗肿瘤、不孕症、肥胖、艾滋病等疑难杂症，并在世界范围内得到重点关注，成为中医众多自然疗法的代表，也是中医学理论中最具特色的部分。

五、开启了中医药文化素质培养的先河

《内经》这一影响中医学发展的鸿篇巨制，内容广博、独特，同时是中国传统文化的经典名著，近现代的国学研究者也将《内经》看作一部重要典籍学习参考。《内经》不但建立中医药理论体系与思维方法，而且具有无以比拟的中医药文化价值，开启了中医药文化素质培养的先河。《内经》所包含的中医药学原理、观念与概念，具有普遍的适用性与恒定性，

是培养学医者中医药文化素质的基础。《内经》不属于某一按学科逻辑程序或学生学习程序划分的单一学科的范畴，具有很强的综合性，完全对应中医药学的综合特性。通过对《内经》的学习，可以提高学医者的综合能力，而这一能力正是构成学医者中医药文化素质的要素。《内经》尽管是古代文言，但透过语言，包含有丰富的、高水平的理论。完美的表达使学医者通过学习有利于加强思维与语言的联系，提高储存、传递中医药学知识的能力。这些能力就是最终形成学医者中医药文化素质的有力保障。

《内经》是中医理论的源头，其内容不仅是中医学发展的重要基石，而且涵盖着天文历法、地理、古代哲学、人文学科等多学科的内容，可以说是中国古代文化的缩影。宋·朱熹曾有名言："问渠哪得清如许，为有源头活水来。"因此，持续而深刻的研究源头之作——《内经》，是保持中医学旺盛的生命力的根本。当代，生命科学正在飞速发展，中医学的生存和发展面临着极大的挑战。中医学应适应时代的发展，为人类的健康做出更大的贡献。但是，保持特色和优势，是中医学发展的前提。作为中医学理论之源，《内经》确立的医学理论、阐述的思维方法愈发显示出它在当代中医学发展中不可替代的指导作用，因此，应认真学习和研究。

六、为医家临证之"兵书"

《内经》所阐述的医学理论是分析人体生理、病理，指导疾病诊断、防治的重要武器，至今仍然具有重要的实践价值。古人以兵家之道比喻医家治病之理，故可将《内经》称为医家临证之"兵书"。

阴阳学说属于中国古代哲学的范畴。《内经》将其引进医学领域，用以阐释人体生命活动过程和现象中相互对立而又统一的两个方面，指导对疾病的认识和诊治、预防。如《素问·阴阳应象大论》之"阴胜则阳病，阳胜则阴病"，即用阴阳盛衰分析病理变化；"善诊者，察色按脉，先别阴阳"，认为诊断疾病首先要判断其阴阳属性；"治病必求于本"和"善用针者，从阴引阳，从阳引阴"，提示治疗疾病需以阴阳为根本，根据阴阳之关系进行论治；"味厚者为阴，薄为阴之阳；气厚者为阳，薄为阳之阴"，则是以阴阳学说来认识药食对人体产生作用的机理，临床可根据药食气味阴阳的偏胜来调节人体阴阳之偏胜偏衰；"善用针者，从阳引阴，从阴引阳，以左治右，以右治左"，涉及针刺方法的众多技术。《素问·上古天真论》之"法于阴阳"提出的是效法自然阴阳消长变化规律的重要养生法则，《灵枢·本神》之"节阴阳而调刚柔"则说明调节阴阳是许多养生技巧的窍妙所在。

藏象学说是《内经》医学理论的核心，其以五脏为中心，通过阴阳五行和经络，将六腑、五体、五神、五志、五时、五味、五色、五音、五声等联系起来，构建成五脏系统，形成一个表里相合、内外相关的整体，用以说明人体的生理功能和病理变化。《素问·调经论》指出："百病之生，皆有虚实……皆生于五脏也。"将五脏作为归纳、分类疾病的核心；《素问·咳论》《素问·痹论》《素问·痿论》《素问·风论》等篇章，将脏腑作为咳、痹、痿、风等疾病证候分类的纲要，从而奠定了脏腑分证的纲领。现代中医临床的基本辨证方法——脏腑辨证即肇端于此。

除了医学基本理论和指导思想，《内经》还记载了多种病证，并对热病、疟病、咳嗽、风病、痹病、痿病、厥病等的病因病机、临床表现和治疗方法作了专题讨论，对现代临床仍有重要的指导意义。例如，“五脏六腑皆令人咳，非独肺也”（《素问·咳论》），“治痿独取阳明”（《素问·痿论》），以及《素问·痹论》对痹证病因、发病、病机、分类、预后与治则治法的论述，至今仍为临床所遵循。值得提出的是，《内经》虽然没有明确提出“辨证论治”一词，但其病机十九条示人以审机论治的典范，具体病证的脏腑分证、六经分证的方法，正是“辨证论治”理论及方法的学术源泉。在治疗方面，《内经》倡导的因人、因时、因地制宜及因势利导、治病求本、同病异治、异病同治、标本缓急、补虚泻实、寒热温清、预防与早治等原则，一直为后世医家所遵循。在治法方面，除了针灸和药治外，还广及精神疗法、按摩、导引、药熨、渍浴等方法。这些疗法体现了天人一体的整体观念，具有毒副作用小的优点，因而成为现代自然疗法的主流。

第二节　研读指南

《内经》是我国现存最早的医学典籍，它所建立的理论体系，为医学的理论和临床实践奠定了基础，成为中医的基础学科之一。《内经》课程是中医专业的基础课，是培养中医思维能力，提高中医理论水平的重要课程，本课程以理论联系实际为原则，促进学生临床综合分析能力的养成，造就符合时代发展要求的中医临床工作者。《内经》课程的教学目的在于使学生了解中医学术的渊源及《内经》的理论体系、学术思想、各家观点，掌握《内经》的基本理论、重要原则及后世应用，从而提高其中医理论水平和运用理论分析与解决临床实际问题的能力。

一、注意《内经》与中医基础理论的区别

近些年来，有些学生认为《内经》是中医基础理论的古文版，其教学内容与中医基础理论多有重复。实际上，《内经》理论体系的形成是建立在古人对人体生理、病理现象的认识及医疗实践的基础上，借助当时人们对自然界的认识和哲学思想组织搜集到的材料来提出的假说，通过大量的临床实践反复验证以形成的理论。因此，《内经》理论的形成必须以医疗实践为基础，又离不开古代科技知识的渗透及古代哲学思想的影响，如《内经》把哲学上的“阴阳”“五行”“精气”“气化”等术语及含义带进了中医学，体现了中医学与哲学的密切关系。由此我们可以看出，《内经》理论的形成是和古代哲学、自然科学的影响分不开的。《内经》是整个中医学的奠基之作，所以《内经》在学习上，要注意以下几个问题：第一，应研究医学理论形成过程。如脏腑是如何划分，划分标准是什么。脏腑是怎样相配属，为什么这样配属等。第二，理解《内经》学术发展过程、理论形成过程。如诊脉方法从全身遍诊法到人迎寸口对比脉法再到寸口脉法。第三，注重《内经》中存在的自己本身的不同观点与学说及各注家结合临床的不同见解。第四，在学习《内经》阐释中医理论形成过程基础上，培养中医思维。

鉴于以上，《内经》课程的目的是让学生掌握、理解《内经》的理论体系及学术思想，了解中医学术的渊源，要求学生要“知其然，知其所以然”，即这些最初的、原始的医学理论是怎样形成的？其提倡的观点都是中医之本吗？《内经》的理论体系、学术思想与现在的中医基础理论是完全一样还是存在差异？这些均是《内经》学习中所应时刻关注的。因此，在日常学习中应掌握《内经》的各家学说性质，这样有利于理清学术发展的脉络，有利于理解中医理论的形成渊源，有利于解决自身有争议的问题。所以可以从各家学说角度开展《内经》的学习，一方面可以对中医理论追本溯源，另一方面也可以加深学生对《内经》这一经典著作的理解，更重要的是可以与中医基础理论课程区分开，避免不必要的重复，更好地被学生理解与接受。

二、留心从各家学说角度学习《内经》

《内经》理论体系经过后人的整理已经趋于一致，但是在其所包含的各种学术观点中还是能发现其间的差异。以藏象学说为例，藏象学说是《内经》医学理论的核心，其以五脏为中心，通过阴阳五行和经络，将六腑、五体、五神、五志、五时、五味、五色、五音、五声等联系起来，构建成五脏系统，形成一个表里相合、内外相关的整体，用以说明人体的生理功能和病理变化。而在这些联系中，存在着很多关于脏腑认识的不同理论与观点，虽然随着后世医学的发展，在标准化、统一化的影响下，很多观点都被这“大一统”的想法弱化了，但是这些观点大多来自实践经验总结与升华，又切实存在于《内经》原文当中，如脏腑与季节的配属上，有脾主长夏与脾不独主时两种不同的观点；在脏与腑的配属上，有一脏配一腑，也有四脏单列，脾与五腑配属的观点；在脏腑与神志的关系中，有心主神和五脏主神的不同，其中五脏主神又以脾胃为转枢，成为当前脏腑与神志研究的突破口，凡此种种，均是《内经》各家学说的体现。研究这些内容对于拓宽思路，从多个层面考虑医学问题很有意义与帮助。中医学的发展，就是在不断争鸣中前进的，历代医家根据自己对《内经》的理解，结合自身临床实践，创出新说，丰富中医学理论，于是就有了今天博大精深的中医学理论体系。因此，中医理论要想有所突破，也需要将《内经》理论中的不同学说观点与临床密切结合、深入研究，只有这样，才能有所作为。

三、重视《内经》文字校勘

《内经》内容浩繁，文字古奥，历来都是医家潜心推敲的必读之书，但是《内经》流传千年，其间错误之处必不可少，存在大量的有争议之处，以至于历代医家对其有各种不同的校勘认识，可以说进行必要的校勘是深入学习《内经》的前提。

目前，有关《内经》的校勘方法有通行的四种：第一是对校法，即以同书底本与别本对校，其作用是可以校对各本的异同。第二是本校法，以本书前后内容互相印证，此法多用于未得到其他资料之时。第三他校法，凡著书均有采录前人或为后人所引用的文献，故可用他书校对本书，这也是证明书有讹误的常用方法。第四理校法，凡遇无古本可据或数本互异而无所适从时，则应由校对者根据情理判断是非。

这些校对方法早在宋·林亿等校对《素问》时就已经有所运用。如在《素问·六节藏象论》中，林亿共出校注十则就充分运用了对校、他校、本校和理校的校勘方法，既有版本考证、文字训诂，又从文理、医理上进行论证。由此可见，很早以前这四种校对方法就已经开始运用至《内经》校对当中了。自宋代《素问》《灵枢》定稿以来，明清医家尤其重视对《内经》的注释发明，其中在清代小学盛行之后，出现了很多关于《内经》校勘的著作，如清·胡澍的《黄帝内经素问校义》、清·俞樾的《读书余录》、清·于鬯的《香草续校书》、清·陆九芝的《内经难字音义》、清·孙诒让的《札迻》、清·江有诰的《素问灵枢韵读》及清·顾观光的《素问校勘记》等，这些校勘著作对我们深入研究《内经》经旨有很大的帮助。

古人云："校书之难，非照本改字不讹不漏之难，定其是非之难。"而在校勘中要能够正确判断是非，则是非常困难的一件事，如理校法就是医家校读《内经》运用较多的一种方法。但是，有时医家在校勘时，针对一些目前通行医理难以解释之处，每每忽视《内经》各家学说性质，仅凭医理和个人临床感悟，校勘则多有武断之嫌。以《素问·六节藏象论》所云"凡十一脏取决于胆也"为例，由于此句在文理上并无错讹之处，但是用现在通行的医理很难解释，于是今人则对本句从医理上进行校改，大致可分为三类：一类是认为"十一"为"土"之误，如有人认为原句应为"凡土脏取决于胆"；一类是"胆"字有误，有认为"胆"应为"膻"者，也有认为"胆"为"卵"之误等；最后一类则否认此句是《内经》原文所有，属于注文误人正文。虽然这些校对观点都有据可循，但都有过度依赖医理去解释原文之嫌，并强加校改，使之符合自己的想法，有悖于校勘基本的原则。实际上"取决于胆"是强调胆在十一脏腑生理功能及相互关系中的重要作用的另类学说，并无不妥。所以今后我们在校读《内经》时要注意正确运用校勘学习《内经》。

四、加强《内经》与临床的结合

《内经》作为中医学的经典著作，其对中医学的重要贡献不仅体现在建立了丰富而完善的理论体系，还在于其蕴含着丰富的临床应用学的内容。《内经》在临床中的应用主要体现在以下四个方面：

（一）《内经》原文及理论在临床中的应用

由于中医是由《内经》发展起来的，可以说现在中医临床的治疗思路、方法都与《内经》的临床运用有着密切的关系。金·张从正认为《黄帝内经》是一部治病的法书。《素问》《灵枢》的162篇原文不单是医学理论的基础，更是临床实践的指导。如《素问·六元正纪大论》中所说："木郁达之，火郁发之，土郁夺之，金郁泄之，水郁折之。"指出了五郁的治疗原则，其对临床就有一定的指导意义。又如《三国志·魏书·方技传》中的华佗以怒愈病案、《医部全录·医术名流列传·文挚》中的以怒愈病案、《儒门事亲·内伤形》中的因忧结块的喜胜悲案、病怒不食的喜胜怒案、《儒门事亲·惊门》中的"惊者平之"案、《儒门事亲·九气感疾更相为治术》中的恐惧胜喜案、《续名医类案·癫狂》中的喜愈因忧致癫案、《续名医类案·哭笑》中的悲胜喜案，均是《素问·阴阳应象大论》的情志理论：怒胜思、思胜恐、恐胜喜、喜胜忧、忧胜怒，以及由于七情作用于人体引起人体气机的不同变化（《素问·举痛论》云："怒则气上，喜则气缓，悲则气消，恐则气下……思则气结。"）的应用。再如"损者温之""劳者温之"，指出治疗劳损虚弱的疾病应重视阳气，从补益阳气入手治疗，对临床也很有启发。

（二）《内经》思维在临床中的应用

意象思维是《内经》中的主要思维方式之一，意象思维作为中国传统思维的主要方法，既对《内经》理论构建有很深远的影响，又对临床运用有着重要的指导作用。如治疗哮喘从肝论治，肝在五行中属木，与自然界的风气相应，风性主动，而哮喘突发突止的症状恰与风的动的特性相应，故治疗哮喘时应在治肺的基础上，加以平肝息风之药，常能收到更好的疗效。再如治干燥之病从辛温发散治疗，五气之燥与秋相应，秋的主令之气为燥，而秋在五化中主收，在五行属金，具有收敛的特性，故燥性收敛，在治疗中应从发散的角度考虑，使用辛温的药物。这些均是《内经》意象思维在临床运用的代表范例。

（三）《内经》注家之论在临床中的应用

《内经》成书之后，后世皆奉其为圭臬。到1990年底，演绎发挥、考校编次、注释研究的著作达到400多部。而因注家所处时代、环境及临床实践等因素，他们对原文的解释不尽相同。如《素问·生气通天论》中的"因于气，为肿，四维相代，阳气乃竭"。其中"因于气"，古人有两种说法：一说"气"为"气虚"，指气虚浮肿之证。清·姚绍虞说："阳气盛，则四肢实而霍乱动，阳气虚，则手足浮肿，或手已而足，或足已而手，是相代也。"一说"气"指"风"邪，与上文"因于寒""因于暑""因于湿"体例一致，即指感受风邪而肿之风水证。而对"四维"的解释也有两种：一种解释为"四时"，如《太素》说："四时之气，各自维守，今四气相代，则卫之阳气竭壅不行，故为肿也。"另一种解释为"四肢"，如马莳说"四维者，四肢也""其手足先后而肿，此四维之所以相代也"。以上关于"气"与"四维"的解释，虽不统一，但各有依据，并且在临床也均可以见到相应的病例，说明注家之论对临床确有一定的指导意义。诸如此类的问题在《内经》有很多，我们应该根据具体情况分析前人的解释，更好地发挥诸注本对临床的指导。

（四）《内经》中的各种不同学说在临床中的应用

谈到《内经》对临床的指导，我们不能忽视《内经》不同学术观点的作用，其实这一点才是《内经》对临床的指导中最重要与最关键的地方，它对开拓临床治疗思路、创新治疗方法，具有重要的价值。

以脏腑经脉与体表的关系为例。《内经》中虽然在多个篇章中论述了肺与皮毛的密切关系，如《素问·五脏生成》云："肺之合皮也，其荣毛也。"《素问·六节藏象论》云："肺者，气之本，魄之处也，其华在毛，其充在皮。"但也有篇章提到了心与皮表的关系，如《素问·刺禁论》云："心部于表。"其实古代医家在研究医理时，由于心肺共居上焦，所以认为其功能往往有影响互通之处，如生理上有心主血脉与肺朝百脉，病理上有《素问·五脏别论》所云："五气入鼻，藏于心肺，心肺有病，而鼻为之不利也。"所以也不难理解心肺与皮表是有一定联系的，而且，两者运用时的侧重点也是值得探讨的。肺主皮毛多侧重于皮毛受邪，内传于肺，使肺气机不利而致咳。如《素问·咳论》云："皮毛者，肺之合也，皮毛先受邪气，邪气以从其合也；其寒饮食入胃，从肺脉上至于肺，则肺寒，肺寒则外内合邪，因而客之，则为肺咳。"临床上外邪侵犯肌表，邪气影响其所合的肺脏，使其宣发与肃降功能失常，出现咳嗽、鼻塞、发热之病。此时，当从宣肺发汗解表入手，可根据病证之偏寒、偏热、偏燥而选用。至于"心部于表"则多侧重脏气紊乱所致之病，一般并非外邪侵袭所致疾患，若属外邪亦仅为火热之气。又由于"心主血脉"，故此类病证多见皮表气血运行障碍方面的症状，如皮表疼痛、灼热、瘙痒乃至疮疡等。另外，由于心主神明，"所以任物者谓之心"（《灵枢·本神》），故临床上皮表的感知觉障碍，如痛、痒、麻木不仁等，亦可从心论治。心脏为阳中之太阳，通于夏气，故主一身之表。因而皮表之病，不可忽视从心辨治这一途径。

除心、肺之外，在《灵枢·五癃津液别》中曾云"脾为之卫，肾为之主外"，提出脾有保护机体卫外之功。"脾为之卫"侧重点在于脾胃功能正常，则脏腑得养，营卫充盛，正气存内，不病。这也为后世"扶正以祛邪"这一治疗方法提供了理论根据，后世玉屏风散之运用即为一例。"肾为之主外"与《素问·刺禁论》云"肾治于里"看似矛盾，其实这是从不同角度探讨肾之作用得出的不同结论。"肾治于里"侧重于肾的气机升降，而"肾为之主外"则不仅认识肾与人体五官的密切关系，更是从脏腑功能角度揭示了肾与卫气的联系，如《灵枢·营卫生会》所云"卫出下焦"，指出卫气昼始于足太阳、夜始于足少阴，与肾关系密切，临床上也多有感冒长期不愈，从补肾壮阳治愈的病案。至于经络与体表的关系，《内经》也提及足太阳经循行从头至项背、经背膂抵足小趾外侧端，《素问·热论》谓其"为诸阳主气"，言其经统领全身在表之阳气，故外邪（尤其是寒邪）侵袭人体，先伤在表之阳，则会表现出太阳经脉所循行处的症状，如头项痛、腰脊强及阳气闭郁导致的发热、无汗、恶寒等症状。此时治疗，则当选用麻黄汤、葛根汤之类方剂，以温散在表之邪。因此依据《内经》中的不同学说与观点，联系临床实际，更有利于我们临床方法的创新、治疗思路的开拓。

从古至今，中医学理论发展的历史是以临床与经典融会发展为动力的。因此，《内经》来源于医疗实践，其研究与发展的生命力亦存在于临床实践之中。由此，加强《内经》与临床的结合始终是《内经》学习的重要内容之一。

第三节　学习方法

《素问·著至教论》指出"子知医之道乎……诵而未能解，解而未能别，别而未能明，明而未能彰"，将习医之道分别为五：诵、解、别、明、彰。《内经》是阐述中医学理论体系的经典著作，学习《内经》也要遵循习医五法。

一、培养阅读背诵的良好习惯

诵，有背诵、朗读二义。背诵、熟读教材所采录的经典原文，对于学习中医尤其是经典课程而言，是最为基本的方法。《内经》课程都会规定一定数量的重要经文段落的背诵，同时要求一些篇章能熟悉掌握，即读之可明白其含义。但是对于《内经》课程而言，很多学生由于其文字古奥，且与临床实践结合不如中药学、方剂学、中医内科学等那么紧密，所以不愿意背诵，或者觉得背诵意义不大，其实这都是受潜在功利思想的影响，也是对于《内经》真正价值的一种误读。《内经》虽没有过多记载临床运用的中药、方剂，但是其所蕴含的中医药学独有的思维方法及医理则是指导中医学临床实践发展的基本保障。早在《唐六典》中对医学生的学习就有了明确规定："读《素问》《黄帝针经》《甲乙》《脉经》，皆使精熟。"唐·孙思邈在《备急千金要方·大医习业第一》中云："凡欲为大医，必须谙《素问》《甲乙》《黄帝针经》《明堂流注》。"谙，即熟悉、精通、背诵，反映了学习中医药学的第一方法，就是诵读。学生可在课余时间阅读山东科学技术出版社出版的《名老中医之路》一书，此书中如实记录了百余名近现代名老中医的学医历程。他们几乎都是以《内经》等经典著作的学习为基础，都有"学好中医必须熟谙《内经》"之语。他们不仅能对《内经》的重要篇章进行背诵，对《内经》的历代注家见解也是如数家珍。他们从自身的读书体会中认识到要想成为合格的中医师，学习背诵经典是极其重要的前提。

二、掌握勘误解释的基本方法

解，就是对《内经》原文当中的难点及疑点进行解释分析，从而理解经文的理论和实践意义。古人云："授人以鱼，不如授人以渔。"学习《内经》重点应在培养学生解决问题的思路与方法上，只有这样才能让学习《内经》有所成就，从而在培养学生学习经典的积极性、主动性的同时，也培养了学生解释经文、学习经典的能力。因此，在《内经》课程的学习中，学生要掌握勘误解释的基本方法。首先，由于《内经》流传至今，其中有些经文会出现难解错讹之处，这即需要学生了解校勘《内经》的必要性，知晓基本的校勘方法，包括对校法、本校、他校、理校法的运用及在阅读经文中的运用。如《素问·六节藏象论》中有关脏腑阴阳属性的相关记载，肺为"阳中之太阴"，肾为"阴中之太阴"的校勘等都是很好的素材。其次，《内经》中有一些较难理解的经文，如《灵枢·邪客》中有卫气"常从足少阴之分间，行于五脏六腑"的认识，《灵枢·本输》所论"三焦者，中渎之腑也，水道出焉，属膀胱，是孤之腑也"中的"属膀胱"等。学生学习时要既要参考查阅历代注家注文的相关认识，又要检索翻阅现代期刊的相关文献或工具书，在理解经文的同时体会历代注家注本特色，养成自己分析问题、解决问题的习惯，为将来自学《内经》奠定基础。

三、知晓鉴别分析的认识思路

别，就是注意鉴别分析《内经》自身内容的异同及与其他学科内容的联系区别。《内经》作为一部包括162篇医学论文的汇编，具有各家学说性，虽经人整理，但在不同篇章中依旧会出现表述不尽相同的地方，为《内经》的学习带来了困难。《内经讲义》教材在编写时已经仔细删选经文，但是有些不同观点仍可能出现，该如何认识，则需要学生自己有个基本的评判标准，即知晓《内经》的各家学说性质进行理性的分析鉴别。另外，《内经》是中医之本，与其他很多中医学科都有一定的联系，尤其是与中医基础理论课程有很大关联。所以《内经》学习中要让学生注意二者的区别，中医基础理论是对现代中医学发展成果的系统总结，是入门之课，与几千年以前古人认识的医学理论是有所区别的。针对这种情况，学生必须明晰《内经》与中医基础理论两门课程的联系与区别。以诊脉方法为例，《内经》从全身遍诊法到人迎寸口对比脉法，最后发展成为寸口脉法，反映了学术发展的一个脉络，而中医基础理论则是介绍现在公认的寸口脉法。

四、构建合理明晰的医学体系

明，明晰之意，即在前面学习的基础上，系统掌握、深刻理解《内经》相关学习内容，明晰经旨，触类旁通。为方便初学者能够尽快熟悉掌握《内经》理论体系，古代医家采取了摘要分类方法。经文虽有删减，但依旧能反映《内经》医学理论全貌。如清·章楠在《灵素节注类编·序》中云："复将《灵》《素》要妙之文，节取注解，分类编辑，以为学人首当必读之书，略表古圣垂教之意，或于医道，不无小补。"新中国成立后的《内经》历版教材编写按摘要经文分类的居大多数。目的便在于以有限的经文段落，尽可能地展现《内经》理论全貌。对于学生学习《内经》而言，构建合理明晰的《内经》理论体系，有助于切实把握中医学的基本内容与思维方式，对于其他学科的学习也有极好的促进。如熟记《内经》经文，理解原文旨义，则学生在学习中医其他课程时就能自觉地应用《内经》理论，分析中医的理论和临床问题。这对于学生在头脑中建立正确的中医思维方式具有重要意义。以整体观为例，《内经》注重整体，重视人与自然、社会的协调统一，将人与其所在的天地自然界密切联系，并将这种思维贯穿于疾病的防治和养生理论与实践之中，由此也将精气学说、阴阳学说、五行学说等古代哲学先进思想纳入医学理论体系。

五、奠定学术彰显的理论基础

彰，发扬光大之意。经典传承一直伴随着中医药的发展，学生学习《内经》就是奠定自己的学术根基，为将来的发展打下坚实基础。首先，《内经》是临证之源，也是其生命力历久不衰的根本所在。所以《内经》课程的学习不能脱离临床，要加强学习《内经》中的临床指导内容，培养自己临证的中医基本功。首先，学习经典医案。选取处方相对简单，与现在所学课程有密切联系且易于理解掌握的现代医案学习，如可从《王洪图内经临证发挥》《内经临证发微》等有关《内经》与临证结合的著作中摘选医案分析总结。其次，培养自身的中医思维方法，如"风胜则动"与哮喘的从肝论治；"脾为之卫"与玉屏风散的运用。最后，开启研究医学的思路。《内经》是多学科研究医学的典范，所以《内经》课程的学习要注意留心古人研究医学的方法，启迪自己研究医学的思路，并有重点地学习多学科的相关知识。

下篇　各　论

第七章　《内经》的方法论

中国古代哲学中有很多对于求知方法的论述，从不同角度表述了对有关认识方法的各种见解，形成了具有中国文化传统的认识方法和理论，在人类思想发展史上有突出贡献。中医学作为独具特色的东方医学体系流传至今，很大程度上取决于运用蕴含中华传统文化方法论的思维方式去认识人体生命活动规律和疾病内涵，并且成功地为中医临床实践提供方法论的指导。同时这也决定了中医的发展方向。战国秦汉时期是中国历史上哲学思想最辉煌的时期，具备了相当发达的理论思维水平，先秦时期形成精气、阴阳和五行学说，是当时先进思想文化的代表。构建于此时的《内经》理论体系深受古代哲学思想的影响。

第一节　精气学说

精气学说盛行于先秦时期，是用来阐释宇宙万物的构成本原及发展变化的学说。两汉时被“元气说”同化，并逐渐发展成为“精气一元论”。《内经》理论体系形成于春秋战国至两汉时期，故精气学说对中医学理论体系的建构起着重要作用。

精气，简称气，古人认为它是无处不在、无时不有而又无形可见、其用可征的极微极细之物。它是世界的本根，大而构造宇宙，小而化生万物，其聚散变化，使宇宙万物呈现出无穷动态形象。精气学说的主要内容，一是以气为世界本原之说，论证宇宙万物的整体性、统一性和联系性，是“天人合一”的理论基础；二是以气的运动不息、自然有序的特性，认识宇宙万物发生、发展、消亡的变化机理和规律，用以推演和把握天体运转、四时气象、万物盛衰。《内经》运用精气学说的原理和方法，理解人与自然的关系，如“生气通天”之论；说明人的生命过程，即精气盛衰存亡的生长壮老已和寿夭之论；分析人体生理、病变的机转，即气机“升降出入”“百病生于气”之论；指导疾病的诊断与防治，即知气、调气，

“无失气宜”，从而形成了中医学独特的气学理论。

【原文导读】

07101　太虚①寥廓，肇基②化元，万物资始，五运终天③，布气真灵④，总统坤元⑤，九星⑥悬朗，七曜周旋⑦，曰阴曰阳，曰柔曰刚⑧，幽显既位⑨，寒暑弛张⑩，生生化化，品物咸章⑪。（《素问·天元纪大论》）

07102　岐伯曰：地为人之下，太虚之中者也⑫。帝曰：冯乎⑬？岐伯曰：大气⑭举之也。燥以干之，暑以蒸之，风以动之，湿以润之，寒以坚之，火以温之。故风寒在下，燥热在上，湿气在中，火游行其间，寒暑六入⑮，故令虚而生化⑯也。（《素问·五运行大论》）

---

① 太虚：张志聪注：“太虚，谓空无之境，大气之所充，神明之官府也。”

② 肇基：张介宾注：“肇，始也。基，立也。化元，造化之本原也。”

③ 万物资始，五运终天：张介宾注：“资始者，万物藉化元而始生。终天者，五行终天运而无已也。”

④ 真灵：张志聪注：“真灵者，人与万物也。”吴崑注：“真，天真，悬象于天者，皆有真。灵，地灵，委质于地者，皆有灵。”

⑤ 总统坤元：王冰注：“言天元气常司地气，化生之道也。《易》曰：至哉坤元，万物资生，乃顺承天也。”

⑥ 九星：王冰注：“上古世质人淳，归真反朴，九星悬朗，五运齐宜。中古道德稍衰，标星藏曜，故计星之见者七焉。九星，谓天蓬、天芮、天冲、天辅、天禽、天心、天任、天柱、天英。”张志聪注：“九星悬朗于天，下应九州之分也。”

⑦ 七曜周旋：王冰注：“七曜，谓日月五星，今外蕃具以此历为举动吉凶之信也。周，谓周天之度。旋谓左循天度而行。五星之行，犹各有进退高下小大矣。”

⑧ 曰阴曰阳，曰柔曰刚：王冰注：“阴阳，天道也；柔刚，地道也。天以阳生阴长，地以柔化刚成也。《易》曰：立天之道，曰阴与阳；立地之道，曰柔与刚。此之谓也。”

⑨ 幽显既位：张介宾注：“阳主昼，阴主夜，一日之幽显也。自晦而朔，自弦而望，一月之幽显也。春夏主阳而生长，秋冬主阴而收藏，一岁之幽显也。”

⑩ 弛张：吴崑注：“往者为弛，来者为张。”

⑪ 生生化化，品物咸章：张介宾注：“《易》曰：云行雨施，品物流形。又曰：天地絪缊，万物化醇。此所以生生不息，化化无穷，而品物咸章矣。章，昭著也。”

⑫ 地为人之下，太虚之中者也：王冰注：“言人之所居，可谓下矣，征其至理，则是太虚之中一物尔。”

⑬ 冯乎：张介宾注：“冯，凭同。言地在太虚之中而不坠者，果亦有所依凭否也？”

⑭ 大气：张介宾注：“大气者，太虚之元气也。乾坤万物，无不赖之以立。故地在太虚之中，亦惟元气任持之耳。”

⑮ 寒暑六入：王冰注：“地体之中，凡有六入：一曰燥，二曰暑，三曰风，四曰湿，五曰寒，六曰火。受燥故干性生焉，受暑故蒸性生焉，受风故动性生焉，受湿故润性生焉，受寒故坚性生焉，受火故温性生焉，此谓天之六气也。”高世栻注：“一岁之中，日月运行，一寒一暑。今风湿类乎寒，燥火类乎暑，是寒暑六气入于地中。”

⑯ 令虚而生化：张介宾注：“非虚无以寓气，非气无以化生，故曰令虚而化生也。”

07103 气始而生化，气散而有形，气布而蕃育，气终而象变①，其致一②也。(《素问·五常政大论》)

07104 根于中者，命曰神机，神去则机息③。根于外者，命曰气立，气止则化绝④。(《素问·五常政大论》)

07105 出入废则神机化灭⑤，升降息则气立孤危⑥。故非出入，则无以生长壮老已；非升降，则无以生长化收藏。

是以升降出入，无器⑦不有。故器者生化之宇⑧，器散则分之，生化息矣⑨。故无不出入，无不升降，化有小大，期有近远⑩，四者之有，而贵常守⑪，反常则灾害至矣。(《素问·六微旨大论》)

07106 升已而降，降者谓天；降已而升，升者谓地⑫。天气下降，气流于地；地气上升，气腾于天。故高下相召，升降相因，而变作矣⑬。(《素问·六微旨大论》)

---

① 气始而生化，气散而有形，气布而蕃育，气终而象变：郭靄春注："气形成就能生化，气流动就能造成物体的形质，气敷布就可繁殖，气终了的时候，形体物象便发生变化。"

② 其致一：张介宾注："此言万物之始终散布，本同一气。"

③ 神去则机息：张介宾注："物之根于中者，以神为之主，而其知觉运动，即神机之所发也，故神去取则机亦随而息矣。"

④ 气止则化绝：张介宾注："物之根于外者，必假外气以成立，而其生长收藏，即气化之所立也，故气止则化亦随而绝矣。"

⑤ 出入废则神机化灭：张介宾注："凡物之动者，血气之属也，皆生气根于身之中，以神为生死之主，故曰神机。然神之存亡，由于饮食呼吸之出入，出入废则神机化灭而动者息矣。"

⑥ 升降息则气立孤危：张介宾注："物之植者，草木金石之属也，皆生气根于形之外，以气为荣枯之主，故曰气立。然气之盛衰，由于阴阳之升降，升降息则气立孤危而植者败矣。"

⑦ 器：王冰注："包藏生气者，皆谓生化之器，触物然矣。"张介宾注："器即形也，凡万物之成形者，皆神机气立之器也。"

⑧ 宇：王冰注："诸身者，小生化之器宇。太虚者，广生化之器宇。"

⑨ 器散则分之，生化息矣：张介宾注："若形器散敝，则出入升降，无所依凭，各相离而生化息矣。"

⑩ 化有小大，期有近远：高世栻注："生化有大小，死期有远近，如朝菌晦朔，蟪蛄春秋，此化之小，期之近者也。冥灵大椿，千百岁为春，千百岁为秋，此化之大，期之远者也。"

⑪ 四者之有，而贵常守：张介宾注："四者，出入升降也。常守，守其所固有也。出入者守其出入，升降者守其升降，固有弗失，多寿无疑也。"

⑫ 升已而降，降者谓天；降已而升，升者谓地：姚绍虞注："此正辨更用之旨也。天地之气本相交互，降者天也，然必有升而后有所降，故升已而降，降以升为用也；升者地也，然必有降而后有所升，故降已而升，升以降为用也。"

⑬ 高下相召，升降相因，而变作矣：张介宾注："召，犹招也。上者必降，下者必升，此天运循环之道也。阳必召阴，阴必召阳，此阴阳配合之理也。故高下相召则有升降，有升降则强弱相因而变作矣。"

07107 天气通于肺①，地气通于嗌②，风气通于肝③，雷气通于心④，谷气通于脾⑤，雨气通于肾⑥。六经为川⑦，肠胃为海⑧，九窍为水注之气⑨。

以天地为之阴阳，阳之汗，以天地之雨名之⑩；阳之气，以天地之疾风名之⑪。暴气象雷⑫，逆气象阳⑬。

故治不法天之纪，不用地之理，则灾害至矣⑭。（《素问·阴阳应象大论》）

【经旨阐释】

1. 气的特性

气是中国古代哲学的重要内容，被古代多数哲学家用来说明宇宙的本原、事物的构成及变化规律。从字义上看，“气”主要指风、云、雾等自然界的气体存在物。《说文解字》云：“气，云气也，象形。”也指精良的粟米，引申为物之精华，即“精气”。气的特性有四点：

第一，气是天地万物的本原，是生命的基本条件。《素问·阴阳应象大论》云：“清阳为天，浊阴为地。”“天有精，地有形，天有八纪，地有五里，故能为万物之父母。”就是说，清阳、浊阴是气的两种基本形式，气分为阴阳二气，积聚而生天地，天地阴阳之气相交

---

① 天气通于肺：杨上善注：“肺为四脏上盖，是人之天，故天气通肺也。”张介宾注：“天气，清气也，谓呼吸之气……清气通于五脏，由喉而先入肺。”

② 地气通于嗌：张介宾注：“地气，浊气也，谓饮食之气。……浊气通于六腑，由嗌而先入于胃。”张志聪注：“嗌乃胃腑之门，主受湿浊之气以入胃，故与地气相通。《太阴阳明论》曰：喉主天气，嗌主地气。”

③ 风气通于肝：张介宾注：“风为木气，肝为木脏，同气相求，故通于肝。”

④ 雷气通于心：王冰注：“雷象火之有声故。”姚绍虞注：“天热郁则发而为雷，心藏火则散而为热。”

⑤ 谷气通于脾：杨上善注：“五谷滋味入脾，故谷气通脾也。”吴崑注：“山谷之气，土气也，是为山岚障气，脾土其类也，故谷气通于脾。”

⑥ 雨气通于肾：杨上善注：“雨者水也，故雨气通肾也。”

⑦ 六经为川：杨上善注：“三阴三阳六经之脉，流诸血气以注肠胃，故为川也。”吴崑注：“六经，三阴三阳之脉也，流而不息，故为人身之川。”

⑧ 肠胃为海：杨上善注：“夫海者，一则众川归之，二则利泽万物。肠胃为彼六经所归，又滋百节，故为海也。”王冰注：“以皆受纳也。《灵枢经》曰：胃为水谷之海。”

⑨ 九窍为水注之气：张介宾注：“上七窍，下二窍，是为九窍。水注之气，言水气之注也，如目之泪，鼻之涕，口之津，二阴之尿秽皆是也。虽耳若无水，而耳中津气湿而成垢，是即水气所致。气至水必至，水至气必至，故言水注之气。”

⑩ 阳之汗，以天地之雨名之：王冰注：“夫人汗泄于皮腠者，是阳气之发泄尔，然其取类于天地之间，则云腾雨降而相似也。”

⑪ 阳之气，以天地之疾风名之：王冰注：“阳气散发，疾风飞扬，故以应之。”

⑫ 暴气象雷：张介宾注：“天有雷霆，火郁之发也；人有刚暴，怒气之逆也。故语曰雷霆之怒。”

⑬ 逆气象阳：马莳注：“人有逆气，逆上之气。其气必上，天之阳气，上积而升，其可以天之阳乎?”

⑭ 治不法天之纪，不用地之理，则灾害至矣：张介宾注：“上文言人之阴阳，无不合乎天地，故贤人者必法天以治身。设不知此，而反天之纪，逆地之理，则灾害至矣。”

又产生了万物及人的生命，《素问·宝命全形论》云："人以天地之气生。"由此也说明宇宙万物的整体性、统一性，这也正是"天人合一""天人相应"的理论基础。

第二，气是无形的客观存在，但其象可征。气具有超形态性，其非形却是形之本，气聚方有形，气之阴阳多少，决定着形的形质。故《素问·六节藏象论》云："气合而有形，因变以正名。"气虽无形而难见，但却有象可征，举凡四时生长化收藏之象，即四时即阴阳气之征、人之面色即人体五脏气之征、脉象即人体血气之征等皆是如此。

第三，气是天地万物感应的中介。物体与物体之间充满了气，每一个物体内部也充满了气，充斥于天地万物之间的气是联系包括人在内的天地万物的中介，也是联系每一物体内部各部分的中介。万物以气为中介，相互感应，相互融合，才成为一个有机统一的整体，即所谓"天人合一"。

第四，气具有运动不息、变化不止、连续不断的特性，升降出入便是气的基本运动方式。"升降出入，无器不有"，即阐述精气升降出入运动的普遍意义。气无形质，所以无处不在，无时不有。而且根据气所处的不同部位、所形成的不同事物及所具有的特点而有不同的具体名称，如阴气、阳气、天气、地气、风气、脏气、经气、病气、药食之气等。

2. 气的运动方式

气的运动称为气机，气机必然产生各种变化，即气化，从而引起天地万物的生杀成败。气机和气化有着密切的关系，气机是气化的前提，气化是气机的结果。没有气的运动就没有气的化生，没有气的化生就没有世界万物的运动变化。《素问·六微旨大论》提出了"动而不已则变作矣"的观点，指出运动是物质存在的形式和固有属性。中医学是用运动变化的观点，来分析研究生命、健康和疾病等医学问题的，这也是中医学的基本学术思想。气机的表现形式多种多样，概言之有四种：升、降、出、入。自然界的生长化收藏，人体的生长壮老已，无不赖之以变化。升降出入运动是所有形体器官的共性。四者之间还必须保持正常，否则自然界就会灾害降临，人体就将发生疾病。

《内经》将精气升降出入之理贯穿于藏象、病机、诊法、论治理论之中，用以分析人的生理、病理，指导疾病的诊断和治疗，成为中医学理论的重要说理方法。此外，值得说明的是，升降与出入是两种不同的运动方式，历代医家从动物、植物角度分别予以释解，但理解不可过于拘泥。动物之精气运动有出入，亦有升降；植物之精气运动有升降，亦有出入。

【后世发挥】

1. 大气理论

"大气"一词，首见于《内经》，历代医家详论大气而成一派观点者，以明代医家喻昌与民国时期医家张锡纯最为有名。其皆是从《内经》中有关大气的论述中感悟而出。

喻昌依据《素问·五运行大论》所论体会到天地间万事万物的生成及其运动变化皆源于大气，即大气的升举作用和运动不息是自然界一切运动变化的根源。诸如自然界风、寒、暑、湿、燥、火六气的变化，有生之物所表现出来的生、长、化、收、藏的发展过程，都是运动不息的大气作用的结果。而人与天地相应，人的生命活动及其生、长、壮、老、已的过程都与人自身的大气有密切关系。《医门法律》云："五脏六腑，大经小络，昼夜循环不息，必赖胸中大气斡旋其间。大气一衰，则出入废，升降息，神机化灭，气立孤危矣。”同时，喻氏认为大气抟聚于胸中，包举于心肺周围，独立于诸气之外，凌驾于诸气之上，是具有统摄和推动作用的磅礴之气，如云：“身形之中，有营气，有卫气，有宗气，有脏腑之气，有经络之气，各为区分。其所以统摄营卫、脏腑、经络，而令充周无间，环流不息，通体节节皆灵者，全赖胸中大气为之主持。”至于胸中大气的性质，实际上是指胸中阳气而言。喻氏例举了《金匮要略》中的水分病“心下坚，大如盘，边如旋盘，水饮所作”，以此作为胸中大气为病的典型病证进行分析，认为水饮等阴邪之所以凝聚不散，是因为胸中阳气不布之故。因此，治疗上必须宣通胸中阳气，以散阴邪之凝结，如云：“水饮久结胸中不散，伤其氤氲之气，乃至心下坚，大如盘，遮蔽大气，不得透过……用桂枝去芍药，加麻黄、附子，以通胸中阳气。”受其影响，现临床上多用瓜蒌薤白白酒汤、半夏厚朴汤与枳术汤等调畅胸中大气，用于治疗阳虚阴凝、气血运行不畅、水湿内停之浮肿、胀满、腹大如鼓之症。

张锡纯在前人认识的基础上，明确提出大气即胸中之气，亦即宗气，其认为大气的生成“以元气为根本，以水谷之气为养料”，并在“走息道以司呼吸，贯心脉以行血气”的认识基础上，进一步阐述了大气的生理作用是“此气能撑持全身，振作精神，以及心思脑力，官骸动作，莫不赖乎此气，此气一虚，呼吸即觉不利，而且肢体酸懒，精神昏愦，脑力心思为之顿减”。同时，张氏还创造性地提出“大气下陷”之病理名词，并列举诸多案例来论证其客观存在。在《医学衷中参西录》中，许多篇目都涉及“大气下陷”，足见其为病的普遍性。大气下陷的表现种种不一，张氏做了详细描述，如“觉喉中之气，自胸中近喉处如绳中断，其断之上半，觉出自口鼻，仍悬囟门之上；其下半，则觉渐缩而下，缩至心口”“觉胸中气不上升，有类巨石相压”“精神昏愦，肢体酸懒……一日忽然不能喘息，张口呼气外出，而气不上达”。概括起来，大气下陷的主证为气短不足以息；或呼吸之间，感气不上达；或努力呼吸，近似作喘；或气息将停，危在顷刻。其兼症有胸中满闷，或心中怔忡，或咽喉发闷，或失音，或肢体酸懒，或神昏健忘，或大汗淋漓，或寒热往来，或咽干作渴。针对大气下陷证，张锡纯创制升陷汤（生黄芪18g，知母9g，柴胡4.5g，桔梗4.5g，升麻3g）以升补举陷。

2. 气机升降出入理论

《内经》将升降出入之理贯穿于自然现象、藏象、病机、诊法、论治理论之中，成为中医学理论的重要说理方法。如论天地之气升降，《素问·阴阳应象大论》云“地气上为云，天气下为雨，雨出地气，云出天气”，言自然云雨的产生是天地之气升降的结果；谈人体阴阳之气的升降，如《素问·阴阳应象大论》云“清阳出上窍，浊阴出下窍；清阳发腠理，浊阴走五脏；清阳实四肢，浊阴归六腑”；六经阴阳之出入，如《素问·阴阳离合论》云“是故三阳之离合也，太阳为开，阳明为阖，少阳为枢……是故三阴之离合也，太阴为开，厥阴为合，少阴为枢”；谈脏腑升降出入，如《素问·刺禁论》云“肝生于左，肺藏于右，心部于表，肾治于里，脾为之使，胃为之市”；解释疾病的病机，如“清气在下，则生飧泄。浊气在上，则生䐜胀”，阐述脾胃运行失常则产生病证。

除《内经》本身多有运用外，历代医家对升降出入理论亦多有发挥。

刘完素重视玄府水火升降出入理论，在《素问玄机原病式》中提到："玄府者，谓玄微府也。然玄府者，无物不有，人之脏腑、皮毛、肌肉、筋膜、骨髓、爪牙，至于世之万物，尽皆有之，乃气出入升降之道路门户也。……是以升降出入，无器不有，人之眼、耳、鼻、舌、身、意、神志，能为用者，皆由升降出入之通利也。有所闭塞者，不能为用也。若目无所见，耳无所闻，鼻不闻臭，舌不知味，筋痿骨痹……悉由热气怫郁，玄府闭密而至，气液、血脉、营卫、精神不能升降出入故也。"

张元素则重视药性的升降出入性质。其在《内经》关于气味升降的基本理论的启发下，深入探讨了各种药物的气味厚薄及升降浮沉的功效，并在《珍珠囊》《医学启源》等书中做了较详细的记载。此举茯苓、麻黄、附子、大黄、竹、茶为例以说明。"茯苓淡，为天之阳，阳也，阳当上行，何谓利水而泄下？《经》云：气之薄者，乃阳中之阴，所以茯苓利水而泄下。然而，泄下亦不离乎阳之体，故入手太阳。麻黄苦，为地之阴也，阴当下行，何谓发汗而升上？《经》曰：味之薄者，乃阴中之阳，所以麻黄升上而发汗。然而，升上亦不离乎阴之体，故入手太阴也。附子，气之浓者，乃阳中之阳，故《经》云发热；大黄，味之浓者，乃阴中之阴，故《经》云泄下。竹，淡，为阳中之阴，所以利小便也；茶，苦，为阴中之阳，所以清头目也。"基于其在这方面有如此精深的认识，在对药物进行分类时，其亦以气味厚薄与升降浮沉为原则，将药物分为风升生、热浮长、湿化成、燥降收，寒沉藏五类，创立了类分药物的新方法。

李东垣在"升降出入，无器不有"的影响之下，认为脾胃为人体之气的升降出入之枢纽，与一年四季之气同理。人以胃气为本，人体气机升降的枢纽在于中焦脾胃，升则上输于心肺，降则下归于肝肾。因而脾胃健运，才能维持"清阳出上窍，浊阴出下窍；清阳发腠理，浊阴走五脏；清阳实四肢，浊阴归六腑"的正常升降运动。若脾胃气虚，升降失常，则内而五脏六腑、外而四肢九窍都会发生种种病证。

朱丹溪则重视人体气机的调畅，认为阴阳、脏腑、气血、水火进行升降是生命活动的基本保证。如《格致余论·鼓胀论》云："心肺之阳降，肾肝之阴升，而成天地之交泰，是为无病之人。"《格致余论·房中补益论》云："人之有生，心为火居上，肾为水居下，水能升而火能降，一升一降，无有穷矣。"

【注家争鸣】

"故风寒在下，燥热在上，湿气在中，火游行其间"的理解

张介宾注：寒居北，风居东，自北而东，故曰风寒在下，下者左行也。热居南，燥居西，自南而西，故曰燥热在上，上者右行也。地者土也，土之化湿，故曰湿气在中也。惟火有二，君火居湿之上，相火居湿之下，故曰火游行其间也。

高世栻注：由此而推之于人，肝肾在下，即风寒在下也。肺心在上，即燥热在上也。脾位中央，即湿气在中也。三焦之气游行于上中下，即火游行其间也。人居天地之中，而与天地相参也。

［按］

对于"风寒在下，燥热在上"医家有从方位解，有从脏腑解，至于"火游行其间"则多天之相火或人之相火解释。考虑本段主要谈的是宇宙一气而化天之六气，再与地气相与作用，以“令虚而生化”，故似应以谈天之六气为宜，如《黄帝内经素问校注》云：“在岁气中，相火一气的时位，主气客气不一，主气少阳相火，在太阴湿土之前；客气少阳相火，在太阴湿土之后，故所谓‘火游行其间’，义或指此。”

第二节　阴阳学说

阴阳学说肇始于商周，成熟于秦汉时期。阴阳主要代表相反相成的两种属性，用以说明自然界相互关联的事物之间及其内部对立统一的两个方面，它们之间具有互根、互动、互制、交感、消长、转化、胜复等关系。阴阳学说则以阴阳解释自然界事物和现象产生、发展变化和消亡的机制与规律。《内经》把阴阳学说引入到医学领域，作为认识人体生命活动的方法论，不仅将阴阳学说作为主要的哲学工具来认识人体生命活动规律，成为构建医学理论体系的主要指导思想之一，而且还借助哲学阴阳学说的术语来表述医学概念，成为中医学理论的重要内容。所以有人将之称为思维方法、思维模式，有的把阴阳五行径称为中医药学的理论之一。《内经》对阴阳学说的运用涉及医学理论的各个方面，即用以说明人体的组织结构、生理功能和病理变化，指导疾病的诊治、预防，指导对药物作用机理的认识，并在天人观、形神观、“四时五脏阴阳”整体观等理论的形成中发挥着重要作用。此外，《内经》在运用阴阳学说研究医学问题的过程中，也丰富和发展了哲学阴阳学说。总之，阴阳学说贯穿于《内经》理论的各个方面，成为中医学最重要的说理工具和重要内容。

【原文导读】

07201　黄帝曰：阴阳者，天地之道①也，万物之纲纪②，变化之父母③，生杀之本始，神明之府④也，治病必求于本⑤。

---

① 天地之道：张介宾注：“道者，阴阳之理也。阴阳者，一分为二也。太极动而生阳，静而生阴，天生于动，地生于静，故阴阳为天地之道。”

② 纲纪：张介宾注：“大曰纲，小曰纪，总之为纲，周之为纪，物无巨细，莫不由之，故为万物之纲纪。”

③ 变化之父母：张介宾注：“《天元纪大论》曰：物生谓之化，物极谓之变。《易》曰：在天成象，在地成形，变化见矣。朱子曰：变者化之渐，化者变之成。阴可变为阳，阳可化为阴。然而变化虽多，无非阴阳之所生，故为之父母。”

④ 神明之府：王冰注：“府，宫府也。言所以生杀变化之多端者，何哉？以神明居其中也。下文曰：天地之动静，神明为之纲纪。故《易·系辞》曰：阴阳不测之谓神。亦谓居其中也。”

⑤ 治病必求于本：吴崑注：“天地万物变化生杀而神明者，既皆本于阴阳，则阴阳为病之本可知，故治病必求其本，或本于阴，或本于阳，必求其故而施治也。”

故积阳为天，积阴为地。阴静阳躁①。阳生阴长，阳杀阴藏。阳化气，阴成形②。寒极生热，热极生寒。寒气生浊，热气生清③。清气在下，则生飧泄④；浊气在上，则生䐜胀⑤。此阴阳反作，病之逆从⑥也。

故清阳为天，浊阴为地；地气上为云，天气下为雨⑦；雨出地气，云出天气⑧。故清阳出上窍，浊阴出下窍；清阳发腠理，浊阴走五脏；清阳实四支，浊阴归六腑⑨。（《素问·阴阳应象大论》）

07202　天地者，万物之上下也；阴阳者，血气之男女⑩也；左右者，阴阳之道路⑪也；水火者，阴阳之征兆也；阴阳者，万物之能⑫始也。故曰：阴在内，阳之守也；阳在外，阴之使也⑬。（《素问·阴阳应象大论》）

07203　且夫阴阳者，有名而无形，故数之可十，离之可百，散之可千，推之可万，此之谓也。（《灵枢·阴阳系日月》）

07204　黄帝问曰：余闻天为阳，地为阴，日为阳，月为阴，大小月三百六

---

① 阴静阳躁：张志聪注："地之阴主静而有常，天之阳主动而不息。"

② 阳化气，阴成形：张介宾注："阳动而散，故化气。阴静而凝，故成形。"

③ 寒气生浊，热气生清：张介宾注："寒气凝滞，故生浊阴。热气升散，故生清阳。"

④ 飧泄：李中梓注："清阳主升，阳陷于下而不能升，故为飧泄，完谷不化也。"

⑤ 䐜胀：张介宾注："䐜胀，胸膈满也。"

⑥ 阴阳反作，病之逆从：张琦注："有阳必升，有阴必降，而阴阳升降在乎中气。脾气左升则肝肾随而上交；胃气右降则胆肺随而下济。清气在下，脾陷而不升也，故木郁而为飧泄；浊气在上，胃逆而不降也，故肺壅而为䐜胀。失其升降之用，故曰反作，病之逆从，无不由此。"

⑦ 地气上为云，天气下为雨：王冰注："阴凝上结，则合以成云；阳散下流，则注而为雨。"吴崑注："以人喻之，饮入于胃，游溢精气，上输于脾，脾气散精，上归于肺，上焦开发，若雾露焉，是地气上为云也。肺行降下之令，通调水道，下输膀胱，水精四布，是天气下为雨也。"

⑧ 雨出地气，云出天气：吴崑注："膀胱者，州都之官，津液藏焉，气化则能出，是雨出地气也。上焦如雾，其氤氲者，心肺和而呵出之，是云出天气也。"张介宾注："阴在下者为精，精者水也，精升则化为气，云因雨而出也；阳在上者为气，气者云也，气降则化为精，雨由云而生也。"

⑨ 清阳实四肢，浊阴归六腑：丹波元简注："志云：四支为诸阳之本；六腑者，传化物而不藏。此言饮食所生之清阳，充实于四支，而浑浊者归于六腑也，饮食之有形为浊，饮食之精气为清。简（按）以上三段，对言清阳浊阴，而其义各殊。"

⑩ 阴阳者，血气之男女：王冰注："阴主血，阳主气。阴生女，阳生男。"张介宾注："阳为气为男，阴为血为女。"张志聪注："阴阳之道，其在人则为男为女，在体则为气为血。"

⑪ 左右者，阴阳之道路：张志聪注："在天地六合，东南为左，西北为右，阴阳二气于上下四旁，昼夜环转，而人之阴阳亦同天地之气，昼夜循环，故左右为阴阳之道路。"

⑫ 能：孙诒让《素问王冰注校》云："能者，胎之借字。《尔雅·释诂》：胎，始也。"

⑬ 阴在内，阳之守也；阳在外，阴之使也：张介宾注："阴性静，故为阳之守；阳性动，故为阴之使。守者守于中，使者运于外。以法象言，则地守于中，天运于外；以人伦言，则妻守于中，夫运于外，以气血言，则营守于中，卫运于外。故朱子曰：阳以阴为基，阴以阳为偶。"

十日成一岁，人亦应之。今三阴三阳，不应阴阳[①]，其故何也？岐伯对曰：阴阳者，数之可十，推之可百，数之可千，推之可万，万之大不可胜数，然其要一也[②]。（《素问·阴阳离合论》）

07205　夫阴阳者，数之可十，推之可百，数之可千，推之可万。天地阴阳者，不以数推以象之谓[③]也。（《素问·五运行大论》）

07206　故曰：阴中有阴，阳中有阳[④]。平旦[⑤]至日中，天之阳，阳中之阳也；日中至黄昏[⑥]，天之阳，阳中之阴也；合夜[⑦]至鸡鸣[⑧]，天之阴，阴中之阴也；鸡鸣至平旦，天之阴，阴中之阳也。（《素问·金匮真言论》）

07207　帝曰：善。愿闻阴阳之三[⑨]也何谓？岐伯曰：气有多少，异用也[⑩]。帝曰：阳明何谓也？岐伯曰：两阳合明也。帝曰：厥阴何也？岐伯曰：两阴交尽也。（《素问·至真要大论》）

07208　阳气者，若天与日[⑪]，失其所则折寿而不彰，故天运当以日光明。

---

① 三阴三阳，不应阴阳：吴崑注："言天地只是一阴一阳，今人有三阴三阳，何其不相应也。"

② 其要一也：张介宾注："谓阴阳之道，合之则一，散之则十百千万，亦无非阴阳之变化。故于显微大小，象体无穷，无不有理存焉。然变化虽多，其要则一，一即理而已。"

③ 天地阴阳者，不以数推，以象之谓：吴崑注："此言天地之阴阳，推之无尽，不以数求，以象求之可也。"张介宾注："此天地之阴阳无穷，诚有不可以限数推言者，故当因象求之，则无不有理存焉。"

④ 阴中有阴，阳中有阳：张介宾注："既言阴矣，而阴中又有阴；既言阳矣，而阳中又有阳；此阴阳之道，所以无穷，有如下文云者。"

⑤ 平旦：丹波元简注："平者，中分之意，乃天地昼夜之平分也。平明，平晓，义同。《说文》：旦，明也，从日见一上，一，地也。简（按）顾炎武《日知录》云'平旦者，寅也'可疑，李云'平旦至日中，自卯至午也'是。"

⑥ 黄昏：丹波元简注："《月令广义》云：日落，天地之色玄黄，而昏昏然也，又曰昏黄。简（按）《日知录》云'黄昏者，戌也'亦可疑。李云：日中至黄昏，自午至酉也。"

⑦ 合夜：丹波元简注："简（按）犹暮夜，言日暮而合于夜也，盖定昏之谓。"于鬯注："'合夜'二字无义。'合'，疑'台'字之形误，'台'实'始'字之声借。始夜，即上文'黄昏'也。上文言'天之阳'，故言黄昏。此言'天之阴'，故变'黄昏'言'始夜'。'始夜至鸡鸣'，其语易晓。"

⑧ 鸡鸣：丹波元简注："张云：子前为阴中之阴，子后为阳中之阳。李云：鸡鸣至平旦，自子至卯也。简（按）《小学绀珠》《日知录》之类，并以丑为鸡鸣。今张李二氏，以子为鸡鸣者，因以一日分四时，而子午当二至，卯酉当二分。日出为春，日中为夏，日入为秋，夜半为冬也，虽鸡未尝以子而鸣，然理固不得不然矣。"

⑨ 阴阳之三：张介宾注："厥阴少阴太阴，三阴也；少阳阳明太阳，三阳也。"

⑩ 气有多少，异用也：张介宾注："《易》曰'一阴一阳之谓道'，而此曰三者，以阴阳之气各有盛衰，盛者气多，衰者气少。《天元纪大论》曰：阴阳之气各有多少，故曰三阴三阳也。按《阴阳类论》以厥阴为一阴，少阴为二阴，太阴为三阴，少阳为一阳，阳明为二阳，太阳为三阳，数各不同，故气亦有异。"

⑪ 阳气者，若天与日：吴崑注："言人之有阳气，如天之有日。"

是故阳因而上，卫外者也[①]。(《素问·生气通天论》)

07209 阳气者，精则养神，柔则养筋[②]。(《素问·生气通天论》)

07210 阴者，藏精而起亟也，阳者，卫外而为固也[③]。阴不胜其阳，则脉流薄疾，并乃狂[④]；阳不胜其阴，则五脏气争[⑤]，九窍不通[⑥]。(《素问·生气通天论》)

07211 凡阴阳之要，阳密乃固[⑦]。两者不和，若春无秋，若冬无夏，因而和之，是谓圣度。故阳强不能密，阴气乃绝[⑧]。阴平阳秘，精神乃治[⑨]；阴阳离决，精气乃绝[⑩]。(《素问·生气通天论》)

【经旨阐释】

1. 阴阳的内涵

一般来说，自然界中相互关联的事物或现象中对立着的双方，具有截然相反的两种属性，可以用阴阳进行概括，这就是事物或现象的阴阳属性。这种阴阳属性，不是任意规定，也不能随便颠倒，而是有一定规律的，凡是活动的、外在的、上升的、温热的、明亮的都属于阳，而静止的、内在的、下降的、寒冷的、晦暗的都属于阴。根据阴阳所代表的不同功能和属性，中医学将对于人体具有推动、温煦、兴奋等作用的物质和功能都归属于阳，而对于

---

① 阳因而上，卫外者也：高世栻注："是故人身之阳气因之而上。阳因而上，其体如天；卫外者也，其体如日，此阳气之若天与日也。"姚绍虞注："此正明阳之所系也。阳气轻清而上浮，象天之居高以临下，无不包摄，凡其所有，莫能外焉。故善养之，则气自周密，足以卫固夫一身；不善养之，则寒暑湿气诸邪，乘之而入矣。"

② 阳气者，精则养神，柔则养筋：张志聪注："承上文而言，阳气者，内养五脏之神，出而营养筋骨，非只通会于肌腠，外卫于皮毛。"

③ 阴者，藏精而起亟也，阳者，卫外而为固也：张琦注："亟，数也。阴为阳守，阴中有阳，故亟起。阳为阴使，阳中有阴，故能固。亟起者，阴中之阳升也。为固者，阳中之阴降也。阴阳互根为用如是。"

④ 并乃狂：张介宾注："并者，阳邪入于阳分，谓重阳也。"狂：王冰注："狂，谓狂走或妄攀登也。阳并于四支则狂。《阳明脉解》曰：四支者诸阳之本也，阳盛则四支实，实则能登高而歌也。热感于身，故弃衣欲走也。夫如是者，皆为阴不胜其阳也。"

⑤ 五脏气争，阴气乃绝：张介宾注："邪在阴分则脏气不和，故有所争。"高世栻注："争，彼此不和也。"

⑥ 九窍不通：王冰注："九窍者，内属于脏，外设为官，故五脏气争，则九窍不通也。"

⑦ 阴阳之要，阳密乃固：王冰注："阴阳交会之要者，正在于阳气闭密而不妄泄尔。密不妄泄，乃生气强固而能久长，此圣人之道也。"

⑧ 阳强不能密，阴气乃绝：张介宾注："强，亢也。孤阳独用，不能固密，则阴气耗而竭绝矣。"

⑨ 阴平阳秘，精神乃治：张介宾注："人生所赖，惟精与神。精以阴生，神从阳化，故阴平阳秘，则精神治矣。"

⑩ 阴阳离决，精气乃绝：王冰注："若阴不和平，阳不闭密，强用施泻，损耗天真，二气分离，经络决惫则精气不化，乃绝流通也。"

人体具有凝聚、滋润、抑制等作用的物质和功能都归属于阴。总之，事物或现象的阴阳属性是两个方面相比较而言的，是由其性质、位置、趋势等方面所决定的。

阴阳之间具有互根、互动、互制、交感、消长、转化等关系。阴阳互根是指阴阳两者相互依赖，互相以对方为自我存在根据，无阴则无阳，无阳则无阴。阴阳互制是指阴阳之间的相互制约关系。阴阳是对立的，从而又制约着对方，使对方的运动、发展于一定的限度之内而不太过。阴阳互动是指阴阳的运动特点。阴阳的运动不是孤立的，即阴的运动必伴有阳的运动，阳的运动也必伴有阴的运动。互动的方式有交感、消长、胜复等，如交感是说阴阳之间通过其相召、相吸的关系而发生交相感应的反应。阴阳转化是说阴阳虽是相对立的，但在一定条件下可以相互转化，阳可转化为阴，阴也可转化为阳，这也提示阴阳是概念、是相对的、是有条件的。

基于阴阳内容形成的阴阳学说是我国古代惟物论和辩证法思想。古代医家把它运用于医学领域后，促进了中医学理论体系的形成和发展，成为中医学重要的理论基础和指导思想。

2. 阴阳的分析方法

《内经》提出阴阳“有名而无形”的观点，认为阴阳由具体事物抽象而来，是对事物不同属性的高度概括。它存在于自然万事万物之中，既概括了自然事物与现象所具有的阴阳特征和变化规律，又代表了自然界相互关联的事物及其内部的对立统一的两方面，而不指某种具体事物。在此基础上，《内经》提出两种分析阴阳的基本方法：

一是“数推”的方法。对事物阴阳属性，不断地进行一分为二和合二为一，说明对于事物的认识，既要看到它是无限可分的，又要看到它所蕴涵的整体规律，即“其要一也”。

二是“以象”的方法。事物的运动变化繁纷复杂，“不可胜数”。“数推”方法分析事物本质存在着一定局限性，这就需要“以象”的方法。“不以数推，以象之谓”，其意并非完全否定“数推”的方法，而是强调在认识阴阳的运动变化规律时，主要应从“象”的变化进行分析。

“以象”的方法是一种从现象到本质的分析方法，主要用来分析和揭示事物现象背后的内在本质及其变化规律。《素问·阴阳应象大论》即“以象”论理的著名学术文献。“象”与“数”之间有密切的关系，“象”为主，“数”为用，无“象”则谈不到“数”，“数”是对“象”的一种量化形式。《内经》“数推”与“以象”的方法是结合应用的。如《素问·金匮真言论》有五脏之数；《素问·上古天真论》有男女发育七八之数，是“数推”之例。《素问·六节藏象论》以象论脏而称“藏象”；《素问·五脏生成》“五脏之象，可以类推”，也是以象论脏。无论“数推”，还是“以象”，均体现了以阴阳分析和掌握人体生命活动规律的方法论基础，蕴含着阴阳“有名而无形”的精义。

3. “清阳”“浊阴”的含义及运用

《素问·阴阳应象大论》指出“故清阳为天，浊阴为地。地气上为云，天气下为雨；雨出地气，云出天气。故清阳出上窍，浊阴出下窍；清阳发腠理，浊阴走五脏；清阳实四支，浊阴归六腑”，旨在说明清阳和浊阴在人体中的不同的分布和走向。

阳主升、阴主降是自然界阴阳运动的基本特征。在自然界天地演化的过程中，阳气质地清轻主升，阴气质地厚浊主降，指出清阳上升形成天，浊阴下降形成地。地气上升化为云，天气下降变为雨；雨虽来源于天气，但实出地气所化之云；云虽为地气上升而成，但实出天气所化之雨。天地云雨阴阳互化而互根。人身亦然，其清阳者上升出于五官七窍、向外宣发而敷布于肌肤四肢；浊阴者向下出于前后二阴之窍、向内沉降而为精血津液。本段经文以云雨的形成和机制描述了自然界阴阳二气的升降、互根和转化过程，以揭示人体气血、精气、卫气、糟粕等代谢和转化过程，从而认为人体的生命活动也不外乎是阴阳二气的升降、交感、交融或交泰的运动过程。

首先，经文论述了人体清阳、浊阴之气的分布规律，即清阳之气向上、向外，浊阴之气向下、向内，间接论述了人体阴阳的无限可分，由此可见阴阳为一对相对概念，在不同范畴中所指不同。其中三对“清阳”“浊阴”所指有所不同：在“清阳出上窍，浊阴出下窍”中，清阳即饮食所化之精微，其轻清上升化为呼吸之气，并布散于头面七窍，以成发声、视觉、嗅觉、味觉、听觉等功能；其糟粕重浊沉降，由前后二阴排出。在“清阳发腠理，浊阴走五脏”中，清阳为饮食所化之精微，其轻清部分外行于腠理肌表，其浓稠部分内注于五脏。此清阳指卫气，浊阴指精血精液。在“清阳实四支，浊阴归六腑”中，清阳即饮食物化生的精气，充养于四肢；其代谢后的糟粕，由六腑排出。支，肢的古字。

其次，原文又提出“地气上为云，天气下为雨”的阴升阳降理论，看似矛盾其实不然。马莳在《素问注证发微》中指出：“地虽在下，而阴中之阳者升，故其上也为云……天虽在上，而阳中之阴者降，故其下也为雨。”天气虽为阳，可是必有阴寒的凝聚作用，才能降为雨；地气虽为阴，但是要有阳热的蒸腾作用，才能上为云。即阳中寓阴，阴中寓阳，升中有降，降中有升，高下相召，阴阳互涵，推动了天地之气不断升降运动。张介宾曰：“阳在上者为气，气者云也，气降则化为精，雨由云而生也。自下而上者，地交于天也，故地气上为云，又曰云出天气；自上而下者，天交于地气，故天气下为雨，又曰雨出地气。”可见，天地阴阳之升降形成云雨，人身阴阳之升降化生精气。《素问·六微旨大论》云：“升已而降，降者谓天；降已而升，升者谓地。天气下降，气流于地；地气上升，气腾于天。故高下相召，升降相因，而变作矣。”升已而降，降已而升，形成了天地阴阳二气相互交感、交泰和交融不止，宇宙万物生生不息的状态。

第三，清阳之气向上、向外升发；浊阴之气向下、向内沉降的清浊升降理论也为后世治疗学中多种治疗法提供了依据。如治疗耳目失聪的益气升提法：李东垣的益气聪明汤（黄芪、人参、升麻、葛根、蔓荆子、芍药）；治疗表证的宣肺发散法：麻黄汤（麻黄、桂枝、杏仁、甘草）；治疗手足厥逆的温经散寒法：当归四逆汤（当归、桂枝、芍药、细辛、甘草、通草、大枣）；治疗肠胃积滞的攻下法：大承气汤（大黄、厚朴、枳实、芒硝）；治疗水肿的利水逐水法：十枣汤（芫花、甘遂、大戟、大枣）等。这些治法方药都是在这个理论的启发下发展起来的，现已成为中医学的重要内容而被广泛运用于临床。而本段的天地云雨阴阳互化而互根理论也非常有临床指导价值，如临床上的从阴补阳、以阳补阴、精气互化等治疗方法及方药的使用，便属于这一理论的应用。

所云“清气在下，则生飧泄；浊气在上，则生䐜胀”，则具体论述了人体阴阳升降失常造成的病理变化和所致的病证举例。这不仅是运用阴阳升降理论说明人体病理的具体体现，也是对“治病必求于本”的具体申明，具有重要的临床指导意义和实用价值。

清阳不升而下陷，其本质是清阳虚弱而无力升举，可致多种临床病证，如眩晕、泄泻、脏器下垂等，益气升阳是基本治则。李东垣补中益气汤、升阳除湿汤等方，即为其代表。其中，飧泄是指完谷不化的一类泄泻，系由中气虚陷，清阳不升而致。尤怡《金匮翼·泄泻门》谓：“飧泄，完谷不化也。脾胃气衰，不能腐熟水谷，而食物完出。《经》所谓‘脾病者，虚则腹满肠鸣，飧泄食不化’是也。又清气在下，则生飧泄者，谓阳气虚则下陷也。”历代医家论治泄泻诸证，特别是脾虚泄泻，多尊此理而加升清之品。《王九峰医案·泄泻》治飧泄一案，即用此法：“清气在下，则生飧泄；浊气在上，则生䐜胀。肝脉循于两胁，肝实胁胀；脾虚腹满，木乘土位；食少运迟，营卫不和。补中益气是其法程，更兼以涩固胃关之品，冀效。洋参、茯苓、白术、炙草、川连、升麻、柴胡、归身、木香、陈皮、山药、补骨脂、肉豆蔻。”

浊阴不降而上逆，亦可致许多病证，常见的如痞证、胸腹胀满、鼓胀等。浊阴不降系由阴实不化聚集于上所致，病机上也每与清阳不升有关，故《金匮翼·胀满门》谓：“䐜胀即气胀，胸膈胀满也。《经》云：‘浊气在上，则生䐜胀’是也。宜升清降浊，盖清不升则浊不降也。……东垣云：浊阴本归六腑而出下窍，今在上，是浊气反行清道，气乱于中，则胀作矣。”《名医类案·痞满》载：“东垣治一贵妇，八月中，先因劳役饮食失节，加之忧思，病结痞，心腹胀满，旦食不能暮食，两胁刺痛，诊其脉弦而细，至夜，浊阴之气当降而不降，䐜胀尤甚。大抵阳主运化，饮食劳倦损伤脾胃，阳气不能运化精微，聚而不散，故为胀满。先灸中脘，乃胃之募穴，引胃中生发之气上行阳道，又以木香顺气助之，使浊阴之气自此而降矣。”

4. 阳气的生理功能及重要性

《素问·生气通天论》指出“阳气者，若天与日，失其所则折寿而不彰”，用太阳在天体中的作用做比喻，说明阳气在人体中的重要性。据《素问·生气通天论》，人体阳气的生理功能，主要有以下几个方面：

第一，阳气具有温养功能。《素问·生气通天论》中云：“阳气者，精则养神，柔则养筋。”阳气在清静柔和的生理状态下，发挥着内则养神、外则养筋的生理作用，人之神得阳气之温养，则思维敏捷、意识正常；人体筋脉得阳气之温养，则肢体运动灵活，转摇自如。引申可理解为阳气在生理状态下，在内可温煦五脏六腑，在外可温养肢体筋脉。说明了人体一切生命活动都离不开阳气的温养功能。阳气能温养全身脏腑经络、四肢百骸，推动脏腑经络功能活动，维持人体生命活动。

第二，阳气具有卫外御邪功能。阳气具有固护肌表、司腠理开合、抗御外邪的功能。阳气充盛，则腠理固密，虽有致病邪气侵袭，也不易发病。《素问·生气通天论》中云：“阳因而上，卫外者也。”意为人体中的阳气也依顺天体中的太阳向上、向外，起着卫护肌表、抵御外邪的作用。

第三，阳气具有固秘阴精功能。阴精与阳气相互依存、互根互用，如《素问·生气通天论》云“阴者藏精而起亟也；阳者卫外而为固也”，说明阴精需不断地供给阳气，阳气才能发挥其功能；阳气需护卫于外，阴精才能守于中而不致泄漏。只有阴气和平，阳气固密，才是正常生理，人体才有健康可言。

《素问·生气通天论》重视阳气的思想，与古代哲学中有关论点有密切关系。在《易经》中，以阳代表积极进取，阴代表消极退守，自然界万物则在阴阳的矛盾运动中产生、变化和发展。如《周易》云“大哉乾元，万物资始，乃统天”“至哉坤元，万物资生，乃顺承天”“乾知大始，坤作成物”。《春秋繁露·阳尊阴卑》认为：“阳始出，物亦始出；阳方盛，物亦方盛；阳初衰，物亦初衰。物随阳而出入。”其旨万物的生长衰亡取决于阳气的盛衰。《春秋繁露·基义》在论述阴阳二者的关系时指出：“阳之出也，常悬于前而任事；阴之出也，常悬于后而守空处。此见天之亲阳而疏阴，任德而不任刑也。”其旨阳永远处于主导地位，阴则永远处于从属地位，阴只能作为阳的对立面而存在，这是固定不变的，是天有意安排的。《春秋繁露·天辨在人》说“天下之尊卑随阳而序位，幼者居阳之所少，老者居阳之所老，贵者居阳之所盛，贱者居阳之所衰”“不当阳者臣子是也，当阳者君父是也”。认为人有贵贱之分，其尊卑随阳而序位，使阴阳加上了封建道德属性。由此可见，儒家学说注重阳气是借以论证封建社会君主的统治地位和封建道德及其伦常秩序的合理性。

【后世发挥】

1.“治病必求于本”理论

“治病必求于本”意为阴阳为自然万物之本，人为万物之一，疾病亦本于阴阳，故当求阴阳之本而治。本，此指阴阳。“治病必求于本”之“本”之所以指阴阳，因为阴阳是“天地之道也，万物之纲纪，变化之父母，生杀之本始”，而疾病的发生和发展变化的根本原因也就是阴阳的失调。要做到“治病必求于本”，就必须在诊断上诊察阴阳的失调状况，而治疗则要重视纠正阴阳的偏盛偏衰，恢复和促进其平衡协调。此句从哲学的高度提示了治疗疾病的总则，即以调节阴阳为治疗总纲。

后世医家针对此句，又从不同角度进行阐发，对“治病必求于本”的内涵加以深化，具体如下：

第一，肾阴肾阳为本。清·冯兆张在《锦囊秘录》中指出，“本”应为肾阴肾阳。其云：“人之有生，初生两肾，渐及脏腑，五脏内备，各得其职，五象外布，而成五官，为筋、为骨、为肌肉皮毛、为耳目口鼻躯设形骸，然究其源，皆此一点精气，神递变而凝成之也。充足脏腑，固注元气者，两肾主之。其为两肾之用，生生不尽，上奉无穷者，惟此真阴真阳二气而已，二气充足，其人多寿；二气衰弱，其人多夭；二气和平，其人无病；二气偏胜，其人多病；二气绝灭，其人则死。可见真阴真阳者，所以为先天之本，后天之命。两肾之根，疾病安危，皆在乎此。学者仅知本气，而不知乘乎内虚；仅知治邪，而不知调其本气；仅知外袭，而不知究其脏腑；仅知脏腑，而不知根乎两肾；即知两肾，而不知由乎二气，是尚未知求本者也。”

第二，脾肾为本。《灵枢·本神》在论述五脏虚实病变时明确提出五脏病变以脾肾为本的思想，该篇将五脏虚实所产生的病证表现分别列出，其中只有脾与肾的病变可以导致“五脏不安”。《医宗必读》亦云：“本之为言根也、源也。世未有无源之流，无根之木。澄其源而流自清，灌其根而枝乃茂，自然之经也。故善为医者，必责根本，而本有先天后天之辨。先天之本在肾，肾应北方之水，水为天一之源。后天之本在脾，脾为中宫之土，土为万物之母。”此说将“本”与先后天之本结合，从脾肾的重要性及治病必注重调理脾肾为据论之。

第三，脾胃为本。《素问·平人气象论》云“平人之常气禀于胃，胃者平人之常气也，人无胃气曰逆，逆者死”“人以水谷为本，故人绝水谷则死，脉无胃气亦死”。《素问·玉机真脏论》云：“五脏者，皆禀气于胃，胃者，五脏之本也。”均说明胃气的盛衰有无，直接关系到生命活动及生死存亡，因此元·李东垣在《脾胃论·脾胃虚实传变论》中说：“历观诸篇而参考之，则元气之充足，皆由脾胃之气无所伤，而后能滋养元气；若胃气之本弱，饮食自倍，则脾胃之气既伤，而元气亦不能充，而诸病之所由生也。”所以临床诊治疾病亦十分重视胃气，常把“保胃气”作为重要的治疗原则，其思想与这一认识有关。

第四，证之两纲六变为本。《景岳全书·求本论》云：“或因外感者，本于表也；或因内伤者，本于里也；或病热者，本于火也；或病冷者，本于寒也；邪有余者，本于实也；正不足者，本于虚也。但察其因何而起，起病之因，便是病本，万病之本，只此表里寒热虚实六者而已。”张氏又在《景岳全书·传忠录》云：“阴阳既明，则表与里对，虚与实对，寒与热对，明此六变，明此阴阳，则天下之病固不能出此八者。”可见这一观点是从辨证角度论述求“本”思想，实质上把病“本”归纳为病性（寒热）、病位深浅（表里）、邪正盛衰（虚实）和疾病证候的类别（阴阳）四方面，这一认识已经较为全面，与现今观点极为接近。

第五，病因为本。《丹溪心法》以阴阳之邪立论。其云：“将以施其疗疾之法，当以穷其受病之源。盖疾病之原，不离于阴阳之二邪也，穷此而疗之，厥疾弗瘳者鲜矣。”此是根据病邪是病证发生之源，无源则病证无由以生而论之。

总之，“治病必求于本”的原旨在于说明治病必须寻求疾病的阴阳变化规律之本，后世在此基础上进行了全面发挥。需要指出的是现代的“治病求本”之“本”是与“标”相对而言的，“治病求本”的认识主要是指治疗疾病时必须要寻求疾病的根本原因，并针对其根本原因进行治疗，是辨证论治的根本原则。疾病的标与本都是相对而言的，有多种含义，可用以说明病变过程中各种矛盾双方的主次关系。如从正邪双方来说，正气是本，邪气是标；从病因与症状来说，病因是本，症状是标；从病变部位来说，内脏是本，体表是标；从发病先后来说，旧病是本，新病是标，原发病是本，继发病为标等。也有人认为治病求本是以病机为本，或以证候为本，都可参考。

2. 重阳理论

《内经》重视阳气的理论及观点，对后世创立和发展以注重调补脾肾之阳气治疗疾病的温补学派产生了深远的影响。如赵献可在《医贯·阴阳论》中说：“夫言阴阳者，或指天地，或指气血，或指乾坤，此对待之体。其实阳统乎阴，天包乎地，血随乎气。”李中梓也在《医宗必读·水火阴阳论》中强调说：“故气血俱要，而补气在补血之先；阴阳并需，而养阳在滋阴之上。”但其中以张介宾最为代表，在《类经·疾病类》指出：“然则天之阳气，惟日为本，天无此日，则昼夜无分，四时失序，万物不彰矣。其在于人，则自表自里，自上自下，亦惟此阳气而已。人而无阳，犹天之无日，欲保天年，其可得乎？《内经》一百六十二篇，天人大义，此其最要者也，不可不详察之。”《类经附翼》据此而撰《大宝论》，提出了“阳非有余”的观点，主张以补阳为要务，云：“天之大宝只此一丸红日；人之大宝只此一息真阳。孰谓阳常有余，而欲以苦寒之物，伐此阳气，欲保生者，可如是乎？”并总结说：“夫阳主生，阴主杀，凡阳气不充，则生意不广，而况乎无阳乎？故阳惟畏其衰，阴惟畏其盛，非阴能自盛也，阳衰则阴盛矣。凡万物之生由乎阳，万物之死亦由乎阳。非阳能死物也，阳来则生，阳去则死矣。”因为阳气在人体有如此重要的作用，所以张氏十分反对滥用寒凉之品，认为寒凉之品伐此阳气，有弊而无利，因此主张治疗虚损病时，应以温补为主。为了保护人身之阳气，张介宾创立了不少温补阳气的方剂，其中以右归丸、右归饮最为著名，右归丸由大怀熟地黄、山药、山萸肉、鹿角胶、枸杞子、菟丝子、杜仲、当归、大附子、肉桂组成。若阳气虚可加人参，阳虚滑精带浊，可加补骨脂。见飧泄，肾泄者，可加肉豆蔻；腹痛不止，可加吴茱萸；呕恶吞酸，可加干姜等。该方是在八味地黄丸基础上化裁而成，去掉八味丸中的茯苓、泽泻、牡丹皮等渗泄之品，使其温补阳气之力更专，再加入杜仲、菟丝子等品，使温补阳气之力更宏，又加入鹿角胶、枸杞子之类，于阴中求阳，使精中生气，达到阴生阳长、温补阳气的目的。右归饮由大怀熟地黄、山药、山萸肉、炙甘草、枸杞子、肉桂、杜仲、制附子组成。气虚血脱，可加人参；火不生土，呕恶吞酸，可加炮姜；阳痿中虚，泄泻不止，加参附同用，或加肉豆蔻；小腹疼痛，可再加吴茱萸；淋浊白带，再加补骨脂等。此方较右归丸少鹿角胶、菟丝子、当归，加炙甘草，方中减少填精补血之品，使温阳之力更强，因此，运用于命门之阳衰阴盛。右归丸与右归饮二方，较八味地黄丸温补阳气之力量更强，同时更加重视精气互根之理，这两张名方的创立，为后世温补阳气提供了有益的经验。

【注家争鸣】

1. “阳生阴长，阳杀阴藏”的理解

马莳注：然天虽主阳，而阳中有阴，故其于万物之生长也，阳生之而阴长之；地虽主阴，其于万物之杀藏，阳杀之而阴藏之。

张介宾注：此即四象之义，阳生阴长，言阳中之阴阳也；阳杀阴藏，言阴中之阴阳也。盖阳不独立，必得阴而后成，如发生赖于阳和，而长养由乎雨露，是阳生阴长也；阴不自专，必因阳而后行，如闭藏因于寒冽，而肃杀出乎风霜，是阳杀阴藏也。……一曰：阳之和者为发生，阴之和者为成实，故曰阳生阴长。阳之亢者为焦枯，阴之凝者为固闭，故曰阳杀阴藏。此以阴阳之淑慝言，于义亦通。

李中梓注：阳生阴长，此阴阳之治也……阳杀阴藏，此阴阳之乱也。

张志聪注：春夏者，天之阴阳也，故主阳生阴长。秋冬者，地之阴阳也，故主阳杀阴藏。

姚绍虞注：此二句，注既不明，即《新校正》言阴长阳杀之义，或以为疑。窃谓其义亦易明，疑之者非也。阴长者，坤土之栽培，女子之胎息，即下成形之义是也。阳杀者，盛夏之酷烈，铄石流金，万物焦灼，阳极而亢。

[按]

关于“阳生阴长，阳杀阴藏”的基本含义历代医家认识不太一致，争鸣纷起。首先，

以张志聪为代表的医家认为，“阳生阴长，阳杀阴藏”是阴阳之治，即万物的春生、夏长、秋收、冬藏的正常生长规律。其次以马莳、张介宾为代表的医家，认为是阴阳互涵之义。三是以李中梓为代表的医家，认为“阳生阴长”是阴阳之治，“阳杀阴藏”是阴阳之乱。阳生阴长是事物在四时中的春生、夏长、秋收、冬藏正常规律，阳杀阴藏则是亢阳杀戮。至于姚氏认为阳杀阴藏是各种阳邪亢盛、火热伤阴的病理改变，略脱离原文主旨。综上所述，以上各家的不同发挥，以张介宾的观点稍全，说明经文的要旨在于既指出阴阳的可分性即阴阳之中更分阴阳，又阐明了阴阳之间的相反相成的对立统一关系。

2. “寒极生热，热极生寒”的理解

吴崑注：阴极则阳生，阳极则阴生。

马莳注：吾人有寒，寒极则生而为热，如今伤寒而反为热证者，此其一端也；吾人有热，热极则生而为寒，如今内热已极，而反生寒栗者，此其一端也。

张介宾注：阴寒阳热，乃阴阳之正气。寒极生热，阴变为阳也，热极生寒，阳变为阴也。

李中梓注：冬寒之极，将生春夏之热，冬至以后，自复而之乾也；夏热之极，将生秋冬之寒，夏至以后，自复而之坤也。

姚绍虞注：阴盛之极，格阳于外，虚火浮动，躁扰如狂，阴证似阳之类，非真热也，寒之极也；阳盛于内，火闭不通，四支厥冷，甚或战栗，阳证似阴之类，非真寒也，热之极也。所以者何？物极则变，病似乎异而理则不易，此从治之法所由起也。

［按］

历代医家有从阴阳相互转化而言，有寒热真假而言，但都不如李中梓解释符合经旨。自然界一年四季的交替，恰是最能体现“寒极生热，热极生寒”规律的“天地之道”。

3. “两阳合明”“两阴交尽”的理解

（1）“两阳合明”方面

吴崑注：《灵枢》云：丙主左手之阳明，丁主右手之阳明，此两火并合，故为阳明。辰者三月，主左足之阳明，巳者四月，主右足之阳明，此两阳合于前，故曰阳明。

张介宾注：两阳合明，阳之盛也。《阴阳系日月》曰：辰者三月，主左足之阳明；巳者四月，主右足之阳明，此两阳合于前，故曰阳明……丙主左手之阳明，丁主右手之阳明，此两火并合，故为阳明。又张介宾注《灵枢·阴阳系日月》：然则一岁之阳，会于上半年之辰巳两月，是为两阳合于前，故曰阳明。阳明者，言阳盛之极也。

张志聪注：《阴阳系日月》曰：寅者，正月之生阳也，主左足之少阳；未者，六月，主右足之少阳；卯者，二月，主左足之太阳；午者，五月，主右足之太阳；辰者，三月，主左足之阳明；巳者，四月，主右足之阳明。此两阳合于前，故曰阳明。夫阳明主阳盛之气，故多气而多血。

高世栻注：有少阳之阳，有太阳之阳，两阳相合而明，则中有阳明也。

（2）“两阴交尽”方面

马莳注：此明三阴三阳及阳明厥阴之义也。帝承上文而问阴阳止二，今曰少阳、太阳、阳明，少阴、太阴、厥阴，而皆列之为三者何也？伯言太阴为正阴，而次少为少阴，又次为厥阴；太阳为正阳，而次少为少阳，又次为阳明。以其气有多少异用，故各有三者之分耳。《天元纪大论》云：何谓气有多少？鬼臾区曰：阴阳之气，各有多少，故曰三阴三阳也。然少、太之义易知，而阳明、厥阴之疑未释。伯言足之十二经，合于十二月。故寅者，正月之生阳也，主左足之少阳，六月建未，则为右足之少阳，皆两足第四指脉气所行也。二月建卯，主左足之太阳，五月建午，则为右足之太阳，皆足小指外侧已上脉气所行也。三月建辰，主左足之阳明，四月建巳，则为右足之阳明，皆两足次指已上脉气所行也。然正、二、五、六月为少阳、太阳，而三、四为辰、巳月，居于其中，则彼两阳合明于其前，故曰阳明也。七月建申，主阴之生，主右足之少阴，而十二月建丑，则为左足之少阴，皆两足心以上脉气所行也。八月建酉，主右足之太阴，而十一月建子，则为左足之太阴，皆两足大指内侧已上脉气所行也。九月建戌，主右足之厥阴，而十月建亥，则为左足之厥阴，皆两足大指外侧已上脉气所行也。然七、八、十一、十二月为少阴、太阴，而九、十为戌、亥月，则为两足之阴已尽，故曰厥阴也。厥者，尽也。大义见《灵枢·阴阳系日月》。

张介宾注：厥，尽也。两阴交尽，阴之极也。《阴阳系日月》曰：戌者九月，主右足之厥阴；亥者十月，主左足之厥阴。此两阴交尽，故曰厥阴。详经络类三十四。又张介宾注《灵枢·阴阳系日月》：然则一岁之阴，会于下半年之戌亥两月，是为两阴交尽，故曰厥阴。厥者，尽也，阴极于是也。

张志聪注：前论曰：申者，七月之生阴也，主右足之少阴；丑者，十二月，主左足之少阴；酉者，八月，主右足之太阴；子者，十一月，主左足之太阴；戌者，九月，主右足之厥阴。亥者，十月，主左足之厥阴。此两阴交尽，故曰厥阴。夫厥阴主于阴尽，而一阳始蒙，气之微者也，故为阴中之少阳而少气。

高世栻注：从少而太，则中有阳明，由太而少，则终有厥阴。有太阴之阴，有少阴之阴，两阴交尽，而有厥阴也。

张琦注："两阳合明""两阴交尽"，义俱未详。

[按]

《内经》虽然根据阴阳之气的多少、盛衰创造性地将阴阳分为三阴三阳，其目的也是为了更精确地运用阴阳学说分析自然界的种种气象变化、人体复杂的生命活动现象及人与自然界的关系，但是关于"阳明""厥阴"的确切含义，各注家大多依据《灵枢·阴阳系日月》解，义理费解。张介宾又从一二三阴阳"数各不同，故气亦有异"来说，似可以。阳明为二阳，居太少之中，故为阳明；厥阴为一阴，居太少之后，故为厥阴。而此处阴阳气的含量是以"阳"作为衡量标准。总之这一问题现依旧是当前悬而未决的难题，有待进一步考证。

第三节　五行学说

五行学说是战国至秦汉时期很有影响的哲学思想。"五行"一词，最早见于《尚书》。《尚书·洪范》云："水火者，百姓之所饮食也；金木者，百姓之所兴作也；土者，万物之所资生，是为人用。"五行主要指"五性"，即木曰曲直、火曰炎上、土爰稼穑、金曰从革、水曰润下五种基本功能属性。五行学说则将五行归纳自然界具有不同性质和作用的事物与现象，并用五行生克制化、胜复乘侮等关系说明它们之间繁纷复杂的联系。《内经》对五行学说的应用，主要是以五行的特性、关系来认识人体脏腑组织的功能属性及其相互联系，阐释其生理功能和病理变化，指导疾病的诊治、预防，分析和掌握药物的作用机理。此外，五行学说还在天人观、“四时五脏阴阳”整体观等理论的形成中发挥着重要作用。五行学说也成为中医学理论体系的重要组成部分。

【原文导读】

07301　天地之间，六合之内，不离于五①，人亦应之②。（《灵枢·阴阳二十五人》）

07302　木得金而伐，火得水而灭，土得木而达③，金得火而缺，水得土而绝，万物尽然，不可胜竭。（《素问·宝命全形论》）

07303　亢则害，承乃制④，制则生化⑤，外列盛衰⑥，害则败乱，生化大病⑦。（《素问·六微旨大论》）

07304　帝曰：病生之变何如？岐伯曰：气相得则微，不相得则甚⑧。帝曰：主岁⑨何如？岐伯曰：气有余，则制己所胜而侮所不胜⑩；其不及，则己所不胜

---

① 不离于五：仇汝霖注：“天地之间，不离于五者，天有五色五气，五时五音，地有五方五行，五运五味也。”

② 人亦应之：马莳注：“彼谓天地之间，太极分为阴阳，阴阳分为五行，故五行一阴阳，阴阳一太极，所以天地人之理，举不外乎五行，而人身与之相应。”

③ 土得木而达：张志聪注：“此得所胜之气而为制化也。”于鬯注：“《说文·辵部》：‘达，行不相遇也。’行不相遇为达字本义，则达之本义竟是不通之谓。”

④ 亢则害，承乃制：张介宾注：“亢者，盛之极也。制者，因其极而抑之也。盖阴阳五行之道，亢极则乖，而强弱相残矣。故凡有偏盛，则必有偏衰，使强无所制，则强者愈强，弱者愈弱，而乖乱日甚。所以亢而过甚，则害乎所胜，而承其下者，必从而制之。此天地自然之妙，真有莫之使然而不得不然者。天下无常胜之理，亦无常屈之理。”

⑤ 制则生化：张介宾注：“夫盛极有制则无亢害，无亢害则生化出乎自然。”

⑥ 外列盛衰：张志聪注：“外列盛衰者，谓外列主岁之气，有盛有衰。”张介宾注：“当盛者盛，当衰者衰，循序当位，是为外列盛衰。”

⑦ 害则败乱，生化大病：张介宾注：“亢而无制，则为害矣。害则败乱失常，不生化正气而为邪气，故为大病也。”

⑧ 气相得则微，不相得则甚：张介宾注：“五行之气，化有不同，天干所临，是为五运；地支所司，是为六气，五运六气，皆有主客之分。”“主客相遇，上下相临，气有相得不相得，则病变由而生矣。相得者，如彼此相生则气和而病微；不相得者，如彼此相克则气乖而病甚也。”

⑨ 主岁：张介宾注：“谓五运六气各有所主之岁也。”

⑩ 气有余，则制己所胜而侮所不胜：王冰注：“木余，则制土，轻忽于金，以金气不争，故木恃其余而欺侮也。”

侮而乘之，己所胜轻而侮之[①]。侮反受邪[②]。侮而受邪，寡于畏也[③]。（《素问·五运行大论》）

07305　东方生风[④]，风生木[⑤]，木生酸[⑥]，酸生肝[⑦]，肝生筋[⑧]，筋生心[⑨]，肝主目[⑩]。其在天为玄，在人为道，在地为化；化生五味，道生智，玄生神[⑪]。神在天为风，在地为木，在体为筋，在脏为肝，在色为苍[⑫]，在音为角[⑬]，在声为呼[⑭]，在变动为握[⑮]，在窍为目，在味为酸，在志为怒[⑯]。怒伤肝[⑰]，悲胜怒[⑱]；

① 其不及，则己所不胜侮而乘之，己所胜轻而侮之：张介宾注："木气不足，则己所不胜者，乘虚来侮，而金令大行；己所胜者，因弱相轻，而土邪反甚也。"

② 侮反受邪：张志聪注："此言乘侮而反受其复也。如岁木不及，则所不胜之金气侮而乘之，而金反自虚其位矣。至秋令之时，金气虚而反受木之子气来复，则火热烁金，所谓侮反受邪也。"

③ 寡于畏也：张介宾注："五行之气，各有相制，畏其所制，乃能守位，寡于畏则肆无忌惮，而势极必衰，所以反受其邪。"

④ 东方生风：张介宾注："风者天地之阳气，东者日升之阳方，故阳生于春，春王于东，而东方生风。"

⑤ 风生木：王冰注："风鼓木荣，则风生木也。"

⑥ 木生酸：王冰注："凡物之味酸者，皆木气之所生也。《尚书·洪范》曰：曲直作酸。"

⑦ 酸生肝：吴崑注："酸味养肝。"

⑧ 肝生筋：丹波元简注："《五行大义》云：元命苞曰：筋有枝条，象于木也。"

⑨ 筋生心：王冰注："《阴阳书》曰：木生火。然肝之木气，内养筋已，乃生心也。"

⑩ 肝主目：张介宾注："目者肝之官也。"张志聪注："肝气通于目，肝和则目能辨五色，故目为肝所主。"

⑪ 其在天为玄……玄生神：吴崑注："高远之中，无有而无不有，玄生神也。其在天为玄至此六句，惟此东方有之，其余诸方皆无对举之文者，以东方为生物之始，可以冠乎他方，譬之元统众善，而能该乎亨利贞也。《天元纪大论》以此六句为变化之用，冠于五行之上，可以互观矣。"丹波元简注："据下文例，'在天'以下二十三字，系于衍文，且与肝脏不相干，宜删之。案：此二十三字，全在《天元纪大论》。《天元纪大论》与本篇多同文，故此误错也。《五运行大论》五方配当，全与此同文，而此二十三字亦有在东方下，其误来久矣，可笑。"

⑫ 在色为苍：王冰注："苍谓薄青色，象木色也。"丹波元简注："苍，草色也。王谓薄青色，可疑。"

⑬ 在音为角：王冰注："角谓木音，调而直也。《乐记》曰：角乱则忧，其民怨。"

⑭ 在声为呼：张介宾注："怒则叫呼。"

⑮ 在变动为握：吴崑注："木之变也，是为搐搦。"张介宾注："握同搐搦，筋之病也。"

⑯ 在志为怒：吴崑注："肝为将军之官，故主怒。"

⑰ 怒伤肝：张介宾注："怒出于肝，过则伤肝。"

⑱ 悲胜怒：《新校正》云："详五志云怒喜思忧恐，悲当云忧，今变忧为悲者，盖以恚忧而不解则伤意，悲哀而动中则伤魂，故不云忧也。"吴崑注："悲为肺之志，金能胜木，故悲能胜怒。"

风伤筋①，燥胜风②；酸伤筋③，辛胜酸④。

南方生热，热生火，火生苦，苦生心，心生血⑤，血生脾⑥，心主舌⑦。其在天为热，在地为火，在体为脉，在脏为心，在色为赤，在音为徵⑧，在声为笑⑨，在变动为憂⑩，在窍为舌，在味为苦，在志为喜。喜伤心，恐胜喜；热伤气⑪，寒胜热；苦伤气⑫，咸胜苦。

中央生湿⑬，湿生土，土生甘，甘生脾，脾生肉，肉生肺，脾主口。其在天为湿，在地为土，在体为肉，在脏为脾，在色为黄，在音为宫⑭，在声为歌⑮，在变动为哕⑯，在窍为口，在味为甘，在志为思。思伤脾，怒胜思；湿伤肉，风胜湿；甘伤肉，酸胜甘。

西方生燥，燥生金，金生辛，辛生肺，肺生皮毛，皮毛生肾，肺主鼻。其在天为燥，在地为金，在体为皮毛，在脏为肺，在色为白，在音为商⑰，在声为

---

① 风伤筋：王冰注："风胜则筋络拘急。"吴崑注："同气相求，自伤其类。"

② 燥胜风：王冰注："燥为金气，故胜木风。"

③ 酸伤筋：张介宾注："酸走筋，过则伤筋而拘挛。"张志聪注："能养我者，亦能伤我也。"

④ 辛胜酸：王冰注："辛金味，故胜木酸。"

⑤ 心生血：张志聪注："血乃中焦之汁，奉心神而化赤，故血者神气也。"

⑥ 血生脾：王冰注："《阴阳书》曰：火生土。然心火之气，内养血已，乃生脾土。"

⑦ 心主舌：王冰注："心别是非，舌以言事，故主舌。"吴崑注："舌为心之苗，故主舌。"

⑧ 在音为徵：王冰注："徵谓火音，和而美也。《乐记》曰：徵乱则哀，其事勤。"

⑨ 在声为笑：张介宾注："喜则发笑，心之声也。"

⑩ 在变动为憂：吴崑注："心有余则笑，不足则忧。"于鬯注："此憂字盖当读为嚘。心之变动为嚘，与下文言肺之志为忧者不同。忧既为肺志，自不应复为心之变动也。"

⑪ 热伤气：张志聪注："热则气泄，故热伤气。"

⑫ 苦伤气：《新校正》云："详此篇论所伤之旨，其例有三；东方云风伤筋酸伤筋，中央云湿伤肉甘伤肉。是自伤者也。南方云热伤气苦伤气，北方云寒伤血咸伤血，是伤己所胜。西方云热伤皮毛，是被胜伤己，辛伤皮毛，是自伤者也。凡此五方所伤，有此三例不同，《太素》则俱云自伤。"张介宾注："苦从火化，故伤肺气，火克金也。又如阳气性升，苦味性降，气为苦遏，则不能舒伸，故苦伤气。"森立之注："当云'热伤血'，反曰'热伤气'，《五运行论》亦尔。当云'苦伤血'，反曰'苦伤气'。《五运行论》亦尔。"丹波元简注："二'气'字，依《太素》作'脉'，义极稳。"

⑬ 中央生湿：王冰注："阳气盛薄，阴气固升，升薄相合，故生湿也。《易义》曰：阳上薄阴，阴能固之，然后蒸而为雨，明湿生于固阴之气也。"张志聪注："中央主土，而灌溉四旁，故生湿。"

⑭ 在音为宫：王冰注："宫谓土音，大而和也。《乐记》曰：宫乱则荒，其君骄。"

⑮ 在声为歌：王冰注："歌，叹声也。"张介宾注："得意则歌，脾之声也。"张志聪注："脾志思，思而得之，则发声为歌。"姚绍虞注："歌生于喜，故人乐则歌，愁则叹。注以歌为叹声，误矣。"

⑯ 在变动为哕：王冰注："哕谓哕噫，胃寒所生"《新校正》云："详王谓哕为哕噫，噫非哕也。按杨上善云：哕，气忤也。"张介宾注："哕，于决切，呃逆也。"张志聪注："气逆于肺胃之间则为哕，胃之上肺之下，脾之分也，故脾气变动则为哕。"

⑰ 在音为商：王冰注："商谓金声，轻而劲也。《乐记》曰：商乱则陂，其宫坏。"

哭，在变动为咳[①]，在窍为鼻，在味为辛，在志为忧[②]。忧伤肺，喜胜忧；热伤皮毛，寒胜热[③]；辛伤皮毛，苦胜辛。

北方生寒，寒生水，水生咸，咸生肾，肾生骨髓，髓生肝，肾主耳。其在天为寒，在地为水，在体为骨，在脏为肾，在色为黑，在音为羽[④]，在声为呻[⑤]，在变动为栗[⑥]，在窍为耳，在味为咸，在志为恐。恐伤肾，思胜恐；寒伤血[⑦]，燥胜寒；咸伤血，甘胜咸。(《素问·阴阳应象大论》)

【经旨阐释】

1. 五行学说的基本内容

《内经》认为，自然界的所有事物和现象均可划分为五类，分属于五行。五行之间存在着生克、制化、乘侮、胜复等关系，可藉此解释自然界事物间各种复杂的变化现象及其相互关系。生克是五行间正常的相互资生、相互制约的关系；乘是相克太过，侮是反克，是事物间关系反常的表现；制化与胜复则是五行在相互关系发生紊乱时的自我调节机制，其中制化是针对过亢的正常反应，通过制化使事物之间恢复平衡而达到正常生化；胜复则说明一方过胜，总有被报复的结果。在《内经》中，生克乘侮多用于解释医学基本理论，而制化与胜复主要用于五运六气学说，说明气象、气候循环往复的现象。

另外，关于五行相互资生和相互制约的关系说明如下：相生有两种情况，一是五行之间相生，如筋（肝、木）生心、血（心、火）生脾等；二是同行内相生，如东方生风，风生木，木生酸，酸生肝等。相克即五行间相互制约，如悲胜怒、燥胜风等。五行相生相克理论反映了自然界事物间存在的正常的资生和制约关系。事物之间既相互依赖、相互资生，又相互制约，构成一个稳定的整体系统。如果五行生克关系紊乱，就会导致这种稳定状态的破坏，在人则引起疾病。因此，掌握五行生克规律，对于理解人体生理病理规律，指导疾病诊断，确定防治法则是十分重要的。

2. "四时五脏阴阳"观

《内经》应用取象比类的方法，以五行为中介，根据其物象特征，按照功能、行为相应

---

① 在变动为咳：王冰注："咳谓咳嗽，所以利咽喉也。"

② 在志为忧：王冰注："忧，深虑也。"张介宾注："肺之志也。金气惨凄，故令人忧。《宣明五气篇》曰：并于肺则悲。"李中梓注："金气燥栗，故令人忧，忧甚则悲矣。"

③ 热伤皮毛，寒胜热：《新校正》云："按《太素》作'燥伤皮毛，热胜燥'。又按王注《五运行大论》云：火有二别。故此再举热伤之形证。丹波元简注："据《太素》'热'作'燥''寒'作'热''热'作'燥'，为是。"

④ 在音为羽：王冰注："羽谓水音，沉而深也。《乐记》曰：羽乱则危，其财匮。"

⑤ 在声为呻：张介宾注："气郁则呻吟，肾之声也。"张志聪注："呻者，伸也。肾气在下，故声欲太息而伸出之。"

⑥ 在变动为栗：王冰注："栗谓战栗，甚寒大恐而悉有之。"

⑦ 寒伤血：王冰注："寒则血凝，伤可知也。"《新校正》云：按《太素》'血'作'骨'。张介宾注："寒则血凝涩，故寒伤血。《阴阳应象大论》云：寒伤形。盖形即血也。"

或相似的原则，将人体与自然界进行归类联系，建立了以五脏为主体，外应五时五气的五个功能活动系统，勾画出了《内经》理论体系中“四时五脏阴阳”系统结构（表7-1）。“四时五脏阴阳”系统结构，体现了《内经》“天人合一”的思想，对于医学理论的形成和临床辨证论治均有重要的意义。这一理论确立了人体五脏系统的联系结构，奠定了人是一个以五脏为中心有机整体的基本认识。以五脏为中心的各个系统之间通过五行生克和经脉联络，在生理上相互依赖、相互制约，在病理上相互影响。同时，这一理论将人的生命活动与自然变化有机地联系起来，说明了人体与自然界相互收受通应的密切关系。

表7-1　人体内外相应系统结构表

阴阳		阳		阴		
五行		木	火	土	金	水
自然界	方位	东	南	中	西	北
	气候	风	热	湿	燥	寒
	五味	酸	苦	甘	辛	咸
	五色	青	赤	黄	白	黑
	五音	角	徵	宫	商	羽
人体	五脏	肝	心	脾	肺	肾
	五窍	目	舌	口	鼻	耳
	五体	筋	脉	肉	皮毛	骨
	五声	呼	笑	歌	哭	呻
	五志	怒	喜	思	忧	恐
	病变	握	忧	哕	咳	栗

3. 五行学说的基本应用

五行学说作为中医学重要的思维方法，在认识人体生命活动中得到了广泛的应用，主要体现在以下几个方面：

第一，是用于说明五脏的生理功能及其相互联系。首先，五行学说将人体的五脏分别纳入五行系统之中，以五行的特性来说明五脏的生理功能及特征。如木性曲直，枝叶条达，具有向上及向外升发、生长、舒展的特性；肝属木，故喜条达而恶抑郁，有疏通气血、调畅情志的功能，亦曰肝主疏泄。火性温热、炎上升腾、光明；心属火，故心主血脉以生血并通过经脉濡养全身，心阳温煦与肢体寒温相关，心主神明而为脏腑之主。土性敦厚，生养和承载万物；脾属土，故脾主运化水谷，化生精微物质以营养脏腑形体，为人体气血生化之源。金性清净、肃杀、收敛；肺属金，故肺气有下降之性，能清除废物，保持人体的洁净。水性滋润，有下行、闭藏等特性；肾属水，故肾能藏精，滋润全身，并有主水液的功能。其次，构建天人一体的五脏系统。五行学说以五行特性为依据，运用事物的五行归类方法，将人体的六腑、形体、官窍、情志等分别与五脏相联系，构建了以五脏为中心的五大功能系统，体现了人体是一个有机的整体；同时又将自然界的五方、五时、五气、五化、五色、五味等与人体中的五脏系统联系起来，体现了人与自然环境的统一性，表达了人与天地相应的整体观念。再次，说明五脏之间的生理联系。五行学说运用五行生克制化规律，阐释五脏生理功能的内在联系。五脏之间的相互资生关系是：肝木生心火，心火生脾土，脾土生肺金，肺金生肾水，肾水生肝木。五脏之间的相互制约关系是：肾水克心火，心火克肺金，肺金克肝木，肝木克脾土，脾土克肾水。当然，事实上，五脏中的任何两脏之间，既存在着相互资生、助长、协同的相生关系，同时又存在着相互抑制、制约、拮抗的相克关系。相生、相克在任何两脏的关系之中都可能是双向同时进行的。

第二，是用于说明人体发病及五脏病变的相互影响。首先，五行学说根据“同气相求”的原理，即同一行的事物与现象之间有着相互感应的关系，可以说明多种病因与人体发病的关系。如《素问·阴阳应象大论》云“怒伤肝”“喜伤心”“忧伤肺”“思伤脾”“恐伤肾”“风伤筋”“酸伤筋”“热伤气”“苦伤气”“湿伤肉”“甘伤肉”“燥伤皮毛”“辛伤皮毛”“寒伤骨”“咸伤骨”等。其次，以五行生克的异常，即母子相及与相乘相侮可以说明五脏病变的相互影响。如肾阴不足不能滋养肝木，导致肝阴虚而阴不制阳，出现肝阳上亢，这一病理演变过程称为“水不涵木”，属母病及子。又如肝气郁结或肝气上逆，影响脾胃的运化功能，而出现胸胁苦满、脘腹胀满、泛酸、泄泻等，则为木旺乘土（肝气乘脾）；反之，先有脾胃虚弱，不耐肝气克伐，而出现头晕乏力、纳呆嗳气、胸胁胀满、腹痛泄泻等，则为土虚木乘（脾虚肝乘）等。

综上所述，五行学说在人体生命活动现象中的应用，主要是以五行的特性、关系来认识人体脏腑组织的功能属性及其相互关系，阐释其生理功能和病理变化，具体就是以五行的特性来分析研究机体的脏腑、经络等组织器官的五行属性；以五行之间的生克制化来分析研究机体的脏腑、经络的生理功能及其相互关系；以五行之间的乘侮来阐释病理下的相互影响。此外，五行学说还在天人观、“四时五脏阴阳”整体观等理论的形成中发挥了重要作用。

【后世发挥】

亢害承制理论

《素问·六微旨大论》所云“亢则害，承乃制，制则生化，外列盛衰，害则败乱，生化大病”，是指六气变化过程中出现太过时，所表现的一种内在的调节机制。《素问·六微旨大论》从运气学说的角度，对六气相承的自然现象做了具体的论述，指出：“相火之下，水气承之；水位之下，土气承之；土位之下，风气承之；风位之下，金气承之；金位之下，火气承之；君火之下，阴精承之。”唐代王冰借用自然现象解释亢害承制，如“热盛水承，条蔓柔弱，凑润衍溢，水象可见”，说明各种正常的生化过程和自然现象均寓有“承制”之理。就自然五行系统结构来看，王冰重点揭示了五行之间可以通过承制关系而维持五行系统结构的动态平衡，含有深刻的生态平衡之理。

王履认为“亢而自制”是人体生理活动协调统一的内在机制，他在《医经溯洄集》中专列“亢则害承乃制论”，认为“亢则害，承乃制”是“造化之枢纽”“承，犹随也……而有防之之义存焉；亢者，过极也；害者，害物也；制者，克胜之也。然所承也，其不亢，则随之而已，故虽承而不见；既亢，则克胜以平之，承斯见矣……盖造化之常，不能以无亢，亦不能以无制焉耳”。而且“亢则害，承乃制之道，盖无往而不然也。惟其无往而不然，故求之于人，则五脏更相平也”。若“亢而不能自制”，则发而为病，故用汤液、针石、导引之法以助之，制其亢而除其害。

刘完素发挥了《内经》有关气候变化与人体生理病理相关的学说，将亢害承制理论与人体五脏病变相联系，并以此来解释疾病变化中本质与现象的关系。他认为人体和自然界万物相同，都存在亢害承制的道理。其在《伤寒直格·主疗》中指出“殊不知一身之内，寒暑燥湿风火六气，浑而为一，两停则和平，一盛一衰，病以生也”，认为内生六气失去承制关系所出现的盛衰变化，乃是人体的基本病理机制。但他所言承乃指五行中的相克属正常的生理活动，制则是五行中相侮的异常变化，与《素问·六微旨大论》所言含义稍有区别。刘氏已明确地认识到六气偏亢过极，尚可出现本质与现象不一致的特殊病理情况，即呈现出假象，“所谓木极似金，金极似火，火极似水，水极似土，土极似木者也。故《经》曰：亢则害，承乃制，谓己亢过极，则反似胜己之化也。俗未之知，认似作是，以阳为阴，失其意也。”（《素问玄机原病式·自序》）而之所以出现假象，则是由于己亢过极，胜己一方承而制之所致。因此，假象的出现也就表现出相应的规律性，如湿气过极而见筋脉强直，即“土极似木”等。刘氏的上述见解，不仅阐明了疾病本质与现象之间的内在联系，同时也告戒人们对于这种“胜己之化”所致的病理假象，在诊断上要详加辨识，而不能“认似作是，以阳为阴”；在治疗上“当泻其过甚之气，以为病本，不可反误治其兼化也”（《素问玄机原病式·寒类》）。可见，刘氏对亢害承制理论的诠释，不仅阐发了中医病机理论，而且对临床诊断与治疗也有重要的启迪作用。刘氏亢害承制论病机已涉及了有关疾病的治疗问题。

虞抟提出一元、六元说与子来救母的观点，以阐释亢害承制的理论。《医学正传·医学或问》云：“制者，制其气之太过也；害者，害承者之元气也。夫所谓元气者，总而言之，谓之一元；分而言之，谓之六元。一元者，天一生水，水生木，木生火，火生土，土生金，金复生水，循环无端，生生不息。六元者，水为木之化元，木为火之化元，火为土之化元，土为金之化元，金为水之化元，亦运化而无穷也。假如火不亢，则所承之水，随之而已；一有亢极，则其水起以平之，盖恐害吾金元之气，子来救母之意也。六气皆然。此五行胜复之理，不期然而然者矣。”虞抟以子来救母之理阐发亢害承制的理论，进一步为运用亢害承制的理论指导临床治疗奠定了基础。

李中梓在《删补颐生微论·化源论》中，从治病求本的原则出发，依据亢害承制的理论，提出了“资其化源”及“平其所复，扶其不胜”的治则，并针对病证的不同情况，阐述了具体的治疗方法，如“脾土虚者，必温燥以益火之源”，此治虚之本也；“木欲实，金当平之”，此治实之本也；“金为火治，泻心在保肺之先”，此治邪之本也；“金太过，则木不胜而金亦虚，火来为母复仇”，皆亢而承制，法当平其所复，扶其不胜，此治复之本也。

张志聪在《黄帝内经素问集注》中，依据五行生克制化之理对亢害承制论做了进一步阐发，他认为：“盖五行之中，有生有化，有制有克，如无承制而亢极则为害，有制克则生化矣……如木位之下，乃阳明燥金，太阳寒水母子之气以承之，母气制之，则子气生化其木矣。”也就是说，如当金旺克木时，金之子水可以生木，以免木被金过分克制；而被克之木，可以克制金之母土，使其不能生金，以抑制过旺之金。这样生制相随，五行之间就可以保持一种动态平衡。

综上所述，“亢则害，承乃制”讨论五行学说的普遍适用性。正常情况下，包括人体在内的自然界处于阴阳五行的动态平衡之中，但由于阴阳的互相对立消长，故一方偏盛必致一方偏衰，而五行的相克互制也会出现“气有余，则制己所胜而侮所不胜；其不及，则己所不胜侮而乘之。”阴阳五行的失常必然导致自然界以至人体等复杂系统的动态平衡遭受破坏，这就是“亢则害”“害则败乱，生化大病”但自然界及人体也有自我调节功能即“承乃制，制则生化”。总之，自然界事物内部的阴阳五行关系处于相互制约、相互促进的动态平衡中，从而维护事物的相对稳定，所以，我们力争要做到“承乃制”，避免“亢则害”。后世发挥的亢害承制论即肇源于《内经》运气学说，主要说明气候变化的内在调节机制。后世医家将自然现象与人体生命活动相联系，类比推论用以说明人体生理活动及病理变化，并进而指导对疾病的治疗。可见，历代医家对亢害承制论的阐发促进了中医理论的发展，丰富了中医临床诊治的思路。

【注家争鸣】

“燥胜寒”的理解

王冰注：燥从热生，故胜寒也。

《新校正》曰：按《太素》“燥”作“湿”。

吴崑注：燥则水涸，故胜寒。

张志聪注：燥主秋热之令，故能胜寒。

姚绍虞注：燥为热化，寒从水生，水本胜火，燥何以胜寒？然寒多则气不温而血为病，必用辛温之味以灵燮沉寒，于是阴凝之气化为阳和矣。

张琦注：燥谓阳明胃也，阳明以戊土而从燥金化气，故能胜寒，非谓金气胜水也。《太素》作“湿”非是，土湿则不能胜水。

丹波元简注：据《太素》“血”作“骨”“燥”作“湿”，为是。张云，若以五行正序，当云湿胜寒，但寒湿同类，不能相胜，故曰燥胜寒也。诸所不同如此，盖因其切要者为言也，此说却难凭。

［按］

关于“燥胜寒”，现在一般是据上文例，又有《太素》遗文为证，改作“湿胜寒”，但是寒湿同类问题也的确困扰历代医家，所以历代医家多从“燥胜寒”而论，临床也有所应用。

第八章 《内经》的生命观

生命观是人类对生命现象长期观察、思考所形成的观点。在“人与天地相参”思路的指引下，《内经》把人放在宇宙自然中来考察，认为人是大自然的产物和有机组成部分，提出“生气通天”的论断，形成了天人相互联系、相互制约的生命整体观；在古代哲学精气学说的影响下，《内经》将人视为天地精气聚合的产物，而生命现象就是精气升降出入运动的过程和结果。就人而言，生命直接来源于父母的先天之精，又经后天精气的滋养而发育成人，但是在生长发育过程中，精、气、神是维系生命的三宝。精是生命的物质基础，气是生命的动力，神是生命的主宰。精、气、神三者密不可分，三者协调统一，维持“形与神俱”的正常生命状态。

第一节 生命起源

《内经》秉承了先秦两汉有关宇宙及生命本原的哲学思想，运用精气学说、阴阳五行学说来阐释生命现象，确立了具有中国传统科学特色的生命观。《内经》认为“太虚”是万物生命起源的舞台，这种将自然万物，无论是日月星辰，还是天地阴阳、昼夜寒暑等，都本原于“太虚”产生元气的理论，实际是我国古代哲学思想中，精气为世界本原理论的一种反映。《内经》认为生命起源于天地之气，又依赖天地之气的供养而存在。人为万物之灵，亦为自然界的产物，其生成、生长都与自然之气息息相关。大自然为人类生存及生命演化提供适宜环境与物质基础，天地的五气、五味由人体受纳，经脏腑气化而生精血津液等生理物质，在此基础上，人类特有的精神活动随即产生，也体现了《内经》惟物生命观。

【原文导读】

08101 在天为气①，在地成形②，形气相感而化生万物矣。（《素问·天元纪大论》）

---

① 气：王冰注：“气，谓风热湿燥寒。”

② 形：王冰注：“形，谓木火土金水。”

08102　天复地载，万物悉备，莫贵于人①，人以天地之气生，四时之法成②。

夫人生于地，悬命于天③，天地合气，命之曰人④。人能应四时者，天地为之父母⑤；知万物者，谓之天子⑥。(《素问·宝命全形论》)

08103　天之在我者德也，地之在我者气也⑦。德流气薄而生者也⑧。(《灵枢·本神》)

08104　天食人以五气，地食人以五味。五气入鼻，藏于心肺⑨，上使五色修明，音声能彰⑩。五味入口，藏于肠胃⑪，味有所藏，以养五气⑫，气和而生，津液相成，神乃自生⑬（《素问·六节藏象论》）

08105　黄帝问于岐伯曰：愿闻人之始生，何气筑为基，何立而为楯⑭，何

---

① 莫贵于人：《荀子·王制》曰："水火有气而无生，草木有生而无知，禽兽有知而无义，人有气、有生、有知、亦且有义，故最为天下贵也。"

② 人以天地之气生，四时之法成：张介宾注："天地之间，唯人为贵，乾称乎父，坤称乎母，故以天地之气生。春应肝而养生，夏应心而养长，长夏应脾而养化，秋应肺而养收，冬应肾而养藏，故以四时之法成。"

③ 人生于地，悬命于天：高世栻注："天施地生，故夫人生于地，悬命于天。"

④ 天地合气，命之曰人：高世栻注："人禀天地阴阳交合之气而生成，故天地合气，命之曰人。"

⑤ 人能应四时者，天地为之父母：王冰注："人能应四时和气而养生者，天地恒畜养之，故为父母。《四气调神大论》曰：夫四时阴阳者，万物之根本也，所以圣人春夏养阳秋冬养阴，以从其根，故与万物沉浮于生长之门也。"

⑥ 知万物者，谓之天子：王冰注："知万物之根本者，天地常育养之，故谓曰天之子。"

⑦ 天之在我者德也，地之在我者气也：黄元御注："人秉天地之中气而生，天之在我者，五行之德也，地之在我者，五行之气也。"《素问·六节藏象论》云"天食人以五气，地食人以五味"，义同。

⑧ 德流气薄而生者也：《素问·宝命全形论》云"天地合气，命之曰人"，义同。

⑨ 五气入鼻，藏于心肺：姚绍虞注："五气入鼻，无所不到，何独藏于心肺耶？盖心者血藏也，气由鼻入，先行本脏，而后会于心而生血，惟生血，故能使五色修明也。肺者气龠也，鼻为肺窍，气由鼻入，会于肺而后颁布于各脏，清浊于是乎分焉，惟能分清浊，故使音声彰著也。谓之藏于心肺，宜矣。"

⑩ 五色修明，音声能彰：张介宾注："心气充则五色修明，肺气充则声音彰著。盖心主血，故华于面。肺主气，故发于声。"

⑪ 五味入口，藏于肠胃：姚绍虞注："至于五味入口，藏于肠胃，而五脏之气即借之以养者，盖人必具五脏以生，而五脏又必须五气而运。然非饮之食之，则五脏之气亦干槁而闭塞矣。是五脏之气，必借五味之气以养也。"

⑫ 以养五气：张志聪注："以养五脏之气。"

⑬ 气和而生，津液相成，神乃自生：王冰注："五气和化，津液方生，津液与气，相副化成，神气乃能生而宣化也。"

⑭ 楯：丹波元简注："楯，《说文》：阑槛也。王逸云：纵曰栏，横曰楯。……马解为捍卫，盖本于此。张以为材具，未见所由。"

失而死，何得而生？岐伯曰：以母为基，以父为楯[①]；失神者死，得神者生[②]也。(《灵枢·天年》)

08106　人始生，先成精[③]，精成而脑髓生[④]，骨为干[⑤]，脉为营[⑥]，筋为刚[⑦]，肉为墙[⑧]，皮肤坚而毛发长[⑨]，谷入于胃，脉道以通[⑩]，血气乃行[⑪]。(《灵枢·经脉》)

08107　两神相搏，合而成形，常先身生，是谓精。(《灵枢·决气》)

08108　夫精者，身之本也[⑫]。(《素问·金匮真言论》)

【经旨阐释】

1.《内经》中的重人思想

人类是宇宙演化过程中产生的不可胜数的生物之一，但它的诞生经历了从混沌一气（太虚）到万物资生，从无机物到有机物，从简单、低级生物到复杂高级生物的进化过程。因此，人类是迄今为止宇宙间一切生命现象的最高存在形式。《内经》作者非常明确地认识到人类在宇宙万物中的特殊地位，在《素问·宝命全形论》中指出："天覆地载，万物悉备，莫贵于人。"高世栻注："万物皆在天地覆载之中，惟人超乎万物之上，参天两地，故莫贵焉。"

人所以在万物之上，根据中国古代哲学思想及《内经》作者的认识，原因有四：第一，人类与万物虽然均由天地阴阳之气化生，但人类不是普通气所化生，而是天地间最精华的气

---

① 以母为基，以父为楯：马莳注："方其始生，赖母以为之基，坤道成物也；赖父以为之楯，阳气以为捍卫也。"章楠注："此言人之始生，由父母之气血以成形体。而母则乳哺，故为基；父则抚卫，故为楯。"

② 失神者死，得神者生：张介宾注："神者，阴阳合德之灵也。二气合而生人，则血气荣卫五脏，以次相成，神明从而见矣。惟是神之为义有二：分言之，则阳神曰魂，阴神曰魄，以及意志思虑之类皆神也。合言之，则神藏于心，而凡情志之属，惟心所统，是为吾身之全神也。夫精全则气全，气全则神全，未有形气衰而神能王者，亦未有神既散而形独存者，故曰失神者死，得神者生。"

③ 人始生，先成精：张志聪注："人始生先成精者，本于先天水火之精气而先生两肾。"

④ 精成而脑髓生：张介宾注："精藏于肾，肾通于脑，脑者阴也，髓者骨之充也，诸髓皆属于脑，故精成而后脑髓生。"

⑤ 骨为干：张介宾注："犹木之有干，土之有石，故能立其身。"

⑥ 脉为营：杨上善注："经脉成，通行血气，以营其身。"

⑦ 筋为刚：张介宾注："筋力刚劲，故能约束骨骼，动作强健。"

⑧ 肉为墙：张志聪注："肉为墙者，肉生于土，犹城墙之外卫也。"

⑨ 毛发长：陈念祖注："发为血余，血气充盛故长也。"

⑩ 谷入于胃，脉道以通：张介宾注："前言成形始于精，此言养形在于谷。如《营卫生会》曰：人受气于谷，谷入于胃，以传于肺，五脏六腑，皆以受气，其清者为营，浊者为卫。"

⑪ 血气乃行：陈念祖注："营血行于脉中，六气合于脉外，始于手太阴肺，终于足厥阴肝，周而复始，循度环转之无端也。"

⑫ 夫精者，身之本也：张介宾注："人身之精，真阴也，为元气之本。"

运动变化所成就。《淮南子·精神训》将气分为烦气和精气，提出："烦气为虫，精气为人。"《论衡·论死》也说："人之所以生者，精气也。"可见，人与其他生物的不同，根本在于物质构成的差异。第二，人类较其他生物具有更高级、更复杂的生命活动，神是生命的机能和表现。虽然其他生物也有"神"，但惟有人类不仅拥有其他动物不能比拟的复杂语言、丰富表情等外部征象，还具备高度发达的智能及自我调控能力。《论衡·辨祟篇》指出："人，物也，万物之中，有智慧也。"人区别于其他动物的关键在于有精神、意识，《灵枢·本脏》说："志意者，所以御精神，收魂魄，适寒温，和喜怒者也。"志意，是人之神的综合体现，是人体自我调控能力所在，它不仅可以调摄精神、调畅情志，还能使人对环境改变产生适应性变化。从而使志意成为人区别于万物最高级最复杂的生命活动。第三，因为人类有精神、意识的存在，使之能够认识并掌握客观规律，并利用它探索生命奥秘，以养生治病。如《素问·四气调神大论》说："四时阴阳者，万物之根本也，所以圣人春夏养阳，秋冬养阴，以从其根。"其指出，四时生、长、收、藏是自然也是人体阴阳变化的规律，欲养生必顺之。所以《素问·宝命全形论》说："人能应四时者，天地为之父母，知万物者，谓之天子。"只有掌握了自然规律，才能利用它促进或者维持生命活动。由此而言，天地间惟有人类具备主观能动性，能够在自然规律面前有效地调控自己，故《灵枢·玉版》谓："且夫人者，天地之镇也。"第四，人类具有社会属性，其生命和疾病与社会环境密切相关，因而《内经》作者特别重视调摄精神及精神疾病的防治，如《素问·上古天真论》要求人们"恬惔虚无""志闲而少欲，心安而不惧""美其食，任其服，乐其俗"，如此，方能"年皆度百岁而动作不衰"。

人是自然界最宝贵、最重要的生灵，《荀子·王制》曾将万物分为四个由低到高的等级：水火、草木、禽兽、人类，谓："水火有气而无生，草木有生而无知，禽兽有知而无义，人有气、有生、有知，亦且有义，故最为天下贵也。"义，即人类活动的主动性、目的性和创造性。

2. 人体胚胎形成与发育过程

《内经》人体胚胎的形成源于阴阳精气结合，以母之阴血为基础，以父之阳气为外卫，阴阳交感互用而成。胚胎在母体中的发育过程，先是气血营卫通达，脏腑肢体相继长成，在此基础上，神气魂魄毕具，入舍五脏，具备了基本的生命能力，可以脱离母体而成为独立生存的人。

中医学认为，精既是构成人体和维持人体生命活动的基本物质，又是繁衍后代的本原物质。先天之精，由父母生殖之精的结合体发育而成，它与生俱来，是构成生命个体的本原物质，也是人体结构与功能的基础。故《素问·金匮真言论》云"夫精者，身之本也"；《灵枢·经脉》云"人始生，先成精"；《灵枢·本神》云"故生之来谓之精，两精相搏谓之神"；《灵枢·决气》云"两神相搏，合而成形，常先身生，是谓精"。所有这些论述说明了生命之始与精气阴阳的关系。虽然在文辞上不能明显看出受精、着床及受精后胚囊中的细胞团增生分化过程，但从"两精相搏""两神相搏""阴阳合""以母为基，以父为楯"等文字上分析，可以得出这样一个结论，那就是成熟的男女交媾，可产生新的生命。故《内经》中所记载的两精、两神、阴阳等内容，可视为《内经》对胚胎学的早期认识，这与现代医学对胚胎形成过程的认识有相似之处，说明父母精气相合，是形成胚胎，并使胚胎得以发育的原始物质。

胚胎由父母精气相结合产生，是人体的基础，因此父母生殖精气同后代个体的先天禀赋强弱有密切关系。如张介宾云："凡少年之子多有羸弱者，欲勤而精薄也；老年之子反多强壮者，欲少而精全也。多饮者子多不育，盖以酒乱精，则精半非真而湿热胜也。"明·褚澄亦云："合男女必当其年。男虽十六而精通，必三十而娶；女虽十四而天癸至，必二十而嫁。皆欲阴阳完实，然后交而孕，孕而育，育而子，坚壮强寿。"如果年龄不及，肾气未盛，天癸未至，或超过了一定的年龄，肾气衰惫，天癸耗竭，精血亏虚，则虽交合而不能成孕，虽孕而不能育，虽育亦多不寿。所以《素问·上古天真论》又说："男不过尽八八，女不过尽七七，而天地之精气皆竭矣。"故父母生殖精气对后代先天禀赋有影响，因厚薄与偏全不同，使子女体质有强弱、生命有寿夭之分。此为现代优生学的重要内容。

总之，胚胎生成与发育是人体先天禀赋强弱的基础，此为中医学的优生与胎养保健奠定了理论基础。

【后世发挥】

优生理论

《内经》认为在人体胚胎形成过程中，母体的气血始终都在滋养着胎儿，因此，母体的生活起居、饮食劳逸、房事情志乃至外邪跌仆等均可影响胎儿的发育，也是后代先天禀赋的基础。胚胎发生至分娩，是胎儿发育的过程，其脏腑肢体相继长成，神气依次具备，全靠母体气血滋养。母体情况如何，都必然会影响胎儿发育，也是后天禀赋形成的基础。此外，古代还有"胎教"之论，即外界的良性声色刺激通过母体影响胎儿的发育，并成为其先天禀赋的有机组成部分，也具有优生学意义。

《内经》在护胎、养胎方面有丰富的记述。如《素问·六元正纪大论》载"妇人重身，毒之何如？……有故无殒，亦无殒也"，意指妇女身怀有孕而又患有疾病时，在不影响胎儿的情况下，应及时防治疾病，以保胎儿平安。又如《素问·奇病论》载"人有重身，九月而喑，此为何也？……胞之络脉绝也。……治之奈何？无治也，当十月复"，意思是说，孕母怀孕到九个月时，由于胞中络脉受阻，影响了正常发育，此属正常现象，不需要任何特殊治疗。篇中又载"人生而有病癫疾者，病名曰何？安所得之？……病名为胎病，此得之在母腹中时，其母有所大惊，气上而不下，精气并居，故令子发癫疾也"，提示孕母的精神因素对胎儿会产生一定影响，此说既为探讨小儿先天性疾病或遗传病因提供了依据，也为后世创立胎养、胎教学说奠定了基础。隋唐时期巢元方、孙思邈等名医大家就继承了《内经》中的胎养和胎教内容，并各有发挥。如孙思邈指出："胎产之道，始求于子，求子之法，男子贵在清心寡欲以养其精，女子应平心定志以养其血""疾病而媾精，精气薄恶，血脉不充，既出胞脏……，胞伤孩病而脆，未及坚刚，复纵情欲，重重相生，病病相孕"。这从遗传学的观点说明了病中行房受孕，胎儿易患遗传性疾病，而且"重重相生，病病相孕"，代代相因，遗害无穷。隋·巢元方则云："凡儿在胎，一月胚，二月胎，三月有血脉，四月形体成，五月能动，六月诸骨具，七月毛发生，八月脏腑具，九月谷入胃，十月百神备则生矣。”巢氏按月龄从形态等方面记述了胚胎发育过程，与现代对胚胎发育过程的论述颇相一致。万全亦云：“男子以精为主，女子以血为主，阳精溢泻而不竭，阴血时下而不愆，阴阳交畅，精血合凝，胚胎结合而生育滋矣。”陈复正在总结前人护胎、养胎经验的基础上，提出“胎婴在腹，与母共呼吸，共安危，而母之饥饱劳逸，喜怒忧惊，饮食寒温，起居慎肆，莫不相为休戚”。所有这些认识在今天看来仍具有实际意义，也为后来创立围产医学起到了积极的推动作用。

【注家争鸣】

1. “天食人以五气，地食人以五味”的理解

王冰注：天以五气食人者，臊气凑肝，焦气凑心，香气凑脾，腥气凑肺，腐气凑肾也。地以五味食人者，酸味入肝，苦味入心，甘味入脾，辛味入肺，咸味入肾也。清阳化气而上为天，浊阴成味而下为地，故天食人以气，地食人以味也。

吴崑注：五气非徒臊、焦、香、腥、腐而已，此乃地气，非天气也。盖谓风气入肝，暑气入心，湿气入脾，燥气入肺，寒气入肾。当其不亢不害，则能养人，人在气交之中，以鼻受之而养五脏，是天食人以五气也。

丹波元简注：若如吴说，则当云藏于五脏，张仍王注，固有以也。《蠡海集》云：人之水沟穴，在鼻下口上，一名人中。盖居人身天地之中也，天气通于鼻，地气通于口，天食人以五气，鼻受之，地食人以五味，口受之，穴居其中，故名之曰人中。

［按］

关于五气的解释，诸注不同。王冰释为臊焦香腥腐五气，多数注家附合之；吴崑认为臊焦香腥腐乃地气而非天气，五气应指寒暑燥湿风。盖此五气本与下文五味相对为言，论天地赐养予人，为人类生成之本，则天之五气当为四时周期变化制约下的阳光、雨露，具体释为四时主气，天地之气相互作用，生成人类，与《素问·宝命全形论》之“天地合气，命之曰人”及《灵枢·本神》之“天之在我者德也，地之在我者气也，德流气薄而生者也”同义，故从吴义为当。

2. “两神相搏，合而成形”的理解

马莳注：《易》曰：男女媾精，万物化生。盖当男女相媾之时，两神相合，而成所生男女之形。此精常先其身而生，有其精斯有其形，夫是之谓精也。

张介宾注：两神，阴阳也。搏，交也。精，天一之水也。凡阴阳合而万形成，无不先从精始，故曰常先身生是谓精。（按）《本神》曰：两精相搏谓之神。而此曰：两神相搏，合而成形，常先身生，是谓精。盖彼言由精以化神，此言由神以化精，二者若乎不同，正以明阴阳之互用者，即其合一之道也。

吴懋先注：所生之来谓之精，两精相抟谓之神。又曰：神者，水谷之精气也。两神者，一本于天一之精，一生于水谷之精，两神相抟，合而成此形也。所生之来谓之精，故常先身生，谓未成形而先生此精也。

[按]

关于“两神”的认识，后世医家不尽相同，各有所据，但其要点应侧重人生之来侧重先天之精，又得后天水谷之精滋养，方可健康成长。《灵枢·经脉》又云“人始生，先成精，精成而脑髓生，骨为干，脉为营，筋为刚，肉为墙，皮肤坚而毛发长”，明确指出，构成人体的各种器官，如脑髓、骨、脉、筋、肉、皮肤、毛发等均是由父母的生殖之精化育而成。后天之精，由肺吸入的清气和脾胃化生的水谷精气结合而成，是人出生后赖以生存的物质基础。先、后天之精相互依存、相互为用，先天之精为生身之本，是后天之精得以摄入的动力基础；后天之精为养身之源，不断充实先天之精，使之具备生殖能力，成为繁衍后代的本原物质。

第二节　生命过程

《内经》认为人之生命，本源于先天精气，有其自然盛衰规律，它制约着机体脏腑、经脉、气血的盛衰变化，从而使人的生命活动表现出由幼稚到成熟、由盛壮到衰竭的“生、长、壮、老、已”的过程，但是具体的生长阶段则可分为两个体系来论述，一是以“十岁”为一段来分析，如《灵枢·天年》以百岁为期，十岁为一阶段，论其生理表现及心理特点；二是以“女七男八”为一段来分析，阐释人的生殖功能盛衰过程，提出肾气自然盛衰规律是决定生殖机能盛衰与机体生长发育的主导因素。这也反映出《内经》对人生长发育过程的认识存在一定的分歧，但二者都认为肾气在人体生命过程中的重要作用，即人体盛衰取决于肾气，一是先天之精发育为人体脏腑经络组织器官；二是人体精气受后天培育充养形体，如《灵枢·刺节真邪论》云：“真气者，所受于天，与谷气并而充其身者也。”故人体生理发育与生殖机能盛衰均受制于肾气，所以这为我们养生长寿采取节欲保精防衰缓老等方法提供了重要依据。

【原文导读】

08201　黄帝曰：其气之盛衰，以至其死，可得闻乎？

岐伯曰：人生十岁，五脏始定，血气已通，其气在下，故好走①。

二十岁，血气始盛，肌肉方长，故好趋。

三十岁，五脏大定，肌肉坚固，血脉盛满，故好步。

四十岁，五脏六腑十二经脉，皆大盛以平定，腠理始疏，荣华颓落，发颇斑白，平盛不摇，故好坐②。(《灵枢·天年》)

① 好走：张介宾注：“天地之气，阳主乎升，升则向生；阴主乎降，降则向死。故幼年之气在下者，亦自下而升也。”《说文》段注：“《释名》曰：徐行曰步，疾行曰趋，疾趋曰走。”

② 好坐：张介宾注：“天地消长之道，物极必变，盛极必衰，日中则昃，月盈则亏，人当四十，阴气已半，故发颇斑白而平盛不摇好坐者，衰之渐也。”

五十岁，肝气始衰，肝叶始薄，胆汁始减，目始不明；
六十岁，心气始衰，苦忧悲①，血气懈惰，故好卧②；
七十岁，脾气虚，皮肤枯；
八十岁，肺气衰，魄离，故言善误；
九十岁，肾气焦，四脏经脉空虚；
百岁，五脏皆虚，神气皆去，形骸独居而终矣。（《灵枢·天年》）

08202　帝曰：人年老而无子者，材力尽邪？将天数③然也？
岐伯曰：女子七岁，肾气盛，齿更发长④。
二七而天癸至，任脉通，太冲脉盛⑤，月事⑥以时下，故有子。
三七，肾气平均，故真牙⑦生而长极。
四七，筋骨坚，发长极，身体盛壮，
五七，阳明脉衰⑧，面始焦，发始堕⑨。

---

① 苦忧悲：马莳注："善忧悲者，以心主于忧也。"

② 好卧：马莳注："好卧者，卫气不精也。"

③ 天数：杨上善注："天数，天命之数也。"滑寿注："愚谓天癸之数也。"

④ 肾气盛，齿更发长：张介宾注："人之初生，先从肾始，女至七岁，肾气稍盛。肾主骨，齿者骨之余，故齿更。肾为精血之脏，发为血之余，故发长。"高世栻注《五脏生成》云："肾之合，骨也，其荣发也。齿者，骨之余，肾气盛，故齿更发长。"

⑤ 任脉通，太冲脉盛：王冰注："任脉冲脉，皆奇经脉也。肾气全盛，冲任流通，经血渐盈，应时而下，天真之气降，与之从事，故云天癸也。然冲为血海，任主胞胎，二者相资，故能有子。所以谓之月事者，平和之气，常以三旬而一见也，故愆期者谓之有病。"《新校正》云："按全元起注本及《太素》《甲乙经》俱作伏冲，下太冲同。"俞樾注："汉人书'太'字或作'伏'。汉太尉公墓中画象有'伏尉公'字，隶续云：字书有'伏'字与'大'同音，此碑所云'伏尉公'，盖是用'伏'为'大'，即'大尉公'也。"然则全本及《太素》《甲乙经》当作'伏冲'，即'太冲'也。后人不识'伏'字，加点作'伏'，遂成异字，恐学者疑惑，故具论之。"

⑥ 月事：丹波元简注："《济人论》云：《灵秘》曰：女子自生日起，至五千四十八日，而天癸至，由是身中血脉周流，如地之水脉浸润，乃一月一经，外应潮候，出《月令广义·每月令》按五千四十八日，约十三年半。"

⑦ 真牙：丹波元简注："真与颠通。《仪礼》既夕礼：右颠左颠。疏云：颠，谓牙两畔最长者也。《释文》：颠，丁千反。《后魏书·徐之才传》：武成生颠牙，之才拜贺曰：此是智牙。生智牙者，聪明长寿。"

⑧ 阳明脉衰：王冰注："三阳之脉，尽上于头，故三阳衰，则面皆焦，发始白。所以衰者，妇人之生也，有余于气，不足于血，以其经月数泄脱之故。"马莳注："女子大体有余于阴，不足于阳，故其衰也，自足阳明始。"

⑨ 面始焦，发始堕：王冰注："阳明之脉气营于面，故其衰也，发堕面焦。《灵枢经》曰：足阳明之脉，起于鼻，交頞中，下循鼻外，人上齿中，还出侠口环唇，下交承浆，却循颐后下廉，出大迎，循颊车，上耳前，过客主人，循发际，至额颅。手阳明之脉，上颈贯颊，人下齿缝中，还出侠口。故面焦发堕也。"

六七，三阳脉衰于上，面皆焦，发始白[①]。

七七，任脉虚，太冲脉[②]衰少，天癸竭，地道不通，故形坏而无子也[③]。

丈夫[④]八岁，肾气实，发长齿更。

二八，肾气盛，天癸至，精气溢泻，阴阳和，故能有子[⑤]。

三八，肾气平均，筋骨劲强，故真牙生而长极。

四八，筋骨隆盛，肌肉满壮。

五八，肾气衰，发堕齿槁。

六八，阳气[⑥]衰竭于上，面焦，发鬓颁白。

七八，肝气衰，筋不能动[⑦]，天癸竭，精少，肾脏衰，形体皆极[⑧]。

八八，则齿发去[⑨]。

肾者主水，受五脏六腑之精而藏之，故五脏盛，乃能泻。今五脏皆衰，筋骨解堕，天癸尽矣。故发鬓白，身体重，行步不正，而无子耳。

帝曰：有其年已老而有子者何也？

岐伯曰：此其天寿过度，气脉常通，而肾气有余[⑩]也。此虽有子，男不过尽八八，女不过尽七七，而天地之精气皆竭矣[⑪]。

帝曰：夫道者年皆百数，能有子乎？

---

① 面皆焦，发始白：高世栻注："三阳，太阳、阳明、少阳也。三阳之脉，皆起于面，故脉衰于上，始则面始焦者，至此则皆焦矣。始则发始坠者，至此则始白矣。言五七阳明脉衰，至六七而三阳皆衰也。"

② 太冲脉：丹波元坚注："《太素》作'伏冲脉'，坚按此与《新校正》引合。"

③ 形坏而无子也：高世栻注："二七而天癸至，则任脉通，太冲脉盛，至七七而任脉虚，太冲脉衰少，是以天癸竭。天癸之水，行于地中，水竭则地道不通，不通故有形之经脉败坏，而无子也。此女子天数有常期，而材力有定数者如此。"

④ 丈夫：丹波元简注："《大戴礼》：丈者长也，夫者扶也。言长制万物者也。王充《论衡》云：人形一丈，正形也，名男子为丈夫。又云：不满丈者，失其正也。"丹波元坚注："先兄曰：《说文》：周制八寸为尺，十尺为丈。人长八尺，故曰丈夫。"

⑤ 阴阳和，故能有子：王冰注："男女有阴阳之质不同，天癸则精血之形亦异，阴静海满而去血，阳动应合而泄精，二者通和，故能有子。《易·系辞》曰：男女构精，万物化生。此之谓也。"

⑥ 阳气：王冰注："阳气，亦阳明之气也。"张介宾注："阳气，亦三阳气也。"高世栻注："五八衰在下之肾气，至六八，则在上之阳气亦衰竭矣。盖阳气盛，则其颜光，毛发长。今阳气衰竭于上，故面焦，发鬓颁白。"

⑦ 筋不能动：张介宾注："肝主筋，肝衰故筋不能动。"

⑧ 形体皆极：吴崑注："肾主骨，肾衰故形体疲极。天癸已竭故精少，精所以养形体，形体失养，宜其疲极也。"

⑨ 齿发去：王冰注："阳气竭，精气衰，故齿发不坚，离形骸矣。"

⑩ 肾气有余：王冰注："所禀天真之气，本自有余也。"

⑪ 天地之精气皆竭矣：吴崑注："言此等天寿过度之人，虽能有子，若以常理论之，男尽八八，女尽七七，天癸皆竭，不能子也。"

岐伯曰：夫道者①能却老而全形，身年虽寿，能生子也。（《素问·上古天真论》）

【经旨阐释】

1. 肾气在人体生长发育与生殖机能变化中的作用

《素问·上古天真论》以男八女七为阶段，阐释人的生殖功能盛衰过程，提出肾气自然盛衰规律是决定生殖机能盛衰与机体生长发育的主导因素。

首先，先天之精由父母遗传而来，藏于肾，精化为气，乃为先天之真气，即本篇之肾气。先天之精生天癸，人之肾气发育充盛，则天癸成熟，男子精液溢泻，女子月经来潮，并具有生育能力；肾气发育至极，由盛转衰，生育能力也渐减弱，至肾气衰至一定程度，天癸便趋衰竭，于是女子经闭，男子精液稀少，而丧失生育能力。

其次，人的生理发育盛衰亦取决于肾气。其机理有二：一是，先天之精发育为人体脏腑经络组织器官。二是，作为人体精气之本源受后天培育充养形体。

故人体生理发育与生殖机能盛衰均受制于先天肾气，为后世关于肾主生殖、肾主生长衰老，并为肾为先天之本奠定了基础。

正如清·姚绍虞所说："男女自壮也，并始于肾气之盛实；其后（当为"弱"字）亦由于肾气之衰微。人之盛衰，皆本原于肾，此故总以肾结之。"此乃为后世肾主生殖、主生长发育，并为肾为先天之本奠定了基础，也为从肾气盛衰探讨衰老原理，从生殖功能状况推断衰老进度，采取节欲保精防衰缓老等养生方法提供了重要依据。

2. 天癸的认识

现在通常认为，天癸，即天水，源于先天，藏之于肾，在肾气的作用下产生，受后天水谷精微的滋养，是肾精中具有促进生殖机能成熟作用的一种物质，它并非二七（八）以后才产生，只是在二七或二八，才开始充盛；也并不等于男精女血，但男子泄精、女子排经，是其成熟的标志。尤其在女子，天癸是维持胞宫行经的物质基础。随着肾气的盛衰、人体的生长壮老，天癸也具有由逐渐充盛而后渐至衰竭的变化过程。天癸的生成是以五脏盈余的精气为其物质基础，五脏盈余的精气输于肾中，在肾气的作用下形成。其作用的发挥需肾气的蓄极而促使其成熟，故《素问·上古天真论》曰"肾气盛"而"天癸至"，在生理上表现为女子月经来潮，男子排精现象，同时具备生育能力。特别是女子，由于"肾气盛"，同时促进了冲任二脉的经气充盛，"任脉通，太冲脉盛"，所以产生月经，"月事以时下"。当男子八八、女子七七之后，又因为"肾气衰"而"天癸竭"，男女便出现生殖机能衰退终至丧失的现象。而女子由于肾气衰退，同时引起"任脉虚，太冲脉衰少"，因而月经停止来潮，失去生育能力。天癸，对男女生殖功能之形成、成熟与衰退，具有决定性的作用。然天癸之

---

① 道者：张介宾注："道者，言合道之人也，既能道合天地，则其材力天数，自是非常，却老全形，寿而生子，固有出人之表，而不可以常数限者矣。此篇大意，帝以材力天数为问，而岐伯之答，如天癸盛衰者，言材力也；七七八八者，言天数也。虽材力之强者，若出于限数之外，而其所以能出者，又何莫非天禀之数乎？其有积精全神，而能以人力胜天者，惟法则天地而合同于道者，为能及之也。"

至与不至，又需以肾气之盛衰为先决条件，故肾气盛则天癸至，肾气衰则天癸竭矣。

另外，关于“天癸”的认识，以丹波元简评价诸家最详，录于下备参：

“张云：天癸者，天一之气也。诸家俱即以精血为解。然详玩本篇，谓女子二七天癸至，月事以时下，男子二八天癸至，精气溢泻，是皆天癸在先，而后精血继之，分明先至后至，各有其义，焉得谓天癸即精血，精血即天癸？本末混淆，殊失之矣。夫癸者，天之水干名也，故天癸者，言天一之阴气耳。气化为水，因名天癸。其在人身，是谓元阴，亦曰元气。人之未生，则此气蕴于父母，是为先天之元气。第气之初生，真阴甚微，及其既盛，精血乃王，故女必二七。男必二八而后天癸至。天癸既至，在女子则月事以时下，在男子则精气溢泻。盖必阴气足，而后精血化耳。阴气阴精，譬之云雨。云者，阴精之气也；雨者，阴气之精也。未有云雾不布，而雨雪至者，亦未有云雾不浓，而雨雪足者，然则精生于气，而天癸者，其即天一之气乎？可无疑矣。《质疑录》云：天癸者，天一所生之真水，在人身，是谓元阴云云。简（按）《甲乙》作天水，吴氏《诸证辨疑·妇人调经论》云：天癸者，天一生水也。当确张说耳。《管子》云：人水也，男女精气合，而水流形。《家语》云：男子八月而生齿，八岁而龀，二八十六岁而化，女子七月生齿，七岁而龀，二七十四而化。又见《大戴礼》《韩诗外传》云：男子八岁而龆，十六而精化小通，女子七岁而龀，十四而精化小通。《通雅》云：小通，言人道也。亦可以互证焉。又按王注：任冲流通，经血渐盈，应时而下，天真之气降，与之从事，故云天癸也。此似指为月事，马氏因讥之，然《阴阳应象大论》调此二者，王注：调，谓顺天癸性，而治身之血气也，知其意亦似与张意略符焉。马氏直为阴精，张氏已辨其误，志聪高氏并云：天癸，天一所生之癸水也，乃全本于张注。薛氏《原旨》云：天癸者，非精非血，乃天一之真，故男子亦称天癸。亦复同。”

【后世发挥】

肾气-天癸-冲任-月经胎孕理论

经文“二七而天癸至，任脉通，太冲脉盛，月事以时下，故有子”至“七七，任脉虚，太冲脉衰少，天癸竭，地道不通，故形坏而无子也”，指出天癸成熟，冲任充盛通畅，月经按时而至，具备生殖能力；天癸竭，冲任虚衰，月经闭止，则丧失生殖能力。而制约天癸至与竭、冲任充盛通畅与虚衰的主导因素，在于肾中精气的盛衰，说明了肾气与天癸-冲任-月经胎孕的内在联系，为后世从冲任盛衰阐释经带胎产的生理病理机理奠定了基础，也是治疗多种妇科疾患的理论依据。

冲任两脉属于奇经八脉。任脉起始于胞宫，主一身之阴，凡精、血、津、液等阴精都由任脉总司，故称“阴脉之海”，主胞胎。“任脉通”使天癸达于任脉，则任脉在天癸的作用下，所司精、血、津、液旺盛或充沛，因而发挥促使胞宫行经的生理功能。滑寿云：“任之为言妊也，行腹部中，为妇人生养之本。”冲脉亦起始于胞宫，与任脉在会阴穴交会。冲为十二经之海，又为血海，其源出肾与胞宫，上循背里。王冰云：“太冲者，肾脉与冲脉合而盛大，故曰太冲。”“冲脉于脐左右之动脉者”，此为“脐下肾间动气”所在，“脐下肾间动气者，人之生命也，十二经脉之根本也，故名曰原”。《素问·上古天真论》说：“任脉通，太冲脉盛，月事以时下。”故从二经脉之循行并其精血的功能上说明冲任二脉是月经产生机理中的重要环节。冲任之血旺盛，月事才能以时下。陈自明在《妇人大全良方》中指出：“冲为血海，任主胞胎，二脉流通，经血渐盈，应时而下。”张介宾云：“月经之本，所重在冲任。”《诸病源候论》云：“月经不调为冲任受伤。月水不通为冲任受寒，漏下乃冲任受损。”《傅青主女科》云：“寒湿搏结冲任则病痛经。”《妇人良方》指出：“妇人病有三十六，皆由冲任劳损所致。”以上论述说明，冲任二脉机能活动的正常与否，与妇女月经的生理病理有着极为密切的关系。

在经络上，冲任两脉与肾有一定的联系，肾经与任脉交会于“关元”，与冲脉下行支相并而行。《灵枢·动输》云：“冲脉者十二经脉之海也，与少阴之大络起于肾下。”又《素问·奇病论》说：“胞络者，系于肾。”故认为妇女月经正常来潮，与肾气的虚实、天癸的多少、任脉冲脉的盛亏均有密切关系。在肾气旺盛，天癸成熟，冲任通盛，血溢胞宫时，即月经来潮，是女性体现性周期的标志。其中，肾气在月经产生的机理中起主导和决定性的作用。原文谈到女子二七，肾气充盛，天癸成熟，冲任二脉盛满通畅，于是月经按时来潮，具备了生育能力；至七七，随着肾气的衰竭，天癸渐竭，冲任二脉亦随之而衰，于是月经闭止，丧失了生育能力。由此说明，天癸的至竭和冲任二脉的盈虚，以及与此密切相关的生殖机能的有无，女子月事的来潮与绝止，均取决于肾气的盛衰。

临床上根据女性不同年龄段生理特点，对月经不调、赤白带下或不孕等病证的治疗多从肾和冲任入手，如张锡纯《医学衷中参西录》创制“四冲汤”即源出此理：理冲汤（丸）治妇女经闭不行或产后恶露不尽（绝）；安冲汤治妇女行经时量多且久，过期不止或不时漏下；固冲汤治妇女血崩；温冲汤治血海虚寒不育，均是本着上述理论制定的。同时冲任的功能寓于肾功能之中，所以补肾调冲任亦是不可断然分割的整体。

【注家争鸣】

1.“女子七岁”“男子八岁”的理解

王冰注：老阳之数极于九，少阳之数次于七，女子为少阴之气，故以少阳数偶之，明阴阳气和，乃能生成其形体。

张介宾注：七为少阳之数，女本阴体而得阳数者，阴中有阳也。人之初生，先从肾始，女至七岁，肾气稍盛。肾主骨，齿者骨之余，故发长。愚（按）男子属阳，当合阳数，女子属阴，当合阴数；而今女反合七，男反合八何也？盖天地万物之道，惟阴阳二气而已，阴阳作合，原不相离，所以阳中必有阴，阴中必有阳，儒家谓之互根，道家谓之颠倒，皆所以发明此理也。如离火属阳居南，而其中则偶，是外阳而内阴也；坎水属阴居北，而其中则奇，是外阴而内阳也。震坎艮是为三男，而阴多于阳，巽离兑是为三女，而阳多于阴。《悟真篇》曰：日居离位反为女，坎配蟾宫却是男。是皆阴阳颠倒之义。故女子外为阴体而内合阳数，男子外为阳体而内合阴数。如《左传·昭公元年》医和云：女阳物而晦时，乃亦以女为阳矣。此皆医家当察也。

吴崑注：女子生于阴，阴中必有阳，故以七为纪。

张琦注：七，阳数。女子象离，外阳而内阴，阴合阳数，气乃盛。故女子以七为节。

丹波元简注：《褚氏》云：男子为阳，阳中必有阴，阴之中数八，故一八而阳精升，二八而阳精溢。女子为阴，阴中必有阳，阳之中数七，故一七而阴血升，二七而阴血溢，阳精阴血，皆饮食五谷之实秀也。

［按］

《素问·上古天真论》在讨论人体生命过程时提到女子以“七”为基数，男子以“八”为基数，此当是古人通过长期观察总结出来的经验数，是符合实际的，至于其理论解释，历代医家则各不相同，王冰提出“七”为少阳之数，“八”为少阴之数，而“阴阳气和，乃能生成其形体”，故女子合少阳之数“七”，男子合少阴之数“八”。张介宾则从女子必合阳数，男子必合阴数作进一步发挥。至于王冰所言“老阴之数极于十，少阴之数次于八”，今人李今庸则提出了不同看法，《读古医书随笔·〈素问〉“女子七七”“男子八八”解》云：“阴阳奇偶之数‘一、二、三、四、五、六、七、八、九、十’为一切数字变化的基础，是计算世间万物的根本，在这十个根本数字里，一、二、三、四、五等前五数为生数，六、七、八、九、十等五数为成数，故男女阴阳多少之数不用前五数而用后五数。其数虽有‘十’，然‘天地之至数’则是‘始于一终于九’（见《素问·三部九候论》），盖‘十’已经转化为大‘一’也。根据‘阳数进，阴数退’的规律‘七’为少阳之数，‘九’为老阳之数，‘八’为少阴之数，‘六’为老阴之数。女子属阴，其幼年为少阴之气，故以少阳数偶之，而以‘七’为准；男子属阳，其幼年为少阳之气，故以少阴数合之，而以‘八’为准，此阴阳气和乃能生其形体也。”可见此说不仅仍赞成王冰“七”为少阳之数，“八”少阴之数，“阴阳气和，乃能生其形体”的观点，而且根据“天地之至数”则是“始于一终于九”“阳数进，阴数退”之理，纠正了王冰“老阴之数极于十”之误处，极具参考价值。

又，人的天癸绝竭，女子何乃以“七七”为期、男子何乃以“八八”为期？历代医学家多遗而未释，李今庸在其同一著作中给予了精辟的阐释，其云：“《周易·系辞下》说：‘天数五，地数五，五位相得而各有合。天数二十有五，地数三十，凡天地之数，五十有五，此所以成变化而行鬼神也。’天数五的一、三、五、七、九等数加起来，为二十五个；地数五的二、四、六、八、十等数加起来，为三十个。天数二十五，地数三十，二者加起来共为五十五。女子属阴，其衰年为老阴之气，当合老阴之数，阴数退，故于天地之数‘五十有五’中减去‘六’，而得‘四十九岁’的‘七七’之数；男子属阳，其衰年为老阳之气，当合老阳之数，阳数进，故于天地之数‘五十有五’中增加‘九’而得‘六十四岁’的‘八八’之数，此生气告绝阴阳气不合而形体衰毁也。”

2. “帝曰：有其年已老而有子者何也？岐伯曰：此其天寿过度，气脉常通，而肾气有余也。此虽有子，男不过尽八八，女子不过尽七七，而天地之精气皆竭矣”的理解

王冰注：虽老而生子，子寿亦不能过天癸之数。”

胡澍注：此谬说也。详岐伯之对，谓老年虽亦有子者，然大要生子常期，男子在八八以前，女子在七七以前，故曰：“此虽有子，男不过尽八八，女子不过尽七七，而天地之精气皆竭矣。”“男子不过尽八八”之“男”，即成承上文之“丈夫”而言，“女子不过尽七七”之“女”即成承上文之“女子”而言，并非谓年老者所生之子，何得云：“子寿亦不能过天癸之数”乎？且老年之子必不寿，亦无此理。”

［按］

对于本段原文的阐释及男女生殖功能盛衰过程年龄段的划分，历代注家对此段经文的解释，均不令人满意。后世多尊胡氏说，如南京中医学院医经教研组《黄帝内经素问译释》云："这种人虽能够生育，但一般情况是，男子不过尽六十四岁，女子不过尽四十九岁，而男女的精气都枯竭了。"即把"男不过尽八八，女不过尽七七，而天地之精气皆竭矣"看作为一般人的生殖规律，而非指"天寿过度"之人的规律，之所以如此解释，是因为既云超过一般年龄而仍有生育能力，又云"男不过尽八八，女不过尽七七"，显然是自相矛盾的，而为避免此矛盾而为之。但若此，则仍使人有牵强附会之感觉。

综观本篇男女生殖功能盛衰过程的描述，其一般规律用女以"七"的倍数、男以"八"的倍数为标准叙述，其中女子"七七，任脉虚，太冲脉衰少，天癸竭，地道不通，故形坏而无子也"，男子"八八，天癸竭，精少，肾脏衰，形体皆极，则齿发去"；而叙述"天寿过度"之人时则用"男不过尽八八""女子不过尽七七"之语，说明"尽七七""尽八八"与一般规律中的"七七""八八"有较大区别，否则无法解释"年已老而有子"及"天寿过度"之人与一般人的区别。"尽"，乃达于极限之意，如《庄子·齐物论》云："至矣尽矣，不可以加矣。"故这里若把"七七""八八"仅理解为四十九、六十四岁具体年龄，则不仅不能突出"尽"的含义，也不能表达本篇经旨。但若将"七七""八八"理解为一个时间段，则此矛盾就不能迎刃而解了。

据今人高伯正撰文可知，高氏从古代数字表达方式角度出发，认为本篇"诸七、诸八，首先都是定中结构的偏正词组。以诸七为例，前数某是后数七作中心词的定语。某七即某个七岁。诸八同理"。七、八是古人揭示人生殖规律的特殊整数。"所谓整数，就是逢某进位的极差数，与不足整数的零数队言。"故高氏认为某七实是"某乘七岁后之七年义"，即"女子七岁"第一个七，包括七至十三岁的七个岁数，七七即第七个七岁，包括四十九至五十五岁的七个岁数。此说极具参考价值，可以解决我们所提出的问题。即"年已老而有子者"，其"天寿过度"，其生殖能力女可持续到五十五岁，男可持续到七十一岁，与一般人有较大区别。

但若此，将如何理解男女一般的生殖发育规律呢？首先应肯定的是，原文以"七""八"倍数的年龄为标准或分界线叙述问题，说明这一年龄是与其所述发育现象相应的最正常、最标准的年龄，这一年龄应理解为具体年龄，即"二七"十四岁，"二八"十六岁等。其次以"七""八"倍数所代表的各个年龄段亦具有重要意义。我们仍以"天寿过度"之人"不过尽八八""不过尽七七"来分析，"七七""八八"作为具体的年龄时间，表示的是一般人生育能力衰竭的标准的、普遍的时间，但若先天禀赋强盛、肾气有余，则其生育能力可超越"七七""八八"这一标准，并根据先天禀赋、肾气强盛的程度而有年龄段初、中、晚期衰竭的不同，但终因其非通晓养生之道之人，故仍属"常人"之列，而不能超越这一年龄段的尽头，即女子五十五岁、男子七十一岁。由此观点出发，再看一般人的生殖发育规律，这一过程实分两个阶段，其一，逐渐发育阶段；其二，逐渐衰竭阶段。其中均以"七""八"的倍数的年龄为标准划分，但前者以"七""八"倍数划分年龄段，其意义在于区分正常标准、发育欠佳、发育较迟缓之人的情况，但只要在其所属年龄段有其相应表现就不属“病态”；后者划分的年龄段，在于区分正常标准、禀赋稍强、先天强盛之人的情况，但若其不进行养生，则其衰竭尚应在其所属年龄段上出现。上说可否，仅供参考。

3. “肾者主水，受五脏六腑之精而藏之，故五脏盛，乃能泻”的理解

王冰注：五脏六腑，精气淫溢，而渗灌于肾，肾脏乃受而藏之。何以明之？《灵枢经》曰：五脏主藏精，藏精者不可伤。由是则五脏各有精，随用而灌注于肾，此乃肾为都会关司之所，非肾一脏而独有精；故曰五脏盛乃能泻也。

张介宾注：肾为水脏，精即水也，五脏六腑之精，皆藏于肾，非肾脏独有精也，故五脏盛则肾乃能泻。

姚绍虞注：五脏各有精，随用而灌注于肾，此乃肾为都会关司之所，非肾一脏而独有精也。夫肾藏五脏之精，是肾为五脏之本矣。男女之壮也，并始于肾气之盛实；其后也，亦由于肾气之衰微。人之盛衰皆本原于肾，此故总以肾结之。盛乃能泻，人其能终盛乎。

张志聪注：此复申明先天之癸水，又藉后天之津液所资益也。肾者主水，言肾脏之主藏精水也。受五脏六腑之精而藏之者，受后天水谷之精也。盖五味入胃，各归所喜，津液各走其道，肾为水脏，受五脏之精而藏之，肾之精液入心，化赤而为血，流溢于冲任，为经血之海，养肌肉，生毫毛，所谓流溢于中，布散于外者是也。

[按]

肾在五行属水，应冬，主闭藏。“肾者主水”即指肾主藏精的功能，是人生殖机能盛衰和机体生长发育的主导因素。肾不仅藏先天之精，且接受来自五脏六腑之精。肾与五脏六腑有先后天相辅相成的密切关系。肾藏先天之精，是五脏六腑功能活动的根本，同时肾又依赖五脏六腑化生之精的培育，才能源泉不竭。故五脏精气充盛，肾乃泻生殖之精。这种肾与五脏六腑相互依赖、相互为用的关系，对指导临床养生及辨证论治有极重要的意义。如肾泄之精为五脏六腑之精培育而成，因而宜慎守之、忌房事不节是养生的重要内容，提示欲保肾气，不可忽视对五脏六腑之精的培育。此外，后世医家提出的诸多治疗法则，如补后天以实先天，补先天以长后天，以及补后天养先天，先后天同养等治则也是该理论的实际应用。

第三节　形神兼备

《内经》非常重视生命中形与神的对立统一，所谓形，指形体，即肌肉、血脉、筋骨、脏腑等组织器官，是物质基础；所谓神，是指情志、意识、思维为特点的心理活动现象，以及生命活动的全部外在表现，是功能作用。二者相互依存、相互影响，密不可分，神本于形而生，依附于形而存，形为神之基，神为形之主。如《灵枢·天年》认为只有血气、五脏、精神、魂魄毕具，才会表现出生命力，才会是一个活体的人，同时又明确指出了死亡的概念就是形神分离。由于人的生命活动也十分复杂，人既生活在自然界中，又是社会的一个重要组成部分，与整个自然界构成一个有机整体，人的机能状态必然会受自然与社会的影响，此时神的调节作用可使人与自然、社会相适应，保证身心的健康。所以在人的生命活动中必须重视神的地位与作用。

【原文导读】

08301　苍天之气，清净则志意治[①]，顺之则阳气固，虽有贼邪，弗能害也。此因时之序[②]。故圣人传精神，服天气，而通神明[③]，失之则内闭九窍，外壅肌肉，卫气散解[④]，此谓自伤，气之削也。（《素问·生气通天论》）

08302　黄帝曰：何者为神[⑤]？岐伯曰：血气已和，荣卫已通，五脏已成，神气舍心，魂魄毕具，乃成为人[⑥]。（《灵枢·天年》）

08303　天有四时五行，以生长收藏，以生寒暑燥湿风[⑦]。人有五脏，化五气，以生喜怒悲[⑧]忧恐。故喜怒伤气，寒暑伤形[⑨]。暴怒伤阴，暴喜伤阳。厥气

---

① 苍天之气，清净则志意治：吴崑注“苍天，苍苍然之天。清净，谓上下天光，无疾风骤雨之意。人之生气通天，故志意亦治。治，谓精爽也。人能顺之，勿令暴喜暴怒，如苍天之清净，则胸次悠然，阳气因之而固矣。

② 因时之序：王冰注：“以因天四时之气序，故贼邪之气弗能害也。”

③ 传精神，服天气，而通神明：王冰注：“夫精神可传，惟圣人得道者方能尔。久服天真之气，则妙用自通于神明也。”张介宾注：“传，受也。服，佩也。惟圣人者，能得天之精神，服天之元气，所以与天为一而神明可与天通矣。”俞樾注：“王注非也。传读为抟，聚也。抟聚其精神，即《上古天真论》所谓精神不散也。《管子·内业》：抟气如神，万物备存。尹知章注：抟，谓结聚也。与此文语意相近，作传者，古字通用。”

④ 内闭九窍，外壅肌肉，卫气散解：王冰注“然卫气者，合天之阳气也。上篇曰：阳气者闭塞。谓阳气之病人，则窍泻闭塞也。《灵枢经》曰：卫气者，所以温分肉而充皮肤，肥腠理而司开阖。故失其度则内闭九窍，外壅肌肉。以卫不营运，故言散解也。”

⑤ 何者为神：马莳注：“此承上文而言人之所以得神则生也。”

⑥ 神气舍心，魂魄毕具，乃成为人：马莳注：“心之志为神，皆舍于心，肝之神为魂，肺之神为魄，皆已毕具，此则人之所以为人，而得此者则生也。”章楠注：“得以气血调和，而神气舍心，以生成之。如其气血未和，不能生长，则神气渐丧而死，所以父母为之基楯也。”

⑦ 天有四时五行，以生长收藏，以生寒暑燥湿风：王冰注：“春生夏长，秋收冬藏，谓四时之生长收藏。冬水寒，夏火暑，秋金燥，春木风，长夏土湿，谓五行之寒暑湿燥风也。然四时之气，土虽寄王，原其所主，则湿属中央，故云五行以生寒暑燥湿风五气也。”

⑧ 悲：《新校正》云：“按《天元纪大论》悲作思，又本篇下文肝在志为怒，心在志为喜，脾在志为思，肺在志为忧，肾在志为恐，《玉机真脏论》作悲，诸论不同。皇甫士安《甲乙经·精神五脏》具有其说。盖言悲者，以悲能胜怒，取五志迭相胜而为言也。举思者，以思为脾之志也。各举一，则义俱不足；两见之，则互相成义也。”

⑨ 喜怒伤气，寒暑伤形：王冰注：“喜怒之所生，皆生于气，故云喜怒伤气。寒暑之所胜，皆胜于形，故云寒暑伤形。近取举凡，则如斯矣；细而言者，则热伤于气，寒伤于形。”李中梓注：“举喜怒而悲恐忧统之矣，内伤人情，如喜则气缓、怒则气上、悲则气消、恐则气下、忧则气结，故曰伤气。举寒暑而风湿燥统之矣。外伤天气，如风胜则动、热胜则肿、燥胜则干、寒胜则浮、湿胜则泻，故曰伤形。”

上行，满脉去形[①]。喜怒不节，寒暑过度，生乃不固[②]。（《素问·阴阳应象大论》）

08304　故养神者，必知形之肥瘦，荣卫血气之盛衰[③]。血气者，人之神，不可不谨养[④]。帝曰：妙乎哉论也！合人形于阴阳四时，虚实之应，冥冥之期，其非夫子孰能通之。然夫子数言形与神，何谓形？何谓神？愿卒闻之。岐伯曰：请言形，形乎形[⑤]，目冥冥，问其所病，索之于经，慧然在前，按之不得，不知其情，故曰形。帝曰：何谓神？岐伯曰：请言神，神乎神[⑥]，耳不闻，目明心开而志先，慧然独悟，口弗能言，俱视独见，适若昏，昭然独明，若风吹云，故曰神。（《素问·八正神明论》）

08305　人之血气精神者，所以奉生而周于性命[⑦]者也；经脉者，所以行血气而营阴阳、濡筋骨，利关节[⑧]者也；卫气者，所以温分肉[⑨]，充皮肤，肥腠理，司关合[⑩]者也。志意[⑪]者，所以御精神，收魂魄，适寒温，和喜怒者也。是故血和则经脉流行，营复阴阳，筋骨劲强，关节清利矣。卫气和则分肉解利，皮肤调柔，腠理致密矣。志意和则精神专直，魂魄不散，悔怒不起，五脏不受邪矣。寒温和则六腑化谷，风痹不作，经脉通利，肢节得安矣，此人之常平也。五脏者，所以藏精神血气魂魄者也。六腑者，所以化水谷而行津液者也。此人之所以具受于天也，无愚智贤不肖，无以相倚也。（《灵枢·本脏》）

---

① 厥气上行，满脉去形：王冰注："厥，气逆也。逆气上行，满于经络，则神气浮越，去离形骸矣。"张介宾注："厥，逆也。言寒暑喜怒之气，暴逆于上，则阳独实，故满脉。阳亢则阴离，故去形。此孤阳之象也。《脉经》曰：诸浮脉无根者死。有表无里者死其斯之谓。"

② 喜怒不节，寒暑过度，生乃不固：王冰注："《灵枢经》曰：智者之养生也，必顺四时而适寒暑，和喜怒而安居处。然喜怒不恒，寒暑过度，天真之气，何可久长。"

③ 故养神者，必知形之肥瘦，荣卫血气之盛衰：张介宾注："形者神之体，神者形之用；无神则形不可活，无形则神无以生。故形之肥瘦，营卫血气之盛衰，皆人神之所赖也。"

④ 血气者，人之神，不可不谨养：吴昆注："以形体而言，名曰血气，以神用而言，名曰营卫。故血气者人之神，失养则失神矣，是不可不谨养者。"

⑤ 形乎形：姚绍虞注："形依于有象。目冥冥，问其所病，既问以察其人之所苦。索之于经，慧然在前，又切以诊其脉之所患。而其病之本标，直了然于目前。由是即有形以近乎无形，是之谓形乎形也矣。"高世栻注："未言神，先言形，形乎形，是有形之可形也。"

⑥ 神乎神：姚绍虞注："神契于无形，其闻也非由耳，其见也非由目，湛湛乎云随风卷，日照天空，如医缓之惊二其神竖，越人之洞垣一方，岂非神乎者哉！"

⑦ 奉生而周于性命：张介宾注："人身以血气为本，精神为用，合是四者以奉生，而性命周全矣。"

⑧ 经脉者，所以行血气而营阴阳、濡筋骨，利关节：张介宾注："经脉者，即营气之道。营，运也。濡，润也。营行脉中，故主于里而利筋骨。"

⑨ 分肉：张介宾注："肉有分理，故云分肉。"

⑩ 司关合：张介宾注："卫行脉外，故主表而司皮毛之关合。"

⑪ 志意：杨上善注："脾肾之神志意者，能御精神，令之守身，收于魂魄，使之不散，调于寒暑，得于中和，和于喜怒，不过其节者，皆志意之德也。"

【经旨阐释】

1.《内经》中神的含义

《内经》中神的含义是很广的，有广义和狭义之分。

广义之神：《内经》中广义之神包含了神为天地之主宰、代表了自然界运动变化及其内在的规律，同时也是人体及动物生命力及生命活动的表现，这部分内容与中国古代哲学相关认识一脉相承。第一，神为天地万物之主宰。《内经》并不承认神造就了人身，但却认为人体的主宰是神，如《灵枢·天年》曰“失神者死，得神者生”，举凡诊法、治疗、养生等，无一不以神为首位。《内经》更把神与人身之主、本、君主之官等紧密结合起来，如心为君主之官而主神明。又如五脏为人身之本而均藏神，故有“五神脏”之称，进而建立了以五脏为中心的藏象系统。第二，神代表自然界运动变化及其规律。《素问·阴阳应象大论》之“阴阳者，天地之道也……神明之府也”，《素问·生气通天论》之“故圣人传精神，服天气，而通神明”等，其“神明”即指自然界变化的原因；《素问·五运行大论》曰“天地之动静，神明为之纪，阴阳之升降，寒暑彰其兆”。“神明”指自然现象，即日月星辰的运行规律。第三，神代表人体及动物之生命力及生命活动的现象。人体及动物之所以有生命，全在于内在神机，即生命力。若神机丧失，则无论如何高超的治疗技术也无法挽救生命，故《素问·汤液醪醴论》曰：“形弊血尽而功不立者何？岐伯曰：神不使也。”神还泛指人体外在的生命活动现象，举凡人之目、形、色、脉、语言、动作等，均有“得神”与“失神”之别。

狭义之神：《内经》中的狭义之神尤指人的精神心理活动，以现代心理学来看，《内经》中的神既包括了感知觉、记忆、思维与想象等认知过程和意志过程，也包括情感过程，还包括个性心理特征等内容，这也继承了中国哲学的认识，而又有所发挥之处，同时也是中医学研究的重点内容，具体如下：第一，感知觉、记忆、思维与想象。这些属人的认知过程，也是人的最基本的心理活动。第二，意志过程。是自觉地确定目的并根据目的来支配和调节自己的行动，克服困难，从而实现预期目的的心理活动过程。第三，情感。《内经》中神的含义之一指情感，情感是人对客观事物态度的体验，是人的需要和客观事物之间关系的反映，其中往往是以是否满足人的需要为中介。第四，睡眠。睡眠本属于人的生理过程，不在心理活动范畴之列，故现代心理学并不单独讨论睡眠问题。但中医学则十分重视睡眠，把失眠、嗜睡、多梦等列入神志疾患范畴，认为睡眠也是人的神志活动表现之一。第五，人格体质。人格是《内经》中神的含义之一，也是现代心理学研究的重要内容。它主要表现为个人在对人、对己、对事、对物等各方面适应时所形成的态度、趋向和所显示的独特个性。体质，属于生理和病理学范畴，主要指遗传禀赋、生理素质等多方面的个体差异，不过中医学的“体质”含义，也有认为当包括心理素质者。

除以上外，《内经》中神还有其他含义：第一，可指代某些脏腑及气血的功能。如《素问·调经论》云：“神有余则笑不休，神不足则悲。”其中的“神”指的是心。第二，指鬼神。《内经》虽也数次提及鬼神，如《素问·五脏别论》说“拘于鬼神者，不可与言至德”，《灵枢·贼风》云“其所从来者微，视之不见，听而不闻，故似鬼神”等，但往往均不是用一个“神”字代表，而是“神”前加“鬼”字而成。可见，《内经》认为神与鬼神其概念并非等同，并对鬼神的存在及其作用持彻底否定的态度。它之所以提及“鬼神”概念，也是为了批评这一当时社会上存在的观念而已。

2. 形神合一生命观

古人很早就认识到形神之间的密切关系，如司马迁在《史记·太史公自序》中“论六一要旨”云“凡人所生者，神也，所托者形也。神大用则竭，形大劳则敝，形神离则死。……神者生之本也，形者生之具也”，这种思想也渗入到《内经》当中。如《灵枢·天年》说：“血气已和，荣卫已通，五脏已成，神气舍心，魂魄毕具，乃成为人。”只有血气、五脏、精神、魂魄毕具，才会表现出生命力，才会是一个活体的人。说明人体生命运动的特征，即为精神活动和生理活动的总体概括。同时，《内经》强调在人体中，起统帅和协调作用的是心神，如《素问·灵兰秘典论》说“凡此十二官者，不得相失也。故主明则下安……主不明则十二官危，使道闭塞而不通，形乃大伤”，而现代研究也表明，社会-心理因素并不是人类情绪变化的惟一刺激因素。自然现象的变化同样可以引起情绪发生相应变化。如四时更迭、月廓圆缺、颜色、声音、气味、食物等，都可作用于人体，使之发生情绪改变，进而影响人体生理活动。这说明人体的生理、心理活动是随时随地互相转化、相互影响、有机地统一在一起的。这一点，在《内经》当中已经有深刻的认识。

现在一般认为，形神合一主要在于说明心理与生理的对立统一、精神与物质的对立统一、本质与现象的对立统一等。所谓形，指形体，即肌肉、血脉、筋骨、脏腑等组织器官是物质基础；所谓神，是指情志、意识、思维为特点的心理活动现象，以及生命活动的全部外在表现，是功能作用。二者的辩证关系是相互依存、相互影响，密不可分的一个整体。神本于形而生，依附于形而存，形为神之基，神为形之主。

【后世发挥】

中医养生的精气神理论

中医养生学把精气神视为人生“三宝”，强调精、气、营、卫、血、津液等精微，是“神”活动的物质基础。

孙思邈《千金要方·养性》中指出：“精竭则身惫，故欲不节则精耗，精耗则气衰，气衰则病至，病至则身危。”

陶弘景《养性延命录》说：“神者精也，保精则神明，神明则长生。”精的盈亏关系到神的盛衰。

李东垣《脾胃论》说：“气乃神之祖，精乃气之子。气者，精神之根蒂也，大矣哉！积气以成精，积精以全神。”说明精气足才能使神的活动健全。

以上这些论述，都是强调血气精微是神活动的基础，只有人体的物质基础充盛，人之精神才能旺盛。因为精神思维活动需要大量的气血精微来供应，所以临床上认为劳神太过，则心血暗耗；心血亏虚，则神志不宁；神志不宁在外可表现出各种活动异常。

【注家争鸣】

“暴怒伤阴，暴喜伤阳”的理解

王冰注：怒则气上，喜则气下，故暴卒气上则伤阴，暴卒气下则伤阳。

张介宾注：气为阳，血为阴。肝藏血，心藏神。暴怒则肝气逆而血乱，故伤阴。暴喜则心气缓而神逸，故伤阳。如《行针》篇曰：多阳者多喜，多阴者多怒。亦各从其类也。

姚绍虞注：阴者血也，血藏于肝，肝主怒，怒则肝气急逆而血内动，甚且有呕血者。阳者气也，卒然而喜，则心神为之飞扬而气涣散矣。

丹波元简注：楼英云：此上二节，经旨似有相矛盾，既曰寒暑伤形。又曰寒伤形，热伤气者。何也：盖言虽不一，而理则有归。夫喜怒之伤人，从内出，而先发于气，故曰喜怒伤气也。寒暑之伤人，从外入，而先著于形，故曰寒暑伤形也。分而言之，则怒之气从下上，而先发于阴，故曰暴怒伤阴，喜之气从上下，而先发于阳，故曰暴喜伤阳。寒则人气内藏，则寒之伤人，先著于形，故曰寒伤形。暑则人气外溢，则暑之伤人，先著于气，故曰热伤气也。

［**按**］

现在多以张介宾的观点为主，认为阴阳为人体之气血，则喜伤气，怒伤血，但是明·楼英的观点也非常值得我们重视，反映了古代医家探究医理的方法。

第九章 《内经》的人体藏象观

中医学主要研究对象就是人体，在医学理论形成过程中，解剖亦是其重要内容，同时《内经》还充分依据了“天人合一”理论，将人体结构与自然界统一起来，成为中医学的特色之处，也为后来的中医诊法相关内容奠定了基础。另外，中医学关于人体认识的独特之处，还在于对经络系统的总结阐发，这些正经、奇经、经别、别络、经筋、皮部等内外连属的经络系统，成为人体内传送信息而又与自然密切相连的网络。《内经》认为人体是表里相应的统一整体，在内有五脏、六腑、奇恒之腑，在外有五体、五华、五官九窍，同时经络贯穿于身体内外，由此形成了一个完整的人体，同时《内经》对人体部位及特殊组织结构也有一定的认识，如三焦、命门等，对后世也有着重要的影响。

第一节 解剖直观

对于人体的基本认识，《内经》还是侧重于解剖手段，如《灵枢·肠胃》详细记述了从口唇到直肠的整个消化道的大体解剖，包括了唇、齿、口、舌、会厌、咽门、胃、小肠、大肠、直肠等，分别对其长度、宽度、周长、直径、重量、容量等方面做了说明，据近代许多学者研究，认为古代的度量衡与现代不同，如果按胃肠之间的比例折合，基本上与现代解剖学记载相符合。

【原文导读】

09101 黄帝问于岐伯曰：经脉十二者，外合于十二经水，而内属于五脏六腑。夫十二经水者，其有大小、深浅、广狭、远近各不同；五脏六腑之高下、小大、受谷之多少亦不等，相应奈何？夫经水者，受水而行之；五脏者，合神气魂魄而藏之；六腑者，受谷而行之，受气而扬之；经脉者，受血而营之①。合而以治奈何？刺之深浅，灸之壮数，可得闻乎？

岐伯答曰：善哉问也！天至高，不可度，地至广，不可量，此之谓也。且

① 经脉者，受血而营之：张介宾注：“经脉犹江河也，血犹水也，江河受水而经营于天下，经脉受血而运行于周身。”

夫人生于天地之间，六合之内，此天之高，地之广也，非人力之所能度量而至也。若夫八尺之士，皮肉在此，外可度量切循而得之，其死可解剖而视之。其脏之坚脆，腑之大小，谷之多少，脉之长短，血之清浊，气之多少，十二经之多血少气，与其少血多气，与其皆多血气，与其皆少血气，皆有大数①。其治以针艾，各调其经气，固其常有合乎？（《灵枢·经水》）

09102　黄帝曰：脏腑之在胸胁腹里之内也，若匣匮之藏禁器也，名有次舍，异名而同处，一域之中，其气各异，愿闻其故。黄帝曰：未解其意，再问。

岐伯曰：夫胸腹，脏腑之郭也。膻中者，心主之宫城也②。胃者，太仓也。咽喉小肠者，传送也；胃之五窍者，闾里门户也③。廉泉、玉英者，津液之道也④。故五脏六腑者，各有畔界，其病各有形状。营气循脉，卫气逆为脉胀，卫气并脉循分为肤胀⑤。三里而泻，近者一下，远者三下，无问虚实，工在疾泻。（《灵枢·胀论》）

09103　黄帝问于伯高曰：脉度言经脉之长短，何以立之？伯高曰：先度其骨节之大小、广狭、长短，而脉度定矣⑥。黄帝曰：愿闻众人之度。人长七尺五寸者，其骨节之大小长短各几何？伯高曰：头之大骨围，二尺六寸，胸围四尺五寸，腰围四尺二寸。发所复者，颅至项尺二寸⑦。发以下至颐长一尺，君子终折⑧。结喉以下至缺盆中长四寸。缺盆以下至髃骬⑨长九寸，过则肺大，不满则

---

① 大数：张志聪注："大数者，即《本脏》篇之五脏坚脆，《肠胃》篇腑之大小，《绝谷》篇谷之多少，《脉度》篇脉之长短，《九针》篇之多血少气、多气少血，皆有数推之。"

② 夫胸腹……宫城也：张介宾注："胸腹者，所以保障五内，故为脏腑之郭。膻中，胸中也。肺覆于上，膈膜障于下，为清虚周密之宫，心主之所居也，故曰宫城。"

③ 胃之五窍者，闾里门户也：张介宾注："闾，巷门也。里，邻里也。《周礼》：五家为比，五比为闾。盖二十五家为闾也。《风俗通》曰：五家为轨，十轨为里。盖五十家为里也。胃之五窍，为闾里门户者，非言胃有五窍，正以上自胃脘，下至小肠大肠，皆属于胃，故曰闾里门户。如咽门、贲门、幽门、阑门、魄门皆胃气之所行也，故总属胃之五窍。"

④ 廉泉、玉英者，津液之道也：杨上善注："廉泉乃是涎唾之道，玉英复为溲便之路，故名津液道也。"

⑤ 卫气逆为脉胀，卫气并脉循分为肤胀：张志聪注："卫气逆于脉中，则为脉胀，若并脉而循行于分肉，则为肤胀，盖卫气虽常然并脉循行于分肉，而行有逆顺，若并脉顺行，而乘于脉中，则为脉胀，行于肤肉，则为肤胀，此皆卫气之逆行，故曰若顺逆也。"

⑥ 黄帝问于伯高曰……而脉度定矣：张志聪注："此言经脉之长短，从骨节之大小广狭长短，而定其度数。故曰：骨为干，脉为营，如藤蔓之营附于木干也。"

⑦ 发所复者，颅至项尺二寸：张介宾注："发所复者，谓发际也。前发际为额颅。后发际以下为项。前自颅，后至项，长一尺二寸。"

⑧ 君子终折：终，《太素》《甲乙经》作"参"。马莳注："君子终折，言士君子之面部三停齐等，可以始中终而三折之也，众人未必然耳。"

⑨ 髃骬：张志聪注："髃骬，骨名，一名尾翳，即鸠尾骨也。"

肺小。髑骬以下至天枢长八寸，过则胃大，不及则胃小。天枢以下至横骨[1]长六寸半，过则回肠广长，不满则狭短。横骨长六寸半，横骨上廉以下至内辅[2]之上廉长一尺八寸，内辅之上廉以下至下廉长三寸半，内辅下廉下至内踝长一尺三寸，内踝以下至地长三寸，膝腘以下至跗属[3]长一尺六寸，跗属以下至地长三寸，故骨围大则太过，小则不及。角以下至柱骨[4]长一尺，行腋中不见者长四寸，腋以下至季胁长一尺二寸，季胁以下至髀枢长六寸，髀枢以下至膝中长一尺九寸，膝以下至外踝长一尺六寸，外踝以下至京骨长三寸，京骨以下至地长一寸。耳后当完骨者广九寸[5]，耳前当耳门者广一尺三寸[6]，两颧之间相去七寸，两乳之间广九寸半，两髀之间[7]广六寸半。足长一尺二寸，广四寸半。肩至肘长一尺七寸，肘至腕长一尺二寸半，腕至中指本节长四寸，本节至其末长四寸半。项发以下至背骨长二寸半，膂骨以下至尾骶二十一节长三尺[8]，上节长一寸四分，分之一，奇分在下，故上七节至于膂骨九寸八分分之七，此众人骨之度也，所以立经脉之长短也。是故视其经脉之在于身也，其见浮而坚，其见明而大者，多血；细而沉者，多气也。（《灵枢·骨度》）

09104　黄帝曰：愿闻脉度。岐伯答曰：手之六阳，从手至头，长五尺，五六三丈。手之六阴，从手至胸中，三尺五寸，三六一丈八尺，五六三尺，合二丈一尺。足之六阳，从足上至头，八尺，六八四丈八尺。足之六阴，从足至胸中，六尺五寸，六六三丈六尺，五六三尺，合三丈九尺。跻脉从足至目，七尺五寸，二七一丈四尺，二五一尺，合一丈五尺。督脉任脉各四尺五寸，二四八尺，二五一尺，合九尺。凡都合一十六丈二尺，此气之大经隧也[9]。（《灵枢·脉度》）

09105　黄帝问于伯高曰：余愿闻六腑传谷者，肠胃之大小长短，受谷之多少奈何？伯高曰：请尽言之，谷所从出入浅深远近长短之度：唇至齿长九分，口广二寸半。齿以后至会厌，深三寸半，大容五合；舌重十两，长七寸，广二寸半。咽门重十两，广一寸半。至胃长一尺六寸，胃纡曲屈，伸之，长二尺六

① 横骨：黄元御注："横骨，阴毛中曲骨也。"

② 内辅：张介宾注："内辅，膝间内侧大骨也。亦曰辅骨。"

③ 跗属：丹波元简注："跗属者，凡两踝前后胫掌所交之处，皆为跗之属也。"

④ 角以下至柱骨：张志聪注："耳上之旁为角，肩胛上之颈骨为柱骨。"

⑤ 耳后当完骨者广九寸：马莳注："此言左右完骨之相去约有九寸，盖横而言之也。耳后高骨曰完骨，入发际四分，盖亦承上文侧人之状而备言之耳。"

⑥ 耳前当耳门者广一尺三寸：马莳注："此又言仰人之骨度，盖横而数之也。左右耳前之耳门，相去一尺三寸。"

⑦ 两髀之间：丹波元简注："两髀之间，言两股之中横骨两头尽处也。"

⑧ 膂骨以下至尾骶二十一节长三尺：张介宾注："膂骨，脊骨也。项脊骨共二十四椎，内除项骨三节，膂骨自大椎而下至尾骶计二十一节，共长三尺。"

⑨ 此气之大经隧：张志聪注："谓营气宗气，所容行之大隧，故维脉不与焉。"

寸，大一尺五寸，径五寸，大容三斗五升。小肠后附脊，左环回周迭积，其注于回肠者，外附于脐上。回运环十六曲，大二寸半，径八分分之少半，长三丈二尺①。回肠当脐，左环回周叶积而下，回运还反十六曲，大四寸，径一寸寸之少半，长二丈一尺。广肠传脊，以受回肠，左环叶脊上下，辟大八寸，径二寸寸之大半，长二尺八寸②。肠胃所入至所出，长六丈四寸四分，回曲环反，三十二曲也。（《灵枢·肠胃》）

09106　夫五脏③者，身之强④也。头者精明之府⑤，头倾视深⑥，精神将夺矣。背者胸中之府⑦，背曲肩随，府将坏矣。腰者肾之府⑧，转摇不能，肾将惫矣；膝者筋之府⑨，屈伸不能，行则偻附⑩，筋将惫矣。骨者髓之府⑪，不能久立，行则振掉⑫，骨将惫矣。得强则生，失强则死⑬。（《素问·脉要精微论》）

---

① 小肠后附脊……长三丈二尺：张介宾注：“小肠居胃之下，在脐上二寸所，后附于脊，左旋而环。其下口注于回肠者，外附近于脐上一寸，当水分穴处是也。八分分之少半，言八分之外，尚有如一分之少半也。余仿此。”

② 广肠传脊……长二尺八寸：张介宾注：“广肠，大肠下节也，亦名直肠。直肠居后，绕脊而下，故曰传脊。传，布也。叶脊上下，言叠于脊之上下而至尾骶也。辟，阔。以其最广，故云辟大八寸。”

③ 五脏：丹波元简注：“吴本作五府，注云：下文所言五府者，乃人身恃之以强健，简（按）吴注似是。”

④ 身之强：张志聪注：“此言四体百骸髓精筋骨，亦皆由藏精之所资也。《灵枢·经脉》曰：人始生，先成精，精成而脑髓生，骨为干，脉为营，筋为刚，肉为墙，皮肤坚而毛发长。谷入于胃，脉道以通，血气乃行。盖言人之气血、声色、筋骨、肌肉，靡不由先天始生之精，后天水谷之液，所资生而资养者也。”

⑤ 精明之府：张介宾注：“五脏六腑之精气，皆上升于头，以成七窍之用，故头为精明之府。”吴崑注：“六阳清气上升于头，故头为精明之府。盖七窍皆以神用，故同谓之精明。”张志聪注：“诸阳之神气，上会于头，诸髓之精，上聚于脑，故头为精髓神明之府。”

⑥ 头倾视深：张介宾注：“头倾者，低垂不能举也。视深者，目陷无光也。”

⑦ 背者胸中之府：张志聪注：“肩背为阳，胸腹为阴。阳为腑，阴为脏。心肺居于胸中，而俞在肩背，故背为胸之府。”

⑧ 腰者肾之府：张志聪注：“两肾在于腰内，故腰为肾之外府。”

⑨ 膝者筋之府：张介宾注：“筋虽主于肝，而维络关节以立此身者，惟膝腘之筋为最，故膝为筋之府。”

⑩ 偻附：张志聪注：“偻，曲其身。附，依附而行也。”

⑪ 骨者髓之府：张介宾注：“髓充于骨，故骨为髓之府。”

⑫ 振掉：吴崑注：“振，动也。掉，摇也。”

⑬ 得强则生，失强则死：张介宾注：“脏强则气强，故生。失强则气竭，故死。”

【经旨阐释】

1. 脏腑的认识历程

"脏""府"二字古义可通，均有藏之意，《内经》取其意，运用于人体，来概括人体的脏腑、组织、器官，如《灵枢·胀论》所云"脏腑之在胸胁腹里之内也，若匣匮之藏禁器也"，所以《内经》有时把脏腑混称。但总体来说，《内经》关于脏腑概念的认识可以分为两大类观点，一类是实体解剖认识，一类是藏象推演认识。我们今天所说的中医学的脏腑大多是从藏象角度认知的，但这却不能忽略中医学对脏腑研究认识发展的经历。

从《内经》有关脏腑的解剖记载来看，古代医家们可能通过日常生活、刑罚、战争以及有目的的医疗解剖活动，观察和了解了人体基本的形态结构。但是随着社会的发展，儒家思想兴起，医学理论突破的需求，古代医家们在积累了大量丰富临床经验的基础上，通过反复研究，引入当时哲学的思维方法，并验证于临床，建立起藏象理论。通过观察人体内在脏腑功能活动反映于外部的各种现象，总结概括出新的适合医学发展运用的内容，使脏腑理论也在实体解剖的基础上得到了进一步的发展。藏象理论虽有一定解剖学基础，但它所论述脏腑的生理功能已经不再局限于实质的脏腑器官。随着中医学的发展，藏象理论更适宜于中医学体系，所以实体解剖渐渐被藏象理论所取代，加之西医的传入及其解剖的细致入微，以至于中医解剖研究阐释之人越来越少，其逐渐被忽略，研究者也是凤毛麟角。

2. 《内经》中骨度、脉度与同身寸

《灵枢·骨度》云："脉度言经脉之长短，何以立之？伯高曰：先度其骨节之大小、广狭、长短，而脉度定矣。"指出以人体骨骼的长短作为标尺来衡量人体经脉的长短和脏腑的大小。所谓骨度就是根据个人自身的身高、体宽等标准制定出来的相对尺度体系，这与西医学度量人体时所用的绝对尺度体系有所不同。相对于人与人之间所存在的个体差异而言，这种度量方法更为实用，因此在今天的针灸按摩中这种度量方法仍被广泛运用。在针灸治疗过程中，治疗效果的好坏与选穴是否准确有直接关系。因此，准确的选取腧穴，也就是腧穴的定位，一直为历代医家所重视。骨度分寸法是以骨节为主要标志测量周身各部的大小、长短，并依其比例折算尺寸作为定穴标准的方法，是常用的重要选穴方法之一。

【后世发挥】

王清任的《医林改错》对于中医解剖认识的发展

清代名医王清任（1768—1831年），河北玉田县人，又名全任，字勋臣，自幼习武，是武庠生，青年时曾考取武秀才，后来捐资得千总衔，在"不为良相，愿为良医"的影响下，遂弃戎从医。王清任在行医的过程中深感对脏腑认识的重要，如云："著书不明脏腑，岂不是痴人说梦，治病不明脏腑，何异于盲子夜行！"后来王清任多次亲赴义冢、刑场等地寻找观察尸体脏腑，历经42年的寻访探求，始觉明晰，遂把观察所得绘制成脏腑图，附以文字说明，对古代脏腑图说中的一些错误的认识作了澄清和纠正，最终著成《医林改错》一书。《医林改错·卷上》提出了对古代医籍诸如《内经》中有关脏腑记载的怀疑，并逐一进行了纠正。对于《医林改错》这种重视实体解剖，以解剖实际谈脏腑的做法，后世褒贬不一，

但是其创新精神值得学习。《医林改错·卷下》记载了王氏以实体解剖观察结合临床实际得出的临床辨证论治心得，主要包括以活血化瘀法治疗多种疑难杂症和以益气活血法治疗中风后遗症的独到经验。王氏辨治瘀血证有一个显著的特点，即根据瘀血的部位不同，采用不同的主治之方，可称之为分部治疗法。他把人身分为内外两部分，在外为头面四肢和周身血管，在内以膈膜分为上下两段。膈膜以上为胸中，又称为血府；膈膜以下为肚腹。王氏立通窍活血汤主治头面四肢和周身血管血瘀之证，立血府逐瘀汤主治胸中血府血瘀之证，立膈下逐瘀汤主治肚腹血瘀之证。此外又有主治妇人少腹积块、痛经崩漏及调经种子的少腹逐瘀汤。此四方为王氏主治血瘀诸证的主方，临床最为常用。

血府逐瘀汤治在膈上胸中，故以活血化瘀的桃红四物汤配以疏通胸中气机的柴胡、枳壳、桔梗；膈下逐瘀汤治肚腹之血瘀证，应在肝脾，故用桃红四物汤配以善调肝脾之气的香附、乌药、延胡索；通窍活血汤治在周身血管、头面之络窍，故以桃红四物汤配以辛香走窜力强且善能透窍通络的麝香、葱、姜、黄酒；少腹逐瘀汤主治妇人经血之瘀，故以四物汤去地黄合失笑散，再加温经调气的小茴香、官桂、延胡索、没药、干姜。

【注家争鸣】

“夫五脏者，身之强也”的理解

王冰注：脏安则神守，神守则身强，故曰身之强也。

吴崑注：下文所言五府者，乃人身恃之以强健。

张介宾注：此下言形气之不守，而内应乎五脏也。脏气充则形体强，故五脏为身之强。

张志聪注：此言形身之强，本于五脏之精气神也。

张琦注：脏，当作腑。申上六腑强弱，形之盛衰之义。此腑五而前文云六，误也。

丹波元简注：“吴本作五府，注云：下文所言五府者，乃人身恃之以强健。简（按）吴注似是，高接前段，为五脏者中之守也之结语，恐非。”

［按］

历代医家的争议就在于“夫五脏者，身之强也”中的“脏”究竟应该是指脏之意还是腑之意。就本段所要阐述的内容来看，五脏是身形强健的基础，同时通过望“五府”测知五脏的功能状况。五脏精气藏于内，养身形于外，故身形强弱亦可反映五脏精气之盛衰。欲诊察五脏之得强与失强，了解五脏的功能状况，可以通过审查身体的头、胸、腰、膝、胫（骨）这五府的动静情况来进行。头为诸阳之会，若头低垂不举，目陷无光，则表明五脏精气已衰，神气将失。胸背内藏心肺，若背曲肩垂，则表明心肺精气衰败，不能上营肩背。腰部为肾之所居，若腰痛转侧困难，则表明肾气已经败坏。肝主筋，膝为诸筋之聚，若膝关节屈伸不利，走路弯腰扶物，则表明肝气已经败坏。骨中藏髓，若不耐久行，行则摇摆，则表明骨气衰败，肾脏失强。所以“夫五脏者，身之强也”还是指五脏比较合适。

此外，根据“形脏”，王冰还提及“形府”的概念，就包括了本篇所云的“头者精明之府……背者胸中之府……腰者肾之府……膝者筋之府……骨者髓之府”，似体现了这一概念。但“形脏”“形府”属于《内经》区分脏腑、确定脏腑的早期产物，因其不完善、较混乱，且把表现于外的器官及身形部位也定做脏腑，不符合后来的脏腑定义，因而未被后世重视。在

《内经》中也只有个别篇章有痕迹可寻，说明《内经》时代已经开始舍弃这些观点了。

第二节　天人同构

《内经》以“天人合一”为指导，认为人就是天地之气相合而产生，人与天地有着共同的物质基础——“气”，那么人与天地的结构均源于一气，故有相同之处，由此认为人的身体体现了天地的结构，人体仿佛是天地的缩影，如《灵枢·邪客》就认为人体的结构都可在自然界找到相对应的东西，但这种将人与天的关系进行这种机械的比附，有时略显牵强，但也常可导出合理的结论。如《素问·三部九候论》将天、地、人直接引入“三部九候”诊脉法之中，《素问·阴阳应象大论》论养生则谓“惟贤人上配天以养头，下象地以养足，中傍人事以养五脏”等，从而起到指导医学实践的作用。

【原文导读】

09201　黄帝问于伯高曰：愿闻人之肢节，以应天地奈何？伯高答曰：天圆地方，人头圆足方以应之。天有日月，人有两目①。地有九州，人有九窍。天有风雨，人有喜怒。天有雷电，人有音声。天有四时，人有四肢。天有五音，人有五脏。天有六律，人有六腑②。天有冬夏，人有寒热。天有十日，人有手十指。辰有十二，人有足十指、茎、垂以应之③。女子不足二节，以抱人形④。天有阴阳，人有夫妻。岁有三百六十五日，人有三百六十五节。地有高山，人有肩膝。地有深谷，人有腋腘。地有十二经水，人有十二经脉。地有泉脉，人有卫气⑤。地有草蓂⑥，人有毫毛。天有昼夜，人有卧起。天有列星，人有牙齿。地有小山，人有小节。地有山石，人有高骨。地有林木，人有募筋。地有聚邑，人有䐃肉。岁有十二月，人有十二节⑦。地有四时不生草，人有无子。此人与天

---

① 天有日月，人有两目：张介宾注：“天有日月而照临万方，人有眼目而明见万象。”

② 天有六律，人有六腑：张介宾注：“六律者，黄钟太簇姑洗蕤宾夷则无射为六阳律，大吕夹钟仲吕林钟南吕应钟为六阴律。六腑者，胃胆大肠小肠三焦膀胱也。”

③ 辰有十二，人有足十指、茎、垂以应之：张介宾注：“十二辰者，子丑寅卯辰巳午未申酉戌亥，是谓地支，故应人之足趾，足趾惟十，并茎垂为十二。茎者，宗筋也。垂者，睾丸也。”

④ 女子不足二节，以抱人形：张介宾注：“女子少此二节，故能以抱人形。抱者，怀胎之义，如西北称伏鸡为抱者是也。”

⑤ 地有泉脉，人有卫气：张志聪注：“卫气日行于阳，上至头目口齿，下至足胫膝腘，四旁之四肢肢节，䐃肉皮毛。夜行于阴，内循五脏六腑，熏于募筋，充于胸腹，人之身形脏腑，应六气之降升，五运之出入，卫气之行，应天地之绕地环转，而复通贯于地中，故曰地有泉水，人有卫气。是卫气非独行于形身之外内，而复贯通于经脉之外内者也。”

⑥ 草蓂：丹波元简注：“草蓂，乃对下文‘林木’，谓地上众草也。”

⑦ 十二节：张介宾注：“四肢各三节，是为十二节。”

地相应者也。(《灵枢·邪客》)

09202　黄帝问于岐伯曰：余闻刺法于夫子，夫子之所言，不离于营卫血气。夫十二经脉者，内属于腑脏，外络于肢节，夫子乃合之于四海乎。岐伯答曰：人亦有四海、十二经水①。经水者，皆注于海，海有东西南北，命曰四海。

黄帝曰：以人应之奈何？岐伯曰：人有髓海，有血海，有气海，有水谷之海，凡此四者，以应四海也。黄帝曰：远乎哉，夫子之合人天地四海也，愿闻应之奈何？岐伯答曰：必先明知阴阳表里荥输所在，四海定矣。黄帝曰：定之奈何？岐伯曰：胃者水谷之海，其输上在气街（冲），下至三里。冲脉者，为十二经之海②，其输上在于大杼，下出于巨虚之上下廉。膻中者，为气之海，其输上在于柱骨③之上下，前在于人迎，脑为髓之海，其输上在于其盖④，下在风府。(《灵枢·海论》)

09203 夫自古通天者，生之本，本于阴阳，其气九州九窍，皆通乎天气。故其生五，其气三⑤，三而成天，三而成地，三而成人⑥，三而三之，合则为九，九分为九野，九野为九脏⑦，故形脏四，神脏五，合为九脏以应之也。(《素问·

① 人亦有四海，十二经水：马莳注："此言人之有四海也。人有四海者，即下髓海、血海、气海、水谷之海也。十二经水者，即清水、渭水、海水、湖水、汝水、渑水、淮水、漯水、江水、河水、济水、漳水也。"

② 冲脉者，为十二经之海：张介宾注："冲脉起于胞中，其前行者，并足少阴之经，挟脐上行至胸中而散；其后行者，上循背里为经络之海；其上行者，出于颃颡；下行者，出于足。故其输上在于足太阳之大杼，下在于足阳明之巨虚上下廉。愚（按）《动输》篇曰：胃为五脏六腑之海。《太阴阳明论》曰：阳明者表也，五脏六腑之海也。《逆顺肥瘦》篇曰：夫冲脉者，五脏六腑之海也，五脏六腑皆禀焉。此篇言冲脉者，为十二经之海。若此诸论，则胃与冲脉，皆为十二经之海，亦皆为五脏六腑之海，又将何以辨之？故本篇有水谷之海、血海之分。水谷之海者，言水谷盛贮于此，营卫由之而化生也。血海者，言受纳诸经之灌注，精血于此而蓄藏也。此固其辨矣，及考之《痿论》曰：阳明者，五脏六腑之海，主润宗筋，宗筋主束骨而利机关也。冲脉者，经脉之海也，主渗灌溪谷，与阳明合于宗筋，阴阳总宗筋之会，会于气街，而阳明为之长。盖阳明为多血多气之腑，故主润宗筋而利机关。冲脉为精血所聚之经，故主渗灌溪谷。且冲脉起于胞中，并少阴之大络而下行。阳明为诸经之长，亦会于前阴。故男女精血皆由前阴而降者，以二经血气总聚于此，故均称为五脏六腑十二经之海，诚有非他经之可比也。"

③ 柱骨：张介宾注："柱骨，项后天柱骨也。《忧恚无言》篇曰：颃颡者，分气之所泄也。故气海运行之输，一在颃颡之后，即柱骨之上下，谓督脉之喑门大椎也。一在颃颡之前，谓足阳明之人迎也。"

④ 盖：王芳侯注："盖，谓督脉之百会。督脉应天道之环转覆盖，故曰盖。"

⑤ 其生五，其气三：张介宾注："自阴阳以化五行，而万物之生莫不由之，故曰其生五。然五行皆本于阴阳，而阴阳之气各有其三，是谓三阴三阳，故曰其气三。"张琦注："其生五，皆本五行之气而生也。其气三，天气、地气、人气也。"

⑥ 三而成天，三而成地，三而成人：张介宾注："天地人之气皆有三阴三阳，故曰三而成天，三而成地，三而成人。"

⑦ 九野为九脏：张介宾注："三而三之，合则为九，正以见阴阳之变。故地之九野，人之九脏，皆相应者如此。九野，九州之野。九脏，义如下文。"

六节藏象论》）

【经旨阐释】

1. 天人同构影响下的人体认识

天人同构的思想主要秉承于《内经》当中的“天人合一”的哲学观。《内经》“天人合一”哲学观从认识论、方法论、价值观等多方面促进了《内经》理论的建构，并使《内经》理论体系呈现出整体性、系统性、辨证性的特点，对未来医学的发展也有一定的启迪作用。从方法论的角度而言，主要体现在以下三个方面。第一，整体思维。整体思维即以联系的观点认识事物的一种方法，用此方法来认识人与自然的关系，则会形成“天人合一”的自然观；而“天人合一”观把人和自然界看作是一个互相对应的有机整体，则又表现为整体思维。第二，类比思维。“天人合一”这一命题本身就体现着类比的思维方式，“天人合一”是建立在天人相通基础之上的，天人相通的一个重要体现就是天人相类，天之理同于人之理，或天地构造在某些方面与人相同。故从认识论的角度而言，“天人合一”的基本方法就是类比。第三，直觉思维。“天人合一”观将对象世界规定为主客不分、大化流行的和谐整体，而对这种宇宙整体的把握，既不能用概念分析，也不能以语言表达，只能采取整体性的直觉形式。另一方面，“天人合一”决定了人是天地间之一物，天地万物之道即为立人之道，故人应遵循天地之道。但“天不言，以行与事示之而已矣”（《孟子·万章上》），即天地万物都是无言的，不会把天地之道说出来告诉人。要想获得天地之道，就只有依靠人自己对天地万物的存在加以领悟，并把这种领悟作为建立人道的依据。

在具体运用上，《内经》根据“天人合一”观点，以阴阳五行理论为说理工具，把人体的脏腑组织与自然界的有关事物密切联系起来，形成“四时五脏阴阳”的系统结构。其中对于人与自然关系的认识，主要反映为人与自然的同源、同构、同道的关系。

第一，人与自然同源。天地自然界是人类生命进化之源，又为生命延续提供必要的条件。如《素问·宝命全形论》云“夫人生于地，悬命于天，天地合气，命之曰人”“人以天地之气生，四时之法成”。《灵枢·本神》指出“天之在我者德也，地之在我者气也，德流气薄而生者也”，均说明人与天地自然同源于气。

第二，人与自然的同构。人与自然的同构，是指人与天地自然有着相同或相似的结构。在此方面，《黄帝内经》受“天人合一”思想的影响，有“天圆地方，人头圆足方以应之。天有日月，人有两目；地有九州，人有九窍；天有风雨，人有喜怒……”（《灵枢·邪客》）之论述。

第三，人与自然的同道。正由于人与自然同源于一气，具有相同的阴阳五行结构，所以，人与自然万物之间也具有相同的阴阳消长及五行生克制化规律，自然界的阴阳消长及五行运转势必对人体的生理、病理造成影响。如就季节变化而言，《素问·脉要精微论》提出“四变之动，脉与之上下”，而呈现出春弦、夏洪、秋浮、冬沉之象。

2. 四海理论

《灵枢·海论》以自然界有四海、十二经水，喻人身亦有四海和十二经脉，体现了《内经》中“人体与天地相参”的整体观念，也丰富了藏象学说的内容。人身四海的命名，一方面因为四者是水谷、血、气、髓的聚会之处，一方面是四者在人体生命活动中占有极其重要的地位，同时由于本部分确定了四海上下腧穴的部位，也从而为临床针灸治疗胃、冲脉、脑、膻中的疾患提供了理论依据。

另外，值得说明的是《内经》虽有关于肝藏血的记载，但并无“肝为血海”的说法，而关于“冲脉为血海”的记载却十分明确，冲脉在身体内分布最广，对人的生命活动至为重要。从《内经》有关冲脉走行分部的记载看到：起于肾下胞中，出于气街，合于足阳明经，分为上行与下行两方。其上行者又分为两支，行于前者并足少阴肾经夹脐上行，至胸中而散；行于后者，循背里而上。其下行者，注足少阴之大络，循阴股而下，至内踝之后，再分两支：下行者并少阴经，渗三阴；前行者出足背，入大趾间，渗诸络。其上行可至头，下行至足趾，前者散于胸，后者循背里，既可渗诸阳，又能灌诸阴。故可知其作用强大，因而称为血海，又称五脏六腑之海。

【后世发挥】

温冲汤（张锡纯《医学衷中参西录》）

治妇人血海虚寒不育。

生山药（八钱），当归身（四钱），乌附子（二钱），肉桂（二钱，去粗皮后入），补骨脂（三钱，炒捣），小茴香（二钱，炒），核桃仁（二钱），紫石英（八钱，研），真鹿角胶（二钱，另炖，同服，若恐其伪可代以鹿角霜三钱）。

人之血海，其名曰冲，在血室之两旁，与血室相通，上隶于胃阳明经，下连于肾少阴经。任脉以为之担任，督脉为之督摄，带脉为之约束，阳维、阴维、阳跷、阴跷为之拥护，共为奇经八脉。此八脉与血室，男女皆有。在男子则冲与血室为化精之所，在女子则冲与血室实为受胎之处。《内经·上古通天论》所谓“太冲脉盛，月事以时下，故有子”者是也。是以女子不育，多责之冲脉。郁者理之，虚者补之，风袭者祛之，湿胜者渗之，气化不固者固摄之，阴阳偏胜者调剂之。冲脉无病，未有不生育者。而愚临证实验以来，凡其人素无他病，而竟不育者，大抵因相火虚衰，以致冲不温暖者居多。因为制温冲汤一方。其人若平素畏坐凉处，畏食凉物，经脉调和，而艰于生育者，即与以此汤服之。或十剂或数十剂，遂能生育者多矣。一妇人，自二十出嫁，至三十未育子女。其夫商治于愚。因细询其性质禀赋，言生平最畏寒凉，热时亦不敢食瓜果。至经脉则大致调和，偶或后期两三日。知其下焦虚寒，因思《神农本草经》谓紫石英“气味甘温，治女子风寒在子宫，绝孕十年无子”。遂为拟此汤，方中重用紫石英六钱，取其性温质重，能引诸药直达于冲中，而温暖之。服药三十余剂，而畏凉之病除。后数月遂孕，连生子女。益信《神农本草经》所谓治十年无子者，诚不误也。

【注家争鸣】

“形脏四，神脏五”的理解

王冰注：形脏四者：一头角，二耳目，三口齿，四胸中也。形分为脏，故以名焉。神脏五者：一肝，二心，三脾，四肺，五肾也。神藏于内，故以名焉。所谓神脏者，肝藏魂，心藏神，脾藏意，肺藏魄，肾藏志也。故此二别尔。”

张志聪注：形脏者，藏有形之物也。神脏者，藏五脏之神也。藏有形之物者，胃与大肠、小肠、膀胱也。藏五脏之神者，心藏神，肝藏魂，脾藏意，肺藏魄，肾藏志也。

张兆璜注：若谓耳目口齿，是属九窍，而非九脏矣。

丹波元简注：形脏四，诸家并仍王义，然头角、耳目、口齿，理不宜谓之脏。考《周礼·天官疾医职》云：参之以九脏之动。郑注：正脏五，又有胃、膀胱、大肠、小肠。志注有所据。

[按]

在《内经》中，《素问》有《素问·六节藏象论》《素问·三部九候论》两篇提及“神脏”“形脏”，《灵枢》中虽然没有提及这些词汇，但是《灵枢·本神》中有五脏藏神的论述，可谓是对“神脏”的拓展论述。“形脏”“神脏”应该是《内经》对脏腑分类认识的一种早期观点，都是依据天人相应推演而出。关于“神脏”，大家均依据《灵枢·本神》所言，并无太大争议，此“神脏”理论也被后世扩大发展成为五神脏理论，即将人的精神活动归属于五脏，通过五脏分主及五脏间的阴阳五行制化调节，为神志病证的诊断与防治奠定了理论基础。

至于“形脏”虽然后世医家认为张志聪的见解较为合理并有依据，但从《内经》原文来看，王冰注也是有一定道理的。如《素问·三部九候论》在解释“三部”时云：“帝曰：何谓三部？岐伯曰：有下部，有中部，有上部，部各有三候，三候者，有天有地有人也，必指而导之，乃以为真。上部天，两额之动脉；上部地，两颊之动脉；上部人，耳前之动脉。中部天，手太阴也；中部地，手阳明也；中部人，手少阴也。下部天，足厥阴也；下部地，足少阴也；下部人，足太阴也。故下部之天以候肝，地以候肾，人以候脾胃之气。帝曰：中部之候奈何？岐伯曰：亦有天，亦有地，亦有人。天以候肺，地以候胸中之气，人以候心。帝曰：上部以何候之？岐伯曰：亦有天，亦有地，亦有人。天以候头角之气，地以候口齿之气，人以候耳目之气。三部者，各有天，各有地，各有人。”其指出九脏是肝、肾、脾胃、肺、胸中、心、头角、口齿、耳目，与王冰注文基本一致。而且《灵枢·五癃津液别》曾云：“五脏六腑，心为之主，耳为之听，目为之候，肺为之相，肝为之将，脾为之卫，肾为之主外。”其提及五脏六腑，除五脏外还列举目与耳，若以九脏之说来看，就容易解释了，这是九脏之说在《内经》中残留的影子。“形脏”的说法作为《内经》早期脏腑理论的一种认识观点，并不像“神脏”那样发展广大，相反被慢慢淘汰，今天已不再用，但可理解为一种《内经》早期脏腑认识的学说。

第三节　脏腑分工

《内经》以多种方式论脏腑在生理活动中的分工合作关系，强调脏腑间的整体联系及脏腑概念的功能内涵，如《素问·灵兰秘典论》以封建王朝官职制度类比脏腑生理活动中的相互关系，提示各脏腑均有其职其用，并突出了心为主导的思想；《灵枢·五癃津液别》所论更强调以心为生命之主，五脏官窍为心所用；《素问·刺禁论》则从气机输布运行论五脏功能特点；《素问·五脏别论》依据脏腑的功能特点，将脏腑分为五脏、六腑、奇恒之腑。《内经》关于脏腑概念及其功能的理论，无论对于中医理论研究，还是临床疾病的辨治用药，都有指导意义。

【原文导读】

09301　黄帝问曰：余闻方士，或以脑髓为脏，或以肠胃为脏，或以为腑，敢问更相反，皆自谓是，不知其道，愿闻其说①。

岐伯对曰：脑髓骨脉胆女子胞②，此六者地气之所生也，皆藏于阴而象于地，故藏而不泻，名曰奇恒之腑③。夫胃大肠小肠三焦膀胱，此五者，天气之所生也，其气象天，故泻而不藏，此受五脏浊气，名曰传化之腑④，此不能久留输泻者也。魄门⑤亦为五脏使，水谷不得久藏。所谓五脏者，藏精气而不泻也，故满而不能实⑥。六腑者，传化物而不藏，故实而不能满也。所以然者，水谷入口，则胃实而肠虚；食下，则肠实而胃虚。故曰实而不满，满而不实也⑦。（《素问·五脏别论》）

---

①　愿闻其说：王冰注："言互为脏腑之差异者，经中犹有之矣，《灵兰秘典论》以肠胃为十二脏相使之次，《六节藏象论》云十一脏取决于胆，《五脏生成》云五脏之象可以类推，五脏相音可以意识，此则互相矛盾尔。脑髓为脏，应在别经。"

②　女子胞：张介宾注："女子之胞，子宫是也，亦以出纳精气而成胎孕者为奇。"

③　奇恒之腑：王冰注："脑髓骨脉虽名为腑，不正与神脏为表里。胆与肝合，而不同六腑之传泻。胞虽出纳，纳则受纳精气，出则化出形容、形容之出谓化极而生。然出纳之用有殊于六腑，故言藏而不泻，名曰奇恒之腑也。"张琦注："脑髓骨脉藏于内，象地之蓄聚；胆为肝腑，亦藏而不泻；胞者，男子藏精，女子系胞之所，皆象于阴，故曰地气所生。奇恒者，异于他腑也。"

④　传化之腑：王冰注："言水谷入已，糟粕变化而泄出，不能久久留住于中，但当化已输泻令去而已，传泻诸化，故曰传化之腑也。"张介宾注："凡此五者，是名六腑，胆称奇恒，则此惟五矣。若此五腑，包藏诸物而属阳，故曰天气所生；传化浊气而不留，故曰泻而不藏；因其转输运动，故曰象天之气。"

⑤　魄门：张琦注："魄门，肛门也，与肺表里故曰魄门。"

⑥　满而不能实：王冰注："精气为满，水谷为实，但藏精气，故满而不能实。"

⑦　实而不满，满而不实也：马莳注："此言五脏主于藏精，六腑主于传物，乃脏腑之的义，所以折方士之谬也。夫谓心肺脾肝肾为五脏者，正以五脏各有精，藏精气而不泻，故虽至于满，而不至于有所实，惟不实，则不致于有所泻也。谓胆胃大小肠三焦膀胱为六腑者，正以六腑传化物而不藏，故一至于实，而不能有所满，惟不能满，则不能不有所泻也。所以实而不能满者，方其水谷入口之时，上之为胃者实，而下之为肠者尚虚，及其食下下脘之后，则下之为肠者实，而上之为胃者已虚，故一有所实，则不能有所满而必至于泻也，故曰实而不满者以此。彼五脏无水谷之出入，特其精微之气焉耳，故虽至于满，而不至于有所实，自不必有所泻也，故曰满而不实者以此。"

09302 黄帝问曰：愿闻十二脏①之相使②，贵贱③何如？

岐伯对曰：悉乎哉问也，请遂言之。心者，君主之官④也，神明出焉⑤。肺者，相傅之官⑥，治节出焉⑦。肝者，将军之官⑧，谋虑出焉⑨。胆者，中正之官⑩，决断出焉⑪。膻中⑫者，臣使之官⑬，喜乐出焉⑭。脾胃者，仓廪之官⑮，五味出焉⑯。大肠者，传道之官⑰，变化出焉⑱。小肠者，受盛之官，化物出

---

① 十二脏：张介宾注："脏，藏也。六脏六腑，总为十二。分言之，则阳为腑，阴为脏；合言之，则皆可称脏，犹言库藏之脏，所以藏物者。如《宣明五气篇》曰，心藏神、肺藏魄之类是也。"

② 相使：张介宾注："相使者，辅相臣使之谓。"

③ 贵贱：张介宾注："贵贱者，君臣上下之分。"

④ 君主之官：吴崑注："心为一身之主，五脏百骸皆听命于心，故为君主之官。"丹波元坚注："《管子·心术》曰：心之在体，君之位也，九窍之有职，官之分也。心处其道，九窍循理。《荀子·天论》篇曰：心居中虚，以治五官，夫是之谓天君。注：心居于中空虚之地，以制耳目鼻口形之五官，是天使为形体之君也。

⑤ 神明出焉：张介宾注："心为一身之君主，禀虚灵而含造化，具一理以应万几，脏腑百骸，惟所是命，聪明智慧，莫不由之，故曰神明出焉。"

⑥ 相傅之官：张介宾注："肺与心皆居膈上，位高近君，犹之宰辅，故称相辅之官。"

⑦ 治节出焉：王冰注："主行荣卫，故治节由之。"张介宾注："肺主气，气调则营卫脏腑无所不治，故曰治节出焉。"

⑧ 将军之官：王冰注："勇而能断，故曰将军。"吴崑注："肝气急而志怒，故为将军之官。"

⑨ 谋虑出焉：张介宾注："木主发生，故为谋虑所出。"恽铁樵注："肝主怒，拟其似者，故曰将军。怒则不复有谋虑，是肝之病也，从病之失职，以测不病时之本能，故谋虑归诸肝。"

⑩ 中正之官：王冰注："刚正果决，故官为中正。"

⑪ 决断出焉：张介宾注："胆禀刚果之气，故为中正之官，而决断所出。胆附于肝，相为表里，肝气虽强，非胆不断，肝胆相济，勇敢乃成。故《奇病论》曰：肝者中之将也，取决于胆。"

⑫ 膻中：王冰注："膻中者，在胸中两乳间，为气之海。然心主为君，以敷宣教令，膻中主气，以分布阴阳。"李中梓注："《胀论》云：膻中者，心主之宫城也。贴近君主，故称臣使，脏腑之官，莫非王臣，此独泛言臣又言使者，使令之臣，如内侍也。按十二脏内有膻中而无胞络，十二经内有胞络而无膻中，乃知膻中即胞络也。"

⑬ 臣使之官：姚绍虞注："臣使者，任心君之臣使也。"

⑭ 喜乐出焉：姚绍虞注："心主喜，心之所喜，而膻中为之宣布其所喜，得其所喜则乐矣。凡人之为喜乐，皆自此出也。"

⑮ 仓廪之官：王冰注："包容五谷，是为仓廪之官。"丹波元简注："《荀子·富国篇》杨倞注：谷藏曰仓，米藏曰廪。《遗篇·刺法论》云：脾为谏议之官，知周出焉。《三因方》作公正出焉。脾为谏议大夫出于《千金方》及胡悟《五脏图说》。"

⑯ 五味出焉：吴崑注："然脾胃和则知五味，脾胃不和则诸物失味，故云五味出焉。"

⑰ 传道之官：张介宾注："大肠居小肠之下，主出糟粕，故为肠胃变化之传道。"

⑱ 变化出焉：王冰注："变化，谓变化物之形。"

焉①。肾者，作强之官②，伎巧出焉③。三焦者，决渎之官，水道出焉④。膀胱者，州都之官，津液藏焉⑤，气化则能出矣⑥。

凡此十二官者，不得相失也。故主明则下安，以此养生则寿，殁世不殆，以为天下则大昌。主不明则十二官危⑦，使道闭塞而不通，形乃大伤，以此养生则殃，以为天下者，其宗大危，戒之戒之。（《素问·灵兰秘典论》）

09303　五脏六腑，心为之主，耳为之听，目为之候⑧，肺为之相，肝为之将，脾为之卫⑨，肾为之主外。（《灵枢·五癃津液别》）

---

① 受盛之官，化物出焉：张介宾注："小肠居胃之下，受盛胃中水谷而分清浊，水液由此而渗于前，糟粕由此而归于后，脾气化而上升，小肠化而下降，故曰化物出焉。"

② 作强之官：吴崑注："作强，作用强力也。"张介宾注："肾属水而藏精，精为有形之本，精盛形成则作用强，故为作强之官。"

③ 伎巧出焉：王冰注："在女则当其伎巧，在男则正曰作强。"吴崑注："伎，多能也。巧，精巧也。"张介宾注："水能化生万物，精妙莫测，故曰伎巧出焉。"姚绍虞注："注又谓'在女则当其伎巧，在男则正曰作强'，是以作强伎巧并对，分配男女，殊乖经旨。岂知男女各有伎巧，并能作强。此言人之伎巧，皆从肾出，非对作强而言也。"

④ 决渎之官，水道出焉：吴崑注："决，开也。渎，水道也。上焦不治，水溢高原；中焦不治，水停中脘；下焦不治，水蓄膀胱。故三焦气治，则为开决沟渎之官，水道无泛溢停蓄之患矣。"

⑤ 州都之官，津液藏焉：吴崑注："三焦水液俱出膀胱，是为都会之地，故曰州都之官，津液藏焉。"

⑥ 气化则能出矣：张介宾注："津液之入者为水，水之化者由气，有化而入而后有出，是谓气化则能出矣。"

⑦ 主不明则十二官危：丹波元简注："赵献可《医贯》云：玩《内经》注文，即以心为主。愚谓人身别有一主，非心也，谓之君主之官，当与十二官平等，不得独尊心之官为主，若以心之官为主，则下文主不明则十二官危，当云十一官矣。盖此一主者，气血之根，生死之关，十二经之纲维也。吕东庄评云：十二官各有所司，而惟心最贵，心得其职，则十二官皆得其宜。犹孟子谓耳目之官不思，而蔽于物，心之官则思，思则得之，盖心与百体，分言之则各有所官，统言之则心为百体之主，即此义也，故曰君主之官，曰主明。文义自见，若谓别有一主，则心已不可称君主，岂主复有主乎？又谓下文当云十一官，不当云十二官，此拘牵句字，而不求其义也，即以经文例之，《六节藏象论》云：凡十一脏取决于胆。五脏六腑，胆已在内，则宜云十脏，而云十一脏，又将别有一胆耶。《灵枢·邪客》篇曰：心者，五脏六腑之大主，精神之所舍。如赵氏言，亦止应云四脏六腑之大主矣，又岂心非其心耶？赵氏欲主张命门为一身之要，未尝无说，而必穿凿经文附会之，却不可为训。凡论学论医，皆不可如此。"

⑧ 耳为之听，目为之候：张介宾注："是以耳之听，目之视，无不由乎心也。"

⑨ 脾为之卫：张介宾注："脾主肌肉而护养脏腑，故为心之卫。"

09304　肝生于左，肺藏于右[①]，心部于表，肾治于里[②]，脾为之使，胃为之市[③]。(《素问·刺禁论》)

【经旨阐释】

1. 脏腑分类的标准

《内经》当中曾有“神脏”“形脏”的提法，应是较早的脏腑分类观点，随着《灵枢·胀论》所提出的“脏腑之在胸胁腹里之内也，若匣匮之藏禁器也”观点，将所有的脏腑纳入胸腹腔当中，于是为后来的五脏六腑分类奠定基础。《素问·五脏别论》就是讨论脏腑分类的主要篇章，文中以天地阴阳藏泻作为标准，明确提出腑“其气象天”，故泻而不藏，具有实而不满的特点；脏与奇恒之腑“象于地”，故藏而不泻，具有满而不实的特点。脏腑功能虽有藏泻不同，但两者相互依赖，相反相成。正如张琦所说：“精气化于腑而藏于脏，非腑之化则精气竭，非脏之藏则精气泄。”姚绍虞则说：“其藏其泻，真造化之妙用也。”《内经》脏腑藏泻理论确立了脏腑的基本概念，《内经》中也有其他篇章进一步明确了脏腑之间的特征，如《灵枢·本脏》云“五脏者，所以藏精神血气魂魄者也；六腑者，所以化水谷而行津液者也。”这不仅为中医学理论的发展奠定了基础，也广泛指导着临床应用。脏腑有藏泻的不同，是就以其生理功能特点的区别而言，但并不是绝对的，实际上五脏藏中有泻，六腑泻而有藏，应该灵活掌握。

2. 奇恒之腑与传化之腑

《素问·五脏别论》还提出奇恒之腑与传化之腑的分类，奇恒之腑包含有脑、髓、骨、脉、胆、女子胞等脏器，文中论及其功能藏精气，与五脏同。其中比较特殊的是胆，其既属腑，又归于奇恒之腑。胆与肝相表里，故在六腑之列；而其所藏胆汁，属人体精气，且又名中正之官，“决断出焉”，具有“五神脏”功能特点，又与一般腑不同，所以后世医家对此理解也不尽相同。总之奇恒之腑旨在强调脑、髓、骨、脉、胆、女子胞在人体生命活动中的重要性，这在千余年来的医学临床实践中可以得到证明。

胃、大肠、小肠、三焦、膀胱这些脏器的特性象天，泻而不藏，功能主传送和变化水谷，并接受、排泄五脏功能活动产生的浊气，故称为传化之腑。在《内经》其他篇章中，对传化之腑所包含脏器的形态，尤其是对胃、大肠、小肠等的描述较详细，可见于《灵枢·肠胃》等篇，故可以认为《内经》对传化之腑的形态认识是基本清楚的，应该是基于

---

① 肝生于左，肺藏于右：杨上善注：“肝者为木在春，故气生左。肺者为金在秋，故气藏右也。肝为少阳，阳长之始，故曰生也。肺为少阴，阴藏之初，故曰藏也。”高世栻注：“人身面南，左东右西，肝主春生之气，位居东方，故肝生于左；肺主秋收之气，位居西方，故肺藏于右。”

② 心部于表，肾治于里：杨上善注：“心者为火在夏，居于太阳，最上故为表。肾者为水在冬，居于太阴，最下故为里也。心为五脏部主，故得称部。肾间动气，内理五脏，故曰里也。”张志聪注：“心为阳脏而主火，火性炎散，故心气分布于表；肾为阴脏而主水，水性寒凝，故肾气主治于里。”

③ 脾为之使，胃为之市：杨上善注：“脾者为土，王四季，脾行谷气以资四脏，故为之使也。胃为脾腑也。胃贮五谷，授气与脾，以资四脏，故为市也。”高世栻注：“脾主为胃行其津液，以灌四旁，故脾为之使。胃为水谷之海，众物所聚，故胃为之市。”

实体解剖认识，而总结归纳出一类中空的管状的或囊状的器官，具有传化水谷精微的作用，这应是《内经》时代一种比较常见的脏腑分类学术观点，由此也产生了“至阴之类”这样脏腑分类法。

3. “魄门亦为五脏使”的认识

“魄门亦为五脏使，水谷不得久藏”指出了魄门的生理与五脏之间的联系。魄门是胃肠的末端，但其功能亦受五脏的制约。魄门的启闭依赖于心神的主宰，肝气的条达，脾气的升提，肺气的宣降，肾气的固摄，方能不失常度。而魄门功能正常，又对内脏的气机升降有重要影响。所以魄门的启闭状况常能反映内在脏腑的功能盛衰，对于临床辨证、治疗、判断预后，都有一定指导意义，如昏厥证二便不禁者，多为脏气衰败之脱证，预后多不良。另，由于五脏主魄门，故魄门病变宜从调治内脏入手。如临床治疗五更泻时，使用疏肝理脾法常能收功。大便是否正常，不仅反映着脏腑的功能状态，同时还可以反过来影响脏腑功能的发挥，所以《素问·标本病传论》在讨论标本缓急治法时指出：“小大不利治其标，小大利，治其本。”将大便失调作为急症，其意义正在于此。

4. 十二脏腑主要生理功能特点

《素问·灵兰秘典论》认为心主宰生命活动，通过神明来协调各脏腑的功能，喻为“君主之官”。肺主气司呼吸，调节全身气机，辅助心血运行，而且位高近心，犹如宰相，喻为“相傅之官”。肝藏血舍魂，职司谋虑，又主筋司运动，喻为“将军之官”。胆参与谋虑而善决断，刚正果决，号称“中正之官”。膻中（心包络）护卫心脏，最接近“君主”，犹如内臣，能传达心主的情志与命令，喻为“臣使之官”。脾胃受纳水谷，运化精微以供养全身，犹如藏粮之所，喻为“仓廪之官”。肾藏精，主发育与生殖，主髓养骨充脑，是形体强壮的基础和智慧聪明的源泉，名“作强之官”，而出“伎巧”。小肠受纳胃中初步消化的食物，并进一步分别清浊，其精微经脾的转输作用运送至五脏，其水液经下焦渗入膀胱，其残渣向下进入大肠，喻为“受盛之官，化物出焉”。大肠将水谷残渣继续向下传导，称为“传道之官”，其将残渣中部分水分吸收，形成粪便排出，因而谓“变化出焉”。三焦化气行水，维持津液在全身的输布畅通，喻为“决渎之官”，而出“水道”。膀胱是津液汇聚之处，而名为“州都之官”，在肾的气化作用下，将津液中有用的部分升腾输布至全身，而无用的废料则成为尿液经前阴排出，故曰“气化则能出矣”。十二脏腑的相互关系在于“凡此十二官不得相失”。十二官，指上述十二脏。十二脏在人体生命活动中发挥的功能和所处地位虽不相同，但它们的功能活动必须协调统一，即不得相失。各脏腑之间在功能上必须相互配合，相互为用。如果十二脏失其相使协调的正常关系，就会“使道闭塞不通，形乃大伤，以此养生则殃”，充分说明了人体内脏功能既分工又合作的整体性，是中医理论体系的重要学术观点，成为中医整体观念的重要内容之一。

5. 心在十二脏中的主宰作用

《素问·灵兰秘典论》指出“心者，君主之官，神明出焉”，以君主至高无上之位，主宰人的生命活动，其实这是一种喻指，其原因主要有两个：一是因为心藏神，而神在人体生命活动中具有主宰或统领的作用；二是因为心主血脉，而血是奉养精神和形体的重要物质，脉是协调全身各脏腑组织器官的关键。同时就心脏而言，其主血脉的功能也是其主藏神功能的基础。“心者，君主之官，神明出焉”中的神明，除了指精神意识、聪明智慧外，还包括心用以协调各脏腑组织活动而发出的神气。正是通过“使道”，即心所连通的血脉，将神气输达各脏腑，才使各脏腑既分工又合作，维持生命的健康状态。本篇又强调“主明则下安，主不明则十二官危”为此，文中申明养生必以养心为要务，而心神失常则会危及生命，故该篇从病理的角度阐明了心主的功能活动失常对其他脏腑的影响，如神窍被蒙的神昏谵语多伴有二便的失常等。

【后世发挥】

1. 脏腑藏泻的临床运用

《内经》藏泻理论确立了脏腑的基本概念，也指导着临床应用。五脏藏精气，贵乎充盈，若精气亏损则脏虚，故五脏多虚，虚证常责之于五脏。如心气不足之心悸失神，肺气虚弱之少气喘息，脾气下陷之内脏下垂，肝血亏虚之眩晕抽搐。肾主藏精，最忌耗泄，虚证最多，故有“肾无实证”之说。同时，五脏又藏神而各主形体官窍，所以脏不藏精又能影响精神活动和形体官窍。如《灵枢·本神》云：“至其淫溢离脏则精失，魂魄飞扬……智虑去身”，《灵枢·决气》云：“精脱者，耳聋；气脱者，目不明”等，都是精气不藏于脏而导致的病变。由于五脏是人体生理活动的核心，因而脏虚被认为是严重的病证，故《灵枢·本神》云：“是故五脏，主藏精者也，不可伤，伤则失守而阴虚，阴虚则无气，无气则死矣。”六腑传化物，贵乎通降。若糟粕壅滞，浊气不泄，则腑实，故六腑多实，实证多责之于六腑。如胃失和降，食积胃脘的脘病呕吐，肠有燥屎的腹部胀痛，三焦不泻、膀胱气化不行的癃闭水肿等，就是六腑不泻的常见病证。六腑不泻，不仅会引起本身病变，而且常由于五脏浊气不泄，反熏五脏，导致气机升降紊乱，严重影响五脏功能活动，所以《内经》非常重视六腑实证的治疗，提出“小大不利，治其标”的原则。所以后世认为脏病多虚应多用补法，腑病多实应多用泻法。近年来采用通里攻下法治疗急腹症，就是应用此理论取得的成果。

2. 脾胃转枢的运用

后人从“脾为之使，胃为之市”一句阐发，认为脾胃为“转枢”，同时有制约各脏气机的过度升降、维持其调和状态的作用。脾胃之气对人体五脏之气的这种转枢、斡旋有两方面作用：

一方面脾胃之病可以表现为五脏气机的升降失常，黄元御在《四圣心源》中所说：“中气衰则升降窒，肾水下寒而精病，心火上炎而神病，肝木左郁而血病，肺金右滞而气病。神病则惊怯而不宁，精病则遗泄而不秘，血病则凝瘀而不流，气病则痞塞而不宣。四维之病，悉因于中气。中气者，和济水火之机，升降金木之轴。”中气一病，则气血精神无所不病。

另一方面，五脏气机升降失常的病证，往往可以通过治疗脾胃而获效，周慎斋《慎斋遗书》所谓：“诸病不愈，必寻到脾胃之中，万无一失。”如李东垣《医学发明·两肾有水火之异》中三才封髓丹（天冬、熟地黄、人参、黄柏、砂仁、甘草）为“降心火，益肾水”而设，而制方则苦寒与辛甘温并用，用黄柏之苦寒坚肾清火，天冬、熟地黄滋肾阴，人参、甘草温补脾胃，用砂仁行脾胃之气。其人参、砂仁、甘草的用药目的，在于通过脾胃之气的健运，使肾精下泄之证得以治疗。本方不单可治遗精、下泄之证，凡属心肾不交，水火不济的病证，皆可使用。故《蒲辅周医疗经验》中治疗口疮时，药味虽有加减变化，但“皆用补土伏火之封髓丹”。汪昂《医方集解》载七气汤，治疗“七情气郁……胸满喘急”证，即肝气郁结不升、肺气失降的喘证，但其用药为半夏、厚朴、茯苓、紫苏、生姜、大枣。根据1990年版《中药大辞典》，方中除紫苏、生姜外，其余均非升肝气、降肺逆之品，而是皆入脾胃之经。考其用药目的，亦不外通过脾胃之气的调畅，而使木气得疏，金气得降。其他如《伤寒论》桃花汤治疗少阴虚寒、下利脓血，用甘草、粳米补益中气，柯韵伯《伤寒来苏集》云“故此制方，不清火，不利水，一惟培土，又全赖干姜转旋，而赤石脂、粳米得收平成之绩也”；《太平惠民和剂局方》所载逍遥散，本为肝郁气滞所设，而方中用茯苓、白术、生姜、甘草等温补中土；罗天益《卫生宝鉴》所载人参蛤蚧汤治疗肺虚气逆咳喘，用了大量补益脾气的人参、茯苓、甘草；张仲景在《伤寒论》中不仅将黄疸归入阳明经病中，而且在治疗的主要方药茵陈蒿汤中用大黄行胃腑之气。其原理皆为通过调脾胃之气治疗五脏气机运行失常。

3. 另类六腑说

于鬯在《香草续校书》云：“云化物而不藏，则六腑即上文传化之腑。上文言传化之腑，云：‘胃、大肠、小肠、三焦、膀胱’，则止五腑，又云‘魄门亦为五脏使，水谷不得久藏’，则魄门亦实传化之腑之一，合之成六腑。然则此六腑为胃、大肠、小肠、三焦、膀胱、魄门，与《金匮真言论》以胆、胃、大肠、小肠、膀胱、三焦为六腑者异。胆亦见上文，乃奇恒之腑，奇恒，犹言变常也。”《玉版论要》篇云：“奇恒者，言奇病也。”彼言病，故云奇病，其实奇恒止是变常之义。若奇恒之腑曰奇病之腑，不可通也。或云，古医书有名奇恒者，亦在彼奇恒可解，在此奇恒不可解。非传化之腑，故舍胆而取魄门为六。自来《素问》家俱略未说，故为拈出之。下文两言六腑，当同。脏腑之说，今医工一从《金匮真言论》，而在古初无定论。故《灵兰秘典论》云：“愿闻十二脏之相使，贵贱何如?”又《六节藏象论》云：“凡十一脏，取决于胆也。”是合脏腑而通谓之藏矣。又《诊要经终论》言十二月，人气分两月配一脏，故五脏之外又有头，则头亦为一脏矣。又《六节藏象论》及《三部九候论》并言九野为九脏，故神脏五，形脏四。王注云：“所谓形脏四者，一头角，二耳目，三口齿，四胸中。”则头角、耳目、口齿、胸中，亦为脏矣。又《脉要精微论》云：“夫五脏者，身之强也。”而彼下文云“头者，精明之府”“背者，胸中之府”“腰者，肾之府”“膝者，筋之府”“骨者，髓之府”，则是五府也，而云五脏，五脏而又为头、背、腰、膝、骨矣。上文云“黄帝问曰：余闻方士或以脑髓为脏，或以肠胃为脏，或以为腑”，则当时脏腑之说有争辩矣。”

《素问·五脏别论》文中所述“六腑”依据原文来看，并不是我们今天所说的六腑，应是“传化之腑”加上魄门构成。胃、大肠、小肠、三焦、膀胱的特性象天，泻而不藏。魄门，即肛门，为排泄粪便糟粕之门户，是胃肠的末端，其功能首先受传化之腑的影响，其次亦受五脏的制约。依据《素问·五脏别论》的分类，胆归为奇恒之腑，传化之腑加魄门就成了其“六腑”。如烟建华教授指出《素问·五脏别论》中的六腑应包括魄门，而非胆，这是比较符合经旨的。从文字看，紧接“传化之腑”句下即论魄门，概念是统一的；从功能看，魄门“使水谷不得久藏”，亦符合“传化物而不藏”的六腑概念。由此可见，把胆列为“奇恒之腑”为区分脏腑带来了麻烦，后世“六腑（包括胆在内）以通为顺”的理论多数人认为源于《素问·五脏别论》，而以“泻而不藏”“传化物而不藏”“水谷不得久藏”为依据，此说值得商榷。总体来说，另类六腑也体现了古代医家对脏腑认识的另一种观点，这也是《内经》有关脏腑不同理论观点的代表之处。

【注家争鸣】

1.“使道”的理解

王冰注：使道，谓神气行使之道也。

马莳注：心主不明，则十二官危，凡各经转输之路皆闭塞而不通，其形乃大伤矣。

吴崑注：使，去声。塞，入声。主不明则君不君，十二官不安其职而自危，将见其身不正，虽令不行，故臣使之道闭塞而不通，形体为之大伤。

张介宾注：心不明则神无所主，而脏腑相使之道闭塞不通，故自君主而下，无不失职，所以十二脏皆危，而不免于殃也。

张志聪注：心主包络，为臣使之官，代君行令而主脉，脉者，血脉也。血者，神气也。神明昏乱，则血脉凝涩，而使道闭塞矣。血气者，充肤热肉，渗皮肤，生毫毛，濡筋骨，利关节者也。血脉不通，而形乃大伤矣。

［按］

关于使道的概念，王冰注“神气行使之道”，张介宾注“脏腑相使之道”，张志聪之注意为经脉。盖心为君主，膻中包络为臣使，使道则是臣使之官传达君主神气以协调脏腑功能活动的通道，心包络连脉，则使道指血脉。另，《灵枢·天年》亦有“使道”概念与此不同。

2.“肾治于里”“肾者主为外”的理解

对于“肾治于里”历代医家主要认识如下：

王冰注：肾治于里者，阴气主内而象水也。

马莳注：肾属阴，居于膈下，故肾治于里。

张志聪注：肾为阴脏而主水，水性寒凝，故肾气主治于里。

对于“肾为之主外”历代医家主要认识如下：

杨上善《太素》卷二十九《津液》将“外”作“水”。今人郭蔼春教授的《黄帝内经灵枢校注语译》云：“外是水的误字，应据《太素》卷第二十九《津液》改。”

马莳注：肾主为外，使之远听，故视耳之好恶，而知肾之小大、高下、坚脆、偏正矣。

张介宾注：肾为作强之官，伎巧所出，故主成形而发露于外。肾主骨而成立其形体，故为心之主外也。

张志聪注：肾开窍于耳，故主为外，言其听之远也。

［按］

《内经》关于肾功能的认识，有截然不同的两种观点，一者云“肾治于里”，一者云“肾为之主外”，里外之别差异较大。历代医家对“肾治于里”与“肾为之主外”这两种观点也均有不同见解。如“肾为之主外”至今仍有人在探讨，如有人认为肺之所以能主皮毛，脾之所以能主肌肉，三焦膀胱之所以通腠理应毫毛，皆以肾中阳气为源泉和动力，所以皆与“肾主外”密切相关。一般来说，“肾治于里”与“肾为之主外”是从不同角度论述肾脏生理特点的，一个侧重于五脏气机相系，一个侧重于五脏功能互用，所以有了截然不同的两种观点。这两种观点在临床实际都有具体运用与验证，所以这两种观点都是《内经》从不同角度论述肾脏生理功能的重要内容，都有其依据。由此，我们也认为，对于“肾治于里”与“肾为之主外”的理解，应该立足《内经》原文环境，不能只依据只言片语妄下结论，更不能轻易否定。

3.“此受五脏浊气，名曰传化之腑”的理解

杨上善注：天主输泄风气雨露，故此五者受于五脏糟粕之浊，去于天气，输泄不藏，故是恒腑。

马莳注：此则受五脏之浊气而传化之，名曰传化之腑，惟其为传化之腑，所以不能久留诸物，有则输泻者也。

姚绍虞注：言水谷入已，糟粕变化而泄出，不能久久留住于中，但当化已输泻，令去而已，传泻诸化，故曰传化之腑也。（按）惟所受皆五脏之浊气，故不得不输泻而不能久留也。

[按]

“此受五脏浊气”历代医家一般认为其中“受”为接受之意，“浊气”与精气相对而言，指五脏代谢后的产物，所以传化之腑即将接受五脏气化后的废物，并传导而出。但是细究文义，古时“受”“授”多有相通之处，而“浊气”也不是专指废弃排泄物。如《素问·经脉别论》所云“浊气归心”即指谷食之气中的浓稠部分，所以“此受五脏浊气”也可理解为传化之腑可以为五脏提供水谷精微物质，如《素问·灵兰秘典论》云“大肠者，传道之官，变化出焉；小肠者，受盛之官，化物出焉。”传化之腑可以有“传”“化”两层含义在内。

第四节　藏象类推

《内经》虽然有大量记载人体解剖的认识，但是要把生命现象与解剖内脏器官相联系，没有先进仪器和精密测量方法是不可能有效指导临床实践的。于是在古代医家们意识到解剖并不能直接解释生命现象与指导医疗活动后，转而采用当时盛行的自然哲学方法，将对生命现象及与其相联系的各方面进行观察，然后把观察内容中的“共相”提取出来，按其形态、功能、格局、演化方式进行分类，并将具有代表性的、具有共相的“类”，用象征性符号、图象或有代表性的具体事物表达，进而以类相推，探讨生命现象的机理，这就是采取“取象比类”的方法来研究脏腑，即藏象。《素问·六节藏象论》一文首次提出“藏象”的概念，其云“藏象何如”，所谓“藏”，是指藏于体内的脏腑；“象”，主要是指脏腑机能反映于外的征象及脏腑的实质形象。《内经》中关于藏象的认识，主要是观察人体内在脏腑功能活动反映于外部的各种现象，经过总结，概括出来的，其理论基础，是建立在人们的生活体验、治疗实践和解剖知识等方面，尤其是在治疗实践中，通过病理反映和治疗效果来反证生理的功能。藏象理论虽有解剖学基础，但它所论述脏腑的生理并不局限于实质的脏腑，因此不能单纯地用西医学的解剖学和组织学观点来理解藏象的概念，它是中医学理论体系的核心，也是临床辨证论治的重要理论基础。

【原文导读】

09401　五脏之象，可以类推①。（《素问·五脏生成》）

09402　帝曰：藏象②何如？岐伯曰：心者，生之本③，神之变④也，其华在面，其充在血脉⑤，为阳中之太阳，通于夏气⑥。肺者，气之本，魄之处也，其华在毛，其充在皮⑦，为阳中之太阴⑧，通于秋气。肾者，主蛰封藏之本⑨，精

---

① 五脏之象，可以类推：王冰注："象，谓气象也。言五脏虽隐而不见，然其气象性用，犹可以物类推之。何者？肝象木而曲直，心象火而炎上，脾象土而安静，肺象金而刚决，肾象水而润下。夫如是皆大举宗兆，其中随事变化，象法傍通者，可以同类而推之尔。"吴崑注："五脏发病，其证象合于五行。如心主惊骇，象火也；肝主挛急，象木也；脾主肿满，象土也；肺主声咳，象金也；肾主收引，象水也。凡若此者，可以类推。"

② 藏象：王冰注："象谓所见于外，可阅者也。"张介宾注："象，形象也。藏居于内，形见于外，故曰藏象。"

③ 心者，生之本：张介宾注："心为君主而属阳，阳主生，万物系之以存亡，故曰生之本。"

④ 神之变：俞樾注："《新校正》云："全元起本并《太素》作'神之处'。樾谨（按）：'处'字是也。下文云'魄之处''精之处'，又云：'魂之居''营之居'，并以'居''处'言，故知'变'字误矣。"

⑤ 其华在面，其充在血脉：王冰注："火气炎上，故华在面也。心养血，其主脉，故充在血脉也。"

⑥ 阳中之太阳，通于夏气：马莳注："心肺居膈上，皆属阳，而心则为阳中之阳，当为阳中之太阳也。自时而言，夏主火，心亦属火，其通于夏气乎。"

⑦ 其华在毛，其充在皮：张琦注："肺主皮毛，固护于外，金坚之象，肺统卫气，卫行脉外也。"

⑧ 阳中之太阴：《新校正》云："按'太阴'，《甲乙经》并《太素》作'少阴'，当作'少阴'，肺在十二经虽为太阴，然在阳分之中当为少阴也。"李中梓注："以太阴之经，居至高之分，故为阳中之太阴而通于秋气也。"

⑨ 肾者，主蛰封藏之本：吴崑注："肾主闭藏，犹蛰虫封闭其户而自藏也，故曰主蛰，封藏之本。然其所藏何物哉？是精之所处也。"张介宾注："肾者，胃之关也，位居亥子，开窍二阴而司约束，故为主蛰封藏之本。"

之处也，其华在发，其充在骨①，为阴中之少阴②，通于冬气。肝者，罢极之本，魂之居也，其华在爪，其充在筋，以生血气③，其味酸，其色苍④，此为阳中之少阳⑤，通于春气。脾胃大肠小肠三焦膀胱者⑥，仓廪之本，营之居⑦也，名曰器⑧，能化糟粕，转味而入出者也，其华在唇四白，其充在肌⑨，其味甘，其色

---

① 其华在发，其充在骨：王冰注："脑者髓之海，肾主骨髓，发者脑之所养，故华在发充在骨也。"

② 阴中之少阴：《新校正》云："按全元起本并《甲乙经》《太素》'少阴'，当作'太阴'。肾在十二经虽为少阴，然在阴分之中当为太阴。"《灵枢·阴阳系日月》云："肾为阴中之太阴。"张介宾注："《新校正》言全元起本及《甲乙经》《太素》俱以肺作阳中之少阴，肾作阴中之太阴。盖谓肺在十二经虽属太阴，然阴在阳中，当为少阴也；肾在十二经虽属少阴，然阴在阴中，当为太阴也。此说虽亦理也，然考之《刺禁论》云：鬲肓之上，中有父母。乃指心火肺金为父母也。父曰太阳，母曰太阴，自无不可；肾虽属水而阳生于子，即曰少阴，于义亦当。此当仍以本经为正。"

③ 以生血气：丹波元简注："简（按）上文云：心其充在血脉。又云：肺者，气之本。而又于肝云：以生血气，最可疑。宜依上文例，删此四字。"

④ 其味酸，其色苍：《新校正》云："详此六字当去。按《太素》：心，其味苦，其色赤；肺，其味辛，其色白；肾，其味咸，其色黑。今惟肝脾二脏载其味其色，据《阴阳应象大论》已著色味详矣，此不当出之。今更不添心肺肾三脏之色味，只去肝脾二脏之色味可矣。其注中所引《阴阳应象大论》文四十一字，亦当去之。"

⑤ 阳中之少阳：《新校正》云："按全元起本并《甲乙经》《太素》作'阴中之少阳'，当作'阴中之少阳'。详王氏引《金匮真言论》云'平旦至日中天之阳，阳中之阳也'以为证，则王意以为'阳中之少阳'也。再详上文心脏为'阳中之太阳'，王氏以引平旦至日中之说为证，今肝脏又引为证，反不引鸡鸣至平旦天之阴阴中之阳为证，则王注之失可见，当从全元起本及《甲乙经》《太素》作'阴中之少阳'为得。"俞樾注："此言肝脏也。据《金匮真言论》曰：'阴中之阳，肝也。'则此文自宜作'阴中之少阳'，于义方合。王氏据误本作注，而以'少阳居阳位'说之，非是。"

⑥ 脾胃大肠小肠三焦膀胱者：丹波元简注："简（按）《五脏别论》云：夫胃大肠小肠三焦膀胱，此五者，天气之所生也。《本脏》篇云：肾合三焦膀胱。又云：密理厚皮者，三焦膀胱厚；粗理薄皮者，三焦膀胱薄。经文并言三焦膀胱如此。又《五行大义》论肾命门云：犹如三焦膀胱俱是水腑，不妨两号。今以《大义》之言，参诸经文，三焦膀胱，乃是一腑。《灵兰秘典》云：三焦者，决渎之官，水道出焉；膀胱者，州都之官，津液藏焉。盖以通行水道之用，谓之三焦，其实专指下焦而言，以收藏津液之体，谓之膀胱，此云名曰器，则正有名有状之三焦，与《灵枢》如沤、如渎、如雾之三焦，此乃与《三十一难》所论同，手少阳三焦经脉所行之三焦。各各不同，凡经论中有三三焦，详见于张氏《质疑录》，当参考。"

⑦ 营之居：王冰注："营起于中焦，中焦为脾胃之位，故云营之居也。"

⑧ 名曰器：张琦注："按上五节言五脏之象，而于脾脏统胃大小肠膀胱三焦，于义例不合，盖有错简，'胃大肠小肠三焦膀胱'九字及'名曰器'以下十四字当在此文之上，作'胃大肠小肠三焦膀胱名曰器，能化糟粕，转味而入出者也，凡十一脏，取决于胆也'，文义俱合矣。对五神脏言故曰器，若脾脏不得名为器也。"

⑨ 其华在唇四白，其充在肌：吴崑注："四白，唇之四际白肉也。口为脾窍而主肌肉，故其华在唇四白，其充养在肌肉。"

黄[①]，此至阴之类[②]，通于土气。凡十一脏，取决于胆也。（《素问·六节藏象论》）

09403　心之合脉[③]也，其荣色也[④]，其主肾也[⑤]。肺之合皮也，其荣毛也，其主心也。肝之合筋也，其荣爪也，其主肺也。脾之合肉也，其荣唇也，其主肝也。肾之合骨也，其荣发也，其主脾也。(《素问·五脏生成》)

09404　肺合大肠，大肠者，传道之腑。心合小肠，小肠者，受盛之腑。肝合胆，胆者，中精之腑[⑥]。脾合胃，胃者，五谷之腑。肾合膀胱，膀胱者，津液之腑也。少阴属肾，肾上连肺，故将两脏。三焦者，中渎之腑[⑦]也，水道出焉，属膀胱[⑧]，是孤之腑[⑨]也。是六腑之所与合者。(《灵枢·本输》)

09405　黄帝问曰：太阴阳明为表里，脾胃脉也，生病而异者何也？

岐伯对曰：阴阳异位[⑩]，更虚更实[⑪]，更逆更从[⑫]，或从内，或从外[⑬]，所从不同，故病异名也。

帝曰：愿闻其异状也。

岐伯曰：阳者，天气也，主外；阴者，地气也，主内。故阳道实，阴道虚[⑭]。故犯贼风虚邪者，阳受之；食饮不节起居不时者，阴受之。阳受之则入六

---

① 其味甘，其色黄：《新校正》云："详此六字当去，并注中引《阴阳应象大论》文四十字亦当去，已解在前条。"

② 至阴之类：张志聪注："脾为阴中之至阴，通于土气。此节指脾而言，以肠、胃、三焦、膀胱，并受传水谷之精粗，故总为仓廪之本，受浊者为阴，故曰至阴之类。"

③ 心之合脉：吴崑注："心生血而藏神，脉则血体而神用，故心合脉。"张介宾注："心生血，血行脉中，故合于脉。"

④ 其荣色也：张志聪注："心主血脉，故合于脉。《经》云：脉出于气口，色现于明堂。心之华在面，故其荣在色。"

⑤ 其主肾也：王冰注："主，谓主与肾相畏也。火畏于水，水与为官，故畏于肾。"

⑥ 中精之腑：杨上善注："胆不同肠胃传糟粕，唯藏精液于中也。"

⑦ 中渎之腑：马莳注："《素问·灵兰秘典论》曰：三焦者，决渎之官，水道出焉。正以下焦如渎，而此有以聚之决之，故曰决渎之官，又曰中渎之腑也。"

⑧ 属膀胱：张介宾注："膀胱受三焦之水，而当其疏泄之道，气本相依，体同一类，故三焦下腧出于委阳，并太阳之正入络膀胱约下焦也。"

⑨ 孤之腑：张介宾注："十二脏之中，唯三焦独大，诸脏无与匹者，故名曰是孤之腑也。"

⑩ 阴阳异位：杨上善注："太阴为阴，阳明为阳，即异位也。"张介宾注："脾为脏，阴也。胃为腑，阳也。阳主外，阴主内，阳主上，阴主下，是阴阳异位也。"

⑪ 更虚更实：杨上善注："春夏阳明为实，太阴为虚；秋冬太阴为实，阳明为虚，即更实更虚也。"

⑫ 更逆更从：杨上善注："春夏太阴为逆，阳明为顺；秋冬阳明为逆，太阴为顺也。"

⑬ 或从内，或从外：张志聪注："或从内者，或因于饮食不节，起居不时，而为腹满飧泄之病；或从外者，或因于贼风虚邪，而为身热喘呼，故其病异名也。"

⑭ 阳道实，阴道虚：张介宾注："阳刚阴柔也。又外邪多有余，故阳道实；内伤多不足，故阴道虚。"

腑，阴受之，则入五脏。入六腑则身热不时卧，上为喘呼[①]；入五脏，则䐜满闭塞，下为飧泄，久为肠澼[②]。（《素问·太阴阳明论》）

09406 帝曰：脾不主时何也[③]？

岐伯曰：脾者土也，治中央，常以四时长四脏，各十八日寄治，不得独主于时也[④]。脾脏者常著胃土之精也[⑤]，土者生万物而法天地，故上下至头足，不得主时也[⑥]。

帝曰：脾与胃以膜相连耳[⑦]，而能为之行其津液何也？

岐伯曰：足太阴者三阴也[⑧]，其脉贯胃属脾络嗌，故太阴为之行气于三阴[⑨]。阳明者表也，五脏六腑之海也，亦为之行气于三阳[⑩]。脏腑各因其经[⑪]而受气于阳明，故为胃行其津液。（《素问·太阴阳明论》）

09407 五脏常内阅于上七窍也[⑫]。故肺气通于鼻[⑬]，肺和则鼻能知臭香矣；

---

① 入六腑，则身热不时卧，上为喘呼：张志聪注："入六腑者，谓阳明为之行气于三阳，阳明病，则六腑之气皆为之病矣。阳明主肉，故身热。不时卧者，谓不得以时卧也。阳明者，胃脉也；胃者，六腑之海，其气亦下行，阳明逆不得从其故道，故不得卧也。《下经》曰：胃不和则卧不安，此之谓也。阳明气厥则上为则喘呼。"

② 入五脏，则䐜满闭塞，下为飧泄，久为肠澼：杨上善注："阴邪在中，实则肿胀肠满，闭塞不通，虚则下利肠澼。"姚绍虞注："飧泄，利水谷也。肠澼，痢也。既利水谷，何以更痢？盖泻利既久，则阴血大伤，故痢也。"

③ 脾不主时何也：王冰注："肝主春，心主夏，肺主秋，肾主冬，四脏皆有正应，而脾无正主也。"

④ 各十八日寄治，不得独主于时也：张志聪注："春夏秋冬，肝心肺肾之所主也。土位中央，灌溉于四脏，是以四季月中，各王十八日。是四时之中，皆有土气，而不独主于时也。五脏之气，各主七十二日，以成一岁。"

⑤ 脾脏者常著胃土之精也：高世栻注："著，昭著也。胃土水谷之精，昭著于外，由脾脏之气运行，故脾脏者，常著胃土之精也。"

⑥ 故上下至头足，不得主时也：张介宾注："土为万物之本，脾胃为脏腑之本，故上至头，下至足，无所不及，又岂得独主一时而已哉？《平人气象论》曰：人无胃气曰逆，逆者死。脉无胃气亦死。此所以四时五脏，皆不可一日无土气也。"

⑦ 脾与胃以膜相连耳：张志聪注："膜，募原也。言有形之津液不能以膜通。"

⑧ 足太阴者三阴也：高世栻注："厥阴为一阴，少阴为二阴，太阴为三阴，故足太阴者，三阴也。"

⑨ 三阴：张介宾注："三阴者，五脏之谓。"

⑩ 阳明者表也，五脏六腑之海也，亦为之行气于三阳：张介宾注："阳明者，太阴之表也，主受水谷以溉脏腑，故为五脏六腑之海。虽阳明行气于三阳，然亦赖脾气而后行，故曰亦也。三阳者，即六腑也。"

⑪ 因其经：吴崑注："其，指脾也。"

⑫ 五脏常内阅于上七窍也：张介宾注："五脏位次于内而气达于外，故阅于上之七窍如下文者。人身共有九窍，在上者七，耳目口鼻也；在下者二，前阴后阴也。"

⑬ 肺气通于鼻：杨上善注："肺脉手太阴正别及络皆不至于鼻，而别之人于手阳明脉中，上侠鼻孔，故得肺气通于鼻也。又气有不循经者，积于胸中，上肺循喉咙而成呼吸，故通于鼻也。"

心气通于舌①，心和则舌能知五味矣；肝气通于目②，肝和则目能辨五色矣；脾气通于口③，脾和则口能知五谷矣；肾气通于耳④，肾和则耳能闻五音矣。五脏不和则七窍不通，六腑不和则留为痈⑤。(《灵枢·脉度》)

09408　岐伯对曰：五脏六腑之精气，皆上注于目而为之精。精之窠为眼，骨之精为瞳子⑥，筋之精为黑眼⑦，血之精为络⑧，其窠气之精为白眼⑨，肌肉之精为约束⑩，裹撷筋骨血气之精而与脉并为系⑪，上属于脑，后出于项中。(《灵枢·大惑论》)

【经旨阐释】

1. 藏象的认识

“藏象”一词在《内经》中也仅出现在《素问·六节藏象论》之中，另外就是在《素问·经脉别论》提出的“藏何象”，但由于其具有重要价值，被后世的医家如杨上善、张介宾、李中梓等推崇，成为现今一个独立的学说——藏象学说，成为有关脏腑认识的核心理论。据本段所述，藏象的基本内容主要有以下三个方面：

（1）五脏的主要生理功能及与体表组织的通应关系。

（2）五脏的阴阳属性。

（3）五脏与四时的通应关系。

《内经》在对人体功能细微观察的基础上，运用阴阳五行学说，采取取象比类的方法将人体分为以五脏为中心的“五大功能系统”，虽然仅言及生理，但“知常达变”，为后世脏腑病机分类奠定了基础。正如脏腑功能失常会引起相对应组织、器官的病变，如肝脏功能失

---

① 心气通于舌：杨上善注：“舌虽非窍，手少阴别脉循经入心中，上系舌本，故得心气通舌也。《素问》赤色入通于心，开窍于耳者，肾者水也，心者火也，水火相济，心气通耳，故以窍言之，即心以耳为窍。又手太阳心之表，脉入于耳中，故心开窍在于耳也。”

② 肝气通于目：杨上善注：“肝脉足厥阴上颃颡也，连目系，故得通于目系。”

③ 脾气通于口：杨上善注：“脾足太阴脉上膈侠咽，连舌本，散舌下，故得气通口也。”

④ 肾气通于耳：杨上善注：“手足少阳、手足太阳及足阳明络皆入耳中。手少阳、足少阳、手太阳，此三正经入于耳中。足太阳脉在耳上角，又入脑中，即亦络入于耳。足阳明耳前上行，亦可络入耳中。手阳明络别入耳中。计正经及络手足六阳皆入耳中。经说五络入耳中，疑足太阳络不至于耳也。”

⑤ 六腑不合则留为痈：张志聪注：“在内者六腑为阳，在外者皮肤为阳。《经》曰：阳气有余，营气不行，乃发为痈。是以六腑不和，则血气留滞于皮腠而为痈。此病从内而外也，故邪在腑者，谓邪在于表阳。”

⑥ 骨之精为瞳子：张介宾注：“骨之精，主于肾，肾属水，其色玄，故瞳子内明而色正黑。”

⑦ 筋之精为黑眼：张介宾注：“筋之精，主于肝，肝色青，故其色浅于瞳子。”黄元御注：“筋之精为黑眼，肝主筋，黑眼者，瞳子外之黑睛也。”

⑧ 血之精为络：张介宾注：“血脉之精，主于心，心色赤，故眦络之色皆赤。”

⑨ 其窠气之精为白眼：黄元御注：“肺主气而色白，黑睛外之白睛也。”

⑩ 肌肉之精为约束：张志聪注：“约束者，目之上下纲，肌肉之精为约束，脾之精也。”

⑪ 与脉并为系：黄元御注：“与宗脉并为目系。”

常可引起魂不收敛的梦交梦遗、血不养筋的瘛疭筋痿，脾失运化的四肢痿废等。反之，五脏系统内相关体表组织、器官的病理表现也可以预示着相应脏腑的病变。如筋急爪枯常见于肝病；腰酸骨弱遗泻常见于肾病。

2. 五脏的阴阳属性的确定

《素问·六节藏象论》所论五脏的阴阳属性，决定于两个因素：一是五脏所在的位置，膈上胸腔属阳，膈下腹腔属阴，故心肺为阳，肝脾肾为阴；二是五脏的五行属性及与四时相通关系。心属火，其气通于夏，故为太阳；肺属金，其气通于秋，故为少阴；肾属水，其气通于冬，故为太阴；肝属木，其气通于春，故为少阳；脾属土，应于长夏，称为至阴。原文所述五脏的阴阳属性，经《新校正》引《甲乙经》《太素》勘校，又有《灵枢·阴阳系日月》内证，多数学者倾向于校后之论：心为阳中之太阳，肺为阳中之少阴，肾为阴中之太阴，肝为阴中之少阳，脾属至阴。

3. 脾与时令的关系

关于脾与时令的关系，《内经》有两说：一是脾主长夏，二是脾不主时，但二者并不矛盾。

脾主长夏是从五脏五行分主五时五化而言，脾主长夏之化，长夏湿蒸化物、湿多困脾。脾不主时，实为不独主一时，四时皆有脾气，是从脾属土、位中央而言，突出脾为后天之本的学术内容。

两说源于不同的五行配属观点，是中医学从不同角度论述时脏关系。脾主长夏以五脏五行分主五时五化之生、长、化、收、藏立论，脾主长夏化，故长夏多湿困脾，脾应长夏而主化，同时可以解释临床长夏多湿，易于困脾，故长夏多见脾病的现象，用药也多选健脾祛湿之品。脾不主时实为不独主一时，四时皆有脾气，是五脏应时的重要内容，源于“万物无土不生，五行无土不成”的理念，在农耕社会具有重要意义。在医学中，其说以脾不主时，即不主一时，不主定时，而是主四时。脾寄旺于四季之末各18天的说法，只是脾与四时相关的一种数字形式，这样划分是将每年360日平均地划归于五脏，并不是说脾仅主各季之末的18日。

脾与时令关系的两种观点均含有重“中”思想，前者以强调土主时序之中，后者侧重在土主位置之中。两者分别强调了脾土功能的不同方面。

4. 脏腑配属

《内经》脏腑配属主要是运用五行说、经脉络属及脏腑系统等理论，把某一脏某一腑进行一一配属，也由此产生几种不同的学说，主要有五脏配五腑、五脏配六腑、六脏配六腑等几种学说。

其一，五脏配五腑说。《灵枢·本输》提出了肺合大肠，心合小肠，肝合胆，脾合胃，肾合膀胱的五脏配五腑的模式，多出来的一腑即三焦命名为“孤之腑”。

其二，五脏配六腑说。鉴于三焦和膀胱在水液代谢方面有功能相近之处，《内经》多有“三焦膀胱”的合称，也就出现了“肾合三焦膀胱”的观点，即五脏如何配六腑。如《灵枢·本脏》云：“肺合大肠，大肠者，皮其应。心合小肠，小肠者，脉其应。肝合胆，胆者，筋其应。脾合胃，胃者，肉其应。肾合三焦膀胱，三焦膀胱者，腠理毫毛其应。”

其三，六脏配六腑说。《内经》有关脏腑认识的篇章中，存有关于十二脏腑的记载，但并没有明确提出六脏配属六腑，此说是在介绍经脉的篇章中出现的，十二经脉表里相应，有各自络属脏腑，由此形成了六脏配六腑说，《素问·血气形志论》云："太阳与少阴为表里，少阳与厥阴为表里，阳明与太阴为表里，是为足阴阳也。手太阳与少阴为表里，少阳与心主为表里，阳明与太阴为表里，是为手之阴阳也。"

另外，需要说明的是，关于脏腑之间的配合，《素问·六节藏象论》所述的"至阴之类"可以算是《内经》当时的一种配属观点，即把心、肝、肺、肾单列，把脾与传化之腑混合而称一个系统，用胆维系着各脏腑的功能。

5. 五脏开窍

《内经》将各种感觉器官功能的产生归属于五脏，指出眼睛及其视觉的形成是五脏精气上注，阴阳协调的结果，是五脏开窍理论的导源，为后世眼科五轮说奠定了基础。五轮说将瞳子称为水轮，黑眼称为风轮，血络称为血轮，白眼称为气轮，约束称为肉轮，分别与肾肝心肺脾相联系，是眼科疾病诊断和治疗的理论基础；同时也为临床从五脏治疗视觉异常提供了立法依据。

6. "心开窍于舌"的认识

《素问·阴阳应象大论》云"心主舌……在窍为舌"、《灵枢·五阅五使》云"舌者，心之官也"、《灵枢·脉度》云"心气通于舌，心和则舌能知五味矣"，《内经》有多个篇章说明了心与舌的密切关系。心开窍于舌，是指舌为心之外候，又称舌为"心之苗"，但是关于舌不同于其他七窍，非明显的孔穴器官，故对此理论的理解，后世医家有以下几种观点：

第一，舌非心之窍，而为心之苗，窍为孔穴之意，所谓开窍，是指五脏与某孔穴器官存在密切的功能与经脉上的联系，如耳、目、口、鼻等，舌非孔穴，非一窍，故不能言心开窍于舌，如《素问·金匮真言论》云："南方赤色，入通于心，开窍于耳。"若此，有人提出舌为心之苗，而非心之窍。苗，为预兆、征兆之意。舌为心之苗，即舌可以反映心之变化。心或寄窍于耳，与肾共开一窍，或言心开窍于耳，肾开窍于二阴。《医贯》云"心为耳窍之寄耳"，《济生方》云"心寄窍于耳"。

第二，舌为心窍，意指舌为心之外候。窍为外候之意，同五脏之华，是观测五脏功能的窗口，如《外台秘要·删繁方》："舌者主心、小肠候也……若脏热则舌疮，唇揭赤色；若腑寒，则舌本缩，而口噤唇青。"如此，则心开窍于舌未有不通之理。

第三，舌有窍，只是不似耳目窍之大。刘完素《素问玄机原病式》中提到："玄府者，谓玄微府也。然玄府者，无物不有，人之脏腑、皮毛、肌肉、筋膜、骨髓、爪牙，至于世之万物，尽皆有之，乃气出入升降之道路也。"其中，"玄府者，无物不有"，则舌亦有玄府。故其注"心开窍于舌"云："舌知味不可云无窍，但细微，不似耳目等窍之大耳。……由此推之则心窍在舌，可默会矣。若以耳目等窍求之，固矣。"何梦瑶《医碥》亦云："舌之腠理即窍也。"

"心开窍于舌"与"心主舌"是中医藏象学说的重要内容之一，心之所以主舌，前人或解为"心别是非，舌以言事"（王冰语），今人或谓心主血脉，而舌上血管最为丰富。这些说法虽不无道理，不过最根本的原因应该是《灵枢·经脉》所载手少阴之"别络""循经入于心中，系舌本”。因此，心脏及其经脉有病，常在舌上有所反映，如心的阳气不足，则舌质淡白胖嫩；心的阴血不足，则舌质红绛瘦瘪；心火上炎则舌红，甚至生疮；若心血瘀阻，则舌质暗紫或有瘀斑；心主神志的功能异常，则舌蜷、舌强、语谵或失语，而舌上之病，亦往往可以通过调节心脏及其经脉而治。

【后世发挥】

1．“阳道实，阴道虚”的理解与运用

《素问·太阴阳明论》所云“阳道实，阴道虚”，张介宾从外感内伤解，云：“阳刚阴柔也。又外邪多有余，故阳道实；内伤多不足，故阴道虚。”马莳从经脉之气解，云：“人与天地相参，故天在外主包夫地，地在内主包于天。人身六阳气，犹天气也，主运于外；人身六阴气，犹地气也，主运于内。阳运于外者为实，阴运于内者为虚。”此两说均有道理。后世据此也多有发挥，朱震亨的“阳有余阴不足论”即以“阳道实，阴道虚”等论述为依据，运用“天人相应”之理，以日恒圆、月常缺的自然现象，类比人体的阴阳消长规律，同时分析了人类生、长、壮、老过程中阴阳盈亏的状况，以及“人欲”引致相火妄动（阳有余）的事实，指出阴精难成易亏（阴不足）、相火易于妄动，是发病的关键。

综合来看，“阳道实，阴道虚”可从以下几个方面理解：

第一，从阴阳的基本属性来看，即凡属于阳的事物，皆有充实、满盛、向上、向外的特点；而属于阴的事物，则有柔弱、不足、向下、向内的特点。朱丹溪《格致余论》言：“天地为万物之父母，天大也，为阳，而运于地之外；地居于天之中，为阴，天之大气举之。日实也，亦属阳，而运于月之外；月缺也，属阴，禀日之光以为明也。”

第二，以脏腑而言，说明人体脏腑的生理特性与病理演变规律。五脏属阴，主化生、贮藏精气，藏而不泻，静而“主内”，易于耗伤故多不足；六腑属阳，主传化水谷，泻而不藏，动而“主外”，易于积滞，故多有余。外感之邪首先侵犯阳经阳腑，多见邪气有余的实证。内伤之因，多先累及阴经阴脏而见正气不足的虚证。

第三，以感邪发病特点而言，虚邪贼风为外邪，性质属阳，易伤阳经，致病多为邪实证；饮食不节，起居不时为内因所伤，性质属阴，易伤阴经，致病多为正虚证。

第四，以脾胃而言，阳明之病，易伤津液，多从燥化、热化，故以热证、实证多见；太阴病多虚，寒湿不化，故以虚证、寒证多见。正因为脾病多虚，胃病多实，故中焦之病有“实则阳明，虚则太阴”之说。如《伤寒论》中的三阳病证多实，三阴病证多虚。在临床上，太阴脾之病证多见脾气虚，动力不足，运化无力，水谷不化的纳呆、神疲、倦怠等虚证和脾阳不足，不能气化升清和温运水湿而致的泄泻、小便不利、水肿等虚实夹杂证。阳明胃之病证则多见胃家（胃与大肠）实的脘闷、腹胀而痛、拒按，或嗳腐吞酸、大便秘结或热结旁流等症。

以此理论指导临床，治疗脾胃之病，实证多从阳明而泻，虚证多从太阴而补。虽然胃病亦有虚证，但治疗时多从脾而补，如理中汤为治疗胃中虚寒而设，但方中之药，人参、干姜、白术、甘草，多为补脾之剂；脾病亦有实证，但治疗往往从泻胃着手，如泻黄散虽为泻脾热而设，但方中清热之石膏、栀子均为泻胃热之品。

2. “至阴之类”的运用

“至阴之类”是“传化之腑”加上脾脏的一类特殊脏腑群，即能化糟粕，又有脾之藏运，所以应是既有藏又有化，这点与“传化之腑”不太一样，这里其实探讨了另外一种脏腑划分的方法，其将心、肝、肺、肾单列，而将脾、胃、大肠、小肠、三焦、膀胱归为一类，形成一个与众不同的脏腑群，即称为“仓廪之本”，归为“至阴之类”。

《内经》所提“至阴之类”可谓是当时另一种脏腑配属，这一点在《内经》中亦有体现，如《灵枢·本输》提出“大肠、小肠皆属于胃”，并非将大肠归肺、小肠归心，而是将大肠、小肠归于脾胃系统这一点，在后世也有一定的运用，《伤寒论·辨阳明病脉证并治》所云“阳明之为病，胃家实是也”，这里的“胃家实”不仅有胃之病变，也有肠之病变在内。《灵枢·平人绝谷》云：“胃满则肠虚，肠满则胃虚，更虚更满，故气得上下，五脏安定，血脉和利，精神乃居，故神者，水谷之精气也。”这也应是张仲景承气汤类诸方均为攻下剂，但取名为“承气汤”的原因之所在。又如北京中医药大学王洪图教授提出脾为主神志的重要脏腑，而采用调理脾胃气机之法，多用茯苓、半夏、槟榔、厚朴等品治疗神志病，正是此观点的运用。

【注家争鸣】

1. “罢极之本”的理解

王冰注：夫人之运动者，皆筋力之所为也，肝主筋，其神魂，故曰肝者罢极之本，魂之居也。

吴崑注：罢，音皮。动作劳甚，谓之罢极。肝主筋，筋主运动，故为罢极之本。

马莳注：肝主筋，故劳倦疲极以肝为本。

张琦注：人之运动皆神魂之所为，肝藏魂故为罢极之本。

丹波元坚注：或曰罢极当作四极，四极见《汤液醪醴论》，即言四支。肝其充在筋，故云四极之本也。

[按]

历代医家从病理解，罢，音义同疲；极，《说文》云“燕人谓劳曰极”。罢极，即劳困之意。今人也有从生理解，以“罢”通熊罴之罴，罴即熊之雌者，耐劳而多勇力，用以喻肝脏任劳勇悍之性。从肝主筋来考虑，也可以认为肝为肢体运动的根本。

2. “凡十一脏取决于胆”的理解

王冰注：上从心脏，下至于胆，为十一也。然胆者，中正刚断无私偏，故十一脏取决于胆也。

滑寿注：胆者，中正之官，而其经为少阳。少阳相火也，风寒在下，燥热在上，湿气居中，火独游行于其间，故曰取决于胆云。

马莳注：《灵兰秘典论》云：胆者，中正之官，决断出焉。故凡十一脏皆取决于胆耳。盖肝之志为怒，心之志为喜，脾之志为思，肺之志为忧，肾之志为恐，其余六脏，孰非由胆以决断之者乎？

张介宾注：五脏六腑，共为十一，禀赋不同，情志亦异，必资胆气，庶得各成其用，故皆取决于胆也。愚（按）五脏者，主藏精而不泻，故五脏皆内实；六腑者，主化物而不藏，故六腑皆中虚。惟胆以中虚，故属于腑；然藏而不泻，又类乎藏。故足少阳为半表半里之经，亦曰中正之官，又曰奇恒之腑，所以能通达阴阳，而十一脏皆取决乎此也。然东垣曰：胆者少阳春升之气，春气升则万化安。故胆气春升，则余脏从之，所以十一脏皆取决于胆。其说亦通。

张志聪注：五脏六腑共为十一脏，胆主甲子，为五运六气之首，胆气升，则十一脏腑之气皆升，故取决于胆也。所谓求其至也，皆归始春。

于鬯注："一"字盖衍。上文言心、肺、肾、肝、脾、胃、大肠、小肠、三焦、膀胱，凡十脏，无十一脏，并胆数之，始足十一。然云凡十一脏取决于胆，是承上而言，必不并胆数。王注云"上从心脏，下至于胆为十一"，此曲说十一也。十一脏去胆止有十，则"一"字之为衍甚明。此傥因《灵兰秘典论》言十二脏，故其衍作十一脏者，正不并胆数也。不知彼尚有膻中一脏，此上文不及膻中也。《玉机真脏论》云："胃者，五脏之本也。"胃在五脏外，故为本；胆在十脏外，故取决，可比例矣。

[按]

胆在《内经》中属于争议比较大的一个脏器，对其称呼也有"中正之官""中精之腑""奇恒之腑"的不同，有认为是六腑之一，有认为是奇恒之腑，有认为是脏腑之主的，其主要原因就是古代医家对其认识的不统一。《素问·五脏别论》把胆列为奇恒之腑，而又言"六腑传化物而不藏"，胆既然属于"藏而不泻"的奇恒之腑，就不可能又为"泻而不藏"的六腑之一，由此现在医家对其认识也多有分歧。对于"凡十一脏取决于胆也"的认识也多有否定者，如有人认为"后人符会十二官之说，窜入'凡十一脏取决于胆'一句"，认为本句纯系后人所增加。也有人认为此语乃后人评注误入正文所致，应为"注文当为'凡十一脏缺于胆也'，'取决'两字，系'缺'的合音通假字。另外，也有认为"十一"系竖版"土"字之误，即本句应为"土脏取决于胆"，所谓"土脏"，即通于土气的脾及胃、大肠、小肠、三焦、膀胱等主饮食物消化吸收的器官。这些脏腑的功能有赖于胆气疏泄才能发挥正常的功能，故曰"土脏取决于胆"有其合理之处。其他诸如认为"胆"字系"膻"字之误之类的观点这里就不一一列举了。

关于"十一脏取决于胆"的争议，目前尚无定论，实则"取决于胆"仅是强调胆在十一脏腑生理功能及相互关系中的重要作用，如胆作为"中正之官"主决断可助五脏主神志；胆作为"中精之腑"藏精汁可助六腑主消化；胆主春升之气而为万物之化源；胆居相火温煦诸脏等。这并非意味着胆是十一脏的主宰而凌驾于心君之上，《内经》中类似强调某一脏腑功能提法并不罕见，如云"肺者，脏之长""胃者，五脏之本"等。基于《内经》各家学说性质来看，"十一脏取决于胆"之说也并非凭空出世，其有一定道理，该段提出的脏腑之间的配属不同于一脏一腑模式，而是心、肝、肺、肾单列，将脾与胃、大肠、小肠、三焦、膀胱合一，用胆来维络脏腑之间的关系，当属脏腑配属的另一类观点。

3. "少阳属肾，肾上连肺，故将两脏"的理解

杨上善《太素》"少阳"作"少阴"，并注："足少阴脉贯肝入肺中，故曰上连也。肾受肺气，肾便有二，将为两脏。《八十一难》曰：五脏亦有六者，谓肾有两脏也。"

马莳注：手少阳三焦者，属于右肾，而肾又上连于肺。肾脉从肾上贯肝膈，入肺中。正肾之上连于肺也。故左肾合膀胱，右肾合三焦，而将此两脏，（膀胱、三焦亦可名脏）必皆以肾为主耳。

张介宾注：少阳，三焦也。三焦之正脉指天，散于胸中，而肾脉亦上连于肺；三焦之下腧属于膀胱，而膀胱为肾之合，故三焦亦属乎肾也。然三焦为中渎之腑，膀胱为津液之腑，肾以水脏而领水腑，理之当然，故肾得兼将两脏。将，领也。两脏，腑亦可以言脏也。《本脏》篇曰"肾合三焦膀胱"，其义即此。

李中梓注：将，领也。独肾将两脏者，以手少阳三焦正脉指天，散于胸中，而肾脉亦上连于肺。三焦之下腧属膀胱，而膀胱为肾之合，故三焦者亦合于肾也。夫三焦为中渎之腑，膀胱为津液之腑，肾以水脏而领水腑，故肾得兼将两脏。《本脏》论曰肾合三焦、膀胱是也。

张志聪注：少阳，三焦也。《水热穴论》曰：肾者，至阴也。至阴者，盛水也。肺者，太阴也。少阴者，冬脉也。故其本在肾，其脉在肺，皆积水也。是一肾配少阳而主火，一肾上连肺而主水，故肾将两脏也。

章楠注：脏腑各有功能所主，前篇《灵兰秘典论》《六节藏象论》等已详明矣，惟此言少阳属肾者，指生阳之气根于肾也。盖肾为坎象☵，二阴藏一阳于中，故阳气根于肾，出肝胆而行三焦，故肝脏称少阳，胆与三焦经称少阳，以其从脏出经，阳气初生，故名少也。气根于肾，而肾脉上肺系舌本，故云将两脏，谓少阳一气将肺肾两脏，如将之领兵也。

周学海注："少阳"二字，前人皆以三焦为解，《经》固明言：三焦属膀胱矣。但揆此处上下文义，似当作"太阳"，并无深义。盖果指三焦，则"少阳"之上，必有脱字，两脏之下，必有一腑也。明于文理者，试详思之，将义见前节。

［按］

《灵枢·本输》列举了脏与腑之间的表里配属关系，来说明人体脏腑相互依存的整体性。特别是对肾、肺、膀胱、三焦调节水道的作用，有进一步的论述。脏腑的功能都是以五脏为主的，脏是统帅腑的。肾是水脏，统帅膀胱、三焦两个水腑，与这一理论是相符的。因五脏六腑都是相表里的，都属于内脏，所以应该把"将两脏"中的"两脏"释作"膀胱和三焦两腑"。

4. "阳受之，则入六腑，阴受之，则入五脏"的理解

杨上善注：风寒暑湿虚邪外入腠理，则六阳之脉受之。饮食男女不节，则六阴受之。六阳受于外邪，传入六腑；六阴受于内邪，传入五脏也。

张介宾注：贼风虚邪，外伤也，故阳受之而入腑。饮食起居，内伤也，故阴受之而入脏。

张志聪注：六腑为阳，故阳受之，邪入六腑；五脏为阴，故阴受之，邪入五脏，各从其类也。

张琦注：腑阳脏阴各从其类，按《阴阳应象论》云：天之邪气，感则害人五脏。水谷之寒热，感则害人六腑，与此正相反而义实相成。以形气言，邪气无形，故入脏；水谷有形，故入腑。以表里言，腑阳主外，故贼风虚邪从外而受；脏阴主内，故食饮不节从内而受。实则腑脏皆当有之，盖内外之邪，病情万变，非一端可尽，故广陈其义耳。

丹波元简注：徐云：此言贼风虚邪，阳受之入六腑，饮食起居，阴受之入五脏，与《阴阳应象论》之天之邪气，感则害人五脏；水谷之寒热，感则害人于六腑之说相反。其理安在？此谓虚邪外伤有馀，饮食内伤不足，二者之伤，互有所受，不可执一而言伤也。

［按］

《素问·太阴阳明论》指出病因中的六淫属阳，饮食不节、起居不时属阴；脏腑中六腑属阳，五脏属阴。属阳的邪气，多侵犯属阳的部位，而属阴的邪气，则多侵犯属阴的部位。这与《素问·阴阳应象大论》云“天之邪气，感则害人五脏；水谷之寒热，感则害于六腑”看似矛盾，后世注家认为这两种观点实则相反相成，一是从形气的角度，邪气无形故入脏，水谷有形故入腑；一是从表里言，腑阳主外，故虚邪贼风从外而入，脏阴主内，故饮食不节从内而受。

第五节　血气津液

脏腑功能的正常，必须有一定的物质基础，《素问·六节藏象论》在论及五脏的主要生理功能及与体表组织的通应关系时，都会强调气血津液的作用，所以《素问·调经论》强调：“人之所有者，血与气耳。”人身之气来源于肾中精气、脾胃所化生的水谷之气及由肺吸入之清气相合成。血由中焦脾胃受纳运化饮食水谷，取其中的精微物质，变化而成。气血在经脉中循行，内至五脏六腑，外达皮肉筋骨，起着濡养和滋润作用，保证了生命活动的正常进行。

【原文导读】

09501　食气入胃，散精于肝，淫气①于筋。食气入胃，浊气归心，淫精于脉②。脉气流经，经气归于肺③，肺朝百脉④，输精于皮毛。毛脉合精⑤，行气于

---

①　淫气：吴崑注：“淫气，浸淫滋养之气也。”

②　食气入胃，浊气归心，淫精于脉：张志聪注：“《经》曰：‘受谷者浊。’胃之食气，故曰浊气。胃络上通于心，故入胃之食，气归于心，子令母实也。心气通于脉，故淫精于脉。”

③　脉气流经，经气归于肺：姚绍虞注：“经，经络也。言血之精华，既化而为脉，而脉已有气，流行于十二经络之中，总上归于肺。”

④　肺朝百脉：王冰注：“肺为华盖，位复居高，治节由之，故受百脉之朝会也。《平人气象论》曰：脏真高于肺，以行荣卫阴阳。”吴崑注：“言脉气流于诸经，经气上归于肺，肺居诸脏腑之上，为百脉之所朝宗，其精者输之于皮毛也。”

⑤　毛脉合精：张志聪注：“经云：血独盛，则淡渗皮肤，生毫毛。夫皮肤主气，经脉主血，毛脉合精者，血气相合也。”

府。府精神明[①]，留于四脏，气归于权衡。权衡以平，气口成寸，以决死生[②]。

饮入于胃，游溢精气，上输于脾[③]。脾气散精，上归于肺[④]，通调水道，下输膀胱[⑤]。水精四布，五经并行[⑥]，合于四时五脏阴阳，揆度以为常也[⑦]。（《素问·经脉别论》）

09502　水谷皆入于口，其味有五，各注其海[⑧]，津液各走其道。故三焦出气[⑨]，以温肌肉，充皮肤，为其津，其流而不行者为液[⑩]。天暑衣厚则腠理开，故汗出；寒留于分肉之间，聚沫则为痛。天寒则腠理闭，气湿[⑪]不行，水下留[⑫]于膀胱，则为溺与气。（《灵枢·五癃津液别》）

09503　黄帝曰：余闻人有精、气、津、液、血、脉，余意以为一气耳，今乃辨为六名，余不知其所以然。

岐伯曰：两神相搏，合而成形，常先身生，是谓精[⑬]。

---

① 府精神明：烟建华《内经选读》云："经脉中的精气有序运行。府精，指经脉中的精气。神明，指运行正常不乱之意。"

② 权衡以平，气口成寸，以决死生：张志聪注："权衡，平也。言脉之浮沉出入，阴阳和平，故曰权衡以平。气口，手太阴之两脉口成寸者，分尺为寸也。言五脏六腑受气于谷，淫精于脉，变现于气口，以决其死生。"

③ 饮入于胃，游溢精气，上输于脾：吴崑注："游，流行也。溢，涌溢也。《灵枢》所谓中焦如沤是也。精气，饮之精气也。输，转输传运之名也。"

④ 脾气散精，上归于肺：吴崑注："脾虽具坤静之德，而有乾健之运，既得水谷精气，则散而升之，上归于肺，《灵枢》所谓上焦如雾是也。"

⑤ 通调水道，下输膀胱：王冰注："水土合化，上滋肺金，金气通肾，故调水道，转注下焦，膀胱禀化，乃为溲矣。《灵枢经》曰：下焦如渎。此之谓也。"

⑥ 水精四布，五经并行：张志聪注："水精四布者，气化则水行，故四布于皮毛；五经并行者，通灌于五脏之经脉也。"张介宾注："五经，五脏之经络也。"

⑦ 合于四时五脏阴阳，揆度以为常也：王冰注："水精布，经气行，筋骨成，血气顺，配合四时寒暑，证符五脏阴阳，揆度盈虚，用为常道。"

⑧ 水谷皆入于口，其味有五，各注其海：张介宾注："水谷入口，五液之所由生也。五味之入，各有所归，辛先入肺，苦先入心，甘先入脾，酸先入肝，咸先入肾也。各注其海者，人身有四海，脑为髓海，冲脉为血海，膻中为气海，胃为水谷之海也。"

⑨ 三焦出气：马莳注："故三焦者，上焦为宗气之所出，中焦为营气之所出，下焦为卫气之所出，共出其气。"

⑩ 以温肌肉，充皮肤，为其津，其流而不行者为液：杨上善注："温暖肌肉，润泽皮肤于腠理，故称为津也。水谷精汁，注骨属节中，留而不去，谓之为液。"

⑪ 湿：《甲乙经》《太素》作"涩"。

⑫ 留：《甲乙经》《太素》作"流"。

⑬ 是谓精：张介宾注"精，天一之水也。凡阴阳合而万形成，无不先从精始，故曰常先身生是谓精。（按）《本神》篇曰：两精相搏谓之神。而此曰：两神相搏，合而成形，常先身生，是谓精。盖彼言由精以化神，此言由神以化精，二者若乎不同，正以明阴阳之互用者，即其合一之道也。"

何谓气？岐伯曰：上焦开发，宣五谷味，熏肤充身泽毛，若雾露之溉，是谓气①。

何谓津？岐伯曰：腠理发泄，汗出溱溱，是谓津②。

何谓液？岐伯曰：谷入气满，淖泽③注于骨，骨属屈伸，泄泽补益脑髓，皮肤润泽，是谓液④。

何谓血？岐伯曰：中焦受气取汁，变化而赤，是谓血⑤。

何谓脉？岐伯曰：壅遏营气，令无所避，是谓脉⑥。(《灵枢·决气》)

09504 黄帝曰：六气者，贵贱何如？

岐伯曰：六气者，各有部主也⑦，其贵贱善恶，可为常主，然五谷与胃为大海也⑧。(《灵枢·决气》)

09505 平人则不然，胃满则肠虚，肠满则胃虚，更虚更满，故气得上下，五脏安定，血脉和利，精神乃居，故神者，水谷之精气也⑨。(《灵枢·平人绝谷》)

09506 真气⑩者，所受于天，与谷气并而充身也。(《灵枢·刺节真邪》)

09507 五谷入于胃也，其糟粕、津液、宗气分为三隧⑪。故宗气积于胸中⑫，出于喉咙，以贯心脉，而行呼吸焉。

---

① 是谓气：杨上善注："上焦开发，宣扬五谷之味，熏于肤肉，充身泽毛，若雾露之溉万物，故谓之气，即卫气也。"马莳注："宗气即大气，积于上焦，上焦开发于脏腑，而宣布五谷精微之气味，此气熏于皮肤，充其身形，泽其毫毛，诚若雾露之灌溉万物也，(《营卫生会》篇云：上焦如雾。)夫是之谓气也。"

② 腠理发泄，汗出溱溱，是谓津：张介宾注："腠理者皮肤之隙。溱溱，滋泽貌。"

③ 淖泽：张介宾注："淖泽，濡润也。"

④ 是谓液：张介宾注："谷入于胃，其气满而化液，故淖泽而注于骨。凡骨属举动屈伸，则经脉流行而泄其泽，故内而补益脑髓，外而润泽皮肤，皆谓之液。愚（按）津液本为同类，然亦有阴阳之分。盖津者，液之清者也；液者，津之浊者也。津为汗而走腠理，故属阳；液注骨而补脑髓，故属阴。"

⑤ 中焦受气取汁，变化而赤，是谓血：马莳注："《营卫生会》篇曰：中焦亦并胃中，出上焦之后，此所受气者，泌糟粕，蒸津液，化其精微，上注于肺脉，乃化而为血，以奉生身。故中焦受气取汁，变化而赤，夫是之谓血也。"

⑥ 壅遏营气，令无所避，是谓脉：张介宾注："壅遏者，堤防之谓，犹道路之有封疆，江河之有涯岸，俾营气无所回避而必行其中者，是谓之脉。然则脉者，非气非血，而所以通乎气血者也。"

⑦ 六气者，各有部主也：张介宾注："部主，谓各部所主也，如肾主精，肺主气，脾主津液，肝主血，心主脉也。"

⑧ 然五谷与胃为大海也：张介宾注："然六气资于五谷，五谷运化于胃，是为水谷之海，故胃气为脏腑之本。"

⑨ 故神者，水谷之精气也：杨上善注："脏安脉和，则五神五精居其脏也。水谷精气，资成五神，故水谷竭，神乃亡也。"

⑩ 真气：张介宾注："真气，即元气也。"

⑪ 三隧：张介宾注："隧，道也。糟粕之道出于下焦，津液之道出于中焦，宗气之道出于上焦，故分为三隧。"

⑫ 宗气积于胸中：杨上善注："其清者宗气，积于膻中，名曰气海。"

营气者，泌其津液，注之于脉，化以为血，以荣四末，内注五脏六腑，以应刻数焉。

卫气者，出其悍气之慓疾，而先行于四末分肉皮肤之间而不休者也，昼日行于阳，夜行于阴[①]，常从足少阴之分间[②]，行于五脏六腑。（《灵枢·邪客》）

09508　卫气者，所以温分肉，充皮肤，肥腠理，司关合者[③]也。（《灵枢·本脏》）

09509　卫气和则分肉解利，皮肤调柔，腠理致密矣。（《灵枢·本脏》）

09510　黄帝曰：愿闻谷气有五味，其入五脏，分别奈何？

伯高曰：胃者，五脏六腑之海也，水谷皆入于胃，五脏六腑皆禀气于胃。五味各走其所喜[④]，谷味酸，先走肝；谷味苦，先走心；谷味甘，先走脾；谷味辛，先走肺；谷味咸，先走肾。谷气津液已行，营卫大通[⑤]，乃化糟粕，以次传下。

黄帝曰：营卫之行奈何？

伯高曰：谷始入于胃，其精微者，先出于胃之两焦，以溉五脏，别出两行[⑥]，营卫之道。其大气之抟而不行者，积于胸中，命曰气海[⑦]，出于肺，循喉咽，故呼则出，吸则入。天地之精气，其大数常出三入一，故谷不入，半日则气衰，一日则气少矣。（《灵枢·五味》）

09511　人受气于谷，谷入于胃，以传于肺，五脏六腑，皆以受气[⑧]，其清者为营，浊者为卫[⑨]，营在脉中，卫在脉外[⑩]，营周不休，五十而复大会，阴阳

① 昼日行于阳，夜行于阴：张介宾注："昼行于阳，常从足太阳始，夜行于阴，常从足少阴始。"

② 常从足少阴之分间：程士德《内经》云："其行于阳经时，每周都交会于足少阴肾经一次，入夜通过跷脉行于阴经时，亦从足少阴经始，故云常从足少阴之分间。"

③ 温分肉，充皮肤，肥腠理，司关合者：张介宾注："肉有分理，故云分肉。卫行脉外，故主表而司皮毛之关阖。"

④ 五味各走其所喜：杨上善注："五味所喜，谓津液变为五味，则五性有殊，性有五行，故各喜走同性之脏。"

⑤ 营卫大通：杨上善注："水谷化为津液，清气犹如雾露，名营卫，行脉内外，无所滞碍，故曰大通。"

⑥ 先出于胃之两焦，以溉五脏，别出两行：马莳注："胃纳谷气，脾乃化之，其精微之气，先出于中焦，升则行于上焦，由肺而行五脏六腑，所以灌溉五脏也。其降则中焦行于下焦而营气生，其升则下焦至于上焦而卫气生，别出两行营卫之道。"

⑦ 气海：张介宾注："气海，即上气海，一名膻中，居于膈上。"

⑧ 谷入于胃，以传与肺，五脏六腑，皆以受气：马莳注："始焉谷入于胃，而后能生精微之气，此气出于中焦，以传与肺，而肺传之五脏六腑，则五脏六腑皆得以受此精微之气矣。"

⑨ 其清者为营，浊者为卫：马莳注："营则阴性精专，随宗气以行于经隧之中，所以营之行者，在于经脉之中也；卫则阳性慓悍滑利，不能入于经脉之隧，故不能随宗气而行，而自行于各皮肤分肉之间者，在于经脉之外也。"唐容川注："清浊以刚柔言，阴气柔和为清，阳气刚悍为浊。"

⑩ 营在脉中，卫在脉外：张介宾注："营属阴而主里，卫属阳而主外，故营在脉中，卫在脉外。"

相贯，如环无端[①]。

卫气行于阴二十五度，行于阳二十五度，分为昼夜，故气至阳而起，至阴而止[②]。

故曰：日中而阳陇为重阳，夜半而阴陇为重阴。故太阴主内，太阳主外[③]，各行二十五度，分为昼夜[④]。夜半为阴陇，夜半后而为阴衰，平旦阴尽而阳受气矣。日中为阳陇，日西而阳衰，日入阳尽而阴受气矣。夜半而大会，万民皆卧，命曰合阴[⑤]，平旦阴尽而阳受气，如是无已，与天地同纪。（《灵枢·营卫生会》）

【经旨阐释】

1. 水谷入胃后，化生精微及其运化、输布过程

《素问·经脉别论》将水谷的生化过程分为谷食和水液两部分别论述：首先，谷食化生精气，供奉其生化之主肝，其浓稠部分经过心的作用“奉心化赤”，再经肺的作用，合入清气，至此谷食精微经过心肺作用，则生成能为全身利用的精气，即所谓“毛脉合精”，而后经由“百脉”输布全身。其次，水饮入胃，游溢布散其精气，上行输送于脾，脾气升清，将水液上输于肺。胃、脾、肺在水液输布与代谢中起到了重要的作用。此外，水液代谢还与肾与膀胱有关。肺气肃降，通调水道，下输膀胱。肺为水之上源，肾为水之主，水液属阴，赖肾气与膀胱的气化得以变化为津液，如此则水精四布，外而布散于皮毛，内而灌输于五脏之经脉，对全身具有滋润和濡养作用。水液代谢亦与三焦关系较为密切，三焦为人体一身之大腑，主通调水道，主决渎。水液代谢靠三焦气化得以正常敷布与转输。因此肺、脾、肾三脏及胃、三焦等腑在水液代谢过程中的作用历来为医家所重视，成为论治水肿病的理论基础。

另外，由于《素问·经脉别论》强调“饮入于胃，游溢精气，上输于脾”“脾气散精，上归于肺”，体现出脾胃之气皆以上升为主的思想，认为只有脾胃之气不断升发，精微物质才能敷布全身，据此后世医家提出“脾以升为健”，强调上升是脾运化精微的根本，在健脾、补脾药中，多加入升提之品，如补中益气汤、升阳益胃汤等。

---

① 阴阳相贯，如环无端：张介宾注：“营气之行，周流不休，凡一昼一夜五十周于身而复为大会。其十二经脉之次，则一阴一阳，一表一里，迭行相贯，终而复始，故曰如环无端也。”

② 气至阳而起，至阴而止：张志聪注：“气至阳则卧起而目张，至阴则休止而目瞑。”

③ 太阴主内，太阳主外：张介宾注：“太阴，手太阴也。太阳，足太阳也。内言营气，外言卫气。营气始于手太阴，而复会于手太阴，故太阴主内。卫气始于足太阳，而复会于足太阳，故太阳主外。”

④ 各行二十五度，分为昼夜：张介宾注：“营气周流十二经，昼夜各二十五度。卫气昼则行阳，夜则行阴，亦各二十五度。营卫各为五十度以分昼夜也。”

⑤ 合阴：张介宾注：“惟于夜半子时，阴气已极，阳气将生，营气在阴，卫气亦在阴，故万民皆瞑而卧，命曰合阴。合阴者，营卫皆归于脏，而会于天一之中也。”张志聪注：“夜半而阴阳大会，天下万民皆卧，命曰合阴。此天气夜行于阴，而与阴气会合，天道昼夜之阴阳也。”

2. 六气的概念与意义

《灵枢·决气》以精、气、血、津、液、脉为气，是从体内精微物质的性质不同、分布部位有别、发挥作用各异而言，故将一气分六气而有不同名称。其中，精是构成人体生命的原始物质，能发育成新的生命体，源于先天，赖后天之精不断培育。气在上焦宣发作用下，输布全身，温养肌肤肌腠皮毛。津较清稀，能变为汗，滋润肌肤。液比较稠浊，注于骨骼和脑，滑利关节，补益脑髓，润泽皮肤。血由水谷精微经复杂变化而成，具有营养、滋润和维持生命活动的作用。脉是血液运行的道路。六气同源而异名，相互依存，相互转化，同时指出精、气、津、液、血、脉各有所主之部，如肾主精，肺主气，脾主津液，肝主血，心主脉。虽六气各有所主之脏，其盛衰虚实首先由其所主之脏而定，但由于六气皆化生于水谷精微之气，故五谷与胃为六气化生的根本，其虚实亦在很大程度上取决于胃气的盛衰，所以《灵枢·决气》又云"五谷与胃为大海"，此观点，体现了整体观思想及脾胃后天之本的精神，强调了胃与饮食水谷在生命活动中的重要性。这一思想提示在临证时，既要看到六气为病与五脏的密切关系，同时又要看到六气之间相互影响、同源于脾胃的一面，六气不足从补益脾胃，资其化源入手治疗，为后世医家所尊崇，反映了《内经》重视脾胃后天之本的观点。

3. 营气、卫气与宗气

《内经》认为宗气、营气、卫气三气均来源于水谷精微，宗气是水谷之气与吸入清气相合聚集于胸中而成。此气上出于喉咙以助发声，贯通心脉，是推动气血运行的动力，充益于肺以助呼吸，故临床诊治发声病证，如声音嘶哑；呼吸病证，如咳喘、气短；血脉病证，如血脉运行迟缓、血脉滞涩等病证，多从调治宗气入手，实则泻邪以畅宗气，虚则补益脾肺之气。

营气为水谷精微中营养较为专一的部分，其性柔和，属阴主静，受脉的约束而行于脉内，化而为血，其运行于十二经脉，具有时辰节律，是子午流注针法的理论根据；卫气为水谷精微中剽悍滑利的部分，其性刚悍，属阳主动，不受脉的约束而行于脉外，可以温养肌肤腠理，控制汗孔启闭，其运行盛衰与人的睡眠有关。

4. 营气、卫气运行规律

《内经》认为营卫二气同出一源，皆化生于水谷精气，其"清者为营，浊者为卫"，即水谷精气中富有营养、性柔顺的部分为营气，行于脉中，组成血液，营养全身；水谷精气中活力甚强、性刚悍的部分为卫气，行于脉外，温煦肌肤、保卫人体。营卫二气的运行大规律如下：营气沿十二经脉之序，一昼夜运行五十周次。卫气昼行于阳二十五周，夜行于阴二十五周。营卫二气周而复始有规律地运行，如环无端。营卫二气虽各行其道，但于夜半子时会合于手太阴肺。营卫的昼夜运行规律，是人体生命节律的一种反映，其理论对指导养生防病、诊断治疗、探求发病规律及深入探讨生命节律均有重要的研究价值。

《内经》关于营卫之气的运行与会合，除《灵枢·营卫生会》外，尚有《灵枢·营气》《灵枢·五十营》《灵枢·卫气》《灵枢·卫气行》等多篇记载，其说法总结如下：

首先，营气的运行。营气运行的主体路线是循十二经脉之顺序运行，始于肺，终于肝，复还于肺。其支别的路线则是从足厥阴别出，循督脉，过任脉，复入于手太阴经，即"阴阳相贯，如环无端”。《灵枢·脉度》及《灵枢·五十营》等篇又提出营气行于二十八脉之说。所谓二十八脉指十二经脉左右各一、任督脉各一、跷脉左右各一。但是跷脉有阴跷、阳跷二脉，其计数方法是：男子只计阳跷脉，女子只计阴跷脉。计数者为经脉，包括在二十八脉之内；不计数者为络脉，排除在二十八脉之外。即《灵枢·脉度》所说的“男子数其阳，女子数其阴”。

其次，卫气的运行。《内经》关于卫气运行的记载，散见于多篇之中。由于卫为水谷之悍气，不受脉道的约束，所以其运行路线呈现多样化特征。归纳起来有三个方面：第一，是营行脉中，卫行脉外，二者并行。如《灵枢·卫气》云：“其浮气之不循经者为卫气，其精气之行于经者为营气。阴阳相随，外内相贯，如环之无端。”此说明卫气与营气阴阳相互依随，脉内外互相贯通，有如圆环之无端一样地运行不息。临床常见营血至则卫气亦至，营血虚则卫气亦不足的情况，反映了卫气偕同营气运行的状态。张志聪对此有明确论述，指出：“营卫相将，卫随营行者也。”第二，如《灵枢·营卫生会》所述，昼行于阳，夜行于阴，各二十五周。第三，是卫行脉外，散行于肌肉、皮肤、胸腹、脏腑。如《灵枢·邪客》云：“卫气者，出其悍气之慓疾，而先行于四末分肉皮肤之间而不休者也。”卫气的三种运行途径，第一种是基本方式，第二、第三种是调节方式。体现了它分布广泛，运行迅速，应激能力强的特点，是完成温煦、卫外等功能的前提和基础。

最后，营卫的会合。营卫的会合可分为营气自会、卫气自会、营卫交会。①营气自会：营气的运行始于手太阴，终于足厥阴，而复会于手太阴。营气运行一周在手太阴相会一次，一昼夜相会五十次。②卫气自会：卫气昼行于阳，在足太阳会；夜行于阴，在足少阴会。由于足太阳与足少阴互为表里，故每次运行均经历少阴，所以《灵枢·邪客》云：“常从足少阴之分间，行于五脏六腑。”③营卫交会：一是营卫脉内外交会。营行脉中，卫行脉外，在运行中二气相互感应、贯通、交会。二是营卫运行五十周次后有一次大的会合，便称为大会。《内经》认为营卫大会是在各自运行五十周之后，于夜半子时会合于手太阴。关于营卫运行之气的会合，在《内经》与后世医家的注解中，尚有诸多不明之处，有待于进一步整理研究。

综合其论述，我们基本可勾画出营卫运行之路线图（图9-1、图9-2）：

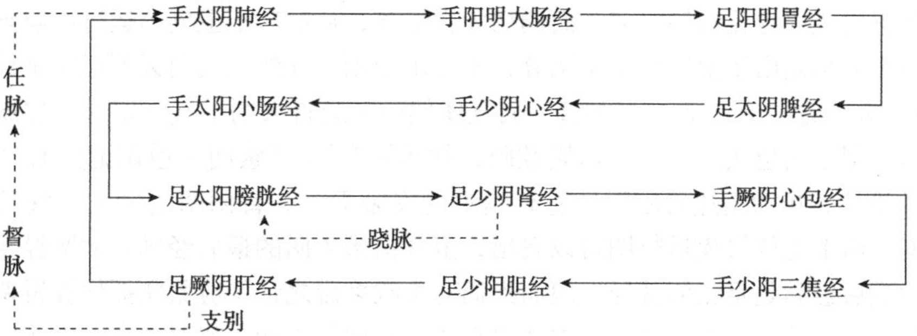

图9-1　营气昼夜运行图

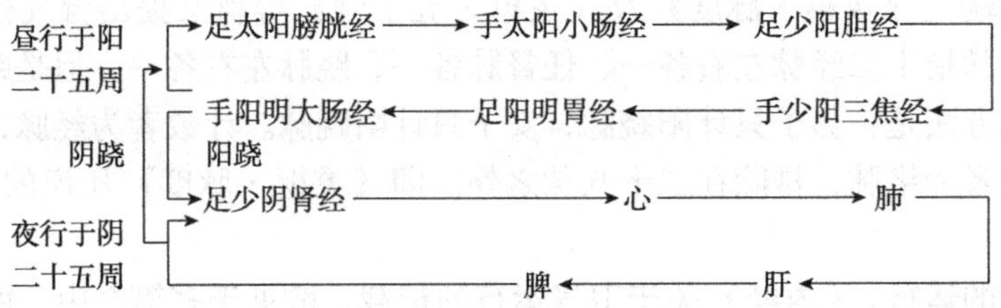

图9-2　卫气昼夜运行图

【后世发挥】

营卫之气的运行与睡眠障碍

《内经》认为营卫之气的阴阳出入、循环运行，是睡眠的机枢所在，营卫运行出入阴阳之分，是魂魄离合的前提。卫气出于阳而寤，魂魄相合而随神外张，若其离也，即病幻觉、神志失常；卫气入于阴而寐，魂魄亦相合而随神内敛，若其离也，即魂不守舍而梦，亦有魄失所主而睡行者。营卫运行是睡眠的机枢所在，体现在人之营卫循环往复运行与昼夜交替周期相应。昼夜因地球自转而明暗交替，营卫之行也有阴阳出入而成寤寐。昼时卫气行阳而阳盛，阳盛则人之心神外张而寤，寤时魂随神动、魄受神魂之激而活跃，感知、运动随意而发；夜时卫气行阴而阴盛，阴盛则人之心神内敛而寐，寐时魂随神交于内而静，魄因神魂之静，无以激动而内收，感知、运动处于自我保护的迟钝状态。营卫应昼夜而行阴行阳，是人之生命机制而主宰的生理活动，其生理基础是人体物质转化、能量代谢、信息传递的整体性周期变化，如能量的消耗与储备、免疫能力及其活动的盛与衰等，都有着基础的生物学意义。

睡眠障碍包括失眠、嗜睡等病证，《内经》称为“目不瞑”“不得卧”“不得眠”“多卧”。关于《内经》营卫失常与睡眠障碍，分析其病机不外以下二方面：

第一，营卫运行失常。《灵枢·邪客》曰：“今厥气客于五脏六腑，则卫气独卫其外，行于阳不得入于阴，行于阳则阳气盛，阳气盛则阳跷陷（满），不得入于阴，阴虚故目不瞑。……饮以半夏汤一剂，阴阳已通，其卧立至。”可见外邪侵犯，导致卫气运行不能顺利入于阴分，夜晚阳盛，精神亢奋，故不眠，治疗用半夏秫米汤。半夏汤系半夏、秫米组成，二者均入脾胃之经，善化痰湿之滞，而调畅脾胃之气，从而转枢卫气的运行而起到治疗失眠的作用。而多卧则是由于卫气久留于阴分，不能出于阳，导致卫气白天不能完全行于阳分所致。《灵枢·大惑论》云“人之多卧者，何气使然……肠胃大则卫气行留久；皮肤湿，分肉不解则行迟，留于阴也久，其气不清则欲瞑，故多卧矣”，《素问·逆调论》有“胃不和则卧不安”的论述，虽为阐述胃阳明气逆有喘不能安卧而立，胃阳明之气逆，营卫之运行则会受到影响。由上卫气昼夜运行图可以看出，卫气由阳入阴的最后经脉是大肠经与胃经，而由阴出阳的最后经脉是足太阴脾经，因而提倡对失眠多卧之证均应紧紧抓住脾胃调治，后世医家延伸其含义，认为营卫之产生皆与脾胃有关，凡脾胃不和，痰湿、食滞内扰，均可导致脾胃功能障碍，营卫运行失常，导致昼不精、夜不瞑。

第二，营卫虚衰。营卫之气衰少，气血阴阳相对平衡失调，神志不宁也是发生不寐的基本病机。营卫二气有规律地运行，在人体表现为节律性的寤寐交替。由于卫气有振奋神气的作用，所以当卫气行于阳分时，人的精力旺盛，当卫气行于阴分时则表现为精神困倦，而能目瞑安睡。如少壮之人气血盛，营卫运行如常，能昼精夜寐；老衰之体气血衰，营气衰少而卫气乘虚内争，营卫失和，故昼不精、夜不寐。后世医家赞同此观点，并有诸多论述，巢元方《诸病源候论·大病后不得眠候》云："大病之后，脏腑尚虚，荣卫未和，故生于冷热。阴气虚卫气独行于阳，不入于阴，故不得眠。"《张氏医通·不得卧》也有"不寐有二，有病后虚弱，有年高人血衰不寐"的论述。

由此提示医家，治疗失眠之病，在养心安神等法之外，调节营卫之行，补益营卫之气，使气血流畅充盛，为其重要途径，所以后世历代医家治疗失眠证，多取法于此。如张仲景设酸枣仁汤治疗虚烦不眠，所用茯苓、甘草；《本事方》以鳖甲丸治疗胆虚不寐，含党参、黄芪；《千金要方》温胆汤治疗痰热不眠，组方用二陈加竹茹、枳实；吴鞠通用黄连阿胶汤治疗"少阴病……心中烦，不得卧"方中用鸡子黄。诸如此类皆体现了通过调理脾胃，畅达卫气，补益营卫治疗失眠的机理。其友征保在注解《温病条辨》论失眠的治疗时也说："条例甚多，总不出乎安胃和中，俾阳明之气顺，则阴阳之道路可通而已矣。"

【注家争鸣】

1. "行气于府"的理解

王冰注：府，谓气之所聚处也，是谓气海，在两乳间，名曰膻中也。

吴崑注：毛属肺气，脉属心血，毛脉合其精，则行气于玄府，是为卫气。玄府，腠理也。旧无"玄"字，崑僭增之。

张志聪注：经云"血独盛，则淡渗皮肤，生毫毛"，夫皮肤主气，经脉主血，毛脉合精者，血气相合也。六腑为阳，故先受气。

姚绍虞注：府谓气之所聚处也，是谓气海，在两乳间，名曰膻中也。（按）气海穴名，在脐下一寸五分。据此膻中亦名气海，所谓上气海也。

丹波元简注：简（按）马张仍王注，以府为膻中，其义虽详备，以膻中为府，经无明文，况下文云，留于四脏，志高之义似是，故姑从之。吴添玄字，玄府，腠理也，大误。玄府，汗空也，与腠理自异。

［按］

对于"府"到底应该指六腑还是气海，丹波元简后来选择了六腑，但是依旧觉得不是十分贴切，现在也有人据《素问·脉要精微论》所云："夫脉者，血之府也。"认为"府"此指经脉，也有可取之处，也是现行《内经》统编教材的观点。

2. "留于四脏"的理解

王冰注：膻中之布气者分为三隧：其下者走于气街，上者走于息道，宗气留于海，积于胸中，命曰气海也。如是分化，乃四脏安定，三焦平均，中外上下各得其所也。

马莳注：膻中为腑，其精气宗气。最为神明，而司呼吸，行经隧，始行于手太阴肺经，通于心肝脾肾之四脏，而四脏之精皆其所留。

吴崑注：玄府之表，精明神气，常留止于四脏。四脏，形之四脏，一头角，二耳目，三口齿，四胸中也。

张介宾注：神王则脏安，故肺肝脾肾四脏，无不赖神明之留以为主宰，然后脏气咸得其平而归于权衡矣。

丹波元简注：按吴注误。

[按]

以上注家除吴崑外，还是认为“四脏”应该是五脏中的四位，但是纠缠于是心肝脾肾，还是肺肝脾肾，细究原文，还是以心肝脾肾较为合适。

3. “其大数常出三入一”的理解

杨上善注：谷化为气，计有四道：精微营卫，以为二道；化为糟粕及浊气并尿，其与精下传，复为一道；搏而不行，积于胸中，名气海，以为呼吸，复为一道，合为四道也。天之精气，则气海中气也。气海之中，谷之精气，随呼吸出入也。人之呼也，谷之精气三分出已，及其吸也，一分还入，即须资食，充其肠胃之虚，以接不还之气。

马莳注：谷化之精气，出之者三分，则天地之精气入之者一分，惟其出多入少，故人半日不再用谷，则谷化之精气衰，至一日则气少。故晁错曰：“民生一日不再食则饥”者，正此意也。

张介宾注：人之呼吸，通天地之精气，以为吾身之真气。故真气者，所受于天，与谷气并而充身也。然天地之气，从吸而入；谷食之气，从呼而出。总计出入大数，则出者三分，入止一分。惟其出多入少，故半日不食，则谷化之气衰；一日不食，则谷化之气少矣。知气为吾身之宝，而得养气之玄者，可以语道矣。

任谷庵注：天食人以五气，地食人以五味，谷入于胃，化其精微，有五气五味，故为天地之精气。五谷入于胃也，其糟粕津液宗气，分为三隧，故其大数，常出三入一。盖所入者谷，而所出者，乃化糟粕，以次传下，其津液溉五脏而生营卫，其宗气积于胸中，以司呼吸。其所出有三者之隧道，故谷不入半日则气衰，一日则气少矣。

丹波元简注：张义与马同，今考经文，任氏所解，似得其旨，《子华子》曰：天之精气大数，常出三而入一，其在人呼出也吸入也，一之谓尊，二之谓耦，三之谓化，精气以三成，与本节文稍同而义异。

[按]

以上注家认识不一，有认为指谷气呼出三分，空气吸入一分者，有认为“出三”为糟粕、津液、宗气，“入一”为饮食水谷者，至今没有定论，今人又有认为“出三入一”，皆指呼吸之气而言，在吸入的空气中，有一份为人体吸收利用，其他三份则被呼出体外。这一说法与西医生理学的观察相符，即吸入氧气的比例是20.96%，呼出氧气的比例是16.4%。本节经文所述比例与之大致相同，可参。

第六节　精神活动

精神活动主要是指内藏的五神（神、魂、魄、意、志）及与外露的七情（喜、怒、忧、思、悲、恐、惊）。《素问·六节藏象论》中也明确了精神活动是藏象必不可少的一个内容，从“神之变”“魄之处”“魂之居”等就可以看出，脏腑功能的重要体现就是人类所独有的生命现象，即意识、思维、情绪及聪明智慧等精神活动。一般来说，魂魄属于意识活动，以心神为主导的意、志、思、虑、智则属于思维活动，由思维产生智慧；而心神对内外刺激产生的感情反应喜怒忧思悲恐惊，所谓七情，属于情志类。对于以上精神活动，《内经》约为神、魂、魄、意、志五种，以心总统之，而分属于五脏，即《素问·三部九候论》所说“神脏五”，王冰注曰“五神脏”。五神脏理论将人的精神活动归属于五脏，通过五脏分主及五脏间的阴阳五行制化调节，阐发精神活动机制与规律，为神志疾病的诊断与防治奠定了理论基础。

【原文导读】

09601　人之血气精神者，所以奉生而周于性命者也①。(《灵枢·本脏》)

09602　五脏者，所以藏精神血气魂魄者也；六腑者，所以化水谷而行津液者也。(《灵枢·本脏》)

09603　故生之来谓之精②，两精相搏谓之神③，随神往来者谓之魂，并精而出入者谓之魄④，所以任物者谓之心⑤，心有所忆谓之意⑥，意之所存谓之志⑦，因

---

①　人之血气精神者，所以奉生而周于性命者也：张介宾注：“奉，养也。周，给也。人身以血气为本，精神为用，合是四者以奉生，而性命周全矣。”

②　故生之来谓之精：杨上善注：“雄雌两神相搏，共成一形，先我身生，故谓之精。”马莳注：“然生之来者谓之精，《易》曰：男女构精，万物化生。则吾人之精，虽见于有生之后，而实由有生之初之精为之本也。”

③　两精相搏谓之神：张介宾注：“两精者，阴阳之精也。搏，交结也。……凡万物生成之道，莫不阴阳交而后神明见。故人之生也，必合阴阳之气，构父母之精，两精相搏，形神乃成。”

④　随神往来者谓之魂，并精而出入者谓之魄：张介宾注：“精对神而言，则神为阳而精为阴；魄对魂而言，则魂为阳而魄为阴。故魂则随神而往来，魄则并精而出入。愚（按）精神魂魄，虽有阴阳之别，而阴阳之中，复有阴阳之别焉。如神之与魂皆阳也，何谓魂随神而往来？盖神之为德，如光明爽朗、聪慧灵通之类皆是也。魂之为言，如梦寐恍惚、变幻游行之境皆是也。神藏于心，故心静则神清；魂随乎神，故神昏则魂荡。此则神魂之义，可想象而悟矣。精之与魄皆阴也，何谓魄并精而出入？盖精之为物，重浊有质，形体因之而成也。魄之为用，能动能作，痛痒由之而觉也。精生于气，故气聚则精盈；魄并于精，故形强则魄壮。此则精魄之状，亦可默会而知也。然则神为阳中之阳，而魂则阳中之阴也；精为阴中之阴，而魄则阴中之阳者乎。虽然，此特其阴阳之别耳，至若魂魄真境，犹有显然可鞠者，则在梦寐之际。如梦有作为而身不应者，乃魂魄之动静，动在魂而静在魄也；梦能变化而寤不能者，乃阴阳之离合，离从虚而合从实也。此虽皆魂魄之证，而实即死生之几。苟能致心如太虚，而必清必静，则梦觉死生之关，知必有洞达者矣。”

⑤　所以任物者谓之心：丹波元简注：“马云：其所谓心意、志思、智虑举不外于一心焉耳。故凡所以任物者谓之心。《素问·灵兰秘典论》曰：心者，君主之官，神明出焉。则万物之机，孰非吾心之所任者乎？简（按）：《白虎通》云：心之为言任也，任于思也。”

⑥　心有所忆谓之意：张介宾注：“忆，思忆也。谓一念之生，心有所向而未定者，曰意。”

⑦　意之所存谓之志：杨上善注：“志，亦神之用也，所忆之意，有所专存，谓之志也。”张介宾注：“意之所存，谓意已决而卓有所立者，曰志。”

志而存变谓之思[①]，因思而远慕谓之虑[②]，因虑而处物谓之智[③]。(《灵枢·本神》)

09604　五脏所藏：心藏神，肺藏魄，肝藏魂，脾藏意，肾藏志，是谓五脏所藏[④]。(《素问·宣明五气》)

09605　肝藏血，血舍魂，肝气虚则恐，实则怒[⑤]。脾藏营，营舍意[⑥]，脾气虚则四肢不用，五脏不安[⑦]，实则腹胀经溲不利。心藏脉，脉舍神[⑧]，心气虚则悲，实则笑不休[⑨]。肺藏气，气舍魄[⑩]，肺气虚则鼻塞不利少气，实则喘喝胸盈仰息[⑪]。肾藏精，精舍志，肾气虚则厥，实则胀，五脏不安[⑫]。必审五脏之病形，以知其气之虚实，谨而调之也。(《灵枢·本神》)

09606　心者，五脏六腑之大主也，精神之所舍也，其脏坚固，邪弗能容也。容之则心伤，心伤则神去，神去则死矣。故诸邪之在于心者，皆在于心之包络。包络者，心主[⑬]之脉也，故独无腧焉[⑭]。(《灵枢·邪客》)

---

① 因志而存变谓之思：张介宾注："因志而存变，谓意志虽定，而复有反复计度者，曰思。"

② 因思而远慕谓之虑：李中梓注："思之不已，必远有所慕。忧疑辗转者，虑也。"

③ 因虑而处物谓之智：李中梓注："虑而后动，处事灵巧者，智也。"

④ 是谓五脏所藏：张志聪注："为五脏所藏之神。"

⑤ 肝藏血，血舍魂，肝气虚则恐，实则怒：杨上善注："肝主于筋，人卧之时，血归于肝，故魂得舍血也。肾为水脏，主于恐惧；肝为木脏，主怒也。水以生木，故肝子虚者，肾母乘之，故肝虚恐也。"张介宾注："《调经论》曰：肝藏血，血有余则怒，不足则恐。"

⑥ 脾藏营，营舍意：张介宾注："营出中焦，受气取汁，变化而赤是谓血，故曰脾藏营。营舍意，即脾藏意也。"

⑦ 脾气虚则四肢不用，五脏不安：张志聪注："脾主四肢，故虚则四肢不用；土灌四脏，是以五脏不安。"章楠注："四肢禀气于脾胃，其气由脾健运而外达，脾虚故四肢无力而不用也，脾为中土，金木水火藉以调和，其气虚不能周布，则金木水火互相克贼，而五脏皆不安矣。"

⑧ 心藏脉，脉舍神：章楠注："血脉从心藏之气而生，故谓心藏脉，而脉舍神，每见有外邪瘀结血脉者，即多昏谵，理可见矣。"

⑨ 心气虚则悲，实则笑不休：杨上善注："肝为木脏，主悲哀也；心为火脏，主于笑也。木以生火，故火子虚者，木母乘之，故心虚悲者也。"张介宾注："《调经论》曰：心藏神，神有余则笑不休，神不足则悲。"

⑩ 肺藏气，气舍魄：章楠注："一身之气，皆归肺权衡四布，故肺藏气，而气舍魄也。"

⑪ 肺气虚则鼻塞不利少气，实则喘喝胸盈仰息："塞不"《脉经》及《素问·调经论》王冰注引文作"息"字。张介宾注："喘喝者，气促声粗也。胸盈，胀满也。仰息，仰面而喘也。《宣明五气》篇曰：肺藏魄。《调经论》曰：气有余则喘咳上气，不足则息利少气。"

⑫ 肾气虚则厥，实则胀，五脏不安：章楠注："气虚则阳衰而多厥冷也，肾为胃关，开窍于二便，故肾气实则关窍不利，浊壅肠胃，胸腹胀闷，而五脏皆不安矣。"

⑬ 心主：张介宾注："然心为君主之官，而包络亦心所主，故称为心主。"

⑭ 故独无腧焉：马莳注："输者，穴也。前《本输》篇止言心出于中冲云云，而不言心经者，岂心经独无治病之输乎？非谓心经无输穴也。……故治病者，亦治心包络之穴而已，独不取于心之输者有以哉。"

09607　志意者，所以御精神，收魂魄，适寒温，和喜怒者也①。

志意和则精神专直，魂魄不散，悔怒不起，五脏不受邪矣②。（《灵枢·本脏》）

【经旨阐释】

1. 五脏虚实病机与主症

《灵枢·本神》论述五脏虚实病证，具体病机需结合脏腑气血阴阳盛衰和致病因素的影响加以分析。

心主脉，神寄附于脉。心志为喜，在声为笑，故其气虚弱则志不足，易出现悲伤；邪气壅滞则其志不畅达，往往见狂笑不已。

肺主气，主呼吸发声，虚则出现呼吸气短；邪壅滞于肺，气塞胸膈，因而出现咳嗽、喘息，胸膈胀满。

肝藏血，魂为肝血所养，其志为怒，故虚可出现情志证候，如恐惧；邪气壅滞，则易多语、发怒以求疏泄。

脾主生化营血。脾气虚，则不能滋养四肢而见四肢不用，也可致五脏失养而不调和；脾气实，常见腹胀、二便不利，也可出现频频吞咽之症。

肾主藏精气。肾气虚，元阳不足，出现手足厥冷，也易呵欠；肾邪有余，可出现恐惧，若水湿内聚，便会腹胀，并常影响五脏。

附："肝藏血，血舍魂"案

一儒者，久困场屋，吐衄盈盆，尪羸骨立，梦斗争恐怖，遇劳即发，补心安神投之漠如。一日，读《素问》，乃知魂藏于肝，肝藏血，作文苦，衄血多，则魂失养，故交睫即魇，非峻补不可，而草木力薄，以酒溶鹿角胶，空腹饮之，五日而安卧，一月而神宁。鹿角峻补精血，血旺神自安也。（《医宗必读》）

按语：本例吐衄盈盆，失血多也，血失而无以养魂，恶梦频作，故不胜恐惧；肝藏血，主筋，劳则血动，故遇劳即发。鹿角胶乃血肉有情之品，既能补血，也能止血，故既能补衄血之不足，又能止衄血之频发，因而能药到病除，随之而安。

2. 七情与五脏的关系

《内经》对心理活动的认识常用七情（喜、怒、忧、思、悲、恐、惊）来表述，就生理而言，七情则是对情感活动的总结；就病理而言，神志病变可以表现出七情的变化；七情变化亦可引起神志病变。如刘完素对此认识颇清，其一方面指出"五志过极皆可化火"；另一方面又指出火扰神明而引发生各种情志病变。下面分别讨论七情与五脏的关系：

---

① 志意者，所以御精神，收魂魄，适寒温，和喜怒者也：杨上善注："脾肾之神志意者，能御精神，令之守身，收于魂魄，使之不散，调于寒暑，得于中和，和于喜怒，不过其节者，皆志意之德也。"

② 五脏不受邪矣：杨上善注："志意司腠理，外邪不入，故五脏不受也。"张志聪注："夫营卫血气，脏腑之所生也。脉肉筋骨，脏腑之外合也。精神魂魄，五脏之所藏也。水谷津液，六腑之所化也。是以血气神志和调，则五脏不受邪而形体得安。"

喜是因事遂心愿或自觉有趣而心情愉快的表现，因其活泼而表现于外，故有火之机动、活泼、炎上之象，属火而配属于心。

怒是因遇到不符合情理或自己心境的事情而心中不快、甚至愤恨不平的情绪表现，缘其气机条达不畅而起，怒后又可引起气机上逆即升发太过，且怒象忽发忽止颇具木之象，故属木而配属于肝。

忧是对某种未知而又不愿其发生的事情的担心，以至于形成一种焦虑、沉郁的情绪状态，因其内向而趋于气机之收敛，故属金而配属肺。

思，一般较公认的看法认为其指思考、思虑（如王冰注），而把它列为认知、思维、意志范畴，故有人认为，认知与情志关系密切，难以分开。思由脾所主，其与怒、喜、悲、恐等情志的关系，正与脾居中属土、灌溉四脏的特点相应；更有人认为“无论是喜怒还是悲恐，均由先思而后生”，故《素问·阴阳应象大论》言：“人有五脏化五气，以生喜怒思忧恐，不提思志，就是因为各志俱已含思在内。”把这种情况归于脾居中央、为气机枢纽，有主持其他脏腑气机之功，甚至认为思是情志活动中心，是七情的出发点和归宿。这些认识均强调了一点，即“思”在七情中占有重要地位，是其他情志活动的基础，因而属土归于脾，亦说明脾土具有调节其他情志活动的作用。至于七情中“思”具体所指应结合人外在情绪状态的表现来考虑，故似应指人认真思考问题时的精神状态，这种精神状态是其他情志表现于外的基础，因为其他情志均是“思”后而发，只不过思的精神状态有时表现得较为明显，如悲、哀、忧、愁等，有时表现得不甚明显，常一带而过容易被忽略，如喜、怒等。

悲是精神烦恼悲哀失望时产生的痛苦情绪，其象如秋风扫落叶之凄凉、毫无生机、气机内敛，故属金而主于肺。

恐是机体面临并企图摆脱某种危险而又无能为力时产生的精神极度紧张的情绪体验，由于其发自于内且常引起气机下陷而属水主于肾。

惊是在不自知的情况下突然遇到非常事件时，精神骤然紧张而骇惧的情绪表现，因其易导致气机紊乱使木之调畅异常，又具突然性而类风象，故属木而主于肝。

综上所述，《内经》对七情不仅根据其各自的特性而进行了阴阳五行的划分，将之与五脏分别配属，而且提出所划分的七情之间具有五行相克关系，正如《素问·阴阳应象大论》所言：“悲胜怒”“恐胜喜”“怒胜思”“喜胜忧”“思胜恐”；又由于七情作用于人体可引起人气机的不同变化（如《素问·举痛论》云：“怒则气上，喜则气缓，悲则气消，恐则气下”“惊则气乱”“思则气结”），因此，为临床治疗因情志异常导致的疾病提供了依据。

3. “心主神”与“五脏藏神”

关于脏腑与神志关系的问题，《内经》在提出“心藏神”观点的同时又提出了“五脏藏神”理论，两者的理论内涵及立论依据不同，但也存在着一些相通之处。

《内经》是多种医学流派、各种学说结合的产物，表现在脏腑与神志关系的问题上，则有“心主神”与“五脏藏神”的不同。中医学接受了中国哲学对心的认识，并结合中国社会制度传统的君臣制观念，形成了《内经》以君臣相傅论脏腑、其中心主神明，为君主之官的思想。正如《素问·灵兰秘典论》所云“心者，君主之官，神明出焉”“主明则下安，以此养生则寿，殁世不殆，以为天下则大昌；主不明则十二官危，使道闭塞而不通，形乃大伤，以此养生则殃，以为天下者，其宗大危”；《素问·六节藏象论》云“心者，生之本，神之变也”；《灵枢·邪客》云“心者，五脏六腑之大主也，精神之所舍也”等。即言心具有主神明、精神之功，为人体之主宰，故精神情志伤人首伤心。《内经》在继承中国哲学对心的认识，倡导心主神明、为君主之官的同时，还提出了“五脏藏神”的观点，如《素问·宣明五气》《灵枢·本神》及《灵枢·九针》等指出“心藏神”“肝藏魂”“肺藏魄”“脾藏意”“肾藏志”，从五脏整体角度阐发了脏腑与神志的关系。由于五脏所对应的五神，其概念相互交叉包容、互为基础，而五神的产生与调节又是以五脏整体协调关系为基础的，故五脏藏神的含义在于把五脏看成一个整体，把神志活动（主要指认知、思维、意志过程）看成一个密不可分的整体，理解为五脏整体协调配合而完成对人认识过程的主宰作用。其五神之神、魂、魄、意、志划分为五行、归属于五脏，仅是从认知、思维、意志过程中的某些心理活动具有不同的特性出发，给予类比而成，是用五行特性对这一过程的描述，而并非是对认识、思维、意志过程的实质内容与阶段进行严格的分类。可以说，心主神明为君主之官的思想，反映了当时社会制度及哲学界“一元论”的思想；而以五行特性分析人体，立五脏为本，将人之神志活动分属五脏，则颇具“多元论”思想，二者当属《内经》时期不同的医学流派。

“心主神”与“五脏藏神”也有相通之处。首先两者均强调形神一体，《内经》认为神以形为基础，同时又主宰形，形与神俱才是健康之人，而无论是“心主神”，还是“五脏藏神”，也强调了这一点。前者不仅提出人的精神心理活动由心所主，而且人体之形五脏六腑亦以心为君主之官，揭示了心理与生理的统一，把心理和生理、形与神有机地整合为一体。五脏内藏精气，是产生人体神志活动的重要基础，当五脏发生虚实盛衰的变化时，人的精神活动受到影响，并产生变化，故五脏藏神也是在形神一体基础上提出的理论。其次，二者均含重“中”思想，重“中”思想是中国传统文化的重要思想之一，其中“君者中心，臣者外体”（《文选·汉·王子渊·四子讲德论》）更是影响深远。而古人认为，人之心脏位于人体之正中（即五脏之正中），正如《说文解字》释心时所言“人心，土脏，在身之中”，而释其他脏腑名称时则无“在身之中”之语，故此“中”仅能理解为“正中”之意。《礼记·月令》《吕氏春秋·十二纪》皆称中央土“祭先心”，孔颖达疏“中央主心”，并以心脏的解剖位置居中作释，以至于人们十分重视心，将其称为“君主之官”，为人身五脏之关键。“心主神”观念的形成与此有密切关系。五脏藏神理论虽强调的是五脏整体协调主宰神志活动，但其中也存在关键之处。北京中医药大学学者认为“五脏藏神”理论的实质是重在强调脾胃是其关键，其立论依据仍以脾胃居中焦、于五行属土、是五脏气机运动之中心、是五脏气机联系之枢纽为主。可见，二者虽侧重面不同，但其理论产生的思想根源却有共通之处。

综上所述，“心主神”与“五脏藏神”分属两种不同学说，各自有其理论内涵和立论根据，故既不能相互混淆、混为一谈，也不能简单地用一种理论去否定另一种理论。又由于二者具有一定的共性，故为我们深入探究脏腑与神志关系的实质、完善与进一步发展中医学神志理论提供了可行性依据。

【后世发挥】

中焦气机对神志活动的影响

《内经》认为人的神志活动不仅由心主宰，而且归属于五脏，即所谓的五神脏理论。其中“脾藏营，营舍意”；而且脾又因其在五神脏中的特殊位置，而于全部神志活动的产生与作用的发挥方面占有重要地位。如《素问·刺禁论》说：“肝生于左，肺藏于右，心部于表，肾治于里，脾为之使，胃为之市。”“使”与“市”可引申为通畅之意，即要依靠肝心肺肾四神脏之气的升降出入，还要依靠脾升胃降的作用。因而，就五神脏之气化产生、调节神志而言，中焦脾胃亦对全部神志活动起着重要的调节作用。

从历代对神志疾病原因分析及其治疗方法也可看出中焦气机在神志活动中的地位。如《内经》认为癫狂的主要原因是阳明胃气机闭塞、上逆之过，《素问·厥论》说：“阳明之厥，则癫疾欲走呼……妄见而妄言。”《素问·病能论》提出用“夺其食”的原则治疗“怒狂”病，亦即调畅中焦脾胃气机。《伤寒论》中，论“烦”的病因病机有脾胃气滞（200条），胃不和（265条）、阳明里热炽盛（174条）、胃中燥屎内结（238条）、津伤胃燥（203条）和脾虚不能消谷（398条）种种，大多与中焦脾胃有关。至于失眠、发狂、惊悸、神志不清、郑声、谵语等也与中焦气机有密切关系。

清·黄元御《四圣心源·精神》将培养脾胃之气作为治疗一切神志病的基本方法，谓：“阴升阳降，权在中气，中气衰败，升降失职，金水废其收藏，木火郁其生长，此精神所以分离而病作也。培养中气，降肺胃以助金水之收藏，升肝脾以益木火之生长，则精秘而神安矣。”在《名医类案》《续名医类案》《柳选四家医案》三部医案中，精神神志病医案共176例，涉及的病变包括癫狂、不寐、痫、怔忡、嗜卧、鬼疰等，除去未用药的39例，余137例，其治疗以上各病所用方法属调脾胃的70例，占50%，加上涉及调脾胃的13例，共83例，约占60%；说明其60%的病例是通过调理脾胃而获效。另外，据统计，《名医类案》《续名医类案》《二续名医类案》《全国名中医医案》四部医案中有关精神神志病治疗的用药规律的结果显示，治疗惊悸怔忡、抑郁呆滞、不寐、嗜睡等神志疾病，归脾胃系统的药物显著多于归五脏其他系统的药物。可见，脾胃作为调控神志活动的主要脏腑，对中医临床起着不可忽略的重要作用。

【注家争鸣】

杨上善注：实则胀满及女子月经并大小便不利，故以他乘致病也。

马莳注：实则腹胀，经溲不利，以脾之脉行于腹，而土邪有余，故小便不利。

黄元御注：脾为太阴湿土，实则湿旺土郁而腹胀。肝为风木，主疏泄水道，土湿木遏，升气不达，则疏泄失政，故泾溲不利（小便淋涩）。

［按］

综合诸家，“经溲不利”还是做小便不畅解释，比较符合经旨。

第七节　特定部位

《内经》中还记载了一些对于身体特定部位的认识，比较重要的就是有关三焦和命门的认识，且对后世产生了深远的影响。《内经》中有关三焦的认识有部位之三焦和脏腑之三焦的区别，本节所讨论的还是侧重于部位之三焦。关于命门，《内经》中的认识虽与后世略有不同，但毕竟是关于命门认识较早的记载，同时也能体现出《内经》的各家学说性质，所以值得研究。

【原文导读】

09701　黄帝曰：愿闻三焦之所出。岐伯答曰：上焦[①]出于胃上口，并咽以上，贯膈，而布胸中，走腋，循太阴之分而行[②]，还至阳明，上至舌，下足阳明，常与营俱行于阳二十五度，行于阴亦二十五度一周也。（《灵枢·营卫生会》）

09702　黄帝曰：愿闻中焦之所出。岐伯答曰：中焦亦并胃中，出上焦之后[③]，此所受气者，泌糟粕，蒸津液，化其精微，上注于肺脉乃化而为血，以奉生身，莫贵于此，故独得行于经隧，命曰营气[④]。（《灵枢·营卫生会》）

09703　黄帝曰：愿闻下焦之所出。岐伯答曰：下焦[⑤]者，别回肠[⑥]，注于膀胱，而渗入焉。故水谷者，常并居于胃中，成糟粕，而俱下于大肠而成下焦，渗而俱下。济泌别汁，循下焦而渗入膀胱焉。

黄帝曰：人饮酒，酒亦入胃，谷未熟，而小便独先下，何也？岐伯答曰：酒者，熟谷之液也。其气悍以清，故后谷而入，先谷而液出焉。黄帝曰：善。（《灵枢·营卫生会》）

---

① 上焦：马莳注："上焦者，即膻中也（胸中），宗气积焉。其宗气受水谷精微之气，出于胃之上口，即上脘也。"

② 循太阴之分而行：张志聪注："循太阴之云门、中府之分而行。"

③ 中焦亦并胃中，出上焦之后：章楠注："肺手太阴之脉，起于中焦，中焦与胃相并，而其气出于上焦之后者，以上焦宗气聚于胸中，而中焦之气输于肺而近背，故出上焦之后矣。"

④ 命曰营气：马莳注："此以卫气之在外者而较之，则营气在内，如将之守营，故名之曰营气者以此。"

⑤ 下焦：马莳注："下焦者，在脐下一寸阴交之处，由上焦在膻中、中焦在中脘较之，而此则为下焦也。"

⑥ 回肠：张志聪注："回肠，大肠也，有九回，因以为名。"

09704　余闻上焦如雾①，中焦如沤②，下焦如渎③，此之谓也。（《灵枢·营卫生会》）

09705　太阳根起于至阴④，结于命门⑤，名曰阴中之阳⑥。（《素问·阴阳离合论》）

09706　命门者，目也⑦。（《灵枢·卫气》）

09707　鬲肓之上，中有父母，七节之傍，中有小心，从之有福，逆之有咎⑧。（《素问·刺禁论》）

【经旨阐释】

1. 三焦的含义

三焦是上焦、中焦、下焦的合称，为六腑之一，对三焦形态的认识，历史上有“有名无形”和“有名有形”之争。即使是有形论者，对三焦实质的争论，至今尚无统一看法。尽管如此，但对三焦生理功能的认识，基本上还是一致的。如《素问·灵兰秘典论》云：“三焦者，决渎之官，水道出焉。”说明三焦有疏通水道，运行水液的作用，是水液升降出入的通路。对三焦的功能特点最好的总结就是《灵枢·营卫生会》所云：“上焦如雾，中焦如沤，下焦如渎。”此句阐释了三焦之气发出的部位及功能。

上焦：一般将膈以上的胸部，包括心肺两脏，以及头面部，称为上焦。上焦的功能主要是宣发卫气，布散水谷精微以营养全身，概括为“上焦如雾”，形容上焦宣发敷布水谷精气

---

①　上焦如雾：马莳注：“宗气积于上焦，出喉咙以司呼吸，而行于十二经隧之中，弥沦布濩。如天之有雾也。”张介宾注：“然则肺象天而居上，故司雾之化。”

②　中焦如沤：马莳注：“营气并胃中，出上焦之下，泌别糟粕，蒸为精微之气，而心中之血赖之以生，凝聚浮沉，如水中之有沤也。”张介宾注：“脾象地而在中，故司沤之化。”

③　下焦如渎：马莳注：“胃纳水谷，脾实化之，糟粕入于大肠，水液渗入膀胱，故三焦为决渎之官，膀胱为州都之官，正以下焦如渎之畜泄乎水也。”张介宾注：“大肠膀胱象江河淮泗而在下，故司川渎之化也。”

④　至阴：杨上善注：“至阴，是肾少阴脉也，是阴之极，阳生之处，故曰至阴。”王冰注：“至阴，穴名，在足小指外侧。”

⑤　命门：王冰注：“命门者，藏精光照之所，则两目也。太阳之脉，起于目而下至于足，故根于指端，结于目也。《灵枢经》曰：命门者，目也。此与《灵枢》义合。”

⑥　阴中之阳：张介宾注：“此以太阳而合于少阴，故为阴中之阳。然离则阴阳各其经，合则表里同其气，是为水脏阴阳之离合也。”张琦注：“足之三阳自头走足，此承出地者命曰阴中之阳而言，故列三阳之经府必从三阴生。义盖阳生于地，阴降于天，阳之所以降者，以阳中含阴，阴静则降也；阴之所以升者，以阴中含阳，阳动则升也，故曰太阳根起于至阴，结于命门。为阴中之阳，主出地而言，与诸言经脉行度三阳太少义殊也。”

⑦　命门者，目也：杨上善注：“肾为命门，上通太阳于目，故目为命门。”马莳注：“命门者，目也，即睛明穴。”

⑧　从之有福，逆之有咎：马莳注：“夫脏腑在人之位次隆重如此，故刺之者，顺其所而不伤则有福，逆其所而伤之则有咎。所谓要害之当察者以此。”

如雾露那样弥漫灌溉至全身，实际上主要是心肺输布气血的作用。

中焦：一般认为中焦是指膈以下、脐以上的部位。其所属脏腑主要是脾胃。中焦有腐熟消化、吸收并输布水谷精微和化生血液的功能，概括为“中焦如沤”，实际上就是指脾胃对饮食物的腐熟消化、吸收和输布水谷精微的功能，指出了中焦是气血生化之源。

下焦：现一般以脐以下的部位为下焦，包括小肠、大肠、肾、膀胱等脏腑。肝的解剖部位虽在脐之上、膈之下，但从肝肾精血同源的观点出发，特别是清代温病学说的三焦辨证将温病后期出现的肝的病证列为下焦病范围后，肝亦归属于下焦。下焦的功能是“济泌别汁，循下焦而渗入膀胱焉”，即将胃传下的谷食经小肠分清别浊，其清者即水液渗入膀胱排出体外，其浊者即糟粕归入大肠排出体外。所以概括为“下焦如渎”。

综上所述，以“如雾”“如沤”“如渎”为喻，概括上、中、下三焦之气的功能特点，对于掌握三焦理论及其临床应用，有一定指导意义。

2. 命门的含义

《内经》中命门出现在三个篇章中，内容亦有差别，或指两目，或指足太阳膀胱经的睛明穴者，也与目关系密切。而后来命门在《难经》中则专指两肾中的右肾，应是其特有之观点，如《难经·三十六难》云：“脏各有一耳，肾独有两者，何也？然，肾两者，非皆肾也。其左者为肾，右者为命门。命门者，诸神精之所舍，原气之所系也；男子以藏精，女子以系胞。故知肾有二也。”

就《内经》来说，虽然提及命门，且认识也不尽相同，但是从脏器组织结构角度来看，应是指目，而目即眼睛，在《内经》中仅是作为“上七窍”之一，并没有将之当作一脏来看待。《难经》提出左为肾、右为命门的论点，把肾与命门分为两脏，认为命门是一个独立的脏腑，由此提出了另一个十二脏腑说，即在五脏六腑的基础上，增加命门一脏，与《内经》中十二脏腑说所加的膻中有所不同，这可能也是后世医家如刘完素曾提出命门为心包之脏的原因之一，如《素问玄机原病式》云“右肾命门小心，为手厥阴包络之脏”，认为小心为命门包络，与三焦互为表里。由于《素问·刺禁论》云“七节之旁，中有小心”，小心与心密切相关，以小心为命门，与心包配，则可以解决《内经》《难经》关于十二脏腑说认识的不同，其有一定道理。但是，从《难经》所述的“命门者，谓精神之所舍也；男子以藏精，女子以系胞，其气与肾通”来看，这里所称命门的功能，实为肾脏功能的一部分，这也是后来有医家将“小心”解释成为右肾命门相火的原因。

【后世发挥】

命门学说

命门一词，最早见于《内经》，其义与眼睛有着密切联系，把命门作为脏腑并强调了命门在人体生理上的重要作用，则是始于《难经》的“左肾右命门”说。自此以后，为后世医家重视，形成了百花齐放的命门学说。

第一，命门的部位的争议。首先，左肾右命门说。《难经·三十六难》中首次提出：“肾两者，非皆肾也，其左者为肾，右者为命门。”以后持此观点的医家有王叔和、陈无择、李梴等人。如《医学入门·脏腑赋》中就认为“命门下寄肾右，而丝系曲透膀胱之间，上为心包，而膈膜横连脂漫之外……”。其次，命门为两肾说。虞抟在《医学正传》中指出“两肾总号为命门”。张介宾持此观点，在《类经附翼·求正录·三焦包络命门辨》中说：“是命门总乎两肾，而两肾皆属命门。”再次，两肾之间为命门说。赵献可在《医贯》中指出：“命门即两肾各一寸五分之间，当一身之中……《内经》曰七节之旁有小心是也。”其认为命门独立于两肾之外，位于两肾之间，“且无形可见”。两肾之间为命门说，对陈修园、林珮琴、张璐、黄元御等影响很大。最后，命门为肾间动气说。孙一奎认为《难经·八难》中所说的肾间动气即命门。

第二，命门的功能。《难经·三十六难》提出“命门者，诸神精之所舍，原气之所系也，故男子以藏精，女子以系胞”之后历代医家对命门功能之阐述也有所不同。虞抟认为命门“为之气之根本，性命之所关”。孙一奎认为“命门……乃造化之枢纽，阴阳之根蒂，即先天之太极，五行由此而生，脏腑以继而成”，是脏腑之本，生命之源。赵献可认为“命门为十二经之主，肾无此，则无以作强，而伎巧不出矣；膀胱无此，则三焦之气不化，而水道不行矣；脾胃无此，则不能腐熟水谷，而五味不出矣；肝胆无此，则将军无决断，而谋虑不出矣；心无此，则神昏，而万事不能应矣”，并把命门喻为“走马灯”中之灯火。他说“火旺则动速，火微则动缓，火熄则寂然不动”，认为命门的功能就是真火，主持人一身之阳气。张介宾认为：“命门之火谓之元气，命门之水谓之元精。五液充，则形体赖而强壮。五气治，则营卫赖以和调。此命门之水火即十二脏之化源，故心赖之，则君主以明；肺赖之，则治节以行；脾胃赖之，济仓廪之富；肝胆赖之，资谋虑之本；膀胱赖之，则三焦气化；大小肠赖之，则传导自分”，并强调“命门为精血之海、脾为水谷之海，均为五脏六腑之本。然命门为元气之根，为水火之宅，五脏之阴气，非此不能滋，五脏之阳气非此不能发”，提出命门为水火之宅。以上各家对命门功能的认识，虽有主火与非火之争，但在命门的主要生理作用及其与肾的关系上，认识是基本一致的，即强调命门隶属于肾，人体的五脏六腑均赖于肾中阴阳来滋助温养。

【注家争鸣】

1．“鬲肓之上，中有父母”的理解

王冰注：鬲肓之上，气海居中，气者生之原，生者命之主，故气海为人之父母也。

杨上善注：心下膈上谓肓。心为阳，父也。肺为阴，母也。肺主于气，心主于血，共营卫于身，故为父母也。

张志聪注：肓音荒。膈，膈膜也，内之膈肉，前连于胸之鸠尾，旁连于腹胁，后连于脊之十一椎。肓者即募原之属，其原出于脐下，名曰脖胦。夫阴阳者，变化之父母；水火者，阴阳之兆征。中有父母者，谓心为阳脏而居膈之上，肾为阴脏而居肓之上，膈肓之上，其间有阴阳水火之神藏焉。

高世栻注：膈，胸膈也。肓，脐旁肓俞穴也。膈之上，肺也，天也。肓之上，脾也，地也。天为父、地为母，故膈肓之上，中有父母。

丹波元简注：吴云：膈，膈膜也。肓，膈上无肉空处也。志云：膈，膈膜也，内之膈肉，前连于胸之鸠尾，旁连于腹胁，后连于脊之十一椎。肓者，即募原之属，其原出于脐

下，名曰脖胦。高云：肓，脐旁肓俞穴也。简（按）吴注《腹中论》云：腔中无肉空隙之处，名曰肓。又注《痹论》云：肓，腔中空虚无肉之处也。张则袭其说云：肓者，凡腔腹肉理之间，上下空隙之处，皆谓之肓，并因误读王注云布散于胸腹之中，空虚之处，熏其肓膜，王意岂以肓为空虚之处乎？而张于本节，则全依杨义。杨注原于《说文》，盖古来相传之说，宜无异论。志云募原之属，高云肓俞，皆臆造已，当与《举痛论》及《痹论》参考。

［按］

对于"鬲肓之上，中有父母"的理解，丹波元简评论最详，在本句注解中，有人将"父母"解释成心、肺，有的解释成心、肾，有的解释成肺、脾，有的解释成气海。其中，杨上善将"父母"解释为心、肺较为合适，并得到后世多数注家的认可，因为《素问·调经论》云"人之所有者，血与气耳"，气血是生命活动的物质基础，心主血、肺主气，心肺在人体中的地位堪比父母。

2. "七节之傍，中有小心"的理解

杨上善注：脊有三七二十一节，肾在下七节之旁。肾神曰志，五脏之灵皆名为神，神之所以任物，得名为心，故志心者，肾之神也。

王冰注：小心谓真心神灵之宫室。

吴崑注：脊共二十一节，此言七节，下部之第七节也。其傍乃两肾所系，左为肾，右为命门，命门者，相火也，相火代心君行事，故曰小心。

马莳注：心在五椎之下，故背之中行有神道，开一寸五分为心俞，又开一寸五分为神堂（皆主于心藏神之义）。然心之下有心包络，其形有黄脂裹心者，属手厥阴经，自五椎之下而推之，则包络当垂至第七节而止，故曰七节之傍，中有小心。盖心为君主，为大心，而胞络为臣，为小心也。《灵枢·邪客》谓：诸邪之在心者，皆在心之包络。而少阴之脉出入屈折，皆如心主之脉行也，则小心之义晓然矣。

张介宾注：人之脊骨共二十一节，自上而下当十四节之间，自下而上是为第七节。其两旁者，乃肾俞穴。其中，则命门外俞也。人生以阳气为本，阳在上者谓之君火，君火在心，阳在下者谓之相火，相火在命门，皆真阳之所在也，故曰七节之旁，中有小心。

张志聪注：七节之旁，膈俞之间也。小，微也、细也。中有小心者，谓心气之出于其间，极微极细，不可逆刺以伤其心也。盖背为阳，心为阳中之太阳。是以脏腑之气，皆从膈而出，惟心气之上出于俞也。

姚绍虞注：脊骨共二十一节，自下除骨上数至第七节两旁，乃肾位也。肾两枚，各距脊横开一寸五分，两肾之中，是曰命门，为火之宅，为气之根，亦犹心君主宰诸脏腑，故曰小心也。乃王氏指为真心神灵之宫室，杨上善改小为志，以志为心之神，皆误也。

丹波元简注：《甲乙》亦作"志心"，王似指心包络，杨则为十四椎旁肾俞，而又云：得名为志者，心之神也。而《阴阳类论》上空志心，王以为小心，杨以为入肾志于心神之义。杨注彼此义异，未太明晰。且凡脊椎从上数而至下，未有从下数而云某椎者，亦觉不允。《背腧》篇：心俞，在五焦当作椎，下同。之间膈俞在七焦之间。而心包俞，经文无所考。《铜人》等以心椎旁，为厥阴俞。王、马未为得矣。吴、张虽主杨，然命门昉见于《难经》，相火固是运气家之言，并非本经之义。志、高杜撰无论矣。窃疑云七节之傍，云上空，既非心包，又非肾，必有别所指也。举数说以俟考。

[按]

“七节之傍，中有小心”恐怕是《内经》中争议较多的一句，历代医家在此句上都是殚精竭虑，观点繁多。丹波元简同样也无从决断。“小心”究竟为何物？还有待于进一步考证。

第八节　经络系统

经络是运行全身气血，联络脏腑肢节，沟通上下内外，调节体内各部分的通路。经，有路径之意。经脉是经络系统的纵行干线。络，有网络的意思。络脉是经络的分支，纵横交错，网络全身，无处不至，它将人体各部分的组织器官联系成为一个有机的整体。《内经》问世以前，有关经络的认识颇为零星，尚未形成系统。这从马王堆出土的西汉医书中的《足臂十一脉灸经》和《阴阳十一脉灸经》有关记载中可以得到佐证，该书所载十一条灸脉尚不互相连接，且亦无脏腑经脉配属的明确关系，及至《内经》才形成了一个完备的体系。经络包括了经脉、络脉、经别、经筋、皮部等部分。经络学说不仅为针刺技术的推行奠定了理论基础，而且在整个中医理论体系中占有重要地位，如《灵枢·经脉》说：“经脉者，所以能决死生，处百病，调虚实，不可不通。”后世医家也有“不明脏腑经络，开口动手便错”的体会。所以说经络无论是对人体生理的研究、病理的探索、诊断的鉴别、预后的分析、治疗的原则和方法的确定等，都具有极为重要的意义。

【原文导读】

09801　肺手太阴之脉，起于中焦，下络大肠①，还循胃口②，上膈属肺③，从肺系横出腋下④，下循臑内⑤，行少阴心主之前⑥，下肘中，循臂内上骨下廉，入寸口，上鱼，循鱼际⑦，出大指之端；其支者，从腕后直出次指内廉，出其

① 下络大肠：张介宾注：“络，联络也。当任脉水分穴之分，肺脉络于大肠，以肺与大肠为表里也。（按）十二经相通，各有表里。凡在本经者皆曰属，以此通彼者皆曰络，故在手太阴则曰属肺络大肠，在手阳明则曰属大肠络肺，彼此互更，皆以本经为主也。下文十二经皆仿此。”

② 还循胃口：李中梓注：“还，复也。循，绕也。下络大肠，还上循胃口。”

③ 上膈属肺：张介宾注：“膈，膈膜也。人有膈膜，居心肺之下，前齐鸠尾，后齐十一椎，周围相着。所以遮膈浊气，不使上熏心肺也。属者，所部之谓。”

④ 从肺系横出腋下：丹波元简注：“滑氏云：肺系，谓喉咙也。喉以候气，下接于肺，肩下胁上际曰腋，自肺脏循肺系出而横行，循胸部第四行之中府云门，以出腋下。”

⑤ 臑内：李中梓注：“臑者，膊之内侧，上至腋，下至肘也。”

⑥ 行少阴心主之前：张介宾注：“少阴，心经也。心主，手厥阴经也。手之三阴，太阴在前，厥阴在中，少阴在后也。”

⑦ 鱼际：张志聪注：“鱼际，掌中大指下高起之白肉，有如鱼腹，因以为名。”

端。是动则病肺胀满膨膨而喘咳，缺盆中痛，甚则交两手而瞀①，此为臂厥②。是主肺所生病者，咳，上气喘渴③，烦心胸满，臑臂内前廉痛厥④，掌中热。气盛有余，则肩背痛风寒，汗出中风⑤，小便数而欠⑥。气虚则肩背痛寒，少气不足以息，溺色变⑦。(《灵枢·经脉》)

09802 大肠手阳明之脉，起于大指次指⑧之端，循指上廉，出合谷⑨两骨之间，上入两筋之中⑩，循臂上廉，入肘外廉，上臑外前廉，上肩，出髃骨⑪之前廉，上出于柱骨之会上⑫，下入缺盆络肺，下膈属大肠；其支者，从缺盆上颈贯颊，入下齿中，还出挟口，交人中，左之右，右之左，上挟鼻孔。是动则病齿痛颈肿。是主津液所生病者⑬，目黄口干，鼽衄，喉痹，肩前臑痛，大指次指痛不用。气有余则当脉所过者热肿，虚则寒栗不复⑭。(《灵枢·经脉》)

09803 胃足阳明之脉，起于鼻之交頞中⑮，旁纳太阳之脉⑯，下循鼻外，入上齿中，还出挟口环唇，下交承浆，却循颐后下廉⑰，出大迎，循颊车，上耳

---

① 瞀：丹波元简注："《玉篇》：目不明貌。又《楚辞·九章》：中闷瞀之忳忳。注：烦乱也。"

② 臂厥：丹波元简注："《铜人》注云：肘前曰臂，气逆曰厥。"

③ 喘渴：丹波元简注："《甲乙》《铜人》作'喘喝'。张云：'渴'当作'喝'，声粗急也。"

④ 臑臂内前廉痛厥：丹波元简注："张：'厥'一字，句。马、志：'痛'，下句。《铜人》无'厥'字。"

⑤ 风寒，汗出中风：丹波元简注："张云：肺主皮毛，而风寒在表，故汗出中风。简（按）：气盛有余，谓肺脏气盛而有余，非外感邪气之盛也。而云风寒汗出中风，则似肺脏气盛而有余者，必病风寒汗出中风，此必理之所无，或恐六字衍文，诸家顺文诠释，未曾有疑及者何。"

⑥ 小便数而欠：马莳注："小便频数而发之为欠，母病及肾。"

⑦ 溺色变：丹波元简注："《甲乙》注云：一作'卒遗失无变'。马云：邪及子。张云：金衰则水涸，故溺色变而黄赤。志云：气虚而不化也。"

⑧ 大指次指：马莳注："大指次指者，手大指之次指，即第二指，名食指也。"

⑨ 合谷：张介宾注："合谷，穴名。两骨，即大指次指后岐骨间也，俗名虎口。"

⑩ 上入两筋之中：李中梓注："腕中上侧两筋陷中，阳溪穴也。"

⑪ 髃骨：丹波元简注："杨珣云：髃，肩前也，肩端两骨间为髃骨。张云：肩端骨罅为髃骨，以上肩髃、巨骨也。髃，隅同。"

⑫ 上出于柱骨之会上：张介宾注："肩背之上，颈项之根为天柱骨，六阳皆会于督脉之大椎，是为'会上'。"

⑬ 是主津液所生病者：张介宾注："大肠与肺为表里，肺主气而津液由于气化，故凡大肠之或泄或秘，皆津液所生之病，而主在大肠也。"

⑭ 虚则寒栗不复：张介宾注："寒栗不复，不易温也。"

⑮ 交頞中：张介宾注："頞，鼻茎也，亦曰山根。交頞，其脉左右互交也。"

⑯ 旁纳太阳之脉：李中梓注："纳，入也。足太阳起于目内眦，与頞交近。"

⑰ 却循颐后下廉：李中梓注："腮下为颔，颔下为颐。"

前，过客主人①，循发际，至额颅；其支者，从大迎前下人迎，循喉咙，入缺盆，下膈属胃络脾；其直者，从缺盆下乳内廉，下挟脐，入气街②中；其支者，起于胃口，下循腹里，下至气街中而合，以下髀关，抵伏兔③，下膝膑中④，下循胫外廉，下足跗，入中指内间；其支者，下廉三寸而别，下入中指外间；其支者，别跗上，入大指间出其端。是动则病洒洒振寒，善呻数欠⑤，颜黑，病至则恶人与火⑥，闻木声则惕然而惊，心欲动，独闭户塞牖而处，甚则欲上高而歌，弃衣而走，贲响腹胀，是为骭厥⑦。是主血所生病者，狂疟温淫汗出⑧，鼽衄，口㖞唇胗⑨，颈肿喉痹，大腹水肿，膝膑肿痛，循膺、乳、气街、股、伏兔、骭外廉、足跗上皆痛，中指不用。气盛则身以前皆热。其有余于胃，则消谷善饥，溺色黄。气不足则身以前皆寒栗，胃中寒则胀满。（《灵枢·经脉》）

09804　脾足太阴之脉，起于大指之端，循指内侧白肉际，过核骨⑩后，上内踝前廉，上踹内，循胫骨后，交出厥阴之前，上膝股内前廉，入腹属脾络胃，上膈，挟咽，连舌本，散舌下；其支者，复从胃，别上膈，注心中。是动则病舌本强，食则呕，胃脘痛，腹胀善噫，得后与气则快然如衰，身体皆重。是主脾所生病者，舌本痛，体不能动摇，食不下，烦心，心下急痛，溏、瘕、泄⑪、水闭、黄疸，不能卧，强立⑫股膝内肿厥，足大指不用。（《灵枢·经脉》）

09805　心手少阴之脉，起于心中，出属心系，下膈络小肠；其支者，从心系上挟咽，系目系；其直者，复从心系却上肺，下出腋下，下循臑内后廉，行太阴心主之后，下肘内，循臂内后廉，抵掌后锐骨之端，入掌内后廉，循小指

---

① 客主人：丹波元简注："《铜人》注云：在耳前起骨开口有空虚。简（按）客主人诸书属足少阳经，特《外台》为本经穴，似是。"

② 气街：汪昂注："即气冲，本经穴，在归来下一寸动脉。《卫气》篇云：胸气有街，腹气有街，头气有街，胫气有街。街，犹路也。"

③ 以下髀关，抵伏兔：汪昂注："股内为髀，髀前膝上六寸起肉处为伏兔，伏兔后为髀关。"

④ 下膝膑中：沈又彭注："挟膝筋中为膑。"

⑤ 善呻数欠：李中梓注："伸者，胃之郁也。欠与颜黑，肾象也，土虚水侮，故肾之象见。"

⑥ 病至则恶人与火：汪昂注："阳明《脉解》篇：阳明气血盛，热甚则恶人与火。"

⑦ 是为骭厥：张介宾注："骭，足胫也。阳明之脉自膝膑下胫骨外廉，故为胫骭厥逆。骭音榦。"

⑧ 狂疟温淫汗出：丹波元简注："《甲乙》'疟'作'瘈'。张云：阳明热胜则狂，风胜则疟，温气淫泆则汗出。"

⑨ 唇胗：丹波元简注："志云：胗，同疹，唇疡也。"

⑩ 核骨：李中梓注："核骨，在足大指本节后圆骨也，滑氏误作孤拐骨。"

⑪ 溏、瘕、泄：杨上善注："溏，食消，利也。瘕，食不消，瘕而为积病也。泄，食不消，飧泄也。"

⑫ 强立：丹波元简注："诸家不释。简（按）盖谓勉强而起立，则股膝内肿。《甲乙》'肿'下有'痛'字。"

之内出其端。是动则病嗌干，心痛，渴而欲饮，是为臂厥[①]。是主心所生病者，目黄胁痛，臑臂内后廉痛厥，掌中热痛。(《灵枢·经脉》)

09806　小肠手太阳之脉，起于小指之端，循手外侧上腕，出踝中[②]，直上循臂骨下廉，出肘内侧两筋之间[③]，上循臑外后廉，出肩解，绕肩胛，交肩上，入缺盆络心，循咽下膈，抵胃属小肠；其支者，从缺盆循颈上颊，至目锐眦，却入耳中；其支者，别颊上𩓐[④]抵鼻，至目内眦，斜络于颧。是动则病嗌痛颔肿，不可以顾，肩似拔，臑似折[⑤]。是主液所生病者[⑥]，耳聋目黄颊肿，颈颔肩臑肘臂外后廉痛。(《灵枢·经脉》)

09807　膀胱足太阳之脉，起于目内眦，上额交巅；其支者，从巅至耳上角。其直者，从巅入络脑，还出别下项，循肩髆内，挟脊抵腰中，入循膂，络肾属膀胱；其支者，从腰中下挟脊贯臀，入腘中；其支者，从髆内左右，别下贯胛，挟脊内，过髀枢[⑦]，循髀外从后廉下合腘中，以下贯踹内，出外踝之后，循京骨，至小指外侧。是动则病冲头痛，目似脱，项如拔[⑧]，脊痛腰似折，髀不可以曲，腘如结，踹如裂[⑨]，是为踝厥[⑩]。是主筋所生病者[⑪]，痔疟狂癫疾，头囟项痛，目黄泪出，鼽衄，项、背、腰、尻、腘、踹、脚皆痛，小指不用。(《灵枢·经脉》)

09808　肾足少阴之脉，起于小指之下，邪走足心，出于然谷之下，循内踝之后，别入跟中，以上踹内，出腘内廉，上股内后廉，贯脊属肾络膀胱；其直者，从肾上贯肝膈，入肺中，循喉咙，挟舌本；其支者，从肺出络心，注胸中。

---

① 是为臂厥：张介宾注："手少阴循臂内后廉出小指之端，故为臂厥。"

② 出踝中：杨上善注："手之臂骨之端，内外高骨，亦名为踝也。"

③ 出肘内侧两筋之间：李中梓注："出肘内侧两骨尖陷中，小海穴也。"

④ 𩓐：汪昂注："目下为𩓐。"

⑤ 不可以顾……臑似折：张介宾注："手太阳脉循臑外后廉绕肩胛，交肩上，故肩臑之痛如拔如折。"

⑥ 是主液所生病者：张志聪注："小肠为受盛之官，化水谷之精微，故主液。"

⑦ 髀枢：杨上善注："髀枢，谓髀骨尻骨相抵相入转动处也。"

⑧ 目似脱，项如拔：张介宾注："脉起目内眦，还出别下项也。"

⑨ 脊痛……踹如裂：张介宾注："本经挟脊抵腰中，过髀枢，循髀外，下合腘中，贯腨内，故病如是。太阴在泉、司天，湿淫所胜，土邪伤水，亦如是病也。"

⑩ 踝厥：丹波元简注："张云：足太阳脉出外踝之后，筋结于外踝也。"

⑪ 是主筋所生病者：李中梓注："周身之筋，惟足太阳至多至大，故凡筋症，皆足太阳水亏也。"

是动则病饥不欲食[①]，面如漆柴，咳唾则有血，喝喝而喘[②]，坐而欲起[③]，目𥆨𥆨如无所见，心如悬若饥状，气不足则善恐，心惕惕如人将捕之[④]，是为骨厥。是主肾所生病者，口热舌干，咽肿上气，嗌干及痛，烦心心痛，黄疸肠澼[⑤]，脊股内后廉痛，痿厥嗜卧，足下热而痛[⑥]。（《灵枢·经脉》）

09809　心主手厥阴心包络之脉[⑦]，起于胸中，出属心包络，下膈，历络三焦；其支者，循胸出胁，下腋三寸，上抵腋下，循臑内，行太阴少阴之间，入肘中，下臂行两筋之间，入掌中，循中指出其端；其支者，别掌中，循小指次指出其端。是动则病手心热，臂肘挛急，腋肿，甚则胸胁支满，心中憺憺大动[⑧]，面赤目黄，喜笑不休。是主脉所生病者，烦心心痛，掌中热。（《灵枢·经脉》）

09810　三焦手少阳之脉，起于小指次指之端，上出两指之间，循手表腕，出臂外两骨之间[⑨]，上贯肘，循臑外上肩而交出足少阳之后，入缺盆布膻中，散落心包，下膈循属三焦。其支者，从膻中上出缺盆，上项，系耳后直上，出耳上角，以屈下颊至䪼；其支者，从耳后入耳中，出走耳前，过客主人前，交颊，至目锐眦。是动则病耳聋浑浑焞焞，嗌肿喉痹[⑩]。是主气所生病者，汗出，目锐眦痛，颊痛，耳后肩臑肘臂外皆痛，小指次指不用。（《灵枢·经脉》）

09811　胆足少阳之脉，起于目锐眦，上抵头角，下耳后，循颈行手少阳之前，至肩上，却交出手少阳之后，入缺盆。其支者，从耳后入耳中，出走耳前，至目锐眦后；其支者，别锐眦，下大迎，合于手少阳，抵于䪼，下加颊车，下颈合缺盆以下胸中，贯膈络肝属胆，循胁里，出气街，绕毛际，横入髀厌[⑪]中；

---

① 是动则病饥不欲食：张介宾注："肾虽阴脏，元阳所居，水中有火，为脾胃之母。阴动则阳衰，阳衰则脾困，故病虽饥而不欲食。"

② 咳唾则有血，喝喝而喘：马莳注："脉入肺中则为咳；而唾中有血，则肾主有损。脉入肺中，循喉咙，挟舌本，火盛水亏之疾。"

③ 坐而欲起：张介宾注："阴虚不能静也。"

④ 气不足则善恐，心惕惕如人将捕之：张介宾注："肾在志为恐，肾气怯，故惕惕如人将捕之。"

⑤ 黄疸肠澼：张介宾注："阴虚阳实，故为黄疸。肾开窍于二阴，故为肠澼。"

⑥ 足下热而痛：杨上善注："少阴虚则热并，故足下热痛也。"

⑦ 心主手厥阴心包络之脉：滑寿云："手厥阴代君火行事，以用而言，故曰手心主，以经而言，则曰心包络，一经而二名，实相火也。"

⑧ 甚则胸胁支满，心中憺憺大动：张介宾注："手厥阴出属心包络，循胸出胁故也。憺音淡，动而不宁貌。"

⑨ 循手表腕，出臂外两骨之间：张介宾注："手表之腕，阳池也。臂外两骨间，外关、支沟等穴也。"

⑩ 是动则病耳聋浑浑焞焞，嗌肿喉痹：张介宾注："浑浑焞焞，不明貌。三焦之脉上项，系耳后。故为是病。太阴在泉，亦同是病，盖湿土所以胜水也。"

⑪ 髀厌：汪昂注："即髀枢。"

其直者，从缺盆下腋，循胸过季胁，下合髀厌中，以下循髀阳，出膝外廉，下外辅骨之前，直下抵绝骨之端，下出外踝之前，循足跗上，入小指次指之间；其支者，别跗上，入大指之间，循大指歧骨内出其端，还贯爪甲，出三毛①。是动则病口苦，善太息，心胁痛不能转侧，甚则面微有尘，体无膏泽②，足外反热，是为阳厥。是主骨所生病者③，头痛颔痛，目锐眦痛，缺盆中肿痛，腋下肿，马刀侠瘿④，汗出振寒，疟，胸胁肋髀膝外至胫绝骨外髁前及诸节皆痛，小指次指不用。（《灵枢·经脉》）

09812　肝足厥阴之脉，起于大指丛毛之际，上循足跗上廉，去内踝一寸，上踝八寸，交出太阴之后，上腘内廉，循股阴入毛中，过阴器，抵小腹，挟胃属肝络胆，上贯膈，布胁肋，循喉咙之后，上入颃颡⑤，连目系，上出额，与督脉会于巅；其支者，从目系下颊里，环唇内；其支者，复从肝别贯膈，上注肺。是动则病腰痛不可以俛仰⑥，丈夫㿗疝，妇人少腹肿⑦，甚则嗌干，面尘脱色⑧。是肝所生病者，胸满，呕逆，飧泄，狐疝，遗溺，闭癃。（《灵枢·经脉》）

09813　经脉者，所以能决死生⑨，处百病，调虚实，不可不通。（《灵枢·经脉》）

09814　经脉十二者，伏行分肉之间，深而不见；其常见者，足太阴过于外踝之上，无所隐故也⑩。诸脉之浮而常见者，皆络脉也。六经络手阳明少阳之大络，起于五指间，上合肘中⑪。饮酒者，卫气先行皮肤，先充络脉，络脉先盛，

---

① 出三毛：李中梓注："大指爪甲后二节间为三毛，自此接足厥阴经。"

② 甚则面微有尘，体无膏泽：张介宾注："足少阳之别散于面，胆木为病，燥金胜之，故面微有尘，体无膏泽，按《至真要大论》列以上诸证于阳明在泉司天者，即其义也。"

③ 是主骨所生病者：张介宾注："胆味苦，苦走骨，故胆主骨所生病。又骨为干，其质刚，胆为中正之官，其气亦刚，胆病则失其刚，故病及于骨。凡惊伤胆者骨必软，即其证也。"

④ 马刀侠瘿：李中梓注："马刀，瘰疬也。侠瘿，侠颈之瘤也。"

⑤ 颃颡：杨上善注："喉咙上孔名颃颡。"

⑥ 是动则病腰痛不可以俛仰：张介宾注："足厥阴支别者，与太阴、少阳之脉同结于腰髁下中髎、下髎之间，故为腰痛。厥阴之脉令人腰痛，腰中如张弓弩弦。"

⑦ 丈夫㿉疝，妇人少腹肿：张介宾注："足厥阴气逆则为睾肿卒疝。妇人少腹肿，即疝病也。"

⑧ 面尘脱色：马莳注："胆病面有微尘，肝为之里，主病同。"

⑨ 经脉者，所以能决死生：杨上善注："人之死生，血气先见经脉，故欲知死生，必先候经脉也。"

⑩ 经脉十二者……无所隐故也：张介宾注："经脉深而直行，故手足十二经脉，皆伏行分肉之间，不可得见。其有见者，惟手太阴一经，过于手外踝之上，因其骨露皮浅，故不能隐。"

⑪ 手阳明……上合肘中：张介宾注："手足各有六经，而手六经之络，则惟阳明少阳之络为最大。手阳明之络名偏历，左腕后三寸上侧间，别走太阴；手少阳之络名外关，在臂表腕后二寸两筋间，邪行向内，历阳明、太阴别走厥阴。二络之下行者，阳明出合谷之次，分络于大食二指；少阳出阳池之次，散络于中名小三指，故起于五指间。其上行者，总合于肘中内廉厥阴曲泽之次。"

故卫气已平，营气乃满，而经脉大盛。脉之卒然动者，皆邪气居之，留于本末①；不动则热，不坚则陷且空②，不与众同，是以知何脉之动也。（《灵枢·经脉》）

09815 雷公曰：何以知经脉之与络脉异也？

黄帝曰：经脉者常不可见也，其虚实也以气口知之，脉之见者皆络脉也。雷公曰：细子无以明其然也。黄帝曰：诸络脉皆不能经大节之间，必行绝道而出，入复合于皮中，其会皆见于外③。（《灵枢·经脉》）

09816 手太阴之别④，名曰列缺，起于腕上分间⑤，并太阴之经直入掌中，散入于鱼际。其病实则手锐掌热，虚则欠㰦，小便遗数⑥，取之去腕半寸，别走阳明也⑦。

手少阴之别，名曰通里，去腕一寸半⑧，别而上行，循经入于心中，系舌本，属目系。其实则支膈⑨，虚则不能言，取之掌后一寸，别走太阳也。

手心主之别，名曰内关，去腕二寸，出于两筋之间，循经以上系于心，包络心系。实则心痛，虚则为头强，取之两筋间⑩也。

手太阳之别，名曰支正，上腕五寸，内注少阴；其别者，上走肘，络肩髃。实则节弛肘废，虚则生肬⑪，小者如指痂疥⑫，取之所别也。

手阳明之别，名曰偏历，去腕三寸，别入太阴；其别者，上循臂，乘肩髃，上曲颊偏齿；其别者，入耳合于宗脉⑬。实则龋聋，虚则齿寒痹隔，取之所别也。

手少阳之别，名曰外关，去腕二寸，外绕臂，注胸中，合心主。病实则肘

---

① 留于本末：杨上善注："卫气将邪入于此脉本末之中，留而不出，故为动也。酒即邪也。"

② 不坚则陷且空：杨上善注："当邪居处，热邪盛也，必为坚硬。若寒邪盛多，脉陷肉空，与平人不同。"

③ 诸络脉……见于外：张介宾注："凡经脉所行，必由谿谷大节之间。络脉所行，乃不经大节，而于经脉不到之处，出入联络以为流通之用。然络有大小，大者曰大络、小者曰孙络。大络犹木之干，行有出入；孙络犹木之枝，散于肤腠，故其会皆见于外。"

④ 手太阴之别：马莳注："夫不曰络而曰别者，以此穴由本经而别走邻经也。"

⑤ 分间：薛雪注："分肉之间。"

⑥ 虚则欠㰦，小便遗数：张介宾注："欠㰦张口伸腰也。虚因肺气不足，故为欠㰦及小便遗而且数。《通俗文》曰：体倦则伸，志倦则㰦也。"

⑦ 去腕半寸，别走阳明也：张介宾注："此太阴之络别走阳明，而阳明之络曰偏历，亦入太阴，以其相为表里，故互为注络以相通也。他经皆然。"

⑧ 去腕一寸半：马莳注："'去腕一寸半'，其'半'字衍，观下掌后一寸可见。"

⑨ 支膈：张介宾注："谓膈间若有所支而不畅也。"

⑩ 取之两筋间：杨上善注："检《明堂经》两筋间下，有'别走少阳'之言，此经无者，当是脱也。"

⑪ 实则节弛肘废，虚则生肬：张介宾注："邪实则脉络壅滞而节施肘废。肬音尤，赘也。瘤也。"

⑫ 如指痂疥：丹波元简注："此谓疣之多生，如指间痂疥之状。"

⑬ 宗脉：张介宾注："宗脉者，脉聚于耳目之间者也。"

挛，虚则不收，取之所别也。

足太阳之别，名曰飞阳，去踝七寸，别走少阴。实则鼽窒①头背痛，虚则鼽衄，取之所别也。

足少阳之别，名曰光明，去踝五寸，别走厥阴，下络足跗。实则厥，虚则痿躄②，坐不能起，取之所别也。

足阳明之别，名曰丰隆，去踝八寸，别走太阴；其别者，循胫骨外廉，上络头项，合诸经之气，下络喉嗌。其病气逆则喉痹瘁喑③，实则狂巅，虚则足不收胫枯，取之所别也。

足太阴之别，名曰公孙，去本节之后一寸，别走阳明；其别者，入络肠胃。厥气上逆则霍乱④，实则肠中切痛，虚则鼓胀，取之所别也。

足少阴之别，名曰大钟，当踝后绕跟，别走太阳；其别者，并经上走于心包，下外贯腰脊，其病气逆则烦闷，实则闭癃，虚则腰痛，取之所别者也。

足厥阴之别，名曰蠡沟，去内踝五寸，别走少阳；其别者，径胫上睾结于茎。其病气逆则睾肿卒疝，实则挺长⑤，虚则暴痒，取之所别也。

任脉之别，名曰尾翳，下鸠尾，散于腹。实则腹皮痛，虚则痒搔，取之所别也。

督脉之别，名曰长强，挟膂上项，散头上，下当肩胛左右，别走太阳，入贯膂。实则脊强，虚则头重，高摇之⑥，挟脊之有过者，取之所别也。

脾之大络，名曰大包，出渊腋下三寸，布胸胁。实则身尽痛，虚则百节尽皆纵，此脉若罗络之血者⑦，皆取之脾之大络脉也。

凡此十五络者，实则必见，虚则必下，视之不见，求之上下，人经不同，络脉异所别也⑧。（《灵枢·经脉》）

---

① 鼽窒：张介宾注："鼽音求，鼻塞也。窒音质。衄，女六切，鼻出血也。"

② 痿躄：杨上善注："跛不能行也。"

③ 瘁喑：丹波元简注："马云：瘁当作猝。张云：瘁，悴同，病乏也。志作卒痛。简（按）马注是。"

④ 厥气上逆则霍乱：杨上善注："阳明络入肠胃，清浊相干，厥气乱于肠胃，遂有霍乱。"

⑤ 挺长：丹波元简注："此注似未允，《经筋》篇云：足厥阴伤于寒，则阴缩入，伤于热，则纵挺不收（治法详见《医学纲目》），盖此指睾丸而言。"

⑥ 高摇之：丹波元简注："《甲乙》注云：'高'以下九字《九墟》无。张云：头重高摇之谓，力弱不胜而颤掉也。"

⑦ 实则身尽痛……此脉若罗络之血者：张介宾注："脾之大络名大包，在渊腋下三寸，布胸胁，出九肋间，总统阴阳诸络，由脾灌溉五脏者也，故其为病如此。罗络之血者，言此大络包罗诸络之血。"

⑧ 实则必见……络脉异所别也：张介宾注："邪气盛者脉乃壅盛，故实则必见；正气虚者，脉乃陷下，而视之不见矣。故当求上下诸穴，以相印证而察之，何也？盖以人经有肥瘦长短之不同，络脉亦异其所别，故不可执一而求也。"

09817 凡诊络脉[①]，脉色青则寒且痛，赤则有热。胃中寒，手鱼[②]之络多青矣；胃中有热，鱼际络赤；其暴黑者，留久痹也；其有赤有黑有青者，寒热气也；其青短者，少气也[③]。凡刺寒热者皆多血络，必间日而一取之，血尽而止，乃调其虚实；其小而短者少气，甚者泻之则闷，闷甚则仆不得言，闷则急坐之也[④]。(《灵枢·经脉》)

09818 经脉者，所以行血气而营阴阳，濡筋骨，利关节者也[⑤]。(《灵枢·本脏》)

09819 是故血和则经脉流行，营复阳阴，筋骨劲强，关节清利矣[⑥]。(《灵枢·本脏》)

09820 黄帝曰：脉行之逆顺奈何？

岐伯曰：手之三阴，从脏走手；手之三阳，从手走头；足之三阳，从头走足；足之三阴，从足走腹[⑦]。(《灵枢·逆顺肥瘦》)

09821 夫冲脉者，五脏六腑之海也，五脏六腑皆禀[⑧]焉。其上者，出于颃颡，渗诸阳，灌诸精；其下者，注少阴之大络，出于气街，循阴股内廉，入[⑨]腘中，伏行骭骨内，下至踝之后属而别；其下者，并于少阴之经，渗三阴；其前者，伏行出跗属，下循跗入大指间，渗诸络而温肌肉。故别络结则跗上不动，

---

① 凡诊络脉：张介宾注："诊，视也。此诊络脉之色可以察病，而手鱼之络尤为显浅易见也。"

② 手鱼：张介宾注："手鱼者，大指本节间之丰肉也。鱼虽手太阴之部，而胃气至于手太阴，故可以候胃气。"

③ 其青短者，少气也：张介宾注："其青而短者，青为阴胜，短为阳不足，故为少气也。"

④ 其小而短者少气……闷则急坐之也：张介宾注："视其络脉之小而短者，气少故也，不可刺之。虚甚而泻，其气重虚，必致昏闷，甚则运仆暴脱不能出言，急扶坐之，使得气转以渐而苏。若偃卧则气滞，恐致不救也。"

⑤ 经脉者……利关节者也：张介宾注："经脉者，即营气之道。营，运也。濡，润也。营行脉中，故主于里而利筋骨。"

⑥ 是故血和……关节清利矣：杨上善注："十二经脉也。十二经脉，行营血气，营于三阴三阳，濡润筋骨，利关节也。"

⑦ 手之三阴……从足走腹：张介宾注："手之三阴从脏走手者，太阴肺经，从脏出中腑，而走大指之少商；少阴心经，从脏出极泉，而走小指之少冲；厥阴心主经，从脏出天池，而走中指之中冲也。手之三阳从手走头者，阳明大肠经，从次指商阳而走头之迎香；太阳小肠经，从小指少泽而走头之听宫；少阳三焦经，从名指关冲而走头之丝竹空也。足之三阳从头走足者，太阳膀胱经，从头之睛明而走足小趾之至阴；阳明胃经，从头之承泣而走足次趾之厉兑；少阳胆经，从头之瞳子髎而走足四趾之窍阴也。足之三阴从足走腹者，太阴脾经，从大趾隐白走腹而上于大包；少阴肾经，从足心涌泉走腹而上于俞府；厥阴肝经，从足大趾大敦而走腹之期门也。"

⑧ 五脏六腑皆禀：张介宾注："冲脉起于胞中，为十二经精血之海，故五脏六腑皆禀焉。"

⑨ 入：《甲乙经》此前有"斜"字，与《灵枢·动输》合。

不动则厥，厥则寒①矣。（《灵枢·逆顺肥瘦》）

09822　夫人之常数，太阳常多血少气，少阳常少血多气，阳明常多气多血，少阴常少血多气，厥阴常多血少气，太阴常多气少血，此天之常数。足太阳与少阴为表里，少阳与厥阴为表里，阳明与太阴为表里，是为足阴阳也。手太阳与少阴为表里，少阳与心主为表里，阳明与太阴为表里，是为手之阴阳也。（《素问·血气形志》）

09823　任脉者，起于中极之下②，以上毛际，循腹里上关元，至咽喉，上颐，循面入目。冲脉者，起于气街③，并少阴之经④，侠脐上行，至胸中而散。任脉为病，男子内结七疝⑤，女子带下⑥瘕聚。冲脉为病，逆气里急⑦。督脉为病，脊强反折。督脉者，起于少腹以下骨中央，女子入系廷孔，其孔，溺孔之端也。其络循阴器合篡间，绕篡⑧后，别绕臀，至少阴与巨阳中络者，合少阴上股内后廉，贯脊属肾。与太阳起于目内眦，上额交巅上，入络脑，还出别下项，循肩髆内，侠脊抵腰中，入循膂络肾。其男子循茎下至篡，与女子等。其少腹直上者，贯脐中央，上贯心入喉，上颐环唇，上系两目之下中央。此生病，从少腹上冲心而痛，不得前后，为冲疝。其女子不孕、癃、痔、遗溺、嗌干。（《素问·骨空论》）

09824　黄帝曰：足少阴何因而动？岐伯曰：冲脉者，十二经之海也，与少阴之大络，起于肾下，出于气街，循阴股内廉，邪入腘中，循胫骨内廉，并少

---

① 厥则寒：张介宾注：“冲脉为十二经之海，故能温肌肉，温足胫，皆冲脉之气也。若冲脉之络因邪而结，则跗上之经不动而为厥为寒者，亦冲脉之所致也。”

② 中极之下：张介宾注：“中极，任脉穴名，在曲骨上一寸。中极之下，即胞宫之所。任冲督三脉皆起于胞宫，而出于会阴之间。”

③ 起于气街：张介宾注：“起，言外脉之所起，非发源之谓也。下仿此。气街即气冲，足阳明经穴，在毛际两旁。”

④ 并少阴之经：丹波元简注：“按虞庶云：《素问》曰：并足少阴之经。《难经》却言并足阳明之经。况少阴之经，侠齐左右各五分，阳明之经，侠齐左右各二寸，气冲又是阳明脉气所发，如此推之，则冲脉自气冲起，在阳明少阴二经之内，侠齐上行，其理明矣。李时珍云：足阳明，去腹中行二寸；少阴，去腹中行五分，冲脉行于二经之间也。”

⑤ 七疝：张寿颐《难经汇注笺正》注《二十九难》云：“疝之有七，隋唐以前，谓有厥疝、癥疝、寒疝、气疝、盘疝、胕疝、狼疝之名。元以后，则曰寒疝、筋疝、水疝、气疝、血疝、㿗疝、狐疝，要之疝以气言，皆气滞不行为病。”

⑥ 带下：丹波元简注：“赤白带下，昉见于《病源》，而古所谓带下，乃腰带以下之义。疾系于月经者，总称带下。《史记》扁鹊为带下医，《金匮》有带下三十六病之目，可以见也。”

⑦ 逆气里急：张介宾注：“冲脉侠脐上行，至于胸中，故其气不顺则隔塞逆气，血不和则胸腹里急也。”

⑧ 篡：《甲乙经》《太素》作“纂”。丹波元简注：“盖两阴之间，有一道缝处，其状如纂组，故谓之纂。”

阴之经，下入内踝之后，入足下；其别者，邪入踝，出属跗上，入大指之间，注诸络，以温足胫，此脉之常动①者也。(《灵枢·动输》)

【经旨阐释】

1. 十二经脉的循行规律

十二经脉有一定的起止、循行部位和交接顺序，在肢体的分布及走向有一定的规律，与脏腑有直接的络属关系。

十二经脉的走向规律。手三阴经，从胸腔内脏走向手指端，与手三阳经交会；手三阳经，从手指走向头面部，与足三阳经相交会；足三阳经，从头面部走向足趾端，与足三阴经交会；足三阴经，从足趾走向腹部和胸部，在胸部内脏与手三阴经交会。

十二经脉的交接规律。首先，相为表里的阴经与阳经在四肢末端交接。手三阴经与手三阳经交接在上肢末端（手指），足三阳经和足三阴经交接在下肢末端（足趾）。如手太阴肺经和手阳明大肠经在食指端交接，手少阴心经和手太阳小肠经在小指端交接，手厥阴心包经和手少阳三焦经在无名指端交接，足阳明胃经和足太阴脾经在足大趾交接，足太阳膀胱经和足少阴肾经在足小趾交接，足少阳胆经和足厥阴肝经在足大趾爪甲后交接。其次，同名手足阳经在头面部交接。如手阳明大肠经与足阳明胃经交接于鼻翼旁，手太阳小肠经与足太阳膀胱经交接于目内眦，手少阳三焦经与足少阳胆经交接于目外眦。最后，足手阴经在胸部交接。如足太阴脾经与手少阴心经交接于心中；足少阴肾经与手厥阴心包经交接于胸中；足厥阴肝经与手太阴肺经交接于肺中。

十二经脉在体表的分布规律。首先，头面部的分布：手足六阳经均行经头面部。阳明经主要行于面部，其中足阳明经行于额部；少阳经主要行于侧头部；手太阳经主要行于面颊部，足太阳经行于头顶和头后部。手少阴心经、足厥阴肝经均上达目系，足厥阴肝经与督脉会于头顶部，足少阴肾经上抵舌根，足太阴脾经连舌本、散舌下，均行达头面之深部或颠顶。其次，四肢部的分布：阴经行于内侧面，阳经行于外侧面。上肢内侧为太阴在前，厥阴在中，少阴在后；上肢外侧为阳明在前，少阳在中，太阳在后；下肢内侧，内踝尖上八寸以下为厥阴在前，太阴在中，少阴在后；内踝尖上八寸以上则太阴在前，厥阴在中，少阴在后；下肢外侧为阳明在前，少阳在中，太阳在后。最后，躯干部的分布：手三阴经均从胸部行于腋下，手三阳经行于肩部和肩胛部。足三阳经则阳明经行于前（胸腹面），太阳经行于后（背面），少阳经行于侧面。足三阴经均行于腹胸面。循行于腹胸面的经脉，自内向外依次为足少阴肾经、足阳明胃经、足太阴脾经和足厥阴肝经。十二经脉循行于躯干胸腹面、背面及头面、四肢，均是左右对称地分布于人体两侧，每侧十二条。其分布基本上是纵行的。左右两侧经脉除特殊情况外（如手阳明大肠经在头面部走向对侧），一般不走向对侧。

十二经脉的流注次序。十二经脉是气血运行的主要通道，它们首尾相贯，从手太阴肺经

---

① 脉之常动：张介宾注："足少阴之脉动者，以冲脉与之并行也。冲脉亦十二经之海，与少阴之络同起于肾下，出于足阳明之气冲，循阴股、腘中、内踝等处以入足下；其别者，邪出属跗上，注诸络以温足胫，此太溪等脉所以常动不已也。"

开始，依次流注手阳明大肠经、足阳明胃经、足太阴脾经、手少阴心经、手太阳小肠经、足太阳膀胱经、足少阴肾经、手厥阴心包经、手少阳三焦经、足少阳胆经，最后传至足厥阴肝经，复再回到手太阴肺经，如环无端。

十二经脉与脏腑的通联规律。十二经脉中，每一经都分别属络于相为表里一脏和一腑，即阴经属脏络腑，阳经属腑络脏。如手太阴经属肺络大肠，手阳明经属大肠络肺等。某些经脉除属络特定内脏外，还联系多个脏腑。如足少阴经，属肾络膀胱，贯肝，入肺，络心，注胸中接心包；足厥阴经，属肝络胆，挟胃、注肺中等。

十二经脉与官窍的通联规律。与目系相连的有足厥阴经、手少阴经；交会于目内眦的是手足太阳经、足阳明经；交会于目外眦的有手足少阳经、手太阳经；进入耳中的有手足少阳经、手太阳经；环绕口唇的是手足阳明经、足厥阴经（里面）；连舌的经脉有足太阴经、足少阴经；进入齿中的是手阳明经、足阳明经；入喉咙的经脉有：手太阴经、足阳明经、足少阴经、足厥阴经。

2. 冲、任、督脉与奇经八脉

冲、任、督脉是奇经八脉的主体部分，三脉均起于胞中，出于会阴，上行腹正中、两侧及背正中，因而王冰有“一源三歧”之说。此“胞”非但指女性器官，而是“男女藏精之所”（张介宾《类经·藏象类十七》），在女子指胞宫，在男子则指精室。由于胞宫和精室是男女藏精之处，又是构成新生命原始物质的发源地，其气均通于肾，故冲、任、督三脉起于此处有其重要生理意义。

冲、任、督一源三歧，因而三者在生理和病理上均有着十分密切的联系；同时在运用冲、任、督理论指导临床时，还必须与其相关脏腑经脉联系起来。如任督二脉与肝肾的关系密切，且督脉为“阳脉之海”，总督诸阳；任脉为“阴脉之海”“任主胞胎”；冲脉分布联系更为广泛，与胃、肝、肾等关系密切，能调节十二经气血，故又有“十二经脉之海”“血海”及“五脏六腑之海”之称。在十二经脉中，冲脉与足少阴、阳明的关系更为密切，因为冲脉既“与少阴之大络起于肾下”“并少阴之经”，又隶属于阳明，而兼有先后天之气。

奇经八脉理论，为临床辨治内、妇各科疑难杂症提供了理论依据及重要指导，尤其在妇科的经带胎产病及男科的遗精、阳痿、不育等治疗中显得更为重要。故沈金鳌说：“奇经八脉所以总持十二经，不明乎此，并不知十二经之纲维，十二经之出入。如肝藏血，其人体血病，治其肝而勿愈，必求源于冲，冲为血海也。肺主气，其人本气病，治其肺而勿愈，必求其源于督，督为气海也。其任带跷维六经，可以类推。”（《杂病源流犀烛·凡例》）

3. 十五别络的认识

别络是由经脉直接别出的主干分支，《内经》言其十五之数，而历代对此数及其入数之络脉亦有异议：《难经》虽赞同十五络说，但以十二经之别络，脾之大络及阴、阳跷之络入数；马莳提出的十五络之说，以十二经之别络及任、督、脾之大络入数；喻昌亦赞同十五络，但以十二经之别络及胃之大络、脾之大络及奇经之一大络入数。《医门法律》云：“唯是经有十二，络有十五，《难经》以阳跷阴跷，脾之大络，共为十五络，遂为后世定名。反遗《内经》繇胃之大络，名曰虚里，贯膈络肺。吃紧一段，后人不敢翻越人之案，遂谓当增为十六络。是十二经有四大络矣，岂不冤乎？昌谓阳跷阴跷，二络之名原误，当是共指奇经为一大络也。盖十二经各有一络，共十二络矣。此外有胃之一大络，胃下直贯膈肓，统络诸络脉于上。复有脾之一大络，繇脾外横贯胁腹，统络诸络脉于中。复有奇经之一大络，繇奇经环贯诸经之络于周身上下。盖十二络以络其经，三大络以络其络也。《难经》原有络脉满溢，诸经不能复拘之文，是则八奇经出于十二经脉之外，经脉不能拘之，不待言矣。昌尝推奇经之义，督脉督诸阳而行于背。任脉任诸阴而行于前，不相络也。冲脉直冲于胸中。带脉横束于腰际，不相络也。阳跷阴跷，同起于足跟，一循外踝，一循内踝，并行而斗其捷，全无相络之意。阳维阴维，一起于诸阳之会，一起于诸阴之交，名虽曰维，乃是阳自维其阳，阴自维其阴，非交相维络也。设阳跷、阴跷，可言二络；则阳维阴维，更可言二络矣。督、任、冲、带，俱可共言八络矣。《难经》又云奇经之脉，如沟渠满溢，流于深湖。故圣人不能图，是则奇经明等之络，夫岂有江河大经之水，拟诸沟渠者哉？《难经》又云：人脉隆盛，入于八脉而不环周，故十二经亦不能拘之，溢蓄不能环流灌溉诸经者也，全是经盛入络，故溢蓄止在于络，不能环溉诸经也。然则奇经共为一大络，夫复何疑？”

今人邱幸凡《络脉理论与临床》认为，若从“别络”的特定含义，即从经脉上的络穴别出以为名来看，则实际上只有十四络，脾胃之大络从体内经脉发出，均不应计算其中。

此外，由经脉别出的大络实际上有两大类：一类是从体表络穴分出的“别络”，共十四条；另一类是从体内经脉别出的“大络”，其数目较多而无所考。二者均是经脉气血营养脏腑、组织的重要通道，它们相互补充，缺一不可。

一般来说，十五络脉的说法有二：其一是本篇中所提出的，由十二经各自所属的一条络脉，加上任督二脉所属的两条络脉，再加上脾之大络，而构成的十五络脉；其二是《难经》中所提出的，由十二经各自所属的一条络脉，加上阴跷、阳跷二脉，再加上脾之大络，而构成的十五络脉。它们各自的理论依据是：《灵枢经》认为督脉能够统络各条阳经，而任脉能够统络各条阴经，故以此二经的络脉作为十二经络脉之阴阳的纲领，而将其归入十五络脉之中；《难经》认为阳跷脉为太阳经之别络，而太阳经又为诸条阳经中主持阳气的经脉，阴跷脉为少阴经之别络，而少阴经又为诸条阴经中主持阴气的经脉，故以此二脉作为十二经络脉之阴阳的纲领，而将其归入十五络脉之中。实则任督二脉为人身阴阳之根本，故当以《灵枢经》的说法为佳。至于《素问·平人气象论》中所说的“胃之大络，名曰虚里”，指的是在十五络脉之外的，所提出的第十六条络脉。因其并未出现在本篇之中，所以人们在习惯上仍说“十五络脉”。

所以十五别络是从经脉分出的十五条较大支脉，有本经别走邻经之意，即十二经脉各有一条，加之任脉、督脉的别络和脾之大络。另，《内经》有“胃之大络，命曰虚里”之论，若加之则有十六条别络。十五别络的生理作用主要是加强十二经脉表里两经在体表的联系，加强人体前、后、侧面统一联系，统率其他络脉渗灌气血以濡养全身。

4. 六经气血多少的认识

关于六经气血多少之说，在《内经》中凡三见：除《素问·血气形志》外，再见于《灵枢·五音五味》之“厥阴常多气少血，少阴常多血少气，太阴常多血少气”；三见于《灵枢·九针论》谓：“阳明多血多气，太阳多血少气，少阳多气少血，太阴多血少气，厥阴多血少气，少阴多气少血。”三段均不同。马莳等注家认为《灵枢》多误，当以本段为正，但对气血多少之理，却未予具体阐明。

考《太素》卷十《任脉》曰：“太阳常多血少气，少阳常多气少血，阳明常多血气，厥阴常多气少血，少阴常多血少气，太阴常多血气。”杨上善并注：“手足少阴太阳多血少气，以阴多阳少也。手足厥阴少阳多气少血，以阳多阴少也。手足太阴阳明多血气，以阴阳俱多谷气故也。”《太素》经文及杨氏之注，对有关气血多少的论述规律性较强，说理有据，明确地反映了气血多少与经脉阴阳特性之间的联系，可供参考。

5.《素问·骨空论》所论督脉循行的认识

《素问·骨空论》所载督脉的循行，从少腹直上的部分实际上是论任脉的，故王冰注云：“然任脉、冲脉、督脉者，一源而三歧也。故经或谓冲脉为督脉，何以明之？今《甲乙》及《古经脉流注图经》以任脉循背者谓之督脉，自少腹直上者谓之任脉，亦谓之督脉，是则以背腹阴阳别为名目尔。”由于督脉的前行支实即任脉，所以督脉为病的病证亦有与任脉相同的地方。马莳对督脉、任脉的循行及病证相同的地方作了对比说明，注云：“督脉任脉名色虽异，而气脉不殊，其督脉所行者，一如任脉之行，故自少腹直上者，贯脐中央，上贯心入喉，上颐环唇，上系两目之中央。其督脉为病者，又如任脉之病，从少腹上冲心而痛，不得前后，为冲疝；其女子所生之病，一如任冲之病，为不孕，为癃，为痔，为遗溺，为嗌干也。”

又从“督脉者起于”至“上系两目之下中央”一段文字，李今庸等《新编黄帝内经纲目·经络》指出：“依据《内经》的读法和经脉循行的规律，本段文字疑有错简，现拟整理如下：督脉者，起于少腹以下骨中央，女子入系廷孔，出篡，循脊上行，抵头额下鼻，过人中，入上齿中，环唇交承浆。其少腹直上者，贯脐中央，上贯心，入喉上颐，环唇，上系两目之下中央，与太阳起于目内眦，上额交巅上，入络脑，还出别下项，循肩髆内，挟脊抵腰中，入循膂络肾。其络循阴器，合篡间，绕篡后，别绕臀，至少阴与巨阳中络者，合少阴上股内后廉，贯脊属肾。其男子循茎下至篡，与女子等。”可供参考。

【后世发挥】

1. 诊络脉的临床意义

络脉是由经脉支横别出的分支。从经脉分出后，又逐层细分，形成由别络、浮络、孙络组成的网络层次。络脉除具有经络所共有的通行气血、沟通表里等作用之外，还具有渗濡灌注、沟通表里经脉、贯通营卫、津血互渗等作用，同时络脉也是病邪侵袭人体的通道。所以，体内脏腑气血的盛衰、病邪的性质与部位皆可反映于体表之络脉。

络脉诊法，即通过观察体表络脉的色泽、形态等变化以诊断疾病的一种方法及手段。诊络脉的部位，主要包括面部及肌表皮肤、鱼际、目窍、腹部、指纹等。

第一，诊面部及肌表络脉。面部及肌表络脉是脏腑气血表现于外的征象，其变化可以反映脏腑气血的病理变化。首先，通过观察面部及肌表色泽的变化，可以判断疾病的性质。如《灵枢·经脉》云：“凡诊络脉，脉色青则寒且痛，赤则有热。”《素问·皮部论》云：“视其部中有浮络者，皆阳明之络也。其色多青则痛，多黑则痹，黄赤则热，多白则寒，五色皆见，则寒热也。”此即络脉之色发青，且疼痛者，为气滞血瘀；伴有寒象者则为寒凝血瘀；络见黑色者，为气血阻闭的痹证；皮寒色白者，为寒凝气虚血少；色见黄赤者，为热证或湿热壅滞，若五色杂见，则为阴阳不调、寒热错杂之证。其次，参考病色出现的部位，可以诊察五脏之变。如《素问·刺热》云："肝热病者，左颊先赤；心热病者，颜先赤；脾热病者，鼻先赤；肺热病者，右颊先赤；肾热病者，颐先赤。"通过观察颜面各部的色泽变化，确定五脏病位。

第二，望鱼际络脉。鱼际是手大指本节后肌肉丰厚之处，是手太阴肺经循行所过部位。肺主气，朝百脉，反映全身气血盛衰，而脾胃为气血生化之源，胃气强弱决定气血盛衰；又手太阴肺经起于中焦，胃气循脉上至于手太阴，故诊鱼际络脉可候胃气的变化。《灵枢·经脉》云："胃中寒，手鱼之络多青矣；胃中有热，鱼际络赤；其暴黑者，留久痹也；其有赤有黑有青者，寒热气也；其青短者，少气也。"此即鱼际之络色青，为胃中有寒；鱼际之络色赤，为胃中有热；鱼际之络色黑，为胃中有寒；呈现黑色者，为邪留日久的痹痛；时赤时黑时青者，为胃肠寒热错杂；色青而短小者，为胃气虚少。

第三，望目窍络脉。《内经》论述了望目中脉络以诊断疾病的方法。如《灵枢·论疾诊尺》云："诊目痛，赤脉从上下者，太阳病；从下上者，阳明病；从外走内者，少阳病。"以目中赤脉的走行方向推测病变的部位。《灵枢·寒热》云："反其目视之，其中有赤脉，上下贯瞳子……死。见赤脉不下贯瞳子，可治也。"观察目中赤脉是否下贯瞳子以判断死生。

第四，望腹部络脉。《灵枢·水胀》记载了鼓胀的诊断要点，指出"鼓胀何如？岐伯曰：腹胀身皆大，大与肤胀等也，色苍黄，腹筋起，此其候也"。"腹筋起"即指腹部脉络青紫而暴露，为肝郁脾虚、水停血瘀之征。

第五，望小儿食指络脉，即诊察小儿食指掌面表浅络脉。古称小儿指掌面络脉为指纹。小儿皮肤薄嫩，指纹比较明显，诊指纹对三岁以内的小儿有重要意义。此法始见唐代王超《水镜图诀》，是由《内经》诊鱼际络脉法发展而来。应主要观察指纹颜色、形态和充盈度。正常指纹络脉色泽浅红，红黄相兼，隐于风关之内。疾病情况下，指纹浮现，多属表证；深沉多属里证；色淡多属虚证、寒证；紫红多属热证；青紫可见惊风、风寒、痛证、伤食、风痰等；黑色多属血瘀。指纹见于风关（第一指节），示邪浅病轻；伸至气关（第二指节），示邪深病重；延至命关（第三指节），则病势危重；若直达指尖，称"透关射甲"，病更凶险，预后不佳。形态为单枝、斜形，多属病轻；弯曲、环形、多枝、多属实证病重。因此，指纹在一定程度上能反映出疾病性质和轻重。

诊络脉是中医诊断学的特色内容，具有重要临床价值，应用时，还需综合其他诊法，全面掌握临床资料，只有这样才能确诊无误。

2. 十五络脉的临床意义

十五络脉的临床意义，主要体现在应用络穴治疗本经及表里经脉循行所过部位及其归属脏腑的疾患，以及络脉的虚实病证上。如手少阴心经络病实证表现胸中支满，虚证不能言语，可取其络穴通里来进行治疗；手厥阴心包经络穴内关，主治心痛、心烦；手太阳小肠经络穴支正，主治耳聋、牙痛；手阳明大肠经络穴偏历，主治小便不利，及损伤引起的垂腕；足少阴肾经络穴大钟，主治咳嗽、气喘、腰脊强痛、足跟痛等；足太阳膀胱经络穴飞扬，主治头痛、鼻塞流涕、腰背痛；足少阳胆经络穴光明，主治目痛、乳胀痛、下肢痿痹等；足阳明胃经络穴丰隆，主治痰多、胸痛、下肢痿痹；督脉络穴长强，主治脊强；鸠尾为任脉络穴，位腹中线上，剑突下，主治心痛、心悸、心烦、癫痫。

络穴既可单独应用，也可与其相表里经脉的原穴相配，又称“主客原络配伍”。此即根据脏腑经络先病、后病的顺序，以先病脏腑为主，取其经的原穴；后病脏腑为客，取其经的络穴。例如，外感风寒入里，肺经受病，病人出现咳嗽等肺经病证，继则出现腹泻、腹痛等大肠病证。此病治疗时即可以肺经的原穴太渊为主，取大肠经的络穴偏历为客；反之若大肠先病，即取大肠经的原穴合谷为主，肺经后病，取肺经络穴列缺为客。

【注家争鸣】

“是动病”“所生病”的理解

《难经·二十二难》云：经言是动者，气也；所生病者，血也。邪在气，气为是动；邪在血，血为所生病。气主呴之，血主濡之。气留而不行者，为气先病也；血壅而不濡者，为血后病也。故先为是动，后所生病也。

《校注十四经发挥》云：“是动病”为经络病，“所生病”为脏腑病。王冰也直接将“是动”解释为“脉动”，表示此经脉异常变动，则可以在本经循行所过之处出现相应病证。因为“是动”病直接来源于脉诊病候，只言“动”而不言具体脉象，后人多将“是动病”直接解释为经络病。相对而言，“所生病”则为脏腑病。

张志聪注：夫是动者，病因于外；所生者，病因于内。

徐大椿注：《经脉》篇是动诸病，乃本经之病；所生之病，则以类推而旁及他经者。

马莳注：此篇“是动”之义，正言各经之穴动则知其病耳……主某所生病者，或出本经，或由合经。

上海中医学院（现上海中医药大学）编《针灸学》（1974 年版）云：“是动病”说明经脉的病理现象，而“所生病”是说明该经经穴的主治证候。可以认为，“是动”是由于本经脉变动而出现的各种病候，其病候彼此之间在病理上必然相互关联。“是主……所生病者”是指本经腧穴可主治之病证，可以是本经之病，亦可以旁及他经，病证范围较“是动”广，病候间不一定有病理上的联系。

［按］

“是动病”“所生病”，是《灵枢·经脉》在叙述完每条经脉的循行起止后，关于疾病的证候记载。后代医家对其有不同见解，从不同角度解释了“是动病”“所生病”的含义，均有一定的理论价值，也均存在不同的局限性。相对而言，“病症主治说”比较符合经文之义。考“主”有主持、掌管之义，在医书中常引申为“主治”的意思。如《灵枢·九针论》有云：“五曰铍针……主大痈脓。”“主”即“主治”之义。《阴阳十一脉灸经》也有“是……脉主治其所产病”的记载，可以作为这一训释的佐证。因此，将“是主……所生病者”理解为“此经脉主治某脏（或津、血等）所产生的病证”，是文通理顺的。所以，“病症主治说”把“是动病”释为该经发生异常变动所产生的病证，视“所生病”为该经脉俞穴所能主治的病证，不仅阐明了这两组病证的区别所在，而且能够解释它们之间的某些重复。可参。

第十章 《内经》的疾病观

在“奇恒常变”观念的指导下，结合丰富的医疗实践，《内经》确立了有关疾病的理论。关于疾病的概念，《素问·玉机真脏论》说：“天下至数，五色脉变，揆度奇恒，道在于一。神转不回，回则不转，乃失其机。”一，就是有序、和谐与统一，其本质在于神气正常运转，而这种有序、和谐的破坏，即神回失机，就是疾病，后世医家从阴阳角度概括为“一阴一阳之谓道，偏阴偏阳之谓疾。”（引自元李鹏飞《三元延寿参赞书·欲不可绝》）诸凡饮食起居、劳作情志等一切身心活动反生理之常者，均可使阴阳失调而致病。它不以形质结构及其物量变化的超标作为衡量疾病与健康的单一标准，而是更强调整体机能的紊乱与失常。关于疾病的发生，《内经》以“邪正相争”阐明其机理，以六淫疫邪侵袭，饮食、劳伤与七情失调概括其致病方式，从致病因素与机体抗病能力相互作用的结果审求其病理意义的病因学、发病学理论，即“审证求因”。关于疾病变化的机理，《内经》着眼于宏观、动态地分析其整体机能失调的方式、状态和过程，提出了以脏腑、经络、气血津液病变为基础的表里出入、寒热进退、邪正虚实、气血运行紊乱和疾病传变等理论，成为临床诊病论治的理论基础。

第一节 基本认识

病因，即导致疾病发生的原因。《内经》将病因分为阴阳两大类，并分别论述了各种致病因素的性质、致病特点等内容。一类是自然界六淫、疫疠等邪气，因其由外而入，病生于外，故属阳邪；一类是情志失调、饮食失节、起居失常、劳逸失度等因素，因其病生于内，故属阴邪。在对病因认识的基础上，《内经》认为疾病是生命活动反常变化的反映，表现为机体各生理活动的紊乱及其与生存环境之间关系的失调，因而将疾病分为外感与内伤两大类。外感病是感受外邪，邪正交争而发生的疾病，邪气及其对机体正气的耗损贯穿疾病的全过程，并呈现出疾病发展态势的顺逆；内伤病则是由情志、饮食、起居、劳作等失宜而导致脏腑功能紊乱的一类疾病，脏腑功能盛衰及其相互关系失调决定了疾病的发展过程。

【原文导读】

10101 今夫五脏之有疾也，譬犹刺也，犹污也，犹结也，犹闭也①。刺虽久犹可拔也，污虽久犹可雪也，结虽久犹可解也，闭虽久犹可决也。或言久疾之不可取者，非其说也。夫善用针者，取其疾也，犹拔刺也，犹雪污也，犹解结也，犹决闭也。疾虽久，犹可毕也。言不可治者，未得其术也②。(《灵枢·九针十二原》)

10102 夫百病之所始生者，必起于燥湿、寒暑、风雨、阴阳、喜怒、饮食、居处，气合而有形，得脏而有名③。(《灵枢·顺气一日分为四时》)

10103 夫邪之生也，或生于阴，或生于阳④。其生于阳者，得之风雨寒暑；其生于阴者，得之饮食居处，阴阳喜怒⑤。(《素问·调经论》)

10104 黄帝曰：阴之与阳也，异名同类⑥，上下相会，经络之相贯，如环无端。邪之中人，或中于阴，或中于阳，上下左右，无有恒常，其故何也？

岐伯曰：诸阳之会，皆在于面。中人也，方乘虚时，及新用力，若⑦饮食汗出，腠理开而中于邪。中于面则下阳明，中于项则下太阳，中于颊则下少阳，其中于膺、背、两胁，亦中其经⑧。

黄帝曰：其中于阴奈何？

岐伯答曰：中于阴者，常从臂胻始。夫臂与胻，其阴皮薄，其肉淖泽⑨，故

---

① 今夫五脏之有疾也，譬犹刺也，犹污也，犹结也，犹闭也：张开之注：“百病之始生也，皆生于风雨寒暑，阴阳喜怒，饮食居处。大惊卒恐，则血气分离，阴阳破散，经络厥绝，脉道不通。夫风雨寒暑，大惊卒恐，犹刺犹污，病从外入者也；阴阳喜怒，饮食居处，犹结犹闭，病由内生者也。千般疢难，不出外内二因。是以拔之雪之，仍从外解；解之决之，从内解也。知斯二者，病虽久，犹可毕也，言不可治者，不得其因也。”张玉师注：“污在皮毛，刺在肤肉，结在血脉，闭在筋骨。”

② 言不可治者，未得其术也：杨上善注：“不得其术者，言上工所疗皆愈也。”

③ 气合而有形，得脏而有名：马莳注：“夫百病必始于外感、内伤。故燥湿寒暑风雨者，外感也；阴阳喜怒，饮食居处者，内伤也。邪气相合于脏而病形成，得其分脏而病名别。”张介宾注：“气合而有形，脉证可据也。得脏而有名，表里可察也。”

④ 夫邪之生也，或生于阴，或生于阳：张介宾注：“风雨寒暑，生于外也，是为外感，故曰阳；饮食居处，阴阳喜怒，生于内也，是为内伤，故曰阴。”

⑤ 阴阳喜怒：丹波元简注：“阴阳喜怒之阴阳，盖指房事。”

⑥ 阴之与阳也，异名同类：张介宾注：“经脉相贯合一，本同类也；然上下左右部位各有所属，则阴阳之名异矣。”

⑦ 若：《甲乙经》《太素》后有“热”字。

⑧ 其中于膺、背、两胁，亦中其经：张介宾注：“膺在前，阳明经也。背在后，太阳经也。两胁在侧，少阳经也。中此三阳经与上同。”

⑨ 淖泽：张介宾注：“淖泽，柔润也。”

俱受于风，独伤其阴①。（《灵枢·邪气脏腑病形》）

10105　风从其所居之乡②来为实风③，主生，长养万物。从其冲后④来为虚风⑤，伤人者也，主杀主害者。（《灵枢·九宫八风》）

10106　风者，善行而数变⑥。

故风者，百病之长也，至其变化，乃为他病也，无常方，然致有风气也。（《素问·风论》）

10107　因于寒⑦，欲如运枢⑧，起居如惊，神气乃浮⑨。因于暑，汗，烦则喘喝，静则多言⑩，体若燔炭，汗出而散。因于湿，首如裹，湿热不攘，大筋緛短，小筋弛长，緛短为拘，弛长为痿⑪。因于气，为肿，四维相代，阳气乃竭。（《素问·生气通天论》）

10108　因于露风，乃生寒热。是以春伤于风，邪气留连，乃为洞泄⑫；夏

---

① 故俱受于风，独伤其阴：马莳注："凡中于阴经者，其手经必始于臂，足经必始于胻，正以其阴经之皮薄，而肉淖泽，故俱受于风，则独伤此阴经之经脉，而内脏未必伤。"

② 所居之乡：张介宾注："所居者，太一所居之乡也，如月建居子，风从北方来，冬气之正也。月建居卯，风从东方来，春气之正也。月建居午，风从南方来，夏气之正也。月建居酉，风从西方来，秋气之正也。四隅十二建，其气皆然。"

③ 实风：马莳注："其风从所居之乡来，如冬至来自北方，春分来自东方之谓，是之谓实风也。"

④ 冲后：张介宾注："冲者，对冲也。后者，言其来之远，远则气盛也。如太一居子，风从南方来，火反胜也。太一居卯，风从西方来，金胜木也。太一居午，风从北方来，水胜火也。太一居酉，风从东方来，木反胜也。"

⑤ 虚风：马莳注："从其冲后而来，如冬至从南西二方而来，春分从西北二方而来，夫是之谓虚风也，主杀害以伤人者。"

⑥ 善行而数变：杨上善注："风性好动，故喜行数变以为病。"

⑦ 因于寒：原文是"阳因而上，卫外者也，因于寒，欲如运枢，起居如惊，神气乃浮。因于暑，汗，烦则喘喝，静则多言，体若燔炭，汗出而散"，吴崑在章句上做了如下调整："阳因而上，卫外者也，欲如运枢，起居如惊，神气乃浮。因于寒，体若燔炭，汗出而散。因于暑……。"

⑧ 欲如运枢：程士德《内经讲义》云："运，转动。枢，户枢，俗称门轴。欲如运枢，是说卫气要象户枢一样运转自如。"

⑨ 起居如惊，神气乃浮：张介宾注："若起居不节，则神气外浮，无复中存，邪乃易入矣。"

⑩ 因于暑，汗，烦则喘喝，静则多言：张介宾注："暑有阴阳二证，阳证因于中热，阴证因于中寒，但感在夏至之后者皆谓之暑耳。按《热论》篇曰：凡病伤寒而成温者，先夏至日者为病温，后夏至日者为病暑。义可知也。此节所言，言暑之阳者也。故为汗出烦躁，为喘，为大声呼喝。若其静者，亦不免于多言。盖邪热伤阴，精神内乱，故言无伦次也。"张志聪注："天之阳邪，伤人阳气，阳气外弛，故汗出也。气分之邪热盛，则迫及所生，心主脉，故心烦。肺乃心之盖，故烦则喘喝也。如不烦而静，此邪仍在气分而气伤，神气虚，故多言也。《脉要精微论》曰：言而微，终日乃复言者，此夺气也。"

⑪ 湿热不攘，大筋緛短，小筋弛长，緛短为拘，弛长为痿：张介宾注："湿热，湿郁成热也，攘，退也。湿热不退而下及肢体，大筋受之则血伤，故曰软短。小筋受之则柔弱，故为弛长。软短故拘挛不伸，弛长故痿弱无力。"程士德《内经讲义》云："此二句为互文，意为大筋、小筋或者收缩变短，或者松弛变长。"

⑫ 乃为洞泄：王冰注："风气通肝，春肝木王，木胜脾土，故洞泄生也。"

伤于暑，秋为痎疟[①]；秋伤于湿，上逆而咳，发为痿厥[②]；冬伤于寒，春必温病[③]。四时之气，更伤五脏[④]。（《素问·生气通天论》）

10109　故春善病鼽衄[⑤]，仲夏善病胸胁[⑥]，长夏善病洞泄寒中[⑦]，秋善病风疟，冬善病痹厥。（《素问·金匮真言论》）

10110　黄帝曰：邪之中人脏奈何？

岐伯曰：愁忧恐惧则伤心。形寒寒饮则伤肺[⑧]，以其两寒相感，中外皆伤，故气逆而上行。有所堕坠，恶血留内，若有所大怒，气上而不下，积于胁下，则伤肝[⑨]。有所击仆，若醉入房，汗出当风，则伤脾[⑩]。有所用力举重，若入房过度，汗出浴水，则伤肾[⑪]。（《灵枢·邪气脏腑病形》）

10111　是故怵惕[⑫]思虑者则伤神，神伤则恐惧流淫[⑬]而不止。因悲哀动中者，竭绝而失生[⑭]。喜乐者，神惮散而不藏[⑮]。愁忧者，气闭塞而不行[⑯]。盛怒

---

① 夏伤于暑，秋为痎疟：吴崑注："夏伤热邪，即病者则为暑病，若不即病而延于秋，秋凉外束，金火相战，则往来寒热，是为痎疟。"

② 秋伤于湿，上逆而咳，发为痿厥：张介宾注："湿土用事于长夏之末，故秋伤于湿也。秋气通于肺，湿郁成热，则上乘肺金，故气逆而为欬嗽。然《太阴阳明论》曰：伤于湿者下先受之。上文言因于湿者，大筋緛短，小筋弛长，緛短为拘，弛长为痿，所以湿气在下，则为痿为厥，痿多属热，厥则因寒也。"

③ 冬伤于寒，春必温病：张介宾注："冬伤寒邪，则寒毒藏于阴分，至春夏阳气上升，新邪外应，乃变而为温病。"

④ 四时之气，更伤五脏：张介宾注："风暑寒湿迭相胜负，故四时之气更伤五脏。然时气外伤，阳邪也。五脏内应，阴气也。惟内不守而后外邪得以犯之。"

⑤ 春善病鼽衄：吴崑注："亦阳气上升之故。"张琦注："邪客于肺，气通不利，则鼻塞而鼽；血升于上，肺气不降，则出于鼻而为衄。春气在头，故病应之。"

⑥ 仲夏善病胸胁：王冰注："心之脉循胸胁也。"高世栻注："夏病在脏，俞在胸胁，故仲夏善病胸胁，言仲夏所以别长夏也。"

⑦ 长夏善病洞泄寒中：王冰注："土主于中，是为仓廪糟粕水谷，故为洞泄寒中也。"

⑧ 形寒寒饮则伤肺：喻昌注："肺气外达皮毛，内行水道，形寒则外寒从皮毛内入；饮冷则水冷从肺中上溢，遏抑肺气，不令外扬下达，其治节不行，周身之气，无所禀仰，而肺病矣。"

⑨ 则伤肝：杨上善注："因坠恶血留者，外伤也。大怒，内伤也。内外二伤，积于胁下，伤肝也。"

⑩ 则伤脾：张介宾注："脾主肌肉，饮食击仆者，伤其肌肉。醉后入房，汗出当风者，因于酒食，故所伤皆在脾。"

⑪ 则伤肾：张介宾注："肾主精与骨，用力举重则伤骨，入房过度则伤精，汗出浴水，则水邪犯其本脏，故所伤在肾。"

⑫ 怵惕：张介宾注："怵，恐也。惕，惊也。"

⑬ 流淫：张介宾注："谓流泄淫溢，如下文所云恐惧而不解则伤精，精时自下者是也。"

⑭ 悲哀动中者，竭绝而失生：张介宾注："悲则气消，悲哀太甚则胞络绝，故致失生。竭者绝之渐，绝则尽绝无余矣。"

⑮ 喜乐者，神惮散而不藏：张介宾注："喜发于心，乐散在外，暴喜伤阳，故神气惮散而不藏。惮，惊惕也。"

⑯ 愁忧者，气闭塞而不行：杨上善注："愁忧气结，伤于脾意，故闭塞不行也。"

者，迷惑而不治①。恐惧者，神荡惮而不收②。

心，怵惕思虑则伤神，神伤则恐惧自失，破䐃脱肉③，毛悴色夭，死于冬④。

脾，愁忧而不解则伤意，意伤则悗乱，四肢不举⑤，毛悴色夭，死于春。

肝，悲哀动中则伤魂⑥，魂伤则狂忘不精，不精则不正⑦，当人阴缩而挛筋，两胁骨不举，毛悴色夭，死于秋。

肺，喜乐无极则伤魄⑧，魄伤则狂，狂者意不存人⑨，皮革焦⑩，毛悴色夭，死于夏。

肾，盛怒而不止则伤志⑪，志伤则喜忘其前言，腰脊不可以俛仰屈伸，毛悴色夭，死于季夏。

恐惧而不解则伤精，精伤则骨痠痿厥，精时自下⑫。(《灵枢·本神》)

10112 凡治消瘅⑬、仆击、偏枯、痿厥、气满发逆⑭，甘肥贵人，则高梁之

---

① 盛怒者，迷惑而不治：张介宾注："怒则气逆，甚者必乱，故致昏迷皇惑而不治。不治，乱也。"

② 恐惧者，神荡惮而不收：张介宾注："恐惧则神志惊散，故荡惮而不收。上文言喜乐者神惮散而不藏，与此稍同；但彼云不藏者，神不能持而流荡也，此云不收者，神为恐惧而散失也，所当详辨。"

③ 心，怵惕思虑则伤神，神伤则恐惧自失，破䐃脱肉：杨上善注："怵惕，肾来乘心也。思虑，则脾来乘心。二邪乘甚，故伤神也。"

④ 毛悴色夭，死于冬：张介宾注："毛悴者，皮毛憔悴也。下文准此。色夭者，心之色赤，欲如白裹赤，不欲如赭也。火衰畏水，故死于冬。"

⑤ 脾，愁忧而不解则伤意，意伤则悗乱，四肢不举：马莳注："脾因愁忧而不解，则气闭塞而不行，遂伤意，意为脾之神也，意伤则闷乱，四肢不举，脾主四肢也。"

⑥ 肝，悲哀动中则伤魂：杨上善注："肝脏也。悲哀太甚伤肝，故曰动中。肝伤则魂伤。"

⑦ 魂伤则狂忘不精，不精则不正：张介宾注："魂伤则为狂为妄而不精明，精明失则邪妄不正。"

⑧ 肺，喜乐无极则伤魄：张介宾注："喜本心之志，而亦伤肺者，暴喜伤阳，火邪乘金也。"

⑨ 魄伤则狂，狂者意不存人：张介宾注："肺藏魄，魄伤则神乱而为狂。意不存人者，傍若无人也。"

⑩ 皮革焦：张介宾注："五脏之伤无不毛悴，而此独云皮革焦者，以皮毛为肺之合，而更甚于他也。"

⑪ 肾，盛怒而不止则伤志：张介宾注："怒本肝之志，而亦伤肾者，肝肾为子母，其气相通也。"

⑫ 恐惧而不解则伤精，精伤则骨痠痿厥，精时自下：张介宾注："此亦言心肾之受伤也。盖盛怒虽云伤肾，而恐惧则肾脏之本志，恐则气下而陷，故能伤精。肾主骨，故精伤则骨痠。痿者阳之痿。厥者阳之衰。命门不守则精时自下，是虽肾脏受伤之为病，然《邪气脏腑病形》篇曰：'愁忧恐惧则伤心'，上文曰：'神伤则恐惧流淫而不止'，义与此通。"

⑬ 消瘅：吴崑注："消瘅，消中而热，善饮善食也。"

⑭ 仆击、偏枯、痿厥、气满发逆：张介宾注："仆击，暴仆如击也。偏枯，半身不遂也。痿，痿弱无力也。厥，四肢厥逆也。"

疾也①。隔塞闭绝，上下不通，则暴忧之病也②。暴厥而聋，偏塞闭不通③，内气暴薄也。不从内，外中风之病，故瘦留著也④。蹠跛⑤，寒风湿之病也。（《素问·通评虚实论》）

10113 黄疸、暴痛、癫疾、厥狂，久逆之所生也⑥。五脏不平、六腑闭塞之所生也⑦。头痛耳鸣、九窍不利，肠胃之所生也⑧。（《素问·通评虚实论》）

【经旨阐释】

1.《内经》对于病因的认识

《内经》对于病因的认识是从“人与天地相参”出发，说明自然界的六淫之邪、人体过度的情志变化，是两大基本致病因素。如果人的外部生存环境发生变化而不能适应，或各种原因干扰内在脏腑功能失调，就会生病。这种从人所处的生存环境与人体自身两个方面探讨致病因素的方法，正是整体观念在病因学的体现。

由此，《内经》将致病因素总体归纳为“生于阳”和“生于阴”两大类。外感六淫之邪，病从外来，先发于表，后入于里，在表在外属阳，故归于“阳”之类；而饮食失调，起居不时，房事过度，七情失常等病自内生，先损伤脏腑之气机，故在内在里属阴，则归为“阴”之类。

《内经》对感邪途径与发病关系的阴阳分类法简明扼要，是后世病因分类的理论依据，也是临床分外感、内伤病证的理论基础，成为后世辨证论治理论与方法的导源，如张仲景《金匮要略》提出“千般灾难，不越三条”，陈无择《三因极一病证方论》提出三因学说。

2. 外邪致病的规律

《素问·生气通天论》对邪气侵犯人体的发病形式，指出有感而即发和伏而后发两种情况。

---

① 甘肥贵人，则高梁之疾也：张介宾注：“高粱，膏粱也。肥贵之人，每多厚味，夫肥者令人热中，甘者令人中满，热蓄于内，多伤其阴，故为此诸病。”

② 隔塞闭绝，上下不通，则暴忧之病也：吴崑注：“若隔而闭绝，使上下水谷不得通利，则暴忧之所为也。”

③ 暴厥而聋，偏塞闭不通：张志聪注：“暴厥而聋，厥气上逆，上窍不通也。偏塞闭结，厥气下逆，下窍不通也。”

④ 不从内，外中风之病，故瘦留著也：“瘦留著”《甲乙经》作“留瘦著”。王冰注：“外风中人伏藏不去，则阳气内受，为热外燔，肌肉消烁，故留薄肉分消瘦，而皮肤著于筋骨也。”

⑤ 蹠跛：张介宾：“足不可行谓之蹠，一足偏废谓之跛，此在下者，必风寒湿气之病也。”

⑥ 久逆之所生也：张志聪注：“如黄疸者，湿热内郁而色病见于外也。暴痛者，五脏之气不平，卒然而为痛也。癫疾厥狂，阴阳偏胜之为病也。此皆阴阳五行之气久逆不和之所生也。”

⑦ 五脏不平、六腑闭塞之所生：马莳注：“五脏本与六腑相为表里，今饮食失宜，吐利过节，以致六腑不能传其化物，而六腑闭塞，则五脏亦不和平，各病自生也。”

⑧ 头痛耳鸣、九窍不利，肠胃之所生也：杨上善注：“肠胃之脉在头，在于七窍，故肠胃不利，头窍病也。”马莳注：“大肠为传导之腑，小肠为受盛之腑，胃为仓廪之腑，今肠胃否塞，则升降出入脉道阻滞，故为头痛、为耳鸣、为九窍不利诸证所由生也。”

感寒而即发（冬病）：因于寒，体若燔炭，汗出而散。留连后发（春病）：冬伤于寒，春必温病。

感暑而即发（暑病）：因于暑，汗，烦则喘喝，静则多言。伏而后发（秋病）：夏伤于暑，秋为痎疟。

感湿而即发（秋病）：因于湿，首如裹，湿热不攘，大筋緛短，小筋弛长，緛短为拘，弛长为痿。伏而后发（冬病）：秋伤于湿，上逆而咳，发为痿厥。

感风而即发（春病）：因于气，为肿；因于露风，乃生寒热。伏而后发（夏病）：春伤于风，邪气留连，乃为洞泄。

上述论点可归纳为以下几点：第一，外感六淫不仅可以感而即发，伤害本脏，也可以伏而后发，损害它脏，其发生的病证都有一定的规律。第二，某些疾病具有季节性。如春季多感冒、热病；夏季多暑病、泄泻；秋多湿病；冬季多伤寒、咳嗽、痿厥等。第三，外邪致病是可以预防的，如慎起居、调饮食、节劳作等。

3. “风者，百病之长”的理解

首先，百病多是由于风性开泄，善开玄府，易入人体。其次，风为四季之常邪，当风邪侵犯人体时，寒、暑、燥、湿诸邪，往往都随之侵入体内，故临床上更多见到风寒、风热、风湿、风燥等。再次，风者，善行而数变，既病之后，它在临床上常有游走性和动摇性的表现。最后，久病多风，风虽然为外感病邪，但不可忽视其在久病中的作用。

4. 情志致病的规律

情志虽总统于心，但又分属于五脏。情志失调致病先引起气机逆乱，而后病及五脏，严重者损伤五脏精气而危及生命。情志失调伤及五脏的规律一是首先犯心。“所以任物谓之心”，故各种精神刺激，首先由心接受，而使心受伤，如张介宾所云：“情志之伤，虽五脏各有所属，然求其所由，则无不从心而发……故忧动于心则肺应，思动于心则脾应，怒动于心则肝应，恐动于心则肾应，此所以五志惟心所使也。”二是心神失其统而后伤及各脏，如喜伤心、怒伤肝、思伤脾、悲伤肺、恐伤肾。三是影响本脏所克伐的脏腑。

然而由于情志与五脏之间、五脏彼此之间关系的复杂性，情志伤脏的病理也具有复杂多样的特性，因而一种情志可伤多脏，一脏又可伤于多种情志，临证应全面诊察，综合分析，知常达变，灵活处置。

5. 《内经》病证命名原则及其意义

病名是反映疾病全过程总体属性、特征及演变规律的诊断概念。《内经》非一时一人之作，故由于时代、学派及地域差异等因素，导致《内经》病证的命名极不统一，且病证内容散见于各篇之中。但归纳各篇记载基本可以清理出《内经》对病证的命名原则。其一，以病象特征命名。病象特征并非指单纯的症状，它是对病象突出特点的描述，含有特定病机，具有一定排它性，如痿、煎厥、薄厥等。另外，病程、时序、发作节律等也应属于病象特征范畴。据此命名的疾病如春病、冬病、暴痈、昔瘤、间日疟、仲夏痹等。时序与外感邪气致病特点有关，多用于外感病的命名。而病程和发病节律则多用于辨证，成为某些内伤病的诊断依据。其二以主导病机命名。主导病机是指病证的病变性质及其演化趋势，它贯穿于疾病过程的始终，是决定疾病特定本质的关键，以主导病机命名病证最能体现疾病的特定本质。

如痹病、风厥、疸、溢饮、水病、积、消、鬲、痈疽等。其三以病因病位命名。这类命名反映了贯穿于疾病过程始终的基本致病因素、病痛及病变部位，如肾风、目风、寒痹等。总之，《内经》在疾病命名中试图从病象特征、主导病机及病因病位等到方面把握疾病本质，提示治法治则，是中医病证命名方法学研究的重要内容，为后世中医疾病的命名奠定了方法学基础。

6.《内经》疾病分类原则及其意义

《内经》认为疾病是人体内环境即脏腑、气血、津液等功能的紊乱及人体与外环境即生存环境关系的失调。《内经》根据致病因素的不同将一切疾病分为外感与内伤两大类。外感病是感受外邪而发的一类疾病。邪气侵犯的部位是肌肤，其传变规律多从表入里，由轻而重。其病机为正邪交争，多以发热为主症，治疗以祛邪为主。内伤病是由情志、饮食、起居、劳作等失宜而致的一类疾病。邪自内而发，直接伤及脏腑，其病机为脏腑功能紊乱，治疗以协调为法。即《灵枢·百病始生》云："夫百病之始生也，皆生于风雨寒暑，清湿喜怒。"《素问·调经论》云"夫邪之生也，或生于阴，或生于阳。其生于阳者，得之风雨寒暑。其生于阴者，得之饮食居处，阴阳喜怒"之义。可见《内经》是以病因、病位作为疾病的分类原则将其分为外感、内伤两大类。在此基础上，外感病进一步按所感外邪的种类不同分类，如六淫病证。内伤病则主要按病变部位结合病因病机分类，如五脏病证、六腑病证、气血津液病证、情志病证及其他杂病等。但外感与内伤只是大体上分类，有些疾病二者兼有，不必过于拘泥。《内经》对疾病的分类，表述了疾病的不同本质，也反映了证候本质的差异。在论述过程中，多详于病因及病机而疏于症状、治法和方剂，体现了《内经》原文的基础性及理论性原则，是后世辨证论治理论与方法的导源。后世据此以六经、卫气营血等辨证方法辨外感病，脏腑、气血等辨证方法辨内伤病，给不同类型疾病的证候规定不同的系统所属，指导临床治疗。因此认识《内经》对疾病的分类原则，对临床正确辨证论治具有指导意义。

【后世发挥】

1. 病因分类及不同邪气所伤部位的差异对后世的影响

《内经》依据受邪发病的部位，将致病因素分为内外两大类：一是外感受于风雨寒暑之类邪气，称为外因；二是内伤于饮食、情志、房事、起居之失调，称为内因。由此形成在病因、发病特点、传变途径与规律、转归预后及治则治法、处方用药方面均有很大不同的内伤与外感两大类疾病。故辨内伤外感是诊治一切疾病的前提，在治疗上，外感病证，当祛邪外出；内伤病证，则以调整内脏功能为要，如《吴医汇讲》云"外感、内伤为证治两大关键"。

李东垣曰："概其外伤风寒六淫客邪，皆有余之病，当泻不当补；饮食失节，中气不足之病，当补不当泻。举世医者，皆以饮食失节，劳役所伤，中气不足，当补之证，认作外感风寒有余客邪之病，重泻其表，使荣卫之气外绝，其死只在旬日之间，所谓差之毫厘，谬之千里，可不详辨乎?"东垣指明：伤发热，时热时止；外感发热，热盛无休。内伤则手心热；外感则手背热。内伤则饮食无味；外感则鼻塞不通。内伤恶寒，得暖便解；外感恶寒，絮火不除。内伤头痛，乍痛乍歇；外感头痛，连痛无停。

陈无择在《内经》内伤、外感病因分类，以及《金匮要略方论》"千般灾难，不越三条"的基础上，提出了三因学说，即以"六淫"为外因，七情过极为内因，饥饱、劳倦、跌仆、水溺及虫兽所伤等为不内外因，亦是把致病条件与发病途径相结合的分类方法，可供参考。

同时，由于病邪性质和致病部位的不同，侵犯的部位有高下、阴阳之分，经脉之别，特别是病证的经脉所属不同，为分经论治及使用引经药提供了诊断依据。如张元素发明药物的引经报使说，认为只有取各药性之长，使之各归其经，才能力专用宏，疗效更著。如指出十二经的引经药分别为：太阳小肠与膀胱经，在上为羌活，在下则为黄柏；阳明胃与大肠经，在上为升麻、白芷，在下则为石膏；少阳胆与三焦经，在上为柴胡，在下则为青皮；太阴脾与肺经，为白芍药；少阴心与肾经为知母；厥阴肝与心包络，在上为青皮，在下则为柴胡。又如，其明确了六经头痛的引经药，云："头痛须用川芎，如不愈，各加引经药，太阳蔓荆，阳明白芷，少阳柴胡，太阴苍术，少阴细辛，厥阴吴茱萸。"

2. 滑寿引王安道论"四时之气，更伤五脏"

滑寿曰："《阴阳应象》曰：春伤于风，夏生飧泄；夏伤于暑，秋必痎疟；秋伤于湿，冬生咳嗽；冬伤于寒，春必病温。与上论大同小异。王安道曰：按此四章诸家注释多失经旨。盖由推求太过也。夫风暑湿寒四气之伤人，人岂能于未发病之前，预知其客于何经络、何脏腑、何部分而成何病乎？及其既发病，然后可以诊候，始知其客于某经络、某脏腑、某部分成某病耳。洞泄也，痎疟也，咳与痿厥也，温病也，皆是因其发动之时，形诊昭著，乃逆推之而知其昔者致病之原，为伤风、伤暑、伤湿、伤寒耳，非是初受伤时能预定其必为此病也。且伤四气，有当时发病者，有过时发病者，有久而后发病者，有过时之久自消散不成病者。何哉？盖由邪气之传变聚散不常，及正气之虚实不等故也。且以伤风言之，其当时而发则为恶风、发热、头疼、自汗、咳嗽喘促等病，其过时与久而发则为疠风、热中寒中、偏枯五脏之风等病。是则洞泄飧泄者，乃过时而发之、中之一病耳。因洞泄飧泄之病生，以形诊推之，则知其为春伤风，藏蓄不散而致此也。苟洞泄飧泄之病未生，孰能知其已伤风于前将发病于后耶？假如过时之久自消散而不成病者，人亦能知之乎？夏伤于暑为痎疟，冬伤于寒为温病，意亦类此。但湿长夏之令，何于秋言之？盖春夏冬各有三月，故其令亦各就本时而行也。若长夏则寄旺于六月之一月耳。秋虽有三月，然长夏之湿令每侵過于秋而行，故曰：秋伤于湿。且四气所伤所病之义。盖风者，春之令也，春感之偶不即发，而至夏邪既不散则必为疾。其所以为洞泄者，风盖天地浩荡之气，飞扬鼓舞，神速不常，人身有此，则肠胃之职其能从容传化泌别而得其常乎？故水谷不及分别而并趋下以泄出也。暑者，夏之令也，夏感之偶不即发，而至秋又伤于风与寒，故为痎疟。寒者，冬之令也，冬感之偶不即发，而至春其身中之阳虽始为寒邪所郁，不得顺其渐升之性，然亦必欲应时而出，故发温病也。秋伤湿，前篇所谓上逆而咳，发为痿厥，不言过时，似是当时即发者。但既与风暑寒三者并言，则此岂得独为即发者乎？然经无明文，终亦不敢比同。后篇便断然以为冬发病也。虽然湿本长夏之令，侵过于秋耳，纵使即发，亦近于过时而发者矣。此当只以秋发病为论，湿从下受，故肝肺为咳，谓之上逆。夫肺为诸气之主，今既有病则气不外运，又湿滞经络，故四肢痿弱无力而或厥冷也。后篇所谓冬生咳嗽，既言过时则与前篇之义颇不同矣。夫湿气久客不散，至冬而寒气大行，肺恶寒而或受伤，故湿气得以乘虚上侵于肺，发为咳嗽也。或者见《素问》于病温痎疟等，以必言之，遂视为一定不易之辞，殊不知经中每有似乎一定不易之论，而却不可以为一定不易者。如曰：热厥因醉饱入房而得，热中、消中皆富贵人，新沐中风则为首风，如此之类，岂皆然哉！读者当活法勿拘执也。王启玄注，虽未免泥于必字及未得经旨，却不至太远也。成无己注，似太远矣，然犹未至于甚也。若王海藏推求过极，乖悖经旨，有不可胜言者。秋令为燥，然秋之三月，前近于长夏，其不及则为湿所胜，其太过则同于火化，其平气则又不伤人，此经所以于伤人止言风暑湿寒而不言燥也。或曰：五运、六气、七篇叙燥之为病甚多，何哉？曰：运气七篇与《素问》诸篇自是两书，作于二人之手，其立意各有所主，不可混言。王冰以为《七篇》参入《素问》之中，本非《素问》原文也。予今所推之义，乃是《素问》本旨，当自作一意看。"

【注家争鸣】

1. "体若燔炭，汗出而散"的理解

杨上善注：汗者，阴气也，故汗出即热去。今热，汗出而烦扰也。若静而不扰，则内热狂言。如此者，虽汗犹热。汗如沐浴，汗不作珠，故曰如散也。

吴崑注：人之伤于寒也，则为病热，故云体若燔炭。治之之法，在表者宜汗之，汗出则寒可得而散矣。旧本"体若燔炭"二句，在"静则多言"下。

张介宾注：此言暑之阴者也，故体热若燔炭，必须汗出，邪乃得散。如《热病》篇曰：暑当与汗皆出，勿止。此之谓也。但感而即病，则伤寒也。若不即病，至秋而发，则如《阴阳应象大论》曰：夏伤于暑，秋必痎虐。

张志聪注：《伤寒论》曰：病常自汗出者，此卫气不和也。复发其汗，营卫和则愈。故因于暑而汗出者，暑伤阳而卫气不和也。汗出而散者，得营卫和而汗出乃解也。"

高世栻注：若因于暑，夏月皮毛开发，故汗；烦则喘喝，暑邪伤阳也。静则多言，暑邪伤阴也。若伤暑无汗，则病燥火之气，故体若燔炭。燔炭，燥火也。故必汗出而散。言阴液出于皮毛，则暑邪燥火始散。由是而知，因于暑，乃阳因而上也。汗出而散，卫外者也。

[按]

关于"体若燔炭，汗出而散"大多医家多从阴暑、阳暑入手分析，虽有道理，但吴崑将"体若燔炭，汗出而散"移至"因于寒"下，文理、医理兼通，可参。

2. "因于湿，首如裹"的理解

杨上善注：人有病热，用水湿头而以物裹人，望除其热。

吴崑注：首如裹，湿邪在首，如有物蒙裹之也。

张志聪注："阳气者，若天与日，因而上者也。伤于湿者，下先受之，阴病者，下行极而上，阴湿之邪，上干阳气而冒明，故首如裹也。"

[按]

"因于湿，首如裹"先前有医家以"因于湿首如裹"断句，所以造成理解有误，可见断句对于理解经意十分重要。

3. "因于气，为肿，四维相代，阳气乃竭"的理解

王冰注：素常气疾，湿热加之，气湿热争，故为肿也。然邪气渐盛，正气浸微，筋骨血肉，互相代负，故云四维相代也。致邪代正，气不宣通，卫无所从，便至衰竭，敢言阳气力

竭也。卫者，阳气也。

杨上善注：因邪气客于分肉之间，卫气壅遏不行，遂聚为肿。四时之气，各自维守，今四气相代，则卫之阳气竭壅不行，故为肿也。

滑寿注：因于气，为肿，下文不叙，恐有脱简。王注曰：素常气疾，湿热加之，气湿热争，故为肿也。然邪气渐盛，正气浸微，阳气衰少致邪代。正气不宣通，故四维发肿。诸阳受气于四肢也。今人见膝间关节肿疼，全以为风治者，误矣。

吴崑注：气，蒸腾之气，湿热所化也。病因于气，则血脉堕滞而为浮肿。四维，血、肉、筋、骨也。以是四者维持人身，故云四维。相代，更代而坏也。湿为土，土贯四旁，故四维皆病。竭，尽也。阳气乃竭，谓正气衰尽也。

马莳注：因于气，证所致者。凡怒则伤肝，肝气有余，来侮脾土，脾土不能制水，水气泛溢于四肢，而为肿胀之疾……脾土不能制水，水气泛溢于四肢，而为肿胀之疾，其手足先后而肿，此四维之所以相代也。四维者，四肢也。

张介宾注：因于气者，凡卫气营气脏腑之气，皆气也，一有不调，均能致疾。四维，四支也。相代，更迭而病也。因气为肿，气道不行也。四支为诸阳之本，胃气所在，病甚而至于四维相代，即上文内闭九窍，外壅肌肉、卫气解散之谓，其为阳气之竭也可知。

高世栻注：气，犹风也。《阴阳应象大论》云：阳之气，以天地之疾风名之，故不言风而言气。因于气为肿者，风淫末疾，四肢肿也。四维相代者，四肢行动，不能彼此借力而相代也。四肢者，诸阳之本，今四维相代，则阳气乃竭。此阳因而上，阳气竭，而不能卫外者也。

张琦注：四维，四时也。本阳虚而为四时寒暑湿气所乘，则阳气竭绝。阳虚而厥气乘之，则为痞满肿胀之疾。

姚绍虞注："气即阳气也。阳气既不能卫外，不特寒暑湿相因而为患，即气亦能自病，是亦谓之因于气也。气周密则默运而流通，气疏泄则偏壅而浮肿。四维者，四支也。四支者，诸阳之本也。阳气盛，则四支实而挥霍扰乱。阳气虚，则手足浮肿，或手已而足，或足已而手，是相代也。凡病此者，非阳气匮乏不至此，而实则由于卫外不固之所致也。竭字宜活看，勿竟作竭绝，盖甚言之，以见阳之不可不固也。按阳因而上二句是纲，以下因于寒四段是目，盖言阳气不能卫外，则诸邪乘虚而入也。寒暑湿气四条各自为一义，前后原不相蒙，王注将上下文逐段承转，辞义牵强，今厘正之。"

［按］

"因于气，为肿"历代医家纠缠于"气"与"肿"的含义，至今尚未有定论。至于"四维相代，阳气乃竭"《黄帝内经素问校释》注云："四种邪气（寒、暑、湿、风）维系不离，相互更代伤人，就会使阳气衰竭。"程士德《高等中医院校教学参考丛书——内经》将"四维相代，阳气乃竭"句，视为对"因于寒"以下一段文字的总结语。指出："四维相代，谓风、寒、暑、湿四种邪气维系不离而相互更替伤人。因此，人体的阳气乃告竭尽。"并引本篇下文"四时之气，更伤五脏"之语及《太素》卷三注语"四时之气，各自维守，今四气相代，更伤五脏"为佐证。程氏之说符合经旨，可从。

第二节 发病观点

《内经》力主邪正相争的发病观，认为疾病的发生就是各种邪气与人体正气相互斗争的过程，邪胜正则发病；而邪气的产生，与天时、地理、社会等因素有关；正气的强弱同人的体质、年龄、居处环境、生活习惯等关系更为密切。基于这种认识，《内经》提出“两虚相得，乃客其形”“邪之所凑，其气必虚”“勇者气行则已，怯者则着而为病”等著名发病学论点。同时，病发不同证候的机理也是发病学研究的内容，主要决定于人的个体差异、病邪性质、受邪轻重、病邪所中部位等。此外，在发病方式上，《内经》不仅提出受邪即发，还有伏邪后发、因加而发等模式，还提出“生病起于过用”“百病生于气”等重要论断，对于临证诊断、疾病的防治，都有重要理论价值。

【原文导读】

10201 黄帝问于少俞曰：余闻百疾之始期也，必生于风雨寒暑，循毫毛而入腠理，或复还[①]，或留止，或为风肿汗出，或为消瘅，或为寒热，或为留痹，或为积聚，奇邪淫溢，不可胜数，愿闻其故。夫同时得病，或病此，或病彼，意者天之为人生风乎，何其异也?

少俞曰：夫天之生风者，非以私百姓也，其行公平正直，犯者得之，避者得无殆，非求人而人自犯之。

黄帝曰：一时遇风，同时得病，其病各异，愿闻其故。

少俞曰：善乎哉问！请论以比匠人。匠人磨斧斤砺刀，削斫材木，木之阴阳，尚有坚脆，坚者不入，脆者皮弛，至其交节，而缺斤斧焉。夫一木之中，坚脆不同，坚者则刚，脆者易伤，况其材木之不同，皮之厚薄，汁之多少而各异耶。夫木之早花先生叶者，遇春霜烈风，则花落而叶萎；久曝大旱，则脆木薄皮者，枝条汁少而叶萎；久阴淫雨则薄皮多汁者，皮溃而漉。卒风暴起，则刚脆之木枝折杌伤。秋霜疾风，则刚脆之木，根摇而叶落。凡此五者，各有所伤，况于人乎。

黄帝曰：以人应木奈何?

少俞答曰：木之所伤也，皆伤其枝[②]，枝之刚脆而坚未成伤也。人之有常病也，

---

① 复还：《灵枢经校释》引孙鼎宜《内经章句》，云“谓传变”。

② 木之所伤也，皆伤其枝：朱永年注：“木枝者，比人之四肢。本经曰：中于阴，常从胻臂始。是以上古之人，起居有常，不妄作劳，养其四体也。”

亦因其骨节皮肤腠理之不坚固者，邪之所舍也，故常为病也①。（《灵枢·五变》）

10202　黄帝问曰：人之居处动静勇怯②，脉③亦为之变乎。

岐伯对曰：凡人之惊恐恚劳动静，皆为变也④。是以夜行则喘出于肾⑤，淫气病肺⑥；有所堕恐，喘出于肝，淫气害脾；有所惊恐，喘出于肺，淫气伤心⑦；度水跌仆，喘出于肾与骨⑧。当是之时，勇者气行则已，怯者则着而为病也⑨。故曰：诊病之道，观人勇怯、骨肉皮肤，能知其情，以为诊法也⑩。（《素问·经脉别论》）

10203　黄帝问于岐伯曰：夫百病之始生也，皆生于风雨寒暑，清湿喜怒。喜怒不节则伤脏，风雨则伤上，清湿则伤下⑪。三部之气，所伤异类，愿闻其会。

岐伯曰：三部之气各不同，或起于阴，或起于阳，请言其方。喜怒不节，则伤脏，脏伤则病起于阴也；清湿袭虚，则病起于下；风雨袭虚，则病起于上，是谓三部⑫。至于其淫泆，不可胜数⑬。

黄帝曰：余固不能数，故问先师。愿卒闻其道。

岐伯曰：风雨寒热不得虚，邪不能独伤人。卒然逢疾风暴雨而不病者，盖

---

①　邪之所舍也，故常为病也：张介宾注："木有坚脆，所以伤有重轻，人有坚脆，所以病有微甚，故虽同时遇风，而有受有不受，此病之所以异也。"

②　勇怯：吴崑注："壮者谓之勇，弱者为之怯。"

③　脉：张介宾注："脉以经脉血气统言之也。"张琦注："有动于气，脉必形之。"

④　凡人之惊恐恚劳动静，皆为变也：高世栻注："不但居处之动静，用力之勇怯，凡人之惊恐恚劳动静，经脉失常，皆为变也。"

⑤　是以夜行则喘出于肾：王冰注："肾王于夜，气合幽冥，故夜行则喘息内从肾出也。"

⑥　淫气病肺：吴崑注："淫气，气有余而偏胜为患也。病肺，肾少阴之脉上入肺中，喘气上逆，肺苦之也。"张介宾注："淫气者，阴伤则阳胜，气逆为患也。肺肾为母子之脏。而少阴之脉上入肺中，故喘出于肾则病苦于肺。"

⑦　有所惊恐，喘出于肺，淫气伤心：吴崑注："惊则神越，气乱于胸中，故喘出于肺。心藏神，神乱则邪入，故淫气伤心。"

⑧　度水跌仆，喘出于肾与骨：张介宾注："水气通于肾，跌仆伤于骨，故喘出焉。"

⑨　勇者气行则已，怯者则着而为病也：马莳注："斯时也，勇者气散则无病，怯者气着则为病矣。"张志聪注："言此数者，皆伤五脏之气。勇者逆气已过，正气复顺；怯者则留着为病而见病脉矣。"

⑩　诊病之道……以为诊法也：马莳注："既观人之勇怯、骨肉、皮肤，而又能知病肺、害脾、伤心、着肾之详，则诊法备矣。"

⑪　风雨则伤上，清湿则伤下：杨上善注："湿从地起，雨从上下，其性虽同，生病有异。寒生于外，清发于内，性是一物，起有内外，所病亦有不同。"

⑫　是谓三部：张介宾注："百病始生，无非外感内伤，而复有上中下之分也。喜怒不节，五志病也，内伤于脏，故起于阴。清湿袭虚，阴邪之在表也，故起于下。风雨袭虚，阳邪之在表也，故起于上。"

⑬　至于其淫泆，不可胜数：杨上善注："是谓三部之气，生病不同，更随所因，变而生病，漫衍过多，不可量度也。"

无虚，故邪不能独伤人。此必因虚邪之风，与其身形，两虚相得，乃客其形①。两实相逢，众人肉坚，其中于虚邪也因于天时，与其身形，参以虚实，大病乃成②，气有定舍，因处为名③，上下中外，分为三员。（《灵枢·百病始生》）

10204　夫精者，身之本也④。故藏于精者，春不病温⑤。（《素问·金匮真言论》）

10205　以身之虚而逢天之虚⑥，两虚相感，其气至骨⑦，入则伤五脏，工候救之，弗能伤也⑧，故曰：天忌⑨不可不知也。（《素问·八正神明论》）

---

①　两虚相得，乃客其形：张介宾注："从冲后来者为虚风，伤人者也。从所居之乡来者为实风，主生长养万物者也。若人气不虚，虽遇虚风，不能伤人，故必以身之虚而逢天之虚，两虚相得，乃客其形也。若天有实风，人有实气，两实相逢而众人肉坚，邪不能入矣。"

②　其中于虚邪也……大病乃成：马莳注："此可以见人之中于虚邪，由于天时之虚与其身形之虚，故参以虚实之法，则知大病之所由成也。"杨上善注："参，合也。虚者，形虚也；实者，邪气盛实也。两者相合，故大病成也。"

③　气有定舍，因处为名：张志聪注："气有定舍者，言邪气淫泆，不可胜论，或着于孙络，或着于经输，而后有定名也。"

④　夫精者，身之本也：张志聪注："神气血脉皆生于精，故精乃生身之本。"精，先后天之精的统称，藏于五脏。"

⑤　藏于精者，春不病温：张介宾注："精耗则阴虚，阴虚则阳邪易犯，故善病温。此正谓冬不按蹻则精气伏藏，阳不妄升则春无温病，又何虑乎鼽衄颈项等病？"于鬯注："'藏'上当脱'冬'字。王注云：'此正谓冬不按蹻，则精气伏藏。'盖王本此冬字尚未脱也。"

⑥　以身之虚而逢天之虚：姚绍虞注："元气亏损，身之虚也。贼邪虚风，天之虚也。然唯身虚则天虚乃得而乘之。"

⑦　两虚相感，其气至骨：马莳注："苟以吾身之虚而遇天之虚邪贼风，是谓两虚相感，其邪气至骨。"

⑧　工候救之，弗能伤也：马莳注："唯工候预知而勿犯，纵犯之而即救，始弗止于伤耳。"

⑨　天忌：马莳注："按《灵枢·官能篇》云：用针之服，必有法则，上视天光，下司八正，以辟奇邪，而观百姓，审于虚实，无犯其邪。是得天之露，遇岁之虚，救而不胜，反受其殃，故曰：必知天忌。此论天忌之当知也。按《灵枢·卫气行篇》岐伯曰：岁有十二月，日有十二辰，子午为经，卯酉为纬，天周二十八宿，而一面七星，四七二十八星，房昴为纬，虚张为经，是故房至毕为阳，昴至心为阴，阳主昼，阴主夜。故曰星辰者，所以制日月之行也。按《上古天真论》曰：上古圣人之教下也，皆谓之虚邪贼风，避之有时。又《灵枢·九宫八风篇》云：从其所居之乡来为实风，主生长养万物；从其冲后来为虚风，主伤人者。故圣人曰避虚邪之道，若避矢石然。又曰：风从南方来，名曰大弱风；从西南方来，名曰谋风；从西方来，名曰刚风；从西北方来，名曰折风；从北方来，名曰大刚风；从东北方来，名曰凶风；从东方来，名曰婴儿风；从东南方来名曰弱风。又按《灵枢·刺节真邪篇》云：虚邪之中人也。此可见虚邪本指风，而王注以为人虚感邪者非。故曰八正者，所以候八风之虚邪以时至者也。春秋冬夏人气同之，故曰四时者，所以分春秋冬夏之气，当以时而调之也。此八正虚邪，当避之而勿犯，苟以吾身之虚，而遇天之虚邪贼风，是谓两虚相感，其邪气至骨，入则内伤五脏，惟工候预知而勿犯，纵犯之而即救，始弗至于伤耳。凡若此者，乃天道之所当忌，名曰天忌。"

10206　黄帝曰：其有卒然暴死暴病者，何也？少师答曰：三虚者，其死暴疾也①；得三实者，邪不能伤人也。黄帝曰：愿闻三虚。少师曰：乘年之衰，逢月之空，失时之和，因为贼风所伤，是谓三虚。故论不知三虚，工反为粗。帝曰：愿闻三实。少师曰：逢年之盛，遇月之满，得时之和，虽有贼风邪气，不能危之也。（《灵枢·岁露论》）

10207　黄帝曰：夫子言贼风邪气之伤人也，令人病焉。今有其不离屏蔽，不出空穴之中，卒然病者，非不离贼风邪气，其故何也？

岐伯曰：此皆尝有所伤于湿气，藏于血脉之中，分肉之间，久留而不去；若有所堕坠，恶血在内而不去。卒然喜怒不节，饮食不适，寒温不时，腠理闭而不通。其开而遇风寒，则血气凝结，与故邪相袭，则为寒痹②。其有热则汗出，汗出则受风，虽不遇贼风邪气，必有因加而发焉③。（《灵枢·贼风》）

10208　故春秋冬夏，四时阴阳，生病起于过用④，此为常也。（《素问·经脉别论》）

10209　阴之所生，本在五味⑤，阴之五宫；伤在五味⑥。是故味过于酸，肝气以津，脾气乃绝⑦。味过于咸，大骨气劳，短肌，心气抑。味过于甘，心气喘满，色黑，肾气不衡。味过于苦，脾气不濡，胃气乃厚。味过于辛，筋脉沮弛，精神乃央⑧。（《素问·生气通天论》）

---

① 三虚者，其死暴疾也：张志聪注："逢年之虚者，六气司天在泉之不及也；逢月之空者，月郭空之时也；失时之和者，四时不正之气也。夫卫气与天地相参，与日月相应，是年之虚，月之空，时之违和，皆主卫气失常。盖卫气者，卫外而为固也。卫气虚，则腠理疏而邪气直入于内，故为暴病卒死。"

② 与故邪相袭，则为寒痹：马莳注："盖尝有所伤于湿气，或因堕坠，而有恶血在其中，又猝然有喜怒、饮食、寒温各失其常，所以腠理闭而不通也。及其腠理开，而或遇风寒，则血气凝结，与湿气恶血等之故邪相袭，则为寒痹。"张介宾注："故邪在前，风寒继之，二者相值，则血气凝结，故为寒痹。《痹论》曰：'寒气胜者为痛痹也'。"

③ 因加而发焉：张介宾注："其或有因热汗出而受风者，虽非贼风邪气，亦为外感。必有因加而发者，谓因于故而加以新，新故合邪故病发矣。"

④ 生病起于过用：王冰注："不适其性，而强云为，过即病生，此其常理。五脏受气，盖有常分，用而过耗，是以病生。"

⑤ 阴之所生，本在五味：杨上善注："身内五脏之阴，因五味而生也。"

⑥ 阴之五宫；伤在五味：张介宾注："此下言阴之所以生者在五味，而所以伤者亦在五味也。五宫，五脏也。《六节藏象论》曰：地食人以五味。夫味得地气，故能生五脏之阴，若五味不节，则各有所克，反伤其阴矣。"

⑦ 味过于酸，肝气以津，脾气乃绝：马莳注："味过于酸，则肝气津淫，而木盛土亏，脾气从滋而绝矣。"张琦注："肝性升散，酸入肝而主敛，肝气过敛，津液停瘀则木气转郁，必乘脾土也。"

⑧ 味过于辛，筋脉沮弛，精神乃央：张介宾注："辛入肺，过于辛则肺气乘肝，肝主筋，故筋脉沮弛。辛散气，则精神耗伤，故曰乃央。"俞樾注："央者尽也。《楚辞·离骚》：'时亦犹其未央今'。王逸注曰：'央，已也。'已与尽同义。精神乃央，言精神乃尽也。"

10210 五劳所伤：久视伤血①，久卧伤气，久坐伤肉②，久立伤骨，久行伤筋③，是谓五劳所伤。(《素问·宣明五气》)

10211 帝曰：善。余知百病生于气也④，怒则气上，喜则气缓，悲则气消，恐则气下，寒则气收，炅则气泄，惊则气乱，劳则气耗，思则气结，九气不同，何病之生?

岐伯曰：怒则气逆，甚则呕血及飧泄，故气上矣⑤。喜则气和志达，荣卫通利，故气缓矣⑥。悲则心系急，肺布叶举，而上焦不通，荣卫不散，热气在中，故气消矣⑦。恐则精却，却则上焦闭，闭则气还，还则下焦胀，故气不行矣⑧。寒则腠理闭，气不行，故气收矣⑨。炅则腠理开，荣卫通，汗大泄，故气泄⑩。惊则心无所倚，神无所归，虑无所定，故气乱矣⑪。劳则喘息汗出，外内皆越，

---

① 久视伤血：姚绍虞注：“目得血而能视，视久则目力竭而血伤。”

② 久卧伤气，久坐伤肉：张介宾注：“久卧则阳气不伸，故伤气。久坐则血脉滞于四体，故伤肉。”

③ 久立伤骨，久行伤筋：张志聪注：“久立则伤腰肾膝胫，故伤骨。行走罢极，则伤筋。”

④ 百病生于气也：张介宾注：“气之在人，和则为正气，不和则为邪气。凡表里虚实、逆顺缓急，无不因气而至，故百病皆生于气。”

⑤ 怒则气逆，甚则呕血及飧泄，故气上矣：张介宾注：“怒，肝志也。怒动于肝，则气逆而上，气逼血升，故甚则呕血。肝木乘脾，故为飧泄。肝为阴中之阳，气发于下，故气上矣。”

⑥ 喜则气和志达，荣卫通利，故气缓矣：张介宾注：“气脉和调，故志畅达。荣卫通利，故气徐缓。然喜甚则气过于缓，而渐至涣散，故《调经论》曰：喜则气下。《本神篇》曰：喜乐者，神惮散而不藏。义可知也。”

⑦ 悲则心系急……故气消矣：张介宾注：“悲生于心则心系急，并于肺则肺叶举，故《宣明五气篇》曰：精气并于肺则悲也。心肺俱居鬲上，故为上焦不通。肺主气而行表里，故为营卫不散。悲哀伤气，故气消矣。”张志聪注：“气郁于中则热中，气不运行，故潜消也。”

⑧ 恐则精却……故气不行矣：《新校正》云：“详‘气不行’当作‘气下行’也。”张介宾注：“恐惧伤肾则伤精，故致精却。却者，退也。精却则升降不交故上焦闭，上焦闭则气归于下，病为胀满，而气不行，故曰恐则气下也。《本神篇》曰：……恐惧者，神荡惮而不收。”高世栻注：“恐伤肾而上下不交，故气不行。不行者，不行于上也。恐则气下，以此故也。”

⑨ 寒则腠理闭，气不行，故气收矣：王冰注：“收，谓收敛也。身寒则卫气沉，故皮肤纹理及渗泄之处，皆闭密而气不流行，卫气收敛于中而不发散也。”马莳注：“身寒则腠理闭，卫气不得行于外，故脏腑之气，收敛于内也。”张介宾注：“腠，肤腠也。理，肉理也。寒束于外则玄府闭密，阳气不能宣达，故收敛于中而不得散也。”“热则流通，故腠理开阳从汗散，故气亦泄。”高世栻注：“寒则肌腠之纹理闭而不开，闭则三焦之气不能通会于肌腠，故气不行。寒则气收，以此故也。”

⑩ 炅则腠理开，荣卫通，汗大泄，故气泄：张志聪注：“气为阴之固，阴为阳之守。炅则腠理开，汗大泄，则阳气从而外泄矣。”

⑪ 惊则心无所倚，神无所归，虑无所定，故气乱矣：马莳注：“惊则气乱者，正以心之志为神，惊则心无所倚着，神无所归宿，虑无所定一，放气因之而乱也。”

故气耗矣①。思则心有所存，神有所归，正气留而不行，故气结矣②。（《素问·举痛论》）

【经旨阐释】

1. 邪气与发病

《内经》关于发病中正邪作用的论述，既关注邪气因素对发病的影响，更强调人体正气盛衰的重要作用，其力主邪正相争的发病观，认为疾病的发生是各种邪气与人体正气相互斗争的过程，邪气是必要条件，正气是主导因素，正邪的相互作用，即表现为机体的疾病状态，直接影响着疾病的过程。

首先，致病邪气是发病的基本条件。风寒暑湿燥火是自然界四时的气候变化，但其异常变化，诸如气候的太过或不及，超过人体的适应能力，则成为致病因素。如《素问·金匮真言论》说："八风发邪，以为经风，触五脏，邪气发病。"提出凡病多为邪气所致，邪气触冒五脏，侵袭人体是发病的基本条件。《灵枢·百病始生》亦云"夫百病之始生也，皆生于风雨寒暑，清湿喜怒"，说明邪气侵入人体是发病的前提，还指出邪气有外感与内伤之不同。如风雨寒暑与清湿，皆属于外来的致病邪气。而以喜怒，代指七情内伤致病因素，也说明了致病邪气多样的特性。

其次，致病邪气有性质的区别。风寒暑湿燥火六淫为四时不正之邪，其中风暑火属阳，寒湿燥属阴，各有不同的致病特点与规律。如《素问·风论》云"风者，善行而数变。……故风者，百病之长也，至其变化，乃为他病也，无常方，然致有风气也"，指出风邪致病的两个突出特性。第一，"风者，善行而数变"。因风为阳邪，善动不居，易行而无定处，且致病过程变化多端，表现多种多样。第二，"风者，百病之长也"。提出风邪是外感病因的先导，寒、湿、燥、热等邪气往往多依附于风而侵袭人体，同时风邪致病又变化多端，"至其变化，乃为他病也，无常方，然致有风气也"。故有风邪有"百病之长""百病之首"之称谓。再如，《素问·生气通天论》云："因于湿，首如裹。"以湿邪病变表现头部沉重，如物裹缠之状，说明湿邪致病以重浊为特点。《素问·阴阳应象大论》曰"风胜则动，热胜则肿，燥胜则干，寒胜则浮，湿胜则濡泻"，则分别表现动摇、易致痈肿、干燥、易成浮肿、导致濡泻等特征，简明扼要地概括了风、热、燥、寒、湿的致病特点。

疫疠之邪，其致病与一般的邪气有明显不同，以具有传染性为特点，人群之间易于相互传染，且发病者症状往往具有相似性，正如《素问遗篇·刺法论》所说："五疫之至，皆相染易，无问大小，病状相似。"故告诫注意预防而"避其毒气"。而且虽然传染性是疫邪致病的关键，但各种疫邪的传染途径和致病的强弱有区别，因感邪不同而发为不同疫病，即后

---

① 故气耗矣：马莳注："劳则气耗者，正以人有劳役，则气动而喘息，其汗必出于外。夫喘则内气越，汗出则外气越，故气以之而耗散也。"

② 思则心有所存……故气结矣：杨上善注："专思一事，则心气驻一物，所以神务一物之中，心神引气而聚，故结而为病矣。"马莳注："思则气结者，正以心之官则思，思则心有所存，神有所归，其气留畜而不行，故气结矣。"

世所谓“一气致一病”。

最后，致病邪气作用机制不同。病邪不同，其致病机制亦则不同，如《素问·举痛论》云：“余知百病生于气也。怒则气上，喜则气缓，悲则气消，恐则气下，寒则气收，炅则气泄，惊则气乱，劳则气耗，思则气结。”许多疾病的产生与气机的失常有关，以九气为病举例，阐述了情志过极、寒热失调、劳倦过度等因素导致人体气机失调的机制。而且九种致病因素中，涉及怒、喜、悲、恐、惊等情志的就有五种，强调了情志因素致病的重要性。张介宾注曰：“气之在人，和则为正气，不和则为邪气。凡表里虚实、逆顺缓急，无不因气而至，故百病皆生于气。”气，在此指气机失调。各种致病因素均可引起气机失调而发病，但由于病因不同，其气机失调也各具特点，分别表现为气上、气下、气缓、气收、气消、气泄、气乱、气耗、气结等不同变化。

邪气致病力有强弱之不同，《内经》有虚邪、贼风、虚风、正邪等称谓。其中虚邪、贼风均指四时不正之气，足以致病。王冰注《素问·上古天真论》说：“邪乘虚入，是谓虚邪。窃害中和，谓之贼风。”虚风则是相对实风而言，其同于虚邪贼风。如《灵枢·九宫八风》说：“风从其所居之乡来为实风，主生，长养万物。从其冲后来为虚风，伤人者也，主杀，主害者。”认为每一季节有当令的风向，如春多东风，秋多西风等为“实风”，是有利于万物生长的正常气候。而风向与该时令正常的风向相反，如春之西风，夏之北风之类，则成为致病因素而称“虚风”。“正邪”，则是致病力甚弱的邪气，此谓感受正邪。正邪相对于虚邪而言，对人体的损害较小；因其非人体所固有，故谓从外袭内，只有其人正气虚时，或多与身心因素相关而致病。如张介宾注：“正邪者，非正风之谓，凡阴阳劳逸之感于外，声色嗜欲之动于内，但有干于身心者，皆谓之正邪。亦无非从外袭内者也。”《灵枢·淫邪发梦》云“邪从外袭内，而未有定舍，反淫于脏，不得定处，与营卫俱行，而与魂魄飞扬，使人卧不得安而喜梦”，认为“正邪”致梦的机制是干扰脏腑正常活动，渗入营卫之气，而在周身运行，导致五脏之神不能内藏，从而“使人卧不得安而喜梦”。

2. 正气与发病

《内经》虽然提出邪气是发病的重要条件，但更关注正气与邪气两方面的对比，强调正气在发病中的主导作用。

首先，正气在发病中的主导作用。正气强则胜邪，邪气被抑制，或者被祛除，即不发病；反之，正气虚弱不胜邪气，则邪气得以侵入人体，引发疾病，《素问遗篇·刺法论》曰“正气存内，邪不可干”，指出人体正气旺盛，抗御邪气的能力强，则邪气难以侵袭人体。《素问·评热病论》云“邪之所凑，其气必虚”，提出邪气入侵伤人，必定是人体正气不足。《刺法论》与《评热病论》两篇文章，从正反两方面强调了《内经》的基本发病观，可见，其中正气的强弱是发病的决定因素。《灵枢·口问》论上、中、下三个部位的精气不足之病机及其主要症状，指出“邪之所在，皆为不足”，从发病部位的角度，强调邪气所在之处即正气不足之处，阐发正气为主导的发病观。《素问·金匮真言论》以温病为例，指出“藏于精者，春不病温”，认为精气的盛衰是其发病与否的决定因素。张志聪注《素问·评热病论》“风厥”时也提出“阳热之邪，惟藉阴精以制胜”的论点，发挥了这一发病观。此外，正气强弱对发病时病情的轻重缓急逆顺也有重要影响。正气强则发病相对缓而轻；正气弱则发病来势急重，而且易于传变入里，如《灵枢·病传》说："正气横倾，淫邪泮衍，血脉传溜，大气入脏，腹痛下淫，可以致死，不可以致生。"此说明正气衰弱，邪气猖獗，正不能胜邪，发病势急而危重，预后凶险。

其次，邪正相争的发病观。《内经》邪正相争发病观奠定了中医以内因为主的发病学理论。《灵枢·百病始生》说："风雨寒热，不得虚，邪不能独伤人。卒然逢疾风暴雨而不病者，盖无虚，故邪不能独伤人。此必因虚邪之风，与其身形，两虚相得，乃客其形。""两虚相得"指出人体正虚与外界的邪气相结合，邪气才能乘虚侵袭人体而致病。"两虚相得"的发病观是《内经》对外感病发病原理的概括。本篇指出"其中于虚邪也，因于天时，与其身形，参以虚实，大病乃成"，亦以外感病的发生为例，强调了正气强盛与否是发病的主导因素。

《内经》在重视外在致病因素的基础上，强调体内正气抗病能力，从邪正斗争、相互消长依存的角度看待疾病的发生及其发展变化，提示我们从"以人为本"的理念出发，既强调正气为发病的主导，机体自身条件是发病与否的基础，又不排除致病邪气的作用，《内经》邪正相争的发病观，奠定了中医以内因为主的发病学理论。只有把疾病看成致病因素影响下出现的异常生命活动，才能避免见病不见人，只知抗邪不知护正的片面观点，对于疾病诊断与防治，均有重要理论价值。

3. 勇怯、体质与发病

《内经》关于勇怯、体质与发病的关系主要有以下一些认识。

首先，勇怯与发病。《内经》对性格勇、怯与疾病关系的认识较为深刻，认为性格勇怯不同，则对致病因子的反应、病机转归预后及对针药的耐受性等方面均有所区别。《素问·经脉别论》指出，对于惊恐刺激、意外困难、劳苦夜行、涉水跌仆等情况，勇者有较强的适应能力，故不易发病，即使发病也易已；相反，怯懦者在恶劣的条件下则易于发病，即所谓"当是之时，勇者气行则已，怯者则着而为病也"。勇、怯不同，其形气的强弱、皮肤的厚薄、筋骨的坚脆、耐痛的程度亦有差异，故在针灸方法的选择、刺激的强度与时间的确定方面，亦应因人而异。

其次，体质与发病的关系可以有以下几点：

第一，体质因素决定着发病与否。《灵枢·本脏》曰："人之有不可病者，至尽天寿，虽有深忧大恐，怵惕之志，犹不能减也，甚寒大热，不能伤也；其有不离屏蔽室内，又无怵惕之恐，然不免于病者。"一般而言，正气旺盛者，体质强健，抗病力强；正气虚弱者，体质羸弱，抵抗力差。因此，人体能否感受外邪而发病，主要取决于个体的体质状况。如《灵枢·本脏》云："五脏皆坚者，无病；五脏皆脆者，不离于病。"《灵枢·论勇》亦认为："有人于此，并行并立，其年之长少等也，衣之厚薄均也，卒然遇烈风暴雨，或病或不病。"其原因在于体质之强弱，即"黑色而皮厚肉坚，固不伤于四时之风""薄皮弱肉者，则不胜四时之虚风"。

第二，体质因素决定着某些病邪的易感性与疾病的倾向性。个体体质的特异性，常导致其对某些致病因子有易感性，或对某些疾病有易罹性、倾向性。中医学也将此现象称为"同气相求"。简言之，就是某种特殊体质容易感受相应的邪气，易患某类特定的疾病。如

《灵枢·五变》曾指出“肉不坚，腠理疏，则善病风”“五脏皆柔弱者，善病消瘅”“小骨弱肉者，善病寒热”“粗理而肉不坚者，善病痹”。《灵枢·本脏》对脏腑形质功能不同的体质所易患的疾病也有详尽的论述。此外，遗传性疾病、先天性疾病的产生，以及过敏体质的形成也与个体的体质有重要关联。

第三，体质因素决定某些疾病的证候类型。病邪侵入人体，导致疾病发生，由于个体体质上固有的差异，机体对致病因子侵入的反应不同，因此形成了不同的疾病证候类型。首先，感受相同的致病因素，但因个体体质差异可表现出不同的证候类型。如《素问·风论》所说：“风之伤人也，或为寒热，或为热中，或为寒中，或为厉风，或为偏枯，或为风也，其病各异。”而造成差异性的原因，乃是“因人而异”所致，如“其人肥，则风气不得外泄，则为热中而目黄；人瘦则外泄而寒，则为寒中而泣出”。其次，病因不同，而体质因素相同时，也可表现为相同或相似的证候类型。如阳热体质者，感受暑、热邪气而出现热证，乃势所必然；若感受风寒邪气，也可郁而化热，表现为热性证候。

4. “因加而发”与发病

“因加而发”一般有一定的条件或诱因。病邪之所以能在体内潜伏下来，是因为此时病邪未亢盛到可以发病，而正气亦未强大到能祛除病邪的程度，二者处于某种水平上的暂时平衡状态。一旦某种条件或诱因使病邪增强或使正气削弱，上述平衡被破坏则发病。正如《灵枢·贼风》所说：“此皆尝有所伤于湿气，藏于血脉之中，分肉之间，久留而不去；若有所堕坠，恶血在内而不去。卒然喜怒不节，饮食不适，寒温不时，腠理闭而不通，其开而遇风寒……虽不遇贼风邪气，必有因加而发焉。”所谓“因加而发”，就是故邪（湿或瘀血）内伏加上新的诱因（情志、饮食、寒温等失宜导致气血运行失常）而发病。因加而发通常包括两种情况：一是新邪作为直接诱因，启动、激发、助长了伏邪的反应而发病；一是新邪作为间接诱因，损伤了人体的正气，改变了正邪力量的对比，为伏邪的发病创造了客观的有利条件。“因加而发”这一理论的意义在于以下两点。

首先，对临床具有指导作用。这一观点告诫医生在临证时，必须对患者的病史进行详尽的探询，对病人的症状进行仔细的鉴别，要能辨别新邪与故邪，要能区分诱因与主因，只有这样，才能找到患病的根结所在，明确诊断，从而达到治病求本，治愈疾病的目的。

其次，对于养生防病具有指导作用。“因加而发”告诉我们所谓的健康和疾病痊愈者并不等于没有伏邪，疾病的发生有一个从量变到质变的过程。提醒人们要注意养生防病，通过锻炼等方式使体内的伏邪减弱或者消除。“因加而发”还提示人们要养成良好的生活和保健习惯，避免各种不利因素对于人体的冲击。“因加而发”还告诫患者不要忽视或小看了身体出现的轻微不适，这种不适可能会在一定的诱因作用下迅速演变成较为严重的疾病、难以控制的疾病，甚至可能导致死亡。

5. “生病起于过用”的病因观及其意义

《内经》认为健康的“平人”全身阴阳气血处于动态平衡的状态，一旦这种状态遭到破坏，则会出现太过和不及两种情况，而其中太过又是导致人体平衡失调而生病的主导方面。纵观《内经》对“过用致病”的论述，大致可以归纳为以下四个方面。

第一，外感六淫：风、寒、暑、湿、燥、火被称为六气，是四季正常的气候表现，也是自然万物生化活动所赖以依存的外界条件。但在六气过度变化，超过正常范围时，六气便成为致病因素，导致生物生化活动的失常，以及人体疾病的发生。六气的这种异常变化，一般而言，既有太过，也有不及，但太过致病，比不及致病往往来得更重，如《素问·六元正纪大论》云“太过者暴，不及者徐，暴者为病甚，徐者为病持”，即指出太过致病较不及致病为甚。

第二，七情太过：所谓七情，即喜、怒、忧、思、悲、恐、惊七种情志变化，它是人对外界客观事物的不同情感反应。《素问·阴阳应象大论》曰：“人有五脏化五气，以生喜怒思忧恐。”情志在正常情况下不会使人生病，只有在变化过剧，如突然、强烈或长期持久的情志刺激，超过人体本身的正常生理活动范围时，才会使人气机紊乱、脏腑阴阳气血失调，导致疾病发生。如《素问·举痛论》指出“怒则气上，喜则气缓，悲则气消，恐则气下……思则气结”，《素问·邪气脏腑病形》曰“愁忧恐惧则伤心”，《灵枢·口问》指出“心者，五脏六腑之大主也，故悲哀愁忧则心动，心动则五脏六腑皆摇”。总之，情志太过，会乱气机、伤内脏、耗精气、损形体、丧神守，不可不重视。

第三，饮食不节：《内经》认为，饮食的大饥大饱，或过寒过热，或偏嗜，皆为“过用”现象，是导致疾病发生的一个重要因素。如《素问·痹论》谓“饮食自倍，肠胃乃伤”，《灵枢·小针解》谓“饮食不节，而疾生于肠胃”等均强调了饮食过量造成身体的损害；而《素问·生气通天论》之“阴之五宫，伤在五味。味过于酸，肝气以津，脾气乃绝”等，认为五味偏嗜可伤及五脏；《灵枢·邪气脏腑病形》之“形寒寒饮则伤肺”，又提出饮食寒温失宜对脏腑的影响。

第四，劳逸过度：劳逸过度通常包括劳力、劳神、房劳、过逸等方面。

如劳力过度。适当的劳力是生命活动的一种形式，劳动锻炼能使气血流畅，体格强壮。《素问·上古天真论》曰“形劳而不倦，气从以顺”，但是劳累过度却能耗气致虚。《素问·举痛论》记述“劳则气耗”“劳则喘息汗出，外内皆越，故气耗矣”。临床可以见到因过劳致虚或积劳成疾而致半百而衰或中年夭折者。

如劳神过度。不失常度的思维活动有利于健康，然过度的劳神，则可以成为致病因素。《灵枢·百病始生》曰“忧思伤心”，《灵枢·本神》记述“是故怵惕思虑者则伤神，神伤则恐惧，流淫而不止”，阐明思虑过度能伤神。思虑同样能伤脾，《素问·阴阳应象大论》云：“脾在志为思”，又说“思伤脾”。脾为后天之本，脾伤则气血生化乏源，又导致种种不足。

如房劳过度。正常的性生活，是人类生活和人类繁衍不可缺少的。然而房事不节，淫欲过度，必致精血耗伤。《素问·上古天真论》曰“醉以入房，以欲竭其精，以耗散其真……故半百而衰也”，说的就是这种情况。

如过逸为病。生命在于运动，气血贵乎流通。《灵枢·痈疽》曰：“经脉留行不止，与天同度，与地合纪……夫血脉营卫，周流不休。”过度安逸，可致气血不畅，筋骨不利，肌肉无力，神情木然，反应迟钝。生活上不乏这样的例子，如睡卧太久，会觉头部困重，昏昏如醉；久卧病榻，会使肌肉痿弱，肢体不用。《素问·宣明五气》言“久卧伤气”“久坐伤肉”，便是过逸致病的例子。

【后世发挥】

“百病生于气”的发挥

“百病生于气”语出《素问·举痛论》，是《内经》中重要的发病学观点，对后世病因病机学研究与发展有深远的影响。

气是脏腑经络组织功能活动的体现，同时又是构成和维持人体生命活动的最基本物质。气布散全身，无处不有，无时不在，运行不息，不断地推动和激发脏腑经络组织器官的生理活动。气的活动正常就是生理现象；反之，气的活动失常，就成为病理现象。正如张介宾《类经·疾病类》所说：“气之在人，和则为正气，不和则为邪气。凡表里虚实，逆顺缓急，无不因气而至，故百病皆生于气。”因此，所有外感六淫、内伤情志、过度劳伤等因素，都可导致气活动的失常、脏腑功能的紊乱，从而发生诸多病证，可以说各种病变的发生发展，均存在着气机紊乱的基本病理环节，故曰“百病皆生于气”。

《内经》主要以两种形式归纳气的失常，一是耗用太过致使气虚，二是病因干扰致使气机失调。

首先，气虚的形成原因主要有两方面：一是气的生成不足。如禀赋不足，先天精气匮乏；脾胃虚弱，纳运失常，水谷精气亏虚；肺之功能减弱，吸入清气减少，致使气的生化乏源。二是气的消耗太过。如后天调养失宜，邪伤正气，久病重病消耗等。此外，劳倦太过可致喘息汗出而消耗精气。气的功能主要表现在推动、温煦、防御、固摄、气化等方面。因此，气虚常出现推动无力、温煦失职、防御功能减退、固摄失常、气化不足等病理改变。原文中的汗大泄、喘息汗出，即气的功能减弱所致。

其次，气机失调是指气的升降出入运动失常的病理变化。在疾病过程中，由于致病因素的影响，或脏腑功能发生障碍，可导致气运行不畅或升降出入运动失去协调。气机失调在《内经》中的表现主要有气机郁滞、气机逆乱、气机下陷和气机闭阻等方面。

气机郁滞：指气的运行不畅，或停滞瘀阻的病理状态。气机郁滞多因情志不遂而脏气不舒所致，以全身气机不畅或局部气机郁阻为特征。因气机郁滞所在部位不同，其证候表现各具特点，但临床总以胀闷疼痛为主。

气机逆乱：逆之含义有二，一是方向相反，现代中医界认为以不降反升或上升太过称上逆。二是抵触不顺妄行称逆乱。《内经》所论气机逆乱，既有全身阴阳、清浊、营卫之气运行逆乱，也包括脏腑经络之气妄行反作。《素问·举痛论》所言气机上逆气机紊乱等，当属脏腑气机逆乱之类。气机上逆，指气的上升运动太过或下降运动不及的病理状态。升降运动是脏腑的特性，由于病因影响，可致脏腑气机失常，如胃、肺、心之气因失降而上逆，肝气以上升太过而冲逆。若因意外的非常事故干扰人体，机体自身无法调控，致脏腑气机紊乱，气血失调，心失所养，神无所归，亦会产生“气乱”的病证。

气机下陷：指气下降运动太过或上升运动不及的病理状态，多由气虚病变发展而来。气陷以脾、肾两脏为常见，多为脾、肾气虚不足，升举、封藏失职，而表现出眩晕、飧泄、二便失禁、遗精滑泄等气陷的病证。

气机闭阻：指全身气机闭郁或重要脏腑气机闭塞不行的病理状态。轻者昏厥呈一过性，重者多以突然意识丧失、窒息、二便不通或四肢厥逆为特征。《内经》讨论的暴厥、薄厥、尸厥、大厥即以阴阳气血逆乱闭阻不行为其病机，其证尤甚于“气机郁滞”。

导致气机病变的原因甚多，《素问·举痛论》提出怒、喜、悲、恐、寒、炅、惊、劳、思九种因素，称为“九气致病”。“九气”，按本篇原文，可分为三类：第一，寒、炅。《内经》常用寒热代表六淫外邪的致病因素。第二，劳。属于内伤劳倦的致病因素。第三，怒、喜、悲、恐、惊、思属于情志过度的致病因素。而“九气”中属于情志的竟达六条之多，由此可见，精神情志因素在《内经》的发病学中占有重要地位。在临床实践中，精神因素对疾病的发生、发展、好转、恶化产生重要影响，“九气致病”理论观点在临床实践中具有重要意义。

总之，“百病皆生于气”，包括了外邪、劳倦和情志失调所引起气机失调的九种病机模式，体现了气机逆乱乃是百病产生根源的发病学观点，强调了精神因素在发病中的重要地位。在病理情况下，必须注重调节升降出入运动，采取补其不足、损其有余、实则泻之、虚则补之的方法，使阴阳偏盛偏衰的失调现象归于相对平衡的正常状态。对于气机失调诸证，调畅气机，恢复脏腑阴阳气血平衡，则是根本治法。正如《素问·至真要大论》所云：“谨察阴阳所在而调之，以平为期。”

“百病生于气”的论断，概括了气机失调在病机中的普遍意义，已成为历代医家的共识，对临床具有广泛而持久的指导作用。如龚廷贤在《寿世保元》中指出气血是人体生命活动的基本物质，一旦气血运行不畅，则百病由此而生，如云“气之为病，发为寒热，喜怒忧思，积痞疝瘕，上为头眩，中为胸膈，下为脐间动气，或喘促，或咳噫，聚则中满，逆则足寒”“血之为病，妄行则吐血，衰涸则虚劳；蓄之在上，其人亡；蓄之在下，其人狂；逢寒则筋不营而挛急；挟热毒则为瘀而发黄；在小便为淋痛，在大便为肠风；妇人月事进退，漏下崩中”。但是在气血为病的治疗上，龚氏明确指出“人之一身，调气为上，调血次之”。因为“气者血之帅也，气行则血行，气止则血止，气温则血滑，气寒则血凝。气有一息之不运，则血有一息之不行”。所以，龚氏对气血为病特别重视调理气机，常用木香、官桂、细辛、厚朴、乌药、香附、三棱、莪术之类药物，指出“调气之剂以之调血而两得，调血之剂以调气则乖张”，充分指出调畅气机对于疾病治疗的重要性。

【病案举例】

1. 思则气结案

一妇人三十余岁，忧思不已，饮食失节，脾胃有伤，面色黎黑不泽，环唇尤甚，心悬如饥状，又不欲食，气短而促。大抵心肺在上，行荣卫而光泽于外，宜显而不藏。肾肝在下，养筋骨而强于内，当隐而不见。脾胃在中，主传化精微，以溜四傍，冲和而不息。其气一伤，则四脏失所，忧思不已，气结而不行，饮食失节，气耗而不足，使阴气上溢于阳中，故黑色见于面。又《经》云：脾气通于口，其华在唇。今水反侮土，故黑色见于唇，此阴阳相反，病之逆也。……故用冲和顺气汤，以葛根一钱五分，升麻、防风各一钱，白芷一钱，黄芪八分，人参七分，甘草四分，芍药、苍术各三分，以姜枣煎。……数服而愈，此阴出乘阳治法也。（《名医类案·内伤》）

［按］

本案中患者因“忧思不已，饮食失节”而致，“忧思不已，气结而不行，饮食失节，气耗而不足”，故见诸症。此即《素问·举痛论》“思则心有所存……则气结矣”之谓也。故以冲和顺气汤理气扶脾为治。

2. 惊恐案

卫德新之妻，旅中宿于楼上，夜值盗劫烧舍，惊坠床下。自后每闻有响，则惊倒不知人。家人辈蹑足而行，莫敢触冒以声，岁余不痊。医作心病治之，人参珍珠及定志丸，皆无效。戴人见而断之曰：惊者为阳，从外入也；恐者为阴，从内出也。惊者自不知故也，恐者自知也。足少阳胆经属木，胆者，敢也。惊怕则胆伤。乃命二侍女执其两手于高椅之上，当面前下，置一小几，戴人曰：娘子当视。一木猛击之，其妇大惊，戴人曰：我以木击几，何必惊呼？伺稍定，击之，惊少缓。又斯须，连击三五次。又以杖击门，又暗使人击背后之窗，徐徐惊定而笑。曰：是何治法？戴人曰：《内经》云惊者平之，平者常也。平常见之必无惊。是夜使人击其窗，自夕达曙，寝息如故。(《古今医案按》)

卢不远治沈君鱼终日畏死案，卢先为其导谕千万言，略觉释然后，又留患者宿斋中大壮其胆，最后教患者叩问谷禅师授参究法，参百日，念头思定而全安。(《续名医类案》)

［按］

惊之与恐，一般多混称不分，如“惊恐”“惊吓”等。然《素问·举痛论》云“恐则气下”“惊则气乱”，可见，其病机迥然有别，其原因自亦不同。正如张从正所说：“惊者为阳，多外入也。恐者为阴，从内出。惊者为自不知故也。恐者自知也。(《儒门事亲·内伤形·惊》)惊是因突然遭受或耳闻过的可怕经历而产生，故致“精却”“气下”。作为一种情绪刺激，惊是突然而短暂的，而恐则是长期的；惊是来自外界，恐多发自内心。因此，在治疗上两者也大不相同，对于恐，可用“思胜恐”(《素问·阴阳应象大论》)，即对病人做思想工作，让理智来克制它，使其认识到可怕的事物并不可怕，则每能取得满意效果。如《续名医类案·惊悸》有卢不远治沈君鱼“终日畏死”一案，卢先为其“导谕千万言”，“略觉释然”后又留患者宿斋中“大壮其胆”，最后教患者“叩问谷禅师授参究法，参百日，念头思定而全安”。在治疗过程中，始终用开导思想的方法。对于惊，可用“惊者平之”(《素问·至真要大论》)之法，使患者对刺激源从不了解到了解，由不适应到适应，也即提高患者对外来刺激的适应能力，使逆乱之气得以复常。如张从正治一妇人，因“夜值盗，劫人烧舍，惊坠床下，自后每闻有响，则惊倒不知人”。(《儒门事亲·内伤形·惊》)他故意用木杖连续猛击出声，使患者渐渐适应，最后治愈。这些都是《内经》理论用于临床的生动实例。

【注家争鸣】

1. “有所堕恐，喘出于肝，淫气害脾”的理解

王冰注：恐生于肝，堕损筋血，因而奔喘，故出于肝也。肝木妄淫，害脾土也。

姚绍虞注：恐生于肝，堕损筋血，因而奔喘，故出于肝也。(按) 诸经凡虚则皆见侮于所不胜，惟肝虚则气有所激而反能乘其所胜。古人谓肝不宜补，良有以也。

张琦注：恐属肾而喘出于肝者，因堕而恐，血伤气乱，故本于肝也。肝病则传其所胜，而害脾。

丹波元坚注："堕恐"二字义似不属，且下有"惊恐"，此"恐"字疑讹。

丹波元简注：恐为肾志，王谓生于肝，未知何据，诸家亦欠详。

［按］

诸注解释多勉强，据《灵枢·邪气脏腑病形》所云"有所堕坠，恶血留内，若有所大怒，气上而不下，积于胁下，则伤肝"，若改作"堕坠"则诸多疑问可迎刃而解。又，今人吴考磐认为《经脉别论》中"一系列'喘'字，都是指脉而言，《素问》以喘为脉象，此例甚多，不独此处为然"。此说与前文"脉亦为之变乎"相应，可并参。

2. "上下中外，分为三员"的理解

杨上善注：上，谓头面也。下，谓尻足也。中，谓腹。三部各有其外也。贞，正也。三部各有分别，故名三贞也。

马莳注：又由其邪气之有定舍，而命其病体之有定名，当为上下中外之三员，犹言三部也。盖人身大体，自纵而言之，则以上中下为三部，自横而言之，则以在表、在里、半表半里为三部，故谓之上下中外之三员也。

张介宾注：三员，如下文虚邪之中人，病因表也；积聚之已成，病因内也；情欲之伤脏，病在阴也，即内外三部之谓。

章楠注：邪客于身而有定舍，因其邪在之所而立病名，分上下中外三部，以其直则有上中下三焦，横则有表里中三层。

［按］

"分为三员"历代医家认识略有不同，多有发挥，简言之，三员，即前述三部，上下属外为两员，加中之一员，共三员。另外，本句校勘，"员"《太素》卷二十七《邪传》作"贞"。《甲乙经》卷八第二并作"真"。

3. "味过于咸，大骨气劳，短肌，心气抑"的理解

王冰注：咸多食之，令人肌肤缩短，又令心气抑滞而不行。何者？咸走血也。大骨气劳，咸归肾也。

张介宾注：咸入肾，肾主骨，过于咸则伤肾，故大骨气劳。劳，困剧也。咸走血，血伤故肌肉短缩。咸从水化，水胜则克火，故心气抑。……大骨大肉皆以通身而言，如肩、脊、腰、膝，皆大骨也。

张志聪注："大骨，腰高之骨，肾之府也。过食咸则伤肾，故骨气劳伤。水邪盛，则侮土，故肌肉短缩；水上凌心，故心气抑郁也。"

［按］

大骨，张介宾认为："大骨大肉皆以通身而言，如肩、脊、腰、膝，皆大骨也。"张志聪解为"腰高之骨"，即上文腰间脊骨。《素问·生气通天论》曾云"因而强力，肾气乃伤，高骨乃坏"，其"高骨"之义与"大骨"一样，且腰为肾之府，解为腰骨义较切。劳，张介宾注为"困剧"，张志聪以为"骨气劳伤"，高世栻则认为"气劳"当是"骨气强盛，能任其劳也"。按文义为咸伤肾，故以二张注为是。

4.“味过于甘，心气喘满，色黑，肾气不衡；味过于苦，脾气不濡，胃气乃厚”的理解

杨上善注：“苦以资心，今苦过伤心，喘满呕吐，则肾气无力，故色黑而不能卫也。甘以资脾气，今甘过伤脾气濡，令心闷胃气厚盛也。”（附校勘：《太素》“甘”作“苦”，“肾气不衡”作“肾不卫”。“苦”作“甘”，“不濡”上无“不”字。）

王冰注：甘多食之令人心闷。甘性滞缓，故会气喘满而肾不平。何者？上抑木也。衡，平也。苦性坚燥，又养脾胃，故脾气不濡，胃气强厚。

吴崑注：甘性滞缓，故令气喘满。甘从土化，土亢则害乎水，故见色黑……而是故谨和五味，骨正筋柔，气血以流，腠理以密，如是，则气骨以精，谨道如法，长有天命。苦性坚燥，故脾气不濡。胃喜燥，故胃气强厚。

张介宾注：甘入脾，过于甘则滞缓上焦，故心气喘满。甘从土化，土胜则水病，故色黑见于外而肾气不衡于内。衡，平也。苦入心，过于苦则心阳受伤，而脾失所养，气乃不濡。濡者，润也。脾气不濡则变呕者，其义亦此。

［按］

本句诸多医家虽然也能随文解释，但是实有牵强附会之感，不如依据《太素》将“苦”“甘”对调，使整段文义医理通畅。

第三节　病机分析

病机是疾病变化机理的认识，是疾病临床表现及其发展转归的内在根据。由于病因不同，机体状态和外在环境条件不一，因此疾病的机理也是复杂多变的。如病变部位有表里、上下的不同，疾病性质有寒热、虚实之别。在疾病发展过程中，由于脏腑的阴阳盛衰及其感邪性质的差异，所以又有化风、化火、化燥、化湿、化寒、化热等不同变化。其中，有的属于脏腑功能的太过不及和彼此协调关系的破坏，有的属于经络气血的有余不足、运行升降的逆常等，但归纳起来，总不外乎机体内在阴阳失调和邪正消长引起的病机变化，而在疾病过程中，两者又常相互影响，不可分割。《内经》论病机，突出五脏病变的中心地位，强调人与自然关系失调在病理中的作用。这些内容，构成了中医病机学说的核心，也是临床辨证的基础。

【原文导读】

10301　阳气者，烦劳则张，精绝，辟积于夏[①]，使人煎厥[②]。目盲不可以视，耳闭不可以听[③]，溃溃乎若坏都，汩汩乎不可止[④]。

阳气者，大怒则形气绝，而血菀于上，使人薄厥[⑤]。有伤于筋，纵，其若不容[⑥]。汗出偏沮，使人偏枯[⑦]。汗出见湿，乃生痤疿[⑧]。高梁之变，足生大丁，受如持虚。劳汗当风，寒薄为皶，郁乃痤[⑨]。

阳气者，精则养神，柔则养筋。开阖不得，寒气从之，乃生大偻[⑩]。陷脉为

---

① 烦劳则张，精绝，辟积于夏：丹波元简注："王氏《溯洄集》云：夫阳气者，人身和平之气也，烦劳者，凡过于动作皆是也。张，主也，谓亢极也。精，阴气也。辟积，犹积叠，谓怫郁也，衣褶谓之襞积者，亦取积叠之义也。辟与襞同，《司马相如传》：辟积褰绉。师古注：辟积即今之裙褶。高云重复也，汪昂云如衣辟积。并本于王履之解。"

② 煎厥：高世栻注："阳气者，由内而外，根于阴精，如烦劳则阳气外张，阴精内绝，阴不交阳，故精绝。辟积，重复也。辟积于夏者，冬时受病，病不能愈，重复时日，至于夏也，夏月火盛，内亡其精，故使人煎厥。煎厥，如火之焚而热极也。"

③ 目盲不可以视，耳闭不可以听：杨上善注："精绝则肾腑足太阳脉衰，足太阳脉起目内眦，故太阳衰者即目盲也。精绝肾虚，则肾官不能听也。"

④ 溃溃乎若坏都，汩汩乎不可止：滑寿注："积水之奔散曰溃。都，犹堤防也。汩汩，水流而不止也。……此阳极欲绝，故其精败神去不可复生，若堤防之崩坏而所储之水奔散，滂流莫能以遏之矣。夫病至此是坏之极矣。"

⑤ 薄厥：张介宾注："此下言怒气伤肝及汗湿肥甘风寒之类，皆足以伤阳气也。人之阳气，惟贵充和。若大怒伤肝，则气血皆逆，甚至形气俱绝，则经脉不通，故血逆妄行，菀积于上焦也。相迫曰薄，气逆曰厥，气血俱乱，故为薄厥。《举痛论》曰：怒则气逆，甚则呕血。《邪气脏腑病形》篇曰：有所大怒，气上而不下，积于胁下则伤肝。皆此谓也。菀音郁。"

⑥ 有伤于筋，纵，其若不容：张介宾注："怒伤形气，必及于筋，肝主筋也。筋伤则纵缓不收，手足无措，其若不能容者。"程士德《内经》云："'容'通'用'，不容，指肢体不能随意运动。"

⑦ 汗出偏沮，使人偏枯：姚绍虞注："阳气盛，则汗出通身；阳虚，则气不周流，而汗出一偏矣。气阻一边，故云偏沮，是名偏枯，今之半身不遂等证是也。"吴崑注："沮，止也。身常汗出而偏止者，久久偏枯，半身不遂，此由中于风邪使然。"

⑧ 汗出见湿，乃生痤疿：杨上善注："若汗偏身，见湿于风，即邪风客于肌肉，壅遏营卫，伤肉以生痤疽也。痤，痈之类，然小也，俗谓之疖子。久壅陷骨者，为痤疽也。"（平（按）《素问》'疽'作'疿'）张介宾注："痤，小疖也。疿，暑疹也。"

⑨ 劳汗当风，寒薄为皶，郁乃痤：张介宾注："形劳汗出，坐卧当风，寒气薄之，液凝为皶，即粉刺也。若郁而稍大，乃成小疖，是名曰痤。"

⑩ 开阖不得，寒气从之，乃生大偻：吴崑注："开，谓皮腠发泄。阖，谓玄府封闭。开阖失宜，为寒所袭，则不能柔养乎筋，而筋拘急，形容偻俯矣。此阳气被伤不能柔筋之验。"

瘘。留连肉腠，俞气化薄，传为善畏，及为惊骇①。营气不从，逆于肉理，乃生痈肿②。魄汗未尽，形弱而气烁，穴俞以闭，发为风疟。

故风者，百病之始也，清静则肉腠闭拒，虽有大风苛毒，弗之能害③，此因时之序也④。故病久则传化，上下不并，良医弗为⑤。

故阳畜积病死，而阳气当隔，隔者当泻⑥，不亟正治，粗乃败之。（《素问·生气通天论》）

10302 邪气盛则实，精气夺则虚⑦。（《素问·通评虚实论》）

10303 气血以并，阴阳相倾，气乱于卫，血逆于经⑧，血气离居，一实一虚⑨。（《素问·调经论》）

10304 黄帝曰：六气者，有余不足，气之多少，脑髓之虚实，血脉之清浊，何以知之？

岐伯曰：精脱者，耳聋；气脱者，目不明⑩；津脱者，腠理开，汗大泄；液

---

① 留连肉腠，俞气化薄，传为善畏，及为惊骇：吴崑注："俞，输同，有传送之义。言寒中背俞，变化而入于脏者，则善为恐畏，及为惊骇。盖脏主藏神，今为邪气所薄，故神不安如此。此阳气被伤不能养神之验。"

② 营气不从，逆于肉理，乃生痈肿：王冰注："营逆则血郁，血郁则热聚为脓，故为痈肿也。《正理论》云：热之所过，则为痈肿。"

③ 清静则肉腠闭拒，虽有大风苛毒，弗之能害：王冰注："夫嗜欲不能劳其目，淫邪不能惑其心，不妄作劳，是为清静。以其清静，故能肉腠闭，皮肤密，真正内拒，虚邪不侵。然大风苛毒，不必常求于人，盖由人之冒犯尔。故清净则肉腠闭，阳气拒，大风苛毒，弗能害之。"

④ 因时之序也：张介宾注："所谓清静者无他，在因四时之气序耳。如《四气调神论》曰，应春气以养生，应夏气以养长，应秋气以养收，应冬气以养藏。逆之则灾害生，从之则苛疾不起，顺其自然，是得四时清静之道。"

⑤ 故病久则传化，上下不并，良医弗为：吴崑注："阳谓之上，阴谓之下，阳中有阴，阴中有阳，谓之并。言风寒为病之久，则邪气传变，阳自上而阴自下，谓之不并。是水火不相济，阴阳相离，虽有良医弗能治也。"

⑥ 阳畜积病死，而阳气当隔，隔者当泻：张介宾注："若邪畜阳分，积而不行，阳亢无阴，其病当死，盖即上下不并之谓也。何以验之？隔塞不通，则其证耳。当泻不泻，正以粗工误之，故致败亡。《阴阳别论》曰：刚与刚，阳气破散，阴气乃消亡；淖则刚柔不和，经气乃绝。亦此之谓。"

⑦ 邪气盛则实，精气夺则虚：李中梓注："夫邪气者，风寒暑湿燥火。精气即正气，乃谷气所化之精微。盛则实者，邪气方张，名为实证，三候有力，名为实脉。……夺则虚者，亡精失血，用力劳神，名为内夺；汗之下之，吐之清之，名为外夺。气怯神疲，名为虚证，三候无力，名为虚脉。"

⑧ 气血以并，阴阳相倾，气乱于卫，血逆于经：张介宾注："并，偏胜也。倾，倾陷也。气为阳，故乱于卫；血为阴，故逆于经。"

⑨ 血气离居，一实一虚：张志聪注："血并于气，则血离其居；气并于血，则气离其居矣。血离其居，则血虚而气实；气离其居，则气虚而血实。故曰一实一虚，盖有者为实，无者为虚也。"

⑩ 精脱者，耳聋；气脱者，目不明：张介宾注："肾藏精，耳者肾之窍，故精脱则耳聋。五脏六腑精阳之气，皆上注于目而为睛，故阳气脱则目不明。"

脱者，骨属屈伸不利，色夭，脑髓消，胫痠，耳数鸣①；血脱者，色白，夭然不泽②，其脉空虚③，此其候也。(《灵枢·决气》)

10305 气海有余者，气满胸中，悗息面赤；气海不足，则气少不足以言④。血海有余，则常想其身大，怫然不知其所病；血海不足，亦常想其身小，狭然不知其所病⑤。水谷之海有余，则腹满；水谷之海不足，则饥不受谷食⑥。髓海有余，则轻劲多力，自过其度；髓海不足，则脑转耳鸣，胫痠眩冒，目无所见，懈怠安卧⑦。(《灵枢·海论》)

10306 故邪之所在，皆为不足⑧。故上气不足，脑为之不满，耳为之苦鸣，头为之苦倾，目为之眩⑨；中气不足，溲便为之变，肠为之苦鸣⑩；下气不足，则乃为痿厥心悗。(《灵枢·口问》)

10307 黄帝曰：何谓逆而乱？岐伯曰：清气在阴，浊气在阳，营气顺脉，卫气逆行，清浊相干，乱于胸中，是谓大悗。故气乱于心，则烦心密嘿，俛首

---

① 津脱者……耳数鸣：张介宾注："津随阳气敷布于腠理肌肤，故腠理开、汗大泄，为津脱之象。汗，阳津也。汗大泄者，津必脱，故曰亡阳。液所以注骨、益脑而泽皮肤者，液脱则骨髓无以充，故屈伸不利而脑消胫酸。皮肤无以滋，故色枯而夭。液脱则阴虚，故耳鸣也。"

② 血脱者，色白，夭然不泽：张介宾注："血之荣在色，故血脱者色白如盐。夭然不泽，谓枯涩无神也。"

③ 其脉空虚：《甲乙经》"其脉"前有"脉脱者"三字。

④ 气海有余者，…则气少不足以言：张介宾注："气有余者，邪气实也，气不足者，正气虚也，下仿此，气海在胸中而属阳，故气实则胸中悗闷喘息，面热而赤，声由气发，气不足则语言轻怯不能出声，《脉要精微论》曰，言而微，终日乃复言者，此夺气也。"

⑤ 血海有余……狭然不知其所病：张介宾注："形以血充，故血余则常想其身大。怫郁也，重滞不舒之貌。血不足则常想其身小。狭，隘狭，然不广之貌。此皆血海不调之为病，病在血者徐而不显，故然不觉其所病。"张志聪《灵枢集注》引吴嗣昌云："是冲脉之血充实于周身，故有余则觉其身大，不足则觉其身小。"

⑥ 水谷之海有余……则饥不受谷食：张介宾注："有余者，水谷留滞于中，故腹为胀满。不足者，脾虚则不能运，胃虚则不能纳，故虽饥不受谷食。"

⑦ 髓海有余……懈怠安卧：马莳注："此言髓海之偏胜而病者，见其所以为逆。"张介宾注："髓海充足，即有余也，故身轻而劲，便利多力，自有过人之度而无病也。若其不足，则在上者为脑转，以脑空而运，似旋转也；为耳鸣，以髓虚者精衰，阴虚则耳鸣也；为胫酸髓空无力也，为眩冒忽不知人，为目无所见，怠惰安卧。皆以髓为精类，精衰退则气去而诸证以见矣。"

⑧ 邪之所在，皆为不足：张介宾注："惟正气不足，然后邪得乘之，故《七十五难》曰：'不能治其虚，安问其余？'则深意可知矣。"

⑨ 上气不足……目为之眩：杨上善注："头为上也。邪气至头，耳鸣，头不能正，目暗者也。""苦"《太素》作"善"。《诗·载弛》郑笺云"善，犹多也"，而"多鸣"犹云"常鸣"。

⑩ 中气不足，溲便为之变，肠为之苦鸣：张介宾注："水由气化，故中气不足，溲便变常，而或为黄赤，或为短涩，多有情欲劳倦，过伤精气而然。昧者概认为火，鲜不误矣。且中气不足，则浊气居之，故肠胃为之苦鸣也。"

静伏；乱于肺，则俛仰喘喝，接手以呼；乱于肠胃，则为霍乱；乱于臂胫，则为四厥①；乱于头，则为厥逆，头重眩仆。（《灵枢·五乱》）

10308　帝曰：人有逆气，不得卧而息有音者，有不得卧而息无音者，有起居如故而息有音者，有得卧行而喘者，有不得卧不能行而喘者，有不得卧，卧而喘者，皆何脏使然？愿闻其故。

岐伯曰：不得卧而息有音者，是阳明之逆也，足三阳者下行，今逆而上行，故息有音也。阳明者，胃脉也，胃者六腑之海，其气亦下行，阳明逆，不得从其道，故不得卧也②。《下经》曰：胃不和则卧不安。此之谓也。夫起居如故而息有音者，此肺之络脉逆也。络脉不得随经上下，故留经而不行，络脉之病人也微，故起居如故而息有音也③。夫不得卧，卧则喘者，是水气之客也④；夫水者，循津液而流也，肾者水脏，主津液，主卧与喘也。

帝曰：善⑤。（《素问·逆调论》）

10309　帝曰：经言阳虚则外寒，阴虚则内热，阳盛则外热，阴盛则内寒，余已闻之矣，不知其所由然也。

岐伯曰：阳受气于上焦，以温皮肤分肉之间。令⑥寒气在外，则上焦不通，上焦不通，则寒气独留于外，故寒慄⑦。

---

① 乱于臂胫，则为四厥：杨上善注："四厥，为四肢冷或四肢热也。"

② 不得卧而息有音者……故不得卧也：张介宾注："足之三阳其气皆下行，足之三阴，其气皆上行，亦天气下降，地气上升之义。故阳明上行者为逆，逆则气连于肺而气之不降也。阳明为水穀之海，气逆不降，则奔迫而上，所以不得卧。"吴崑注："阳明之脉夹于鼻，故息有音。《下经》，古经也。（有不得卧而息无音者，阳明实也，阳明主肌肉，热盛于肌肉，故不得卧，然以经气不逆，故息无音也。）此条旧本阙，崐僭补此。"

③ 夫起居如故而息有音者……故起居如故而息有音也：张介宾注："病不在胃，亦不在脏，故起居如故，气逆于肺之脉者，病浅而微，故但为息有音耳。"张志聪注："此言手太阴之调逆也。肺主呼吸，肺之络脉逆，故呼吸不利而息有音也。夫脉之循于里曰经，浮而外者为络，外内上下经络相贯，循环无端。络脉逆则气留于经，而不行于络矣。络脉浮于皮肤之间，其病轻微，故止息有音而起居如故也。"

④ 夫不得卧，卧则喘者，是水气之客也：张介宾注："水病者，其本在肾，其末在肺，故为不得卧，卧则喘者，标本俱病也。"又云："本篇所论喘息不得卧者，有肺胃肾三脏之异。在肺络者，起居如故而息有音也，病之微者也。在胃者，不得卧而息有音也，甚于肺者也。在肾者，不得卧，卧则喘也，又其甚者也。夫息有音者，即喘之渐。喘出于肾，则病在根本矣。故愈深者必愈甚，凡虚劳之喘，义亦犹此，有不可不察也。"

⑤ 善：丹波元简注："首帝所问者六，而岐伯所答者三，王氏以为古之脱简，张则以为义自含蓄，本无阙文。而吴则补凡三条，八十四字。志云：后人有言简脱者，有增补其文者，圣人立言浑然隐括，或言在意中，或意在言表，奈何后学不细心体认，而妄增臆论耶？可谓知言矣。"

⑥ 令：《甲乙经》《太素》作"今"。

⑦ 上焦不通，则寒气独留于外，故寒慄：张介宾注："寒气在外，阻遏阳道，故上焦不通；卫气不温于表，而寒气独留，乃为寒慄，此阳虚则外寒也。"

帝曰：阴虚生内热奈何？

岐伯曰：有所劳倦，形气衰少，谷气不盛①，上焦不行，下脘不通，胃气热，热气熏胸中，故内热②。

帝曰：阳盛生外热奈何？

岐伯曰：上焦不通利，则皮肤致密，腠理闭塞，玄府不通，卫气不得泄越，故外热③。

帝曰：阴盛生内寒奈何？

岐伯曰：厥气上逆，寒气积于胸中而不泻，不泻则温气去，寒独留，则血凝泣，凝则脉不通，其脉盛大以涩，故中寒④。（《素问·调经论》）

10310　黄帝问曰：人身非常温也，非常热也⑤，为之热而烦满者何也？

岐伯对曰：阴气少而阳气胜，故热而烦满也⑥。

帝曰：人身非衣寒也，中非有寒气也，寒从中生者何？

岐伯曰：是人多痹气也，阳气少，阴气多，故身寒如从水中出⑦。

帝曰：人有四肢热，逢风寒如炙如火⑧者何也？

---

① 有所劳倦，形气衰少，谷气不盛：张志聪注："此言阴虚生内热者，因中土之受伤也。夫饮食劳倦则伤脾，脾主肌肉，故形气衰少也。水谷入胃，由脾气之转输，脾为运行，则谷气不盛矣。"

② 热气熏胸中，故内热：张介宾注："形气，阴气也。上焦之气，水谷精微之所化也。今劳倦不慎，而形气衰少，伤脾阴也，故谷气不盛则上焦不行，上不行则下脘不通，以致胃腑郁热。熏于胸中，此阴虚生内热也"。

③ 卫气不得泄越，故外热：张介宾注："上焦之气主阳分也，故外伤寒邪则上焦不通，肌表闭塞，卫气郁聚，无所流行而为外热，所谓人伤于寒则病为热，此外感证也。"

④ 其脉盛大以涩，故中寒：张介宾注："寒留中焦，阳气乃去，经脉凝滞，故盛大而涩。盖阳脉流利多滑，不滑则无阳可知。此内伤病也。"张志聪注："阴寒之气，积于胸中而不泻，则中上二焦之阳气消，而寒气独留于上。寒则血凝泣而脉不通矣。阴盛则脉大，血凝泣，故脉涩也。阳热去而寒独留，故中寒也。"

⑤ 非常温也，非常热也：王冰注："异于常候，故曰非常。"于鬯注："常本裳字。《说文·巾部》云：'常，下帬也'。或体作裳，是常、裳一字。画传多以常为恒常义，而下帬之义乃习用裳，鲜作常。致王注于此误谓异于常候，故曰非常，而不知下文云'人身非衣寒也'，以彼衣寒例此常温常热，则其即裳温裳热明矣。裳，犹衣也。《诗·斯干》篇郑笺云：'裳，书日衣也。'《小戴曲礼记》孔义云：'衣，谓裳也。'是裳衣本可通称。裳温裳热，犹衣温衣热也。此言裳，下文言衣，变文耳。"

⑥ 阴气少而阳气胜，故热而烦满也：吴崑注："言是阴虚阳盛，故有时热而烦满。"

⑦ 是人多痹气也，阳气少，阴气多，故身寒如从水中出：马莳注："此言病有寒从中生者，以其阳气少而阴气多也。人身非衣服之本寒，非寒气之在中，而身寒从中生者，是人必多痹气也。阳气少而阴气多，故身寒如从水中出也。阴气阳气与上节同。按此曰痹气者，即《灵枢·寿夭刚柔篇》之所谓寒痹也。"

⑧ 如炙如火：吴崑注："如炙，自苦其热如熏炙也。如火，人探其热如探火也。"又，《新校正》云："按全元起本无'如火'二字。《太素》云：'如炙于火。'当从《太素》之文。"

岐伯曰：是人者阴气虚，阳气盛。四肢者阳也，两阳相得[①]而阴气虚少，少水不能灭盛火，而阳独治[②]，独治者不能生长也，独胜而止耳。逢风而如炙如火者，是人当肉烁[③]也。

帝曰：人有身寒，汤火不能热，厚衣不能温，然不冻栗，是为何病？

岐伯曰：是人者，素肾气胜，以水为事，太阳气衰，肾脂枯不长[④]，一水不能胜两火[⑤]，肾者水也，而生于骨，肾不生则髓不能满，故寒甚至骨也。所以不能冻栗者，肝一阳也，心二阳也，肾孤脏[⑥]也，一水不能胜二火，故不能冻栗[⑦]，病名曰骨痹，是人当挛节也[⑧]。（《素问·逆调论》）

10311　故风胜则动[⑨]，热胜则肿[⑩]，燥胜则干[⑪]，寒胜则浮[⑫]，湿胜则濡泄，甚则水闭胕肿[⑬]。（《素问·六元正纪大论》）

10312　帝曰：善。夫百病之生也，皆生于风寒暑湿燥火，以之化之变也。经言盛者泻之，虚者补之，余锡以方士，而方士用之，尚未能十全，余欲令要道必行，桴鼓相应，犹拔刺雪污，工巧神圣，可得闻乎？

---

① 四肢者阳也，两阳相得：张介宾注："四肢者，诸阳之本也。风者，阳气也。以四肢之热而逢风于外，是谓两阳相得。"

② 独治：吴崑注："独治，独王也。不能生长，谓偏阳不能生阴也，安得阳生而阴长哉，但独胜而止耳。"

③ 肉烁：王冰注："烁，言消也，言久久此人当肉消削也。"

④ 是人者，素肾气胜，以水为事，太阳气衰，肾脂枯不长：张琦注："以水为事，涉水游泳之类，恃其肾气之胜而冒涉寒水，水气通于肾，肾得水寒，则肾中阳衰。太阳之气周于一身，赖肾中阳气为之游行。肾气衰，则太阳之气亦衰。肾主骨髓，而髓之生长惟恃乎气，寒湿在内反消真精，肾气既衰，则脂枯不长。《痿论》亦有以水为事之文，指湿言也。"

⑤ 一水不能胜两火：高世栻注："'一水不能胜两火'七字在下，误重于此，衍文也。"

⑥ 孤脏：高世栻注："肾为阴中之阴，故肾孤脏也。一阳二阳火也，孤脏水也。"

⑦ 一水不能胜二火，故不能冻栗：马莳注："然所以不冻栗者，亦以肝固一阳也，内有足少阳之火，心则二阳也，心有君火，而心包络中又有手少阳三焦经之相火，一水不能胜此肝心之二火，故不至冻栗耳。"

⑧ 是人当挛节也：高世栻注："寒在于骨，病名曰骨痹。骨痹者，骨节拘挛，是人当挛节也。此言水火逆调而独阳不生，则为肉烁。孤阴不长，则为挛节也。"

⑨ 风胜则动：王冰注《素问·阴阳应象大论》云："风胜则庶物皆摇。"张介宾注："风善行而数变，故风胜则动。"

⑩ 热胜则肿：王冰注《素问·阴阳应象大论》云："热胜则阳气内郁，故浮肿暴作，甚则荣气逆于肉理，聚为痈脓之肿。"

⑪ 燥胜则干：张介宾注："精血津液，枯涸于内，皮肤肌肉皴揭于外，皆燥之为病也。"

⑫ 寒胜则浮：张介宾注："寒胜者，阳气不行，为胀满浮虚之病。"

⑬ 湿胜则濡泄，甚则水闭胕肿：张介宾注："濡泻，水利也。水闭胕肿，水道不利，而肌肉肿胀，按之如泥不起也。"

岐伯曰：审察病机，无失气宜①，此之谓也。

帝曰：愿闻病机②何如？岐伯曰：诸风掉眩，皆属于肝③。

诸寒收引，皆属于肾④。

诸气膹郁，皆属于肺⑤。

诸湿肿满，皆属于脾⑥。

诸热瞀瘛，皆属于火⑦。

诸痛痒疮，皆属于心⑧。

诸厥固泄，皆属于下⑨。

诸痿喘呕，皆属于上⑩。

---

① 审察病机，无失气宜：张介宾注："病随气动，心察其机；治之得其要，是无失气宜也。"

② 病机：张介宾注："机者要也，变也，病变所由出也。"

③ 诸风掉眩，皆属于肝：马莳注"诸风掉眩，皆属于肝，言在天为风，在地为木，而在体为肝，故诸风证见，而为掉为眩，皆属于肝也。盖肝主风木，故病如木之动；肝脉随督脉会于巅，故头旋眩而运也。"张介宾注："风类不一，故曰诸风。掉，摇也。眩，运也。风主动摇，木之化也，故属于肝。其虚其实，皆能致此。"

④ 诸寒收引，皆属于肾：张介宾注："收，敛也。引，急也。肾属水，其化寒，凡阳气不达，则营卫凝聚，形体拘挛，皆收引之谓。"

⑤ 诸气膹郁，皆属于肺：张介宾注："膹，喘急也。郁，否闷也。"

⑥ 诸湿肿满，皆属于脾：吴崑注："肿者，肿于外。满者，满于中，痞胀是也。乃湿土敦阜之象，脾为土，故属焉。"

⑦ 诸热瞀瘛，皆属于火：吴崑注："瞀，音茂。瞀，昏也。瘛，手足抽掣而动也。火有内暗之象，故令瞀。火有焰摇之象，故令瘛。"高世栻注："'心'旧本讹'火'，今改。有病无形之气，而内属于形脏者。有病有形之体，而内属于气化者，皆病机也。如诸风而头目掉眩，病皆属于肝，风气通于肝也。诸寒而经脉收引，病皆属于肾，寒气通于肾也。诸气而胸膈忿郁，病皆属于肺，诸气通于肺也。诸湿而身体肿满，病皆属于脾，湿气通于脾也。诸热而目瞀经瘛，病皆属于心，热气通于心也。此病无形之六气，而内属于有形之形脏也。"

⑧ 诸痛痒疮，皆属于心：王冰注："心寂则痛微，心躁则痛甚，百端之起，皆自心生，痛痒疮疡，生于心也。"滑寿注："人近火气微热则痒，热甚则痛，附近则灼而为疮，皆火之用也。"吴崑注："热甚则痛，热微则痒，疮则热灼之所致也。故火燔肌肉，近则痛，远则痒，灼于火则烂而疮也。心为火，故属焉。"张介宾注："热甚则疮痛，热微则疮痒。心属火，其化热，故疮疡皆属于心也。"高世栻将"诸热瞀瘛，皆属于火。诸痛痒疮，皆属于心"中"火""心"对调。

⑨ 诸厥固泄，皆属于下：吴崑注："厥，逆也。厥有阴阳二证，阳气衰于下则为寒厥，阴气衰于下则为热厥。热厥足下热，寒厥则从五指至膝上寒。固，禁固，溲便不通也。泄，溲便泄出不禁也。下，谓肾也。肾居五脏下，兼水火之司，水曰阴精，火曰命门。阴精衰，则火独治而有热厥，命门衰，则水独治而有寒厥。肾主开窍于二阴，肾家水衰火实则为固，火衰水实则为泄。"

⑩ 诸痿喘呕，皆属于上：王冰注："上，谓上焦心肺气也。炎热薄烁，心之气也，承热分化，肺之气也，热郁化上，故病属上焦。"《新校正》云："详痿之为病，似非上病，王注不解所以属上之由，使后人疑议。今按《痿论》云：五脏使人痿者，因肺热叶焦，发为痿躄。故云属于上也。痿又谓肺痿也。"

诸禁鼓慄，如丧神守，皆属于火①。
诸痉项强，皆属于湿②。
诸逆冲上，皆属于火③。
诸胀腹大，皆属于热④。
诸躁狂越，皆属于火⑤。

① 诸禁鼓慄，如丧神守，皆属于火：张介宾注："禁，噤也，寒厥咬牙曰噤。鼓，鼓颔也。慄，战也。凡病寒战而精神不能主持，如丧失神守者，皆火之病也。然火有虚实之辨，若表里热甚而外生寒栗者，如《阴阳应象大论》所谓热极生寒、重阳必阴也。河间曰，心火热甚，亢极而战，反兼水化制之，故为寒栗者，皆言火之实也。若阴盛阳虚而生寒栗者，如《调经论》曰，阳虚畏外寒。《刺节真邪论》曰：阴胜则为寒，寒则真气去，去则虚，虚则寒抟于皮肤之间者，皆言火之虚也。有伤寒将解而为战汗者，如仲景曰：其人本虚，是以作战。成无己曰：战栗者，皆阴阳之争也。伤寒欲解将汗之时，正气内实，邪不能与之争，则便汗出而不发战；邪气欲出，其人本虚，邪与正争，微者为振，甚者则战。皆言伤寒之战汗，必因于虚也。有痎疟之为寒栗者，如《疟论》曰：疟之始发也，阳气并于阴，当是之时，阳虚而阴胜，外无气，故先寒栗也。夫疟气者，并于阳则阳胜，并于阴则阴胜，阴胜则寒，阳胜则热。又曰：阳并于阴则阴实而阳虚，阳明虚则寒栗鼓颔也。由此观之，可见诸禁鼓栗虽皆属火，但火实者少，火虚者多耳。"

② 诸痉项强，皆属于湿：吴崑注："痉，筋强而不柔和也，故令项强，此湿甚而兼风木之化。风为虚象，实则湿也。"

③ 诸逆冲上，皆属于火：张介宾注："火性炎上，故诸逆冲上者皆属于火。然诸脏诸经皆有逆气，则其阴阳虚实有不同矣。其在心脾胃者，如《脉解篇》曰：太阴所谓上走心为噫者，阴盛而上走于阳明，阳明络属心，故曰上走心为噫也。有在肺者，如《脏气法时论》曰：肺苦气上逆也。有在脾者，如《经脉篇》曰：足太阴厥气上逆则霍乱也。有在肝者，如《脉要精微论》曰：肝脉若搏，令人喘逆也。有在肾者，如《脉解篇》曰：少阴所谓呕欬上气喘者，阴气在下，阳气在上，诸阳气浮，无所依从也。又《缪刺篇》曰：邪客于足少阴之络，令人无故善怒，气上走贲上也。又《示从容论》曰：欬喘烦冤者，是肾气之逆也。又《邪气脏腑病形篇》曰：肾脉微缓为洞，洞者食不化，下咽还出也。有在胃者，如《宣明五气篇》曰：胃为气逆为哕也。又《阴阳别论》曰：二阳之病发心脾，其传为息奔也。有在胆胃者，如《四时气篇》曰：善呕，呕有苦，长太息，心中憺憺，恐人将捕之，邪在胆，逆在胃也。有在小肠者，曰少腹控睾引腰脊，上冲心也。有在大肠者，曰腹中常鸣，气上冲胸，喘不能久立也。又《缪刺篇》曰：邪客于手阳明之络，令人气满胸中喘息也。有在膀胱者，如《经脉别论》曰：太阳脏独至，厥喘虚气逆，是阴不足阳有余也。有在冲督者，如《骨空论》曰：冲脉为病，逆气里急。督脉生病，从少腹上冲心而痛，不得前后，为冲疝也。凡此者，皆诸逆冲上之病。虽诸冲上皆属于火，但阳盛者火之实，阳衰者火之虚，治分补泻，当于此详察之矣。"

④ 诸胀腹大，皆属于热：张介宾注："热气内盛者，在肺则胀于上，在脾胃则胀于中，在肝肾则胀于下，此以火邪所至，乃为烦满，故曰诸胀腹大，皆属于热。又如《五常政大论》曰：适寒凉者胀。《异法方宜论》曰：脏寒生满病。《经脉篇》曰：胃中寒则胀满，是皆言热不足寒有余也。仲景曰：腹满不减，减不足言，须当下之，宜大承气汤。言实胀也。腹胀时减复如故，此为寒，当与温药。言虚胀也。东垣曰：大抵寒胀多，热胀少。岂虚语哉？故治此者，不可以诸胀腹大，悉认为实热，而不察其盛衰之义。"

⑤ 诸躁狂越，皆属于火：滑寿注："热盛于胃及四末也。躁，躁动烦热扰乱而不宁，火之体也；狂者，狂乱而无正定也；越者，乖越礼法而失常也。"张介宾注："躁，烦躁不宁也。狂，狂乱也。越，失常度也。热盛于外，则支体躁扰；热盛于内，则神志躁烦。盖火入于肺则烦，火入于肾则躁，烦为热之轻，躁为热之甚耳。如少阴之胜，心下热，呕逆躁烦；少阳之复，心热烦躁便数憎风之类，是皆火盛之躁也。"

诸暴强直，皆属于风①。
诸病有声，鼓之如鼓，皆属于热②。
诸病胕肿，疼酸惊骇，皆属于火③。
诸转反戾，水液浑浊，皆属于热④。
诸病水液，澄彻清冷，皆属于寒⑤。

---

① 诸暴强直，皆属于风：张介宾注："暴，猝也。强直，筋病强劲不柔和也。肝主筋，其化风，风气有余，如木郁之发，善暴僵仆之类，肝邪实也。风气不足，如委和之纪，其动緛戾拘缓之类，肝气虚也。此皆肝木本气之化，故曰属风，非外来虚风八风之谓。"高世栻注："诸一时卒暴，筋强而直，屈伸不能，乃足厥阴肝经之病。厥阴主风，故皆属于风。"

② 诸病有声，鼓之如鼓，皆属于热：张介宾注："鼓之如鼓，胀而有声也。为阳气所逆，故属于热。然《师传篇》曰：胃中寒则腹胀，肠中寒则肠鸣飧泄。《口问篇》曰：中气不足，肠为之苦鸣。此又皆寒胀之有声者也。"

③ 诸病胕肿，疼酸惊骇，皆属于火：吴崑注："火郁于经则胕肿，阳象之呈露也。疼酸者，火甚制金，不能平木，木实作酸也。火在内则惊骇，火性卒动之象也。"张介宾注："胕肿，浮肿也。胕肿疼酸者，阳实于外，火在经也。惊骇不宁者，热乘阴分，火在脏也。"

④ 诸转反戾，水液浑浊，皆属于热：吴崑注："火甚制金，不能平木，木胜协火则筋引急，或偏引之，则为转为反，而乖戾于常矣。水液澄清为寒，浑浊为热，水体清，火体浊也。"张介宾注："诸转反戾，转筋拘挛也。水液，小便也。河间曰：热气燥烁于筋则挛瘛为痛，火主燔灼燥动故也。小便浑浊者，天气热则水浑浊，寒则清洁，水体清而火体浊故也。又如清水为汤，则自然浊也。此所谓皆属于热，宜从寒者是也。然其中亦各有虚实之不同者，如伤暑霍乱而为转筋之类，宜用甘凉调和等剂清其亢烈之火者，热之属也。如感冒非时风寒，或因暴雨之后，湿毒中脏而为转筋霍乱，宜用辛温等剂，理中气以逐阴邪者，寒之属也。大抵热胜者必多烦燥焦渴，寒胜者必多厥逆畏寒。故太阳之至为痉，太阳之复为腰脽反痛、屈伸不便，水郁之发为大关节不利，是皆阳衰阴胜之病也。水液之浊，虽为属火，然思虑伤心，劳倦伤脾，色欲伤肾，三阴亏损者多有是病。治宜慎起居，节劳欲，阴虚者壮其水，阳虚者益其气，金水既足，便当自清，若用寒凉，病必益甚。故《玉机真脏论》曰：冬脉不及则令人少腹满，小便变。《口问篇》曰：中气不足，溲便为之变。阴阳盛衰，义有如此，又岂可尽以前证为实热。"

⑤ 诸病水液，澄彻清冷，皆属于寒：张介宾注："水液者，上下所出皆是也。水体清，其气寒，故凡或吐或利，水欲不化而澄彻清冷者，皆得寒水之化，如秋冬寒冷，水必澄清也。"

诸呕吐酸，暴注下迫，皆属于热①。

故《大要》曰：谨守病机，各司其属②，有者求之，无者求之，盛者责之，虚者责之③，必先五胜④，疏其血气，令其调达，而致和平，此之谓也。（《素问·至真要大论》）

---

① 诸呕吐酸，暴注下迫，皆属于热：滑寿注："胃膈热甚则为呕，火气炎上之象也。酸，酸水及沫也；酸者，肝木之味，由火盛制金不能平木，则肝木自甚，故为酸也，如饮食热则易于酸矣。暴注，卒暴注泄也，肠胃热甚而传化失常，火性急速，故如是也。下迫，后重里急窘迫急痛也，火性急速而能燥物故也。"张介宾注："河间曰：胃膈热甚则为呕，火气炎上之象也。酸者肝木之味也，由火盛制金，不能平木，则肝木自甚，故为酸也。暴注，卒暴注泄也。肠胃热甚而传化失常，火性疾速，故如是也。下迫，后重里急迫痛也，火性急速而能燥物故也。是皆就热为言耳。不知此云皆属于热者，言热之本也；至于阴阳盛衰，则变如冰炭，胡可偏执为论。如《举痛论》曰：寒气客于肠胃，厥逆上出，故痛而呕也。《至真要》等论曰，太阳司天，民病呕血善噫；太阳之复，心胃生寒，胸中不和，唾出清水，及为哕噫；太阳之胜，寒入下焦，传为濡泄之类，是皆寒胜之为病也。又如岁木太过，民病飧泄肠鸣，反胁痛而吐甚；发生之纪，其病吐利之类，是皆木邪乘土，脾虚病也。又如岁土不及，民病飧泄霍乱；土郁之发，为呕吐注下；太阴所至为霍乱吐下之类，是皆湿胜为邪，脾家本病，有湿多成热者，有寒湿同气者，湿热宜清，寒湿宜温，无失气宜，此之谓也。至于吐酸一证，在本节则明言属热，又如少阳之胜为呕酸，亦相火证也，此外别无因寒之说；惟东垣曰：呕吐酸水者，甚则酸水浸其心，其次则吐出酸水，令上下牙酸涩不能相对，以大辛热剂疗之必减。酸味者收气也，西方肺金旺也，寒水乃金之子，子能令母实，故用大咸热之剂泻其子，以辛热为之佐，以泻肺之实，若以河间病机之法作热攻之者，误矣。盖杂病酸心，浊气不降，欲为中满，寒药岂能治之乎？此东垣之说，独得前人之未发也。又丹溪曰：或问：吞酸《素问》明以为热，东垣又以为寒何也？曰：《素问》言热者，言其本也；东垣言寒者，言其末也。但东垣不言外得风寒，而作收气立说，欲泻肺金之实；又谓寒药不可治酸，而用安胃汤、加减二陈汤，俱犯丁香，且无治热湿郁积之法，为未合经意。余尝治吞酸，用黄连茱萸各制炒，随时令迭为佐使，苍术茯苓为辅，汤浸蒸饼为小丸吞之，仍教以粝食蔬果自养，则病亦安。此又二公之说有不一也。若以愚见评之，则吞酸虽有寒热，但属寒者多，属热者少。故在东垣则全用温药，在丹溪虽用黄连而亦不免茱萸、苍术之类，其义可知。盖凡留饮中焦，郁久成积，湿多生热，则木从火化，因而作酸者，酸之热也，当用丹溪之法；若客寒犯胃，顷刻成酸，本非郁热之谓，明是寒气，若用清凉，岂其所宜？又若饮食或有失节，及无故而为吞酸嗳腐等证，此以木味为邪，肝乘脾也；脾之不化，火之衰也。得热则行，非寒而何？欲不温中，其可得乎？故余愿为东垣之左祖而特表出之，欲人之视此者，不可谓概由乎实热。"

② 谨守病机，各司其属：李中梓注："此言病状繁多，各宜细察，然总不外于虚实也。谨守者，防其变动也。病而曰机者，状其所因之不齐，而治之不可不圆活也。属者，有五脏之异六腑之异七情之异、六气之异贵贱之异老少之异、禀畀有虚实之异、受病有标本之异、风气有五方之异、运气有胜复之异、情性有缓急之异，有尝贵后贱之脱营、尝富后贫之气离守，各审其所属而司其治也。"

③ 有者求之，无者求之，盛者责之，虚者责之：滑寿注："病机十九条，实察病之要旨。而有者求之，无者求之，盛者责之，虚者责之十六字，乃答篇首盛者泻之，虚者补之之旨，而总结病机一十九条之义。又要旨中之要旨也，《原病式》但以病机一十九条立言而遗此十六字，不免临病误投汤剂，致人夭折。今引经传之旨，证其得失。"

④ 五胜：王冰注："谓五行更胜也。"

10313 五气所病：心为噫①，肺为咳②，肝为语③，脾为吞④，肾为欠为嚏⑤，胃为气逆、为哕、为恐⑥，大肠、小肠为泄⑦，下焦溢为水⑧，膀胱不利为癃，不约为遗溺⑨，胆为怒⑩。是谓五病。（《素问·宣明五气》）

---

① 心为噫：张介宾注："噫，嗳气也。遍考本经，绝无嗳气一证，而惟言噫者，盖即此也。按《九针论》曰：心为噫。《刺禁论》曰：刺中心，一日死，其动为噫。《痹论》曰：心痹者，嗌干善噫。是皆言噫出于心也。然《诊要经终论》曰：太阴终者，善噫善呕。《脉解篇》曰：太阴所谓上走心为噫者，阴盛而上走于阳明，阳明络属心，故曰上走心为噫也。《口问篇》曰：寒气客于胃，厥逆从下上散，复出于胃，故为噫。由此观之，是心脾胃三脏皆有是证。盖由火土之郁，而气有不得舒伸，故为此证。噫，伊、隘二音。《释义》曰：饱食息也。《礼记》注曰：不寤之声。"张志聪注："噫，不平之气也。本经曰：所谓上走心为噫者，阴气而上走于阳明，阳明络属心，故上走心为噫。盖此因胃气上逆于心，故为噫。"

② 肺为咳：吴崑注："邪击于肺，故为咳，象金坚劲，叩之有声也。"张志聪注："《阴阳应象大论》曰：肺在变动为咳。"

③ 肝为语：张介宾注："问答之声曰语，语出于肝，象木有枝条，多委曲也。"姚绍虞注："象木枝条，而形支别，语宣委曲，故出于肝。（按）语者，所以畅中之郁也。肝喜畅而恶郁，故为语以宣畅其气之郁。"丹波元简注："志云：肝气欲达则为语，《诊要经终篇》曰：春刺冬分，邪气着脏，病不愈，又且欲言语。此言春令之肝气不舒故也。高云：病气在肝则为语。语，多言也。简（按）标曰'五气所病'，则王马吴张之解并误，下文'吞'同。"

④ 脾为吞：丹波元简注："志云：脾主为胃行其津液，脾气病而不能灌溉于四脏，则津液反溢于脾窍之口，故为吞咽之证。简（按）据志注，吞，即吞酸酢吞之谓。《平脉法》云：噫而吞酸，食卒不下。又云：上焦不归者，噫而酢吞。龚廷贤云：吞酸，与吐酸不同：吞酸，水刺心也；吐酸者，吐出酸水也。是，高云：吞，舌本不和也。未知何据。"

⑤ 肾为欠为嚏：《灵枢·九针论》及《太素》无"为嚏"二字。吴崑注："欠，曲引其身之名，水性下流而主收引，欠则象其收引也。嚏，鼻出声之名，嚏喷是也。鼻为肺之窍，肾病何以有之？盖肾之经脉，贯肝膈，入肺中，肺得其循经之邪，输之于窍，则令人连声而嚏也。"姚绍虞注："欠，呵欠也，神气昏惰之所致。盖肾藏精，精虚则神气昏惰而欠焉。嚏，喷嚏也，肺气外达之所致。肾乃寒水，气易冰凝，肾为肺子，上达于母，则发而为嚏，不独外感风寒为嚏也。"张琦注："阳未静而阴引之，则为欠，故阳衰者多欠。"

⑥ 胃为气逆、为哕、为恐：《灵枢·九针论》及《太素》无"为恐"二字。吴崑注："胃中热则气上逆，胃中寒则为哕。恐为肾志，胃病何以有之？盖胃为土，肾为水，土实则刑乎水，故令恐。"张琦注："胃以下行为顺，不和则上逆，凡呕吐之属是也。哕为呃逆，有胃寒气逆者，有胃热上冲者，有胃绝败呃者，大约声高而长为实，轻微为虚，病甚者其声哕也。"

⑦ 大肠、小肠为泄：张介宾注："大肠为传道之腑，小肠为受盛之腑，小肠之清浊不分，则大肠之传道不固，故为泻利。"

⑧ 下焦溢为水：张介宾注："下焦为分注之所，气不化则津液不行，故溢于肌肉而为水。"

⑨ 膀胱不利为癃，不约为遗溺：王冰注："膀胱为津液之腑，水注由之。然足三焦脉实，约下焦而不通，则不得小便；足三焦脉虚，不约下焦，则遗溺也。《灵枢经》曰：足三焦者，太阳之别也，并太阳之正，入络膀胱，约下焦，实则闭癃，虚则遗溺。"

⑩ 胆为怒：张介宾注："怒为肝志而胆亦然者，肝胆相为表里，其气皆刚，而肝取决于胆也。"

10314 五精所并[①]：精气并于心则喜，并于肺则悲，并于肝则忧[②]，并于脾则畏[③]，并于肾则恐，是谓五并，虚而相并者也[④]。（《素问·宣明五气》）

【经旨阐释】

1. 阳气失常的病理变化

由于阳气在人体有着温煦、气化、推动、防御等诸多功能，所以阳气受损，功能失常，则百病丛生，阳气失常的病理在临床非常广泛，需要加以研究和探讨。

（1）卫外不固：当阳气不固，失去卫外功能，则时令邪气乘虚而入。不同的季节感邪不同，就会发生不同的病证。寒邪侵犯，损伤阳气，郁闭卫阳，邪正交争于肌表，通常症见发热体若燔炭，并伴恶寒、无汗、脉浮紧等。此邪在表，若有汗出，则热随汗泄。暑邪外袭，因暑为阳邪，其性炎热，逼津外出，扰动心神，病情复杂，故汗多心烦，喘喝有声。暑热内扰神明，神志昏乱，则见神昏，多言。湿为阴邪，其性重浊，易困遏阳气，清阳不升，其初病“首如裹”；而湿邪郁久化热，湿热灼伤筋脉，发为拘急痿弱之症，从而表现为肢体运动障碍等。风邪伤阳，气失宣畅，水液停留溢于肌表，而为浮肿之“风水”病证。

（2）阳虚邪恋：阳气开阖不得，招致外邪入侵，久留不去，损伤阳气，则易导致阳虚邪恋的多种疾病。如阳虚寒邪侵袭，寒性收引，令人筋脉拘急，可为背屈不能直立的大偻病。邪入经络，使营气运行逆乱而壅滞于肉腠，发为痈肿之病；若寒邪内陷经脉之中，气血凝滞，久则经脉败漏，终致溃疡，形成瘘管，脓水时漏，久不收口；寒邪由俞穴内迫五脏，可见善畏、惊骇等精神症状；若阳气素虚，卫表不固，汗出不止，腠理开泄，风邪乘虚而入，正虚邪陷，不能外达，而致风疟之病。

（3）阳气郁遏：运动时阳气动而腠理和汗孔开泄，容易出汗。若骤遇湿气、冷风之类，则阳气猝然凝滞，汗孔闭合，汗泄不畅，结于肌腠，而导致疮、汗疹、粉刺之类皮肤病。如王冰注说：“阳气发泄，寒气制之，热怫内余，郁于皮里，甚为痤疖，微为痱疮。”

（4）阳亢伤阴：本文指出煎厥由于过度烦劳而致阳气亢盛，阳亢伤阴，阴虚于内，反复发生，到了夏天则阳愈亢而阴愈亏，亢阳厥逆而发为昏厥。这种病证往往是突然发病，来势凶猛，因而本篇形容为“溃溃乎若坏都，汩汩乎不可止”。同时由于意识丧失，故伴有视、听觉功能障碍。此病类似于暑厥，张介宾《景岳全书·厥逆》言：“煎厥者，即厥之类，其因烦劳而病积于夏，亦今云暑风之属也。”

---

① 五精所并：吴崑注：“五精，五脏之精气也。并，合而入之也。五脏藏精，各脏其藏则不病，若合而并于一脏，则邪气实之，各显其志。”

② 并于肝则忧：丹波元简注：“马云：《阴阳应象大论》曰怒。而兹曰忧者，以肺气得以乘之也。高云：肝主怒，今曰忧者，上文胆为怒，故此肝为忧。怒为有馀，忧为不足也。楼云：忧，当作怒。简（按）《九针论》亦作忧。”

③ 并于脾则畏：张介宾注：“气并于脾，则脾实乘肾，故为畏。”丹波元简注：“马云：《阴阳应象大论》曰思，而兹曰畏者，盖思过则反畏也。高云：思虑者，脾之精。今曰畏者，虑之至也。楼云：畏当作思。简（按）《九针论》亦作畏。甲乙作饥。与王注一经同。”

④ 虚而相并者也：沈祖绵谓此句为注窜入正文，可参。

(5) 阳气厥逆：《素问·举痛论》说："怒则气上"。大怒则阳气上逆，血随气涌，症见面红目赤，脉络怒张，情绪激动；若气血逆乱演变到一定程度，还可出现突然昏厥。正如《素问·调经论》所说："血之与气，并走于上则为大厥，厥则暴死。"由于肝主筋，气血上逆郁积于上，则虚于下，筋脉失于濡养，出现筋脉弛纵，肌肉枯萎，四肢无法随意运动，更为甚者则导致半身不遂。此病类似于后世的"中风"。如张锡纯《医学衷中参西录》说："内中风之证，曾见于《内经》。而《内经》初不名为内中风，亦不名为脑充血，而实名之为煎厥、大厥、薄厥。"

(6) 阳气偏阻：《素问·阴阳别论》言："阳加于阴谓之汗。"认为人身汗出，有赖于阳气之蒸化和输布。若"汗出偏沮"，见于躯体一侧，说明阳气运行不畅，推动无力，不能温养全身，则可能导致气虚血瘀之半身不遂。就临床而言，部分患者早期出现半身麻木、不温、汗出等，可能就是中风的先兆症状。

(7) 阳热蓄积：膏粱厚味，易助湿生痰生热，生热则使人体内阳热蓄积；同时痰湿也可阻遏阳气，郁久化热。《灵枢·痈疽》说："热盛则肉腐，肉腐则为脓。"从而发为疔疮。或因多食肥甘厚味食物，转为消渴："肥者令人内热，甘者令人中满，故其气上溢，转为消渴。"(《素问·奇病论》)消渴之病久亦可引发疔疮。

2. 虚实的病理变化

《内经》从不同角度论虚实之病理机制。一是从邪正盛衰的角度而论，实乃邪气亢盛居于主导地位的病理变化，虚则是正气不足居于主导地位的病理变化，从而提出"邪气盛则实，精气夺则虚"的虚实纲领，对于临床诊治具有普遍意义。二是从经脉气血输布失调而论，气血运行逆乱之中，凡有偏聚，便有偏倾，则偏聚为实，偏倾为虚，即所谓"血气离居，一实一虚"。它与邪正盛衰之虚实在概念上有所不同，在解释经脉气血运行紊乱病证的病机及针灸、推拿等治病原理、原则、方法等方面，有着重要学术价值。

3. 阴阳盛衰导致内外寒热病证的病理

《素问·调经论》论阴阳盛衰导致内外寒热病证的病理。"阳虚则外寒，阴虚则内热，阳盛生外热，阴盛生内寒"，是由于人体阴阳和调关系被致病因素破坏而导致的内外寒热证。《内经》用阴阳失调作为总纲分析病理的方法，对于后世启发很大，为中医学的八纲辨证奠定了基础。但《素问·调经论》所述与后世所说"阳虚则寒""阴虚则热""阳盛则热""阴盛则寒"在概念及病机上有所区别：一是阴阳含义不同：本段的阴阳指病位的内、外，后世的阴阳则指阴精、阳气；二是寒热的性质不同："阳虚则外寒"是外感恶寒，"阳虚则寒"是阳虚畏寒；"阴虚则内热"是脾伤气虚之发热，"阴虚则热"是阴虚阳亢之虚热。三是寒热的范围不同："阳盛则外热"仅指外感表热，而"阳盛则热"的阳热亢盛发热则表里均有；"阴盛则内寒"仅指胸中寒盛，"阴盛则寒"是广泛的脏腑里寒。

第一，阳盛则热。

阳盛则热，是《内经》对阳气偏盛的病机阐述，相关论述既有外感邪气之表热，又有阳偏盛产生的实热，二者的差异在于热证范围之不同，前者指表热证，而后者则包括了表里的各种热证。

外感表热：《素问·调经论》提出“阳盛生外热”，是指因为外邪侵入机体，上焦肺气失宣，腠理闭塞，气机郁阻而不能向外发越，即卫气郁遏而导致的发热，在此实指外感表热。此乃表证之发热，治疗上运用发汗解表即可。

阳盛之实热：阳偏盛则生实热，如《素问·阴阳应象大论》“阳胜则热”的实热证，经文云：“阳胜则身热，腠理闭，喘粗为之俛仰，汗不出而热。”在此指因阳气偏盛，人体腠理郁闭，而表现出无汗、发热、呼吸急促等阳偏盛之实热症状。《素问·生气通天论》也说：“阴不胜其阳，则脉流薄疾，并乃狂。”指出阳热偏盛，阴不制阳，使血流加快而脉数，甚至病者出现狂躁等病证。后世所谓“阳盛则热”，是指阳热亢盛之发热，则包括了表热与里热，此热证的病机关键在阳胜，所致之热为实热。故治宜在“实则泻之”的原则指导下，运用“热者寒之”之法治之。可见，“阳盛则外热”与“阳盛则热”有范围之不同，《素问·调经论》仅指表热证，而后者则含表热证与里热证。

第二，阴盛则寒。

《内经》对阴偏盛方面的病机阐述，“阴盛则内寒”与“阴盛则寒”，两者病机有异同。共同点是二者均是阴盛制约阳气的温煦而生寒证，从性质来说，二者均属于寒实证，其差异在于前者仅指寒在胸中，后者则包括一切脏腑之寒证。

寒积胸中：寒积胸中之证，如《素问·调经论》云“阴盛则内寒”，在此指寒气积于胸中，致使血脉凝涩不畅，阳气损伤，从而产生内寒。此内寒虽属阳虚阴寒过盛所致，但病位仅限于寒积胸中。如此类阴盛则内寒所致的胸痹心痛，临床上可用薤白、白酒、瓜蒌、半夏、桂枝之类以温通胸阳、宣散阴寒之法治之。

脏腑寒证：《素问·阴阳应象大论》“阴盛则寒”的实寒证，此乃对实寒证病机的高度概括，指机体在阴邪作用下，由于阴邪偏盛，阳气不能正常发挥温煦功用，产生身凉恶寒，肢冷等寒象表现。后世所谓“阴盛则寒”，则泛指一切脏腑之寒证。其病机之关键在“阴盛”，所致之证为实寒证候，即阴偏盛则生实寒，治疗当用“寒者热之”之法。

第三，阳虚则寒。

在阳虚则寒方面，《内经》相关论述既涉及外感恶寒证，也有对阳虚之虚寒证的阐发，主要差异在于二者性质之不同，前者指表寒实证，而后者属于虚寒证。

表寒证：外感恶寒证，如《素问·调经论》“阳虚则外寒”是指外感恶寒。如经文上所说：“今寒气在外，则上焦不通，上焦不通，则寒气独留于外，故寒栗。”此指因寒邪阻遏卫气，卫气不布散温煦肌表，而致肌表恶寒，此寒乃表寒证，治疗宜辛散寒邪为法。

虚寒证：阳虚之虚寒证，指阳衰不能配阴而生虚寒，是阳虚畏寒，如《素问·厥论》云：“阳气衰，不能渗营其经络，阳气日损，阴气独在，故手足为之寒也。”《素问·厥论》之阳虚之寒，以及后世所指阳虚则寒，泛指一切虚寒证。可见，二者主要体现寒热的性质不同：“阳虚则外寒”是外感恶寒，“阳虚则寒”是阳虚畏寒证。

第四，阴虚则热。

在阴虚则热方面，《内经》的相关论述既涉及脾气虚生热，又有阴虚不能制阳之内热证，“阴虚则内热”与“阴虚则热”体现两种不同的病机。前者为气虚发热，当用东垣甘温除热法治之，甘温益气以退热，以益气为先；后者则为阴虚不能制阳之发热，当滋阴清热法治之，以滋阴为本，甘寒养阴清虚热。

脾虚发热：脾气虚生热，如《素问·调经论》“阴虚则内热”，专指脾气虚所致发热。如经文所云：“有所劳倦，形气衰少，谷气不盛，上焦不行，下脘不通。胃气热，热气熏胸中，故内热。”盖脾胃居于中焦，为气机升降之枢纽，如劳倦太过，损及脾胃，升清降浊无力，谷气留而不行，郁久化热，熏蒸于胸中，则产生内热。此种内热，实际是脾气虚发热。因脾属阴，故脾虚为阴虚，但这种“内热”是由于“有所劳倦，形气衰少，谷气不盛，上焦不行，下脘不通，胃气热，热气熏胸中”所致，本质属于脾气虚而生热，即所谓“气虚发热”。此乃后世“气虚发热”“甘温除热”等著名理论的学术导源，是李东垣创立补中益气汤、开甘温除大热之先河的理论依据。

阴虚则热：阴虚不能制阳之内热证，如《素问·厥论》云：“阴气衰于下，则为热厥。”实质属于阴虚不能制阳，以及后世所谓“阴虚则热”，指阴偏衰则不能制阳而生虚热，出现长期低热、五心烦热、午后潮热、骨蒸劳热、颧红盗汗、尿短赤、大便干、舌红少苔而干、脉象细数等。其治疗当用“阳病治阴”，也即王冰所云“壮水之主，以制阳光”的滋阴降火之法。

4. 病机十九条分析病机的方法

病机十九条的意义，在于它从五运六气失常致病入手，示范临床审机求属的方法。如病机十九条遵循统一格式“诸……，皆属于……”，其中的“诸”“皆”是表示不定多数，切忌认作“一切”“全部”“凡是”。学习病机十九条，着重领会其分析证候、探求病机的方法，而在具体运用时要防止将条文绝对化，对运气所致病证，必须从其病象入手，按五脏六气的特性进行病因病位及病性的归类分析，以推求其病证的本质属性，从而为进行正确的防治提供可靠依据。

首先，属五脏病机的，有五条：第一，“诸风掉眩，皆属于肝”。肢体动摇不定和头目眩晕的病证，大都属于肝的病变。肝为风木之脏，其病多见风象。肝藏血，主一身之筋，开窍于目。若肝有病变，失于滋养，波及所合之筋、所主之目窍，就会见到肢体摇摆震颤、目眩头晕等症状。第二，“诸寒收引，皆属于肾”。身体蜷缩、四肢拘急不舒、关节屈伸不利的寒性病证，大都属于肾的病变。肾为寒水之脏，主温煦蒸腾气化。若其功能虚衰，则失其温化之职，从而导致气血凝敛，筋脉失养，出现筋脉拘挛、关节屈伸不利等症状。第三“诸气膹郁，皆属于肺”。呼吸喘促、胸部胀闷之类的气病，大都属于肺的病变。肺主气，司呼吸。故气之为病，首责于肺。肺之宣降失常，气壅于胸或上逆，则见呼吸喘息、胸中窒闷、痞塞不通等症状。第四，“诸湿肿满，皆属于脾”。浮肿和脘腹胀满之类的湿病，大都属于脾的病变。脾为湿土之脏，主运化水湿，主四肢，应于大腹。若脾失健运，水津失布，内聚中焦或泛溢肌肤，就会见到脘腹胀满、四肢浮肿等症状。第五，“诸痛痒疮，皆属于心”。疮疡及痛痒之类的火证，大都属于心的病变。疮疡，包括痈、疽、疖、疔、丹毒等，肿痛是其主要症状。心为阳脏，属火，主一身之血脉。若心火亢盛，火热郁炽于血脉，腐蚀局部肌肤，就会形成痈肿疮疡等证。另“心”与“火”对掉之说，可参。

其次，属病位在上、下的病机的，有两条：第一，“诸痿喘呕，皆属于上”。痿证及喘、呕诸证，其病变部位大都在上部。肺位于上焦，为心之华盖，主宣发肃降，向全身敷布气血津液。正如《素问·痿论》所云："五脏因肺热叶焦，发为痿躄。"上焦起于胃上口，胃主降浊，胃失和降，其气上逆则呕；肺失清肃，其气上逆则喘。第二，"诸厥固泄，皆属于下"。手足厥逆及二便不通或二便泻利不禁之证，大都属于下部之病变。《素问·厥论》有云："阳气衰于下则为寒厥，阴气衰于下则为热厥。""下"指足部经脉。又《灵枢·本神》中说"肾气虚则厥"。可见"厥"与肾相关。"固"为二便不通，"泄"为二便泻利失禁。肾、膀胱、大肠皆位于下焦。肾主二阴，司二便。肾有病，波及膀胱与大肠，则可致膀胱的气化功能、大肠的传导功能失调，而见二便不通或二便泻利不禁等证候。

再次，属火热病机的，总共九条，其中属火之病机者五条、属热之病机者四条：第一，"诸热瞀瘛，皆属于火"。高热、神昏、肢体抽搐之类的病证，大都属于火的病变。火为阳之极，火盛则身热。心藏神，主血脉，属火。火热扰心，蒙蔽心窍，则见神志昏蒙；火灼阴血，筋脉失养，则见肢体抽搐。第二，"诸禁鼓栗，如丧神守，皆属于火"。口噤、鼓颔、战栗，不能自控者，大都为火邪所致。火热郁闭，不得外达，阳盛格阴，则外现口噤、鼓颔、战栗等类似寒证的症状，且病人不能自控。此即真热假寒证。第三，"诸逆冲上，皆属于火"。呕、哕、咳喘等气逆上冲诸证，大都为火邪所致。火性炎上，扰动气机，则可引起脏腑气机向上冲逆，肺热气逆则见咳喘，胃热气逆则见呕哕。第四，"诸躁狂越，皆属于火"。神志狂乱、行为越礼、手足躁扰诸证，大都为火邪所致。心主神，属火。火性属阳，主动。火盛则扰乱心神，神志错乱，而见狂言骂詈，殴人毁物，行为失常；火盛于四肢，则烦躁不宁，甚则可见逾垣上屋。第五，"诸病胕肿，疼酸惊骇，皆属于火"。皮肤肿胀疡溃、疼痛酸楚及惊骇不宁等证，大都为火邪所致。"胕肿"，在此当指"腐肿"。火热壅滞皮肉血脉，就会导致血瘀肉腐，患处红肿溃烂、疼痛或酸楚；火热内迫脏腑，扰及神明，就会出现惊骇不宁。第六，"诸胀腹大，皆属于热"。腹部胀大诸证，大都为热邪所致。外感邪热入里，壅结胃肠，导致气机升降失常，热结腑实，则可见腹部胀满膨隆、疼痛拒按、大便难下等症。第七，"诸病有声，鼓之如鼓，皆属于热"。腹中肠鸣有声、腹胀如鼓诸证，大都为热邪所致。无形之热壅滞胃肠，导致气机不利，传化迟滞，则见肠鸣有声、腹胀中空如鼓等症。第八，"诸转反戾，水液浑浊，皆属于热"。转筋抽搐、腰背屈曲反张及小便浑浊诸证，大都为热邪所致。热灼筋脉或热伤津血，导致筋脉失养，则见筋脉拘挛、扭转，身躯屈曲不直，甚至角弓反张等症。热盛煎熬津液，则涕、唾、痰、尿、带下等液体排泄物黄赤浑浊。第九，"诸呕吐酸，暴注下迫，皆属于热"。呕吐吞酸、急暴腹泻及里急后重诸证，大都为热邪所致。胆热犯胃，或食积化热，胃失和降而上逆，则见呕吐酸腐或吞酸。热走肠间，传化失常，则见腹泻。热性属阳，故其腹泻之特点多表现为暴泻如注，势如喷射。热邪杂合湿浊，热急湿缓，则见肛门灼热窘迫，里急后重，粪便秽臭。

最后，属风、寒、湿之病机的，各一条，共三条：第一，"诸暴强直，皆属于风"。突然发作的筋脉强直、角弓反张等症，大都为风邪所致。风性主动，内通于肝。风邪内袭，伤肝及筋，则见颈项、躯干、四肢关节等拘急抽搐、强直不柔。病起急暴突然之特点为风性善行数变之反映。第二，"诸病水液，澄澈清冷，皆属于寒"。机体因病所致的液体排泄物澄澈稀薄清冷，如痰涎清稀、小便清长、大便稀薄、带下清冷、脓液稀淡无臭等，多因寒邪伤阳，阳虚，机体失于温化所致。第三，"诸痉项强，皆属于湿"。发痉、项强诸证，大都为湿邪所致。湿为阴邪，其性黏滞，最易阻遏气机。气阻则津液不布，筋脉失于润养，进而导致筋脉拘急，而见项强不舒、屈颈困难甚至身体强直、角弓反张等症，此即湿甚而兼风木之化。

由上，我们可以看出病机十九条分析病机的方法：

（1）定位：即辨别疾病的病位所在，病机十九条首先提出了五脏的病机，提示定位应以五脏为中心，其次亦可进行上下、六经、营卫气血等的辨别。

（2）求因：即根据疾病表现出的症状特点探求疾病的致病之因，主要是依据五脏的五行属性及功能特点和六淫之邪的性质。

（3）辨性：即辨别疾病的寒热虚实。本段给予了辨寒热的方法，同时后文亦要求“盛者则之，虚者责之”。

（4）同中求异，异中求同：病机十九条许多条文的证机之间存在着复杂的交叉关系，提示证机之间的关系存在多向性，因此要善于同中求异，异中求同。如证同而机异者：“诸暴强直，皆属于风”“诸热瞀瘛，皆属于火”“诸痉项强，皆属于湿”“诸转反戾，皆属于热”等。机同而证异：“诸热瞀瘛，皆属于火”“诸逆冲上，皆属于火”“诸禁鼓慄，如丧神守，皆属于火”“诸病胕肿，疼酸惊骇，皆属于火”“诸躁狂越，皆属于火”等。

【后世发挥】

1.《内经》虚实观的拓展

“邪气盛则实，精气夺则虚”一直被看作“虚”“实”的经典定义，而为历代医家所遵奉。这里的“邪气”指六淫及滞气、瘀血、痰饮、积食、诸虫等；“精气”即正气，又称真气或元气，包括营卫、宗气、脏气、经气及精、血、津液、神等。然而《素问·调经论》“血气离居，一实一虚”之说，则与邪正虚实大不相同。其主要着眼点在于经脉中气血的输布失调。气血所并之处为实，气血所离之处为虚，但气血相并即成滞气、瘀血，多属于邪气实范畴。经脉气血输布的虚实理论，是运用经络原理治病的各种疗法，如针灸、按摩、导引等的理论基础。

近年来，随着中医学理论的不断发展，对“虚”“实”概念的内涵出现了一些新的学术见解，主要有以下一些观点：①从矛盾的主要方面论虚实。1984年高等医药院校教材《中医基础理论》说：“实，主要指邪气亢盛，是以邪气盛为矛盾主要方面的一种病理反映。虚，主要指正气不足，是以正气虚损为矛盾主要方面的一种病理反映。”②从病理反应的亢抑论虚实。宋鹭冰主编的《中医病因病机学》认为，就外感疾病而言，“凡体质壮实，抗病力强，对邪气呈亢奋性反应者，属实；凡正气不足，功能衰退，抗病力低下，对邪气呈衰减性反应者，不论其邪气盛衰如何，皆属于虚。”③综合邪正的力量对比论虚实。中南五省中医学院教材《中医病机学》指出，所谓实“虽然邪气亢盛，但正气并未虚衰，即以‘邪正俱盛’所形成的争持局面”；所谓虚“表现为正气对于邪气的斗争无力，病证反应不足”。④单就邪气的有无论虚实。当代中医学家任应秋曾说：“凡有邪气之存在，无论其微与盛，皆为实证。凡无邪气之存在，只是精气的亏损，无论属气属血，在脏在腑，皆为虚证。”也有学者认为：“凡有邪气，皆为实证，只是正气不虚者为纯实证，正气亏虚者为虚实夹杂证。凡无邪气存在而病在正气亏虚者为虚证，有邪又有正虚者为虚实夹杂证。”“不仅邪气盛能致实证，邪气微者也致实证。辛凉轻剂桑菊饮与辛凉重剂的白虎汤证都属实证。”上述四种看法皆有一定的道理。前三种看法同《内经》的虚实概念并不矛盾，只不过是从不同角度阐明经旨罢了。第四种观点以邪气的有无作为划分虚实的主要依据，似嫌失之偏颇，因为完全抛开正气的抗邪作用来理解虚实，既背离了《内经》“正邪相搏”的病理观，也难于解释复杂的病理现象，只有把邪正的斗争态势同具体的病理反应结合起来，才能把握虚实的实质。虽然无论邪气微盛皆能致实证，但必须以正气尚未虚而能同邪气抗争为前提，否则就不是实证而是虚实夹杂证了。

2.《内经》“阴虚生内热”的演变

《素问·调经论》所说的“阴虚生内热”是指脾气虚弱所致之发热。至于后世所云“阴虚则热”，盖指肺胃或肝肾之阴不足，使阴不潜阳，虚火内生，而见午后潮热，盗汗颧赤、口干咽燥、舌红少津、脉象细数等，它与《内经》“阴虚生内热”即“脾胃气虚发热”，是截然不同的两个概念。后世医家李杲正是在这个认识的指导下，发展了“气虚发热”这一理论。

李杲在《脾胃论》中阐述了“气虚发热”的病机。他说：“若饮食失节，寒温不适，则脾胃乃伤；喜怒忧恐，损耗元气，既脾胃气衰，元气不足，而心火独盛。心火者，阴火也，起于下焦，其系于心，心不主令，相火代之；相火，下焦包络之火，元气之贼也。火与元气不两立，一胜则一负。脾胃气虚，则下流于肾，阴火得以乘其土位。故脾证始得，则气高而喘，身热而烦，其脉洪大而头痛，或渴不止，其皮肤不任风寒而生寒热。……此皆脾胃之气不足所致也。”李氏认为脾胃气虚可导致发热诸证。所以，《内经》“阴虚生内热”的实质含义和李东垣说的“脾胃气虚发热”是一致的。可以说，后者是在前者基础上的发展，使前者的理论更趋于完善。

“阴虚生内热”即“脾胃气虚发热”，其病因，不外乎素体脾虚，或饮食劳倦、七情所伤，或它脏病久损及脾胃等。至于其具体的病理机转历来有不同见解，主要有以下几点：①脾虚气陷，中焦虚寒，虚阳外越而呈热象。②脾胃气虚，谷气下流蕴为湿热，下焦阴火上冲而致发热。③脾胃气虚，健运失职，不能化生营血，血虚引起发热。④气虚卫外不固，外感邪气，正邪相搏而致发热。⑤阳气不足，不能腐熟水谷，从而生化失常，阴虚导致发热。近年来有人提出“气虚发热”的病机应包括脾胃气虚导致全身气血虚弱，以及脾胃升降功能失调、清浊混乱等内容。这种认识是比较全面的，比较符合临床实际，亦与《内经》“阴虚生内热”的阐述较为接近。在这种认识的指导下，其证候主要表现在两个方面：一是脾气虚及其下陷所致之面色萎黄不华，倦怠无力，形寒肢冷，气短懒言，纳少便溏，食后腹胀等虚寒证。二是胃气不降，浊气郁而生热所致的通身发热，劳倦更重，或胃中灼热等虚热证。一般脉舌多见脾虚之象。如脉大无力或细弱，舌淡边有齿痕、苔薄白等。治疗应遵“劳者温之”“损者温之”的经旨，宜升阳益气，甘温除热，选用补中益气汤等方剂化裁，万不可轻投寒凉之剂，戕伤脾胃，以致变证从生。

3. 刘完素对病机十九条的总结与补充

金·刘完素受《内经》病机十九条中火、热居其九的启示，认识到火热病证广泛存在，于是在《素问玄机原病式》里对十九条中的火、热病机加以发挥，将其所属的病证范围予以扩大，提出以下论点：

首先，火热为病的广泛性：19条病机中属于火的5条，涉及病证10余种，属于热的4条，涉及病证7种，刘氏将之扩展到50余种。

其次，六气皆能化火：第一，木能生火：《素问玄机原病式·火类》云“火本不燔，遇风冽乃焰”；反之，病理上的风，又每因热甚而生，故风火常相兼为患，“风淫于内，治以辛凉”。第二，积湿生热：《宣明论方·水湿门》认为“积湿生热”，认为湿邪闭郁，阳气不得宣通，可化生火热。因此，临床上常湿热相兼，在其论述水肿病机时指出“诸水肿者，湿热之相兼也”。第三，燥能生火：《宣明论方·燥门》认为“金燥虽属秋阴，而其性异于寒湿，反同于风火热也。”燥邪易于伤津，导致津液受伤而出现类于火热的征象。第四，寒郁生热：《宣明论方·诸寒》认为“冷热相并而阳气怫郁，不得宣散，怫热内作，而成热症者，不可亦言为冷，当以热证辨之”即感受寒邪，阳气怫郁，亦可成火热证。

另外，十九条病机按照五脏、上下病位，以及六气病机进行了分类，而在六气病机中，尚缺燥的病机，有鉴于此，刘氏在《素问玄机原病式》中补充了“诸涩枯涸，干劲皴揭，皆属于燥”一条，并首先提出燥为阴邪，冬月甚而夏月衰，又提出其又可因火热而化生，乃热甚津亏液少，而见燥涩。故历来治燥之法，即有辛温之剂，施以阳药者，如“肾苦燥，急食辛以润之”，杏苏散、五苓散、金匮肾气丸之类；又有辛凉之剂，如清燥救肺汤等。

4. “胃不和则卧不安”与失眠

《内经》“胃不和则卧不安”之语的本意是阐述因胃气不和导致喘息不得平卧的病理机制。胃居中焦，为人身气机升降之枢纽，足阳明胃经之气以和降为顺，若因某种原因致胃失和降，阳明气逆，则致患者不能平卧；阳明逆气上行，上迫于肺，影响肺气的肃降，则致气息不利，呼吸喘息有声。其病本在胃，标在肺，胃气和则肺气利。类似的论述在《内经》其他篇章中亦可见到，如《素问·病能论》云：“肺者，脏之盖也。肺气盛则脉大，脉大则不能偃卧。”《素问·评热病论》更明确指出：“不能正偃者，胃中不和也。正偃则咳甚，上迫肺也。”然历代医家多将“胃不和则卧不安”解释为胃气不和导致不能入寐。如明代医家张介宾云：“过于饱食，或病胀满者，卧必不安，此皆胃气不和之故也。”李中梓云：“愚（按）《内经》及前哲诸论，详考之而知不寐之故，大凡有五，一曰气虚……一曰阴虚……一曰痰滞……一曰水停……一曰胃不和……。”程国彭云：“有胃不和则卧不安者，胃中胀满疼痛，此积食也，保和丸主之。”张璐云：“脉滑数有力不眠者，中有宿食痰火，此为胃不和则卧不安也。”此虽不是《内经》的本意，但对临床实践却有很好的指导作用。临床上，因脾胃疾病导致的失眠比比皆是，治疗当据具体病机而定。若失眠伴胃脘胀痛、嗳腐吞酸、不思饮食、大便不爽等食积胃脘之证，治以消食和胃，方取保和丸化裁；若伴胃脘烧灼疼痛、嘈杂反酸、心烦易怒、口干、口苦等肝胃郁热之证，治以清热和胃，方取丹栀逍遥散化裁；若伴胃脘胀痛、胁肋疼痛、胸闷善太息、嗳气等肝胃气滞之证，治以理气和胃，方取柴胡疏肝散化裁；若伴胃脘隐痛、喜温喜按、神疲乏力、纳呆便溏等脾胃虚弱之证，治以健脾和胃，方取黄芪建中汤化裁；若伴胃脘隐痛、口燥咽干、消瘦乏力、大便干结等胃阴不足之证，治以养阴和胃，方取益胃散化裁。通过辨证施治，解除了引起胃气不和的病理因素，胃气调和，则睡眠得安，这也充分体现了中医学“治病求本”的精神。

【病案举例】

1.“阳气当隔，隔者当泻”案

一人形长，色苍瘦，年逾四十，每遇秋凉，病咳嗽，气喘不能卧，春暖即安，病此十余年矣。医用紫苏、薄荷、荆芥、麻黄等以发表，用桑白皮、石膏、滑石、半夏以疏内，暂虽轻快，不久复作。汪诊之，脉颇洪滑，此内有郁热也。秋凉则皮肤致密，内热不能发泄，故病作矣。内热者，病本也，今不治其本，乃用发表，徒虚其外，愈不能当风寒，疏内徒耗其津，愈增郁热之势。遂以三补丸，加大黄酒炒三次、贝母、瓜蒌，丸服，仍令每年立秋以前，服滚痰丸三五十粒，病渐向安。(《名医类案·咳嗽》)

［按］

《素问·生气通天论》曰“阳畜积病死，而阳气当隔，隔者当泻”，是指阳气畜积，内郁发热，热郁过多，可致病危，当急泻阳气以治疗。本案患者病发秋凉，皮肤致密，内热不能发泄于外，而形成阳气内郁，内有郁热之证，即“阳畜积”“阳气当隔”；其阳热内郁，当急泻之，故以大黄之类急泻阳热，即“隔者当泻”。本案正与经中所言相符。

2.“中气不足”案

罗谦甫治江淮漕运使崔君长子，年二十五，体丰肥，奉养膏粱，时有热证，友人劝食寒凉物，因服寒药，至元庚辰秋，病疟，久不除，医投以砒霜等药，新汲水送下，禁食热物，疟病不除，反加吐利，脾胃复伤，中气愈虚，腹痛肠鸣，时复胃脘当心而痛，屡易医，罔效。至冬还家，百疗不瘥，延至四月间，(疟病久。)因劳役烦恼，前症大作。罗诊之，脉弦细而微，(弦主痛，微细则为虚寒。)手足稍冷，面色青黄而不泽，情思不乐，恶烦冗，食少，微饱则心下痞闷，呕吐酸水，发作疼痛，冷汗时出，气促闷乱不安，须人颏相抵而坐，少时易之。《内经》云：中气不足，溲便为之变，肠为之苦鸣，下气不足，则为痿厥，心悗。又曰：寒气客于肠胃之间，则卒然而痛，得炅则已，炅者，热也，非甘辛大热之剂，则不能愈。乃制扶阳助胃汤，方以炮干姜钱半，人参、豆蔻仁、炙甘草、官桂、白芍各一钱，陈皮、白术、吴茱萸各五分，黑附子炮去皮二钱，益智仁五分，作一服，水三盏，姜三片，枣二枚，食前温服。三服，大热皆去，痛减过半。至秋，先灸中脘三七壮，以助胃气，次灸气海百余壮，生发元气，滋荣百脉，以还少丹服之，则善饮食，添肌肉、调皮肤。明年春，灸三里二七壮，乃胃之合穴也，亦助胃气，又引气下行。春以芳香助脾，复以育气汤，加白檀香平治之，戒以惩忿窒欲，慎言节食，一年而平复。(《名医类案·心脾痛》)

［按］

本案病起于服寒药、禁热物误治而成，以至于“脾胃复伤，中气愈虚，腹痛肠鸣”，“时复胃脘当心而痛……恶烦冗，食少，微饱则心下痞闷……气促闷乱不安，须人颏相抵而坐，少时易之”，此案属误治导致中气虚损证候。因其中气虚损，水谷不化，故见腹痛、肠鸣；水谷不化，四肢失常，则可见四肢痿软无力，而“须人颏相抵而坐”。视其病因及临床表现，皆与《灵枢·口问》之“中气不足，溲便为之变，肠为之苦鸣。下气不足，则乃为痿厥心悗”相符，故治以扶中益气之法，以扶阳助胃汤治疗而愈。

3. “气脱者，目不明”案

一人暴气脱而虚，顿渴不知人，口眼俱闭，呼吸甚微，殆欲死，急灸气海，饮人参膏十余斤而愈。（《名医类案·泻》）

[按]

五脏六腑之精气皆上注于目，而目则为之精明，若阳气脱，则目不明。本案因阳气暴脱，不能上注，故口眼俱闭而不明。此即《素问·决气》所云“气脱者，目不明”也，急灸气海，饮人参膏，意取其急救回阳之功，以挽暴脱之阳气。

4. “诸风掉眩，皆属于肝”案

江应宿治大司成许颖阳公，头振动摇，诊得六脉沉缓，左关尺散软无力。即告之曰：“此虚风候也。”公乃日侍经筵，矜持太过，伤损肝肾二经之血分耳。经曰：“诸风掉眩，皆属于肝。”又曰：“恐伤肾。”恐惧不已，则火起于肾，而消烁精血，肾水一亏，则心火暴盛无制。故曰：“诸逆冲上，皆属于火。”风火相扇而掉摇。治疗之法，唯宜养血顺气，气行则痰自消，血荣而风自灭矣。为制养血膏一料，枸杞为君，参芪白术为臣，天麦二冬为使。更制定振丸，酒煮黄连、姜制半夏为君，四物养血为臣，参芪白术为佐，天麻秦艽灵仙荆防全辛为使，蜜丸。昼用养血膏，夕服定振丸。月余获效，三越月渐愈。（《名医类案·虚风》）

[按]

《素问·至真要大论》曰“诸风掉眩，皆属于肝”，其意在于说明肝为风木之脏，其病多具风邪动摇之特性，临床可见肢颤、头晕、目眩等。本案患者头振动摇，属“诸风掉眩”之候，其病位在肝，属肝阴不足之证；又因本案病久，伤及肾水，肾水不足而心阳无所制，导致心阳亢盛于上。其治疗以养血顺气，补益肝肾为法，方用四物等养血，定振丸及枸杞、天麻等治疗月余而愈。其养血者，取血行风自灭之意。

5.“诸痛疮痒，皆属于心”案

江汝洁治一妇人，患上身至头面俱痒，刺痛起块，众医皆谓大风等证。江诊得左手三部俱细，右手三部皆微实，大都六脉俱数。《经》曰：微者为虚，弱者为虚，细者气血俱虚。盖心主血，肝藏血，乃血虚无疑，肾藏精属水，其部见微，乃为水不足，水既不足，相火妄行无制，以致此疾。《经》曰：诸痛疮痒，皆属心火，右手寸脉实，实者阳也。《脉经》曰：诸阳为热，乃热在肺分，火克金也，且肺主皮毛，皮毛之疾，肺气主之，胸膈及皮毛之疾，为至高之疾也，右关微实，乃火在土分，土得火则燥，肌肉之间，脾气主之，肌肉及皮毛痛痒，皆火热在上明矣。右尺微实，火居火位，两火合明，阳多阴少，治宜补水以制火，养金以伐木。若作风治，未免以火济火，以燥益燥也。乃以生地黄、白芍各一钱，参、芪各六分，连翘、丹皮各六分，麦冬八分，柏皮、防风、甘草各四分，五味子九粒，黄连四分，水煎温服。渣内加苦参一两，再煎洗。十数剂而安。（《名医类案·身痒》）

[按]

本案以上身至头面部痒、刺痛起块为主要表现，复征之以脉象左脉细而数，右脉微实而数。其辨证要点如下：其一，以病变部位辨。肺主皮毛，此案病在皮毛及胸膈之上，故其病位在肺，又因右关微实，关候中焦，故属土燥而犯及肺；其二，《素问·至真要大论》曰

“诸痛痒疮，皆属于心”，本案水亏心火无所制，土燥而火热内扰心，虽病在肺、肾及中焦，然其病皆与心相关。故治疗当补水制火，佐金平木，以制上扰之心火为治而病愈。

6. “诸气膹郁，皆属于肺”案

江应宿治友人王晓，鼻塞，气不通利，浊涕稠黏，屡药不效，已经三年。宿诊视两寸浮数，曰：郁火病也。患者曰：昔医皆作脑寒主治，子何悬绝若是耶?《经》曰：诸气膹郁，皆属于肺。越人云：肺热甚则出涕，故热结郁滞，壅塞而气不通也。投以升阳散火汤，十数剂，病如失。(《名医类案·寒中》)

[**按**]

案中鼻塞、气不通利均属气机郁滞为患之特征，因热邪壅于肺，肺气为之不利，而见上述肺系郁闭证候，《素问·至真要大论》云“诸气膹郁，皆属于肺”。本案属肺热郁闭为患，故其所用升阳散火汤，当属宣肺清热之治法。

7. “诸湿肿满，皆属于脾”案

罗谦甫治真定张大年，近三十，素嗜酒，至元辛未，夏间，病手指节肿痛，屈伸不利，膝髌亦然，心下痞满，身体沉重，不欲饮食，食即欲吐，面色萎黄，神少，病近月余。罗诊其脉，沉而缓。缓者，脾也。《难经》云：输主体重节痛，输者，脾之所主，四肢属脾，盖其人素饮酒，加之时助湿气太胜，流于四肢，故为肿痛。《内经》云：诸湿肿满，皆属脾土。仲景云：湿流关节，肢体烦痛，此之谓也，宜以大羌活汤主之。《内经》云：湿淫于内，治以苦温，以苦发之，以淡渗之。又云：风能胜湿，羌活、独活苦温，透关节而胜湿，故以为君，升麻苦平，威灵仙、防风、苍术苦辛温，发之者也，故以为臣，血壅而不流，则痛，当归辛温以散之，甘草甘温，益气缓中，泽泻咸平茯苓甘平，导湿而利小便，以淡渗之也。使气味相合，上下分散其湿也。(《名医类案·四肢病》)

[**按**]

案中症见指节膝髌肿痛、屈伸不利，心下痞满，不欲饮食，正合《素问·至真要大论》“诸湿肿满”中“肿满”等表现，其病“皆属于脾”。本案病起于嗜酒，甘温之物多蕴湿生热，加之夏间多湿，易伤及脾。脾主四肢，湿流关节，故见关节诸症；湿阻于中，故见痞满；湿邪下注，可见身重。以苦温燥湿，淡渗利湿分利中焦、下焦之湿邪，并佐以甘草等缓中焦脾胃治疗而病愈。

8. 脾胃气虚生热案

陈某，女，26岁。1979年5月初诊。半年多来，右胁部疼痛，经常发热，体温37℃～38.5℃，多发于下午及夜间，伴食欲不振、心悸、四肢无力、睡眠欠佳、大便稀而粗糙。舌质红，苔薄黄，脉沉细。证属湿热困脾，中气不足。师予甘温除热法，以补中益气汤加减，服十五剂，热退，余症大减，拟上方加减为蜜丸，以资巩固。(《医话医论荟要·徐振盛医话》)

[**按**]

本案属脾胃气虚引起的发热，医者采用补中益气汤加减。该方以黄芪为君药，重用之以补肺气，益皮毛而固腠理，不令自汗损其元气；脾为肺之母，“脾胃一虚，则肺气先绝”，故辅以人参、甘草，“火热而补脾胃中元气”，脾气下流，则生湿热，而补气升阳，须防阳亢，故以白术、当归除湿和阴；胃中清气在下，故用升麻、柴胡以升清阳之气，并引黄芪、甘草等甘温之性上升，以补胃气而实肌表。阳气升而阴火敛，疾病则可向愈。

【注家争鸣】

1. “高梁之变，足生大丁，受如持虚”的理解

杨上善注：膏粱血食之人，汗出见风，其变为病，与布衣不同，多足生大丁肿。膏粱身虚，见湿受病，如持虚器受物，言易得也。

王冰注：高，膏也。梁，粱也。不忍之人，汗出淋洗，则结为痤疿；膏粱之人，内多滞热，皮厚肉密，故内变为丁矣。……所以丁生于足者，四支为诸阳之本也。

《新校正》云：按丁生之处，不常于足，盖谓膏粱之变，饶生大丁，非偏著足也。

张介宾注：高粱，即膏粱，肥甘也。足，多也。厚味太过，蓄为内热，其变多生大疔。热侵阳分，感发最易，如持空虚之器以受物，故曰受如持虚。

俞樾注：“足”疑“是”字之误。上云“乃生痤疿”，此云“是生大丁”，语意一律，“是”误为“足”，于是语词而释以实义，遂滋曲说矣。

沈祖绵注：胡澍谓“足”作“是”，“疔”作“丁”。俞樾云“足”系“是”字。二说是也。“是”与“乃”对文。

［按］

本句争议多在于对“足”字含义的理解，经清代小学家的校勘，“足”字理解为“是”最符合经旨。

2. “陷脉为瘘”的理解

杨上善注：寒邪久客不散，寒热陷脉以为脓血，流连在肉腠之间，故为瘘。

张介宾注：陷脉，寒气自筋络而陷入脉中也。瘘，鼠瘘之属。邪结不散，则留连肉腠，曼延日甚矣。瘘音陋，又音间，佝偻也。

姚绍虞注：脉何以陷？人之一身，上下表里各有脉道。阳气不密，则外邪陷入于脉络，故云陷脉。邪既陷入，留连下解，肉腠之间，疮瘘生焉。瘘者，瘰疬之类也。瘘音漏。

丹波元简注：马云：鼠瘘之属。志云：《金匮》所谓马刀侠瘿。简（按）《说文》：颈肿也。《慧琳藏经音义》引《考声》云：瘘，久疮不差曰瘘。《巢源》有九瘘三十六瘘。李梴《入门》云：瘘，即漏也。经年成漏者，与痔漏之漏相同。但在颈则曰瘰漏，在痔则曰痔漏。又云：凡痈疽久则脓流出，如缸瓮之有漏。

［按］

“陷脉为瘘”的争议主要在于“瘘”，而这个“瘘”又该怎么解释？与阳气失常如何联系？据上下文义，还是理解为邪气深入体内，比较妥当。

3. “魄汗未尽，形弱而气烁，穴俞以闭，发为风疟”的理解

王冰注：汗出未止，形弱气消，风寒薄之，穴俞随闭，热藏不出，以至于秋，秋阳复收，两热相合，故令振栗，寒热相移，以所起为风，故名风疟也。

吴崑注：魄，阴也。阴汗未止，形弱气消，风寒薄之，穴俞随闭，热藏不出，寒热相移，是为疟也。以所起为风，故云风疟。

张志聪注：肺主皮毛，魄汗未尽，表邪未去也。形弱，肌腠虚也。腠理空疏，则表阳邪气，同陷于其间，寒邪在表，则随阳而化热，故气烁也。邪虽陷于肌腠，而表气不入于经，是以穴俞以闭。风疟，但热不寒之疟也。

高世栻注：魄汗未尽阳气外虚也，形弱而气烁，形体虚弱，而热气外烁也。穴俞以闭，不能内入也，身汗而热，内外不和，故发为风疟，此阳气不能由开而阖也。

丹波元简注：数说并误。魄白古通，《礼记·内则》白膜作魄膜。《淮南·修务训》云：奉一爵酒，不知于色，挈一石之尊，则白汗交流。《战国策》鲍彪注：白汗，不缘暑而汗也（《楚策》）。

［按］

魄汗不仅是简单的汗由内出外，较为全面的说法应该是，魄通“白”，白汗，指不因暑热蒸迫而自汗。

4. “胃不和则卧不安”的理解

杨上善注：阳明循道逆行，息便有音，今不依其道逆行，故不得卧。

马莳注：阳明者胃脉也，胃者六腑之海，其气亦下行，今阳明逆，不得从其道，故不得卧也，正《下经》所谓胃不和则卧不安也。

张介宾注：不安，反复不宁之谓。今人有过于饱食或病胀满者，卧必不安，此皆胃气不和之故。

李中梓注：凡人之寤寐由于卫气，卫气者昼日行于阳，则动而为寤，夜行于阴，则静而为寐。胃气逆上，则卫气不得入于阴，故不得卧。

［按］

“胃不和则卧不安”是解释睡眠不好的经典名句。凡引起脾胃升降失调，转枢不利的各种原因，都可导致卧不安。所以临床常用调治脾胃的方法治疗失眠之症，如《内经》本身就有半夏秫米汤，但是需要注意的是“卧不安”本义应为不能平卧，后来才有的睡眠不安之意。

第四节 病传预后

传变，是指疾病过程中病变部位的传移变化。人体脏腑组织之间存在着广泛的联系，因而某些部位的病变在一定条件下可以向其他部位传变，从而引起疾病的发展变化。《内经》总结、概括出疾病传变的一般规律，主要是表里层次传变、阴阳经络传变及五脏六腑传变等，并以之分析疾病发展的机理、趋向与转归，形成了有关疾病传变的系统理论，这一理论不仅关系到临床的辨证论治，而且对早期治疗，控制病变的发展，推测疾病的预后，都有着重要的指导意义。此外，《内经》还讨论了影响传变的因素，为临证防止疾病恶化发展提供了依据。同时，《内经》提出病证轻重变化与时间周期有着密切关系。一是季节性阴阳消长周期的影响，如阳盛病“能冬不能夏”，阴盛病“能夏不能冬”。二是昼夜性阴阳消长周期的影响，如百病“旦慧、昼安、夕加、夜甚”。这主要是人体病证的阴阳盛衰与天时阴阳消长相助相制的缘故。三是五脏主时与季节、日干、时辰的生克乘侮关系。以上这些体现了《内经》时间病理学内容，对于辨证诊断、立法治疗都有参考价值。

【原文导读】

10401 故病久则传化，上下不并，良医弗为①。（《素问·生气通天论》）

10402 诊病之始，五决为纪②，欲知其始，先建其母③，所谓五决者，五脉也。是以头痛巅疾，下虚上实④，过在足少阴、巨阳⑤，甚则入肾⑥。徇蒙招尤，目冥耳聋，下实上虚，过在足少阳、厥阴⑦，甚则入肝。腹满䐜胀，支鬲胠胁，下厥上冒，过在足太阴、阳明⑧。咳嗽上气，厥在胸中，过在手阳明、太阴⑨。心烦头痛，病在鬲中，过在手巨阳、少阴⑩。（《素问·五脏生成》）

10403 帝曰：法阴阳奈何⑪？

---

① 上下不并，良医弗为：王冰注："并，谓气交通也。然病之深久，变化相传，上下不通，阴阳否隔，虽医良法妙，亦何以为之?"

② 五决为纪：王冰注："谓以五脏之脉为决生死之纲纪也。"

③ 先建其母：张介宾注："建，立也。母，病之因也。不得其因，则标本弗辨，故当先建其母，如下文某脏某经之谓。"

④ 头痛巅疾，下虚上实：丹波元坚注："《本事方》曰：下虚者肾虚也，故肾厥则头痛。又曰治肾气不足，气逆上行，头痛不可忍，谓之肾厥，其脉举之则弦，按之石坚，宜玉真圆。硫黄二两，石膏、半夏各一两，硝石一分，右细末姜汁糊圆梧子大，每服三十圆，姜汤或米饮下，更灸关元穴百壮。《良方》中硫黄圆亦佳，用硫黄、消石二味。"

⑤ 过在足少阴、巨阳：王冰注："足少阴，肾脉。巨阳，膀胱脉。膀胱之脉者，起于目内眦，上额交巅上；其支别者，从巅至耳上角；其直行者，从巅入络脑，还出别下项，循肩髆内侠脊抵腰中，入循膂络肾属膀胱。然肾虚而不能引巨阳之气，故头痛而为上巅之疾也。"

⑥ 甚则入肾：马莳注："虚者，正气不足也。实者，邪气有余也。且经病不已，当入于脏，故甚则入于肾矣。"

⑦ 过在足少阳、厥阴：王冰注："足少阳，胆脉；厥阴，肝脉也。厥阴之脉，从少腹上侠胃属肝络胆，贯鬲布胁肋，循喉咙之后入颃颡，上出额与督脉会于巅；其支别者，从目系下颊里。足少阳之脉，起于目锐眦，上抵头角，下耳后，循颈入缺盆；其支别者，从耳后入耳中；又支别者，别目锐眦，下颧加颊车，下颈合缺盆以下胸中，贯鬲络肝属胆。今气不足，故为是病。"

⑧ 腹满䐜胀，支鬲胠胁，下厥上冒，过在足太阴、阳明：张介宾注："支，隔塞也。胠，胁之上也。足太阴之脉入腹属脾络胃上鬲，足阳明之脉属胃络脾，其支者循腹里，且脾胃皆主四支，故为支鬲胠胁，而四支厥逆于下，胸腹冒闷于上者，皆过在足太阴阳明经也。"

⑨ 咳嗽上气，厥在胸中，过在手阳明、太阴：吴崑注："声出于肺谓之咳，咳而连声谓之嗽。上气，浮肿也。厥在胸中，逆气在胸中也。肺主胸中而为太阴，其脉从肺系横出腋下。阳明大肠之脉络于肺。故上件病证，其失在手阳明、太阴也。"

⑩ 心烦头痛，病在鬲中，过在手巨阳、少阴：杨上善注："手太阳上头，故头痛也。心脏小肠腑二经病也。后之三脉皆有入脏，略而不言也。"

⑪ 法阴阳奈何：杨上善注："阴阳者，天地纲纪，变化父母，养生之道，法之以成，故问之。"

岐伯曰：阳胜则身热，腠理闭，喘粗为之俛仰，汗不出而热，齿干以烦冤[①]腹满死[②]，能冬不能夏[③]。阴胜则身寒，汗出，身常清，数栗而寒，寒则厥[④]，厥则腹满死[⑤]，能夏不能冬。

此阴阳更胜之变，病之形能也[⑥]。(《素问·阴阳应象大论》)

10404　夫百病者，多以旦慧昼安，夕加夜甚，何也？

岐伯曰：四时之气使然[⑦]。

黄帝曰：愿闻四时之气。

岐伯曰：春生夏长，秋收冬藏，是气之常也，人亦应之，以一日分为四时，朝则为春，日中为夏，日入为秋，夜半为冬。朝则人气始生，病气衰，故旦慧[⑧]；日中人气长，长则胜邪，故安；夕则人气始衰，邪气始生，故加；夜半人气入脏，邪气独居于身，故甚也。

黄帝曰：其时有反者，何也？

岐伯曰：是不应四时之气，脏独主其病者，是必以脏气之所不胜时者甚，以其所胜时者起也[⑨]。(《灵枢·顺气一日分为四时》)

10405　黄帝问曰：合人形以法四时五行而治，何如而从，何如而逆？得失之意，愿闻其事。

---

① 阳胜则身热……齿干以烦冤：张介宾注："阳胜者火盛，故身热。阳盛者表实，故腠理闭。阳实于胸，则喘粗不得卧，故为俛仰。汗闭于外，则热郁于内，故齿干。"

② 腹满死：高世栻注："腹满而土气内绝，故死。"

③ 能冬不能夏：张介宾注："阴竭者，得冬之助，犹可支持；遇夏之热，不能耐受矣。"

④ 阴胜则身寒……寒则厥：高世栻注："数，音朔。阴胜则水寒有余，而身寒，寒气在表则汗出身常清，寒气在里则数栗而寒，表里不相接，故寒则四肢厥，四肢厥者，生阳不达于外。"

⑤ 厥则腹满死：张介宾注："厥，厥逆也。阴极者，阳竭于中，故腹满而死。"

⑥ 此阴阳更胜之变，病之形能也：高世栻注："寒病而至于冬，则阴气更胜，热病而至于夏，则阳气更胜，故曰此阴阳更胜之变。或能冬而不能夏，或能夏而不能冬，故曰病之形能也。是阴阳不可偏胜。偏胜则病也。"

⑦ 四时之气使然：张志聪注："此论人之正气，合天地之阴阳五行，人气盛，可以胜天之淫邪，得地之五行，可以起人之脏病，人与天地参合，而互相资助者也。"

⑧ 朝则人气始生，病气衰，故旦慧：张介宾注："朝时太阳在寅卯，自下而上，在人应之，阳气正升，故病气衰而旦慧。"

⑨ 是不应四时之气……以其所胜时者起也：张介宾注："不应四时之气者，以脏气独主其病，有所胜所不胜也。所不胜者，如脾病畏木，肺病畏火，肾病畏土，肝病畏金，心病畏水，值其时日，故病必甚也。所胜时者，如脾病喜火土，肺病喜土金，肾病喜金水，肝病喜水木，心病喜木火，值其时日，故病当起也。"

岐伯对曰：五行者，金木水火土也，更贵更贱①，以知死生，以决成败，而定五脏之气，间甚之时，死生之期也②。(《素问·脏气法时论》)

10406　是故百病之始生也③，必先于皮毛，邪中之则腠理开，开则入客于络脉；留而不去，传入于经，留而不去，传入于腑，廪于肠胃。邪之始入于皮也，泝然起毫毛，开腠理④；其入于络也，则络脉盛，色变⑤；其入客于经也，则感虚乃陷下⑥；其留于筋骨之间，寒多则筋挛骨痛，热多则筋弛骨消，肉烁䐃破，毛直而败。

帝曰：夫子言皮之十二部，其生病皆何如？

岐伯曰：皮者，脉之部也⑦，邪客于皮则腠理开，开则邪入客于络脉，络脉满则注于经脉，经脉满则入舍于腑脏也，故皮者有分部，不与而生大病也⑧。(《素问·皮部论》)

10407　黄帝问曰：五脏六腑，寒热相移者何？

岐伯曰：肾移寒于肝，痈肿少气⑨。脾移寒于肝，痈肿筋挛⑩。肝移寒于心，狂，隔中⑪。心移寒于肺，肺消，肺消者，饮一溲二，死不治⑫。肺移寒于肾，为涌水⑬，涌水者，按腹不坚，水气客于大肠，疾行则鸣濯濯，如囊裹浆，水之

---

① 更贵更贱：高世栻注："四时之气，不外五行。五行者，金木水火土也。贵者，木旺于春，火旺于夏；贱者，木败于秋，火灭于冬。更贵更贱者，生化叠乘，寒暑往来也。以更贵更贱之理，以知病之死生，以决治之成败，而五脏之旺气可定；病之间甚，死生之期，皆可定也。"

② 间甚之时，死生之期也：姚绍虞注："主时者贵，非时者贱。顺时则间而生，逆时则甚而死。"

③ 是故百病之始生也：杨上善注："外邪气，风寒暑湿。邪入身为病，先着皮毛，留而不出，则腠理孔开，因开而入，即客于络脉，络脉传入阳经，阳经传入六腑，于是禀承肠胃之气以为百病。"

④ 泝然起毫毛，开腠理："泝"《甲乙经》作"淅"。王冰注："泝然，恶寒也。起，谓毛起竖也。腠理，皆谓皮空及文理也。"

⑤ 络脉盛，色变：张介宾注："络脉盛，色变异于常也。"张志聪注："邪盛于络，则变见青黄赤黑之色于皮部。"

⑥ 感虚乃陷下：王冰注："经虚邪入，故曰感虚。脉虚气少，故陷下也。"

⑦ 皮者，脉之部也：张介宾注："十二经脉，各有其部，察之于皮，其脉可知，故曰皮者脉之部。"

⑧ 不与而生大病也：张琦注："'不与'《甲乙经》作'不愈'。"

⑨ 肾移寒于肝，痈肿少气：肝，《甲乙经》《太素》《新校正》均作"脾"。张介宾注："痈者壅也，肾以寒水之气，反传所胜，侵侮脾土，故壅为浮肿。"张琦注："脾病而升降之机微，故少气。"

⑩ 脾移寒于肝，痈肿筋挛：姚绍虞注："脾寒则气滞，肝寒则血凝，气血凝滞，则结为痈肿。"

⑪ 肝移寒于心，狂，隔中：王冰注："心为阳脏，神处其中，寒薄之则神乱离，故狂也。阳气与寒相薄，故隔塞而中不通也。"

⑫ 肺消者，饮一溲二，死不治：张介宾注："心火不足则不能温养肺金，肺气不温则不能行化津液，故饮虽一而溲则倍之。夫肺者水之母也，水去多则肺气从而索矣，故曰肺消。门户失守，本元日竭，故死不能治。"

⑬ 涌水：张介宾注："涌水者，水自下而上，如泉之涌也。水者阴气也，其本在肾，其末在肺。肺移寒于肾，则阳气不化于下，阳气不化，则水泛为邪而客于大肠，以大肠为肺之合也。"

病也。脾移热于肝，则为惊衄[①]。肝移热于心，则死[②]。心移热于肺，传为鬲消[③]。肺移热于肾，传为柔痓[④]。肾移热于脾，传为虚，肠澼，死，不可治[⑤]。

胞移热于膀胱，则癃，溺血[⑥]。膀胱移热于小肠，鬲肠不便，上为口麋[⑦]。小肠移热于大肠，为虙瘕，为沉。大肠移热于胃，善食而瘦入，谓之食亦[⑧]。胃移热于胆，亦曰食亦[⑨]。胆移热于脑，则辛頞鼻渊[⑩]，鼻渊者，浊涕下不止也，传为衄衊，瞑目[⑪]。故得之气厥也[⑫]。(《素问·气厥论》)

10408 五脏受气于其所生，传之于其所胜，气舍于其所生，死于其所不胜。病之且死，必先传行至其所不胜，病乃死[⑬]。此言气之逆行也，故死。

---

① 脾移热于肝，则为惊衄：黄元御注："脾移热于肝，肝藏血，血舍魂，魂不宁谧，则为惊。血失敛藏，则为衄。"

② 肝移热于心，则死：张介宾注"心本属火，而肝以风热移之，木火相燔，犯及君主，故当死也。"

③ 鬲消：张介宾注："鬲上焦烦，饮水多而善消也。"

④ 柔痓：姚绍虞注："痓者，筋脉抽掣，木之病也。木养于水，今肾受肺热，水枯不能养筋，故令搐痓不已。但比刚痉少缓，故曰柔也。"

⑤ 传为虚，肠澼，死，不可治：马莳注："脾气不能运化，而小肠、大肠皆有澼积，如《通评虚实论》所谓或便血，或下白沫，或下脓血者是也。此则土绝水竭，死不可治。"

⑥ 胞移热于膀胱，则癃，溺血：杨上善注："胞，女子胞也。女子胞中有热，传与膀胱尿胞，尿脬得热，故为淋病尿血也。"吴崑注："胞，阴胞也。在男则为精室，在女则为血室。膀胱者，便溺所注之胞也。言阴胞移热于膀胱，则小便不利，名之曰癃，又甚则为溺血。"

⑦ 膀胱移热于小肠，鬲肠不便，上为口麋：张志聪注："小肠之脉，络心循咽，下膈属小肠，小肠之下名曰阑门；济泌别汁，渗入膀胱，膀胱反移热于小肠，是以膈肠不能下渗，湿热之气反随经上逆，而口为之糜烂矣。"

⑧ 大肠移热于胃，善食而瘦入，谓之食亦：王冰注：胃为"水谷之海，其气外养肌肉，热消水谷，又铄肌肉，故善食而瘦入也。食亦者，谓食入移易而过，不生肌肤也。亦，易也。"《新校正》云："按《甲乙经》'入'作'又'。王氏注云'善食而瘦入也'，殊为无义，不若《甲乙经》作'又'读连下文。"

⑨ 胃移热于胆，亦曰食亦：吴崑注："胃为戊土，胆为甲木，土为百骸之母，木为生物之始。胃与胆病，则百骸失其母，生物无其始，故虽食而亦瘦也。"

⑩ 胆移热于脑，则辛頞鼻渊：王冰注："脑液下渗，则为浊涕，涕下不止，如彼水泉，故曰鼻渊也。頞，谓鼻頞也。足太阳脉，起于目内眦，上额交巅上，入络脑。足阳明脉，起于鼻，交頞中，傍约太阳之脉。今脑热则足太阳逆，与阳明之脉俱盛，薄于頞中，故鼻頞辛也。辛谓酸痛。"

⑪ 传为衄衊，瞑目：张介宾注："脑热不已，则传为此证。衄衊皆为鼻血，但甚者为衄，微者为衊。热伤阴血，则目无所养，故令瞑目，以羞明不能开也。"

⑫ 故得之气厥也：王冰注："厥者，气逆也。皆由气逆而得之。"高世栻注："五脏寒热相移，及六腑移热，皆由气厥所致，故曰得之气厥也。"

⑬ 病乃死：王冰注："受气所生者，谓受病气于已之所生者也。传所胜者，谓传于已之所克者也。气舍所生者，谓舍于生已者也。死所不胜者，谓死于克已者之分位也。所传不顺，故必死焉。"

肝受气于心，传之于脾，气舍于肾，至肺而死①。

心受气于脾，传之于肺，气舍于肝，至肾而死。

脾受气于肺，传之于肾，气舍于心，至肝而死。

肺受气于肾，传之于肝，气舍于脾，至心而死。

肾受气于肝，传之于心，气舍于肺，至脾而死。

此皆逆死也②。一日一夜五分之，此所以占死生之早暮也③。

黄帝曰：五脏相通，移皆有次，五脏有病，则各传其所胜④。不治，法三月若六月，若三日若六日，传五脏而当死⑤，是顺传所胜之次。故曰：别于阳者，知病从来；别于阴者，知死生之期。言知至其所困而死⑥。（《素问·玉机真脏

---

① 肝受气于心，传之于脾，气舍于肾，至肺而死：张介宾注："此详言一脏之气，皆能遍及诸脏也。肝受气于心，心者肝之子，受气于其所生也。脾者肝之克，传其所胜也。肾者肝之母，气舍所生也。肺者肝之畏，死所不胜也。"

② 此皆逆死也：马莳注："此言五脏之病气，有所受，有所传，有所舍，有所死，始之于我所生，而终之于克我者也。受气者，受病气也。凡五脏之病，以子病方盛，反乘其母，故母受病气于其所生也，即肝受气于其心之类。自此而病气渐盛，转辗相克，传之于其所胜，乃我之所克者也，即肝来克脾之类。所传者又传之于所胜，则彼不胜者，乃生我者也，病气从兹而益盛，已舍于此脏矣，舍者居也，即脾往克肾，而肾本生肝，故肝之病气舍于其肾之类。又自是而传之于其所胜，即肾来克心，心来克肺，肺又来克肝，则肝至是而死矣。盖凡病之至死，必先传之，至其所不胜而死。此皆五脏相克，乃为气之逆行也，故至于死。按此与《难经·五十三难》七传者死相类。但此受气于其所生，则子来乘母为始，《难经》则从相克而始，有不同耳，犹肝之受病始于肺也，论其大义，还以《内经》为正。其余传之于所胜者，悉为相类。盖病从心始，则心为一脏受伤矣；肝受气于心，则肝为二脏受伤矣；肝又传脾，则脾为三脏受伤矣；脾又克肾，则肾为四脏受伤矣；肾又克心，则心为五脏受伤矣；心又克肺，则肺为六脏受伤矣；又至肝，则为七传。试以肝经言之：心经有病来乘其母，则肝之病气受之于心；肝木克土，则传之于脾；脾土克水，则气舍于肾；肾水克火，则又传之于心；心火克金，则又传于肺；故曰至肺而死，盖以肝克于肺也。由此推之，则又传之受气在心，心之受气在脾，脾之受气在肺，肺之受气在肾，肾之受气肝，皆以母而受之于所生之子也。肝之所传在脾，心之所传在肺，脾之所传在肾，肺之所传在肝，肾之所传在心，皆传于己之所胜者也。肝之所舍在肾，心之所舍在肝，脾之所舍在心，肺之所舍在脾，肾之所舍在肺，皆舍于生己者也。肝之所死在肺，心之所死在肾，脾之所死在肝，肺之所死在心，肾之所死在脾，皆死于所不胜者也。此皆气逆而克，必至于死。"

③ 一日一夜五分之，此所以占死生之早暮也：马莳注："吾又以一日一夜计五分而分之，岂特以岁而论？如肝死在秋，以日而论，如肝死庚辛之类哉。故朝主甲乙，昼主丙丁，四季主戊己辰戌丑未时，日晡主庚辛，夜主壬癸。今肝至肺而死，则其死在日晡时也；心至肾而死，则其死在壬癸时也；脾至肝而死，则其死在甲乙时也；肺至心而死，则其死在丙丁时也；肾至脾而死，则其死在戊己辰戌丑未时也。此所以占死生之早暮也。"

④ 五脏有病，则各传其所胜：《新校正》云："上文既言逆传，下文所言乃顺传之次也。"

⑤ 法三月若六月，若三日若六日，传五脏而当死：张介宾注："病不早治，必至相传，远则三月六月，近则三日六日，五脏传遍，于法当死。"

⑥ 知至其所困而死：《甲乙经》无"知"字。张介宾注："至其所困而死，死于其所不胜也。凡年月日时，其候皆然。"

论》)

10409　然其卒发者，不必治于传，或其传化有不以次。不以次入者，忧恐悲喜怒，令不得以其次①，故令人有大病矣。因而喜，大虚，则肾气乘矣②，怒则肝气乘矣，悲则肺气乘矣，恐则脾气乘矣，忧则心气乘矣③，此其道也。(《素问·玉机真脏论》)

10410　急虚身中卒至④，五脏绝闭，脉道不通，气不往来，譬如堕溺，不可为期。(《素问·玉机真脏论》)

10411　黄帝曰：余闻虚实以决死生，愿闻其情。

岐伯曰：五实死，五虚死。

帝曰：愿闻五实五虚。

岐伯曰：脉盛，皮热，腹胀，前后不通，闷瞀，此谓五实⑤。脉细，皮寒，气少，泄利前后，饮食不入，此谓五虚⑥。

帝曰：其时有生者，何也?

岐伯曰：浆粥入胃，泄注止，则虚者活⑦；身汗得后利，则实者活⑧。此其候也。(《素问·玉机真脏论》)

10412　大骨枯槁，大肉陷下⑨，胸中气满，喘息不便，其气动形，期六月死，真脏脉见，乃予之期日⑩。

---

① 忧恐悲喜怒，令不得以其次：王冰注："忧恐悲喜怒，发无常分，触遇则发，故令病气亦不次而生。"

② 因而喜，大虚，则肾气乘矣：姚绍虞注："喜者心之志，过喜则心气虚，心虚则火弱而水邪乘心矣。"

③ 忧则心气乘矣：张介宾注："忧伤肺则心气乘之，火胜金也。"

④ 急虚身中卒至：吴崑注："急虚，暴绝也。中，邪气深入之名。卒至，卒然而至，不得预知也。"

⑤ 脉盛，皮热，腹胀，前后不通，闷瞀，此谓五实：吴崑注"实，邪气实也。心主脉，脉盛，心实也。肺主皮毛，皮热，肺实也。脾主腹，腹胀，脾实也。肾主二便，前后不通，肾实也。肝之经脉贯鬲布胁上，连目系而开窍焉，则闷瞀者，肝家实也。"

⑥ 脉细，皮寒，气少，泄利前后，饮食不入，此谓五虚：王冰注："虚，谓真气不足也。然脉细，心也；皮寒，肺也；气少，肝也；泄利前后，肾也；饮食不入，脾也。"

⑦ 浆粥入胃，泄注止，则虚者活：张志聪注："五脏之气，皆由胃气之所资生，浆粥入胃，泄注止，胃气复也。"

⑧ 身汗得后利，则实者活：吴崑注："身汗则表实除，得后利者里实去。表实除，则脉和而皮热解；里实去，则腹胀消、二便利而闷瞀已也。五实悉罢，宁有不活者哉?"

⑨ 大骨枯槁，大肉陷下：吴崑注："五脏气完者能周一岁，今大骨枯槁则肾坏矣，大肉陷下则脾坏矣。"

⑩ 胸中气满……乃予之期日：王冰注："胸中气满，喘息不便，是肺无主也。肺司治节，气息由之，其气动形，为无气相接，故耸举肩背，以远求报气矣。夫如是，皆形脏已败，神脏亦伤，见是证者，期后一百八十日内死矣。"

大骨枯槁，大肉陷下，胸中气满，喘息不便，内痛引肩项，期一月死①，真脏见，乃予之期日。

大骨枯槁，大肉陷下，胸中气满，喘息不便，内痛引肩项，身热，脱肉破䐃②，真脏见，十月之内死。

大骨枯槁，大肉陷下，肩髓内消，动作益衰，真脏来见，期一岁死，见其真脏，乃予之期日③。

大骨枯槁，大肉陷下，胸中气满，腹内痛，心中不便，肩项身热，破䐃脱肉，目匡陷，真脏见，目不见人，立死，其见人者，至其所不胜之时则死④。（《素问·玉机真脏论》）

10413 其久病者，有气从不康，病去而瘠⑤。（《素问·五常政大论》）

【经旨阐释】

1. 疾病的预后转归

疾病是正邪斗争的过程，随着正邪双方力量的变化，表现出复杂的脉证，并决定疾病的发展与转归。《内经》提出疾病的发展与转归有三：逆、从、日久不愈。本段首先从脉证合参角度举例说明病之逆象。所谓脉证逆从，无外乎病象与脉象虚实属性、阴阳属性相从和相逆。从者，正气尚能御邪，主顺；逆者，邪气猖獗正气衰败，主凶。《内经》所列“五逆证”及“急逆证”即脉证相逆的典型例证。其次以真脏脉证论逆从，分别列举五脏之衰败脉证，预后极差。其中“大骨枯槁，大肉陷下”为其共有症状，系肾精枯竭，脾气败亡，生化无源，先后天衰竭的病危共象。再次，病有日久不愈者，每与邪气的性质、病位的浅深及正气的盛衰密切相关，多为正气不足以驱邪，邪气稽留不去，疾病缠绵难愈。另外，五行学说对判断疾病预后和确立治疗方法具有指导意义。人之脏腑与自然四时均有五行的不同属

---

① 内痛引肩项，期一月死：杨上善注：“内痛，谓是心内痛也。心腑手太阳脉从肩络心，故内痛引肩项也。心不受痛，受病不离一月，故一月死。”

② 身热，脱肉破䐃，真脏见，十月之内死：吴崑注：“身热，阴气衰败，孤阳独灼也。脱肉，肌肉消尽如脱去也。䐃，肘膝髀厌高起之处。病人为阴火所灼，昼夜不安，其身转侧多，则䐃肉磨裂。若真脏脉见，则不能天干一周，故十日之内死。十日，旧作十月，僭改此。”张介宾注：“身热者，阴气去也。脱肉者，肌肉消尽也。破䐃者，卧久骨露而筋肉败也。是为五脏俱伤，而真脏又见，当十日内死。十日者，天干尽而旬气易也。月字误，当作日。䐃，劬允切，筋肉结聚之处也。启玄子曰：肘膝后肉如块者。”

③ 肩髓内消……乃予之期日：来：《新校正》云：“按全元起本及《甲乙经》‘真脏来见’作‘未见’，‘来’当作‘未’，字之误也。”吴崑注：“肩髓内消，动作益衰，心与肺之阳气坏也。阴阳俱衰，则无偏胜，如老人五脏齐衰，犹可持久，故远期一岁死。若见真脏之脉，则有偏胜之脏，乃以五行生克推之，与之期其死日也。未见，旧作来见，僭改此。”

④ 腹内痛……至其所不胜之时则死：王冰注：“木生其火，肝气通心，脉抵少腹，上布胁肋，循喉咙之后，上入颃颡，故腹痛心中不便，肩项身热，破䐃脱肉也。肝主目，故目匡陷及不见人，立死也。不胜之时，谓于庚辛之月。此肝之脏也。”

⑤ 有气从不康，病去而瘠：吴崑注：“气已顺而犹不安康，病已去而犹见瘦瘠。”

性，脏腑之间、脏腑与时序间的生克制化关系对疾病的发生、发展有着重要影响，据此可以对疾病的“死生”“成败”的时间进行预测，并运用五行生克关系确定治法，如以肝为例，该篇论及肝病多愈于所生之时（夏季、丙丁日皆属火），加重或死亡于克我之时（秋季、庚辛日、下晡时皆属金），维持于生我之时（冬季、壬癸日、夜半时皆属水），而在本气所旺的时间减轻（春季、甲乙日、平旦时均属木）。而其治疗，或遂或逆五脏五行之性，或从五脏五行生克关系使用药食调之。五脏与四时五行的这种通应关系，反映了《内经》对以五脏为中心的人体生命节律的朴素认识，可以说是中医时间医学之滥觞，对认识人体生命活动，指导辨证论治均有重要意义。

2. 昼夜阴阳消长对疾病的影响

自然界昼夜性阴阳消长周期变化，对疾病具有一定影响，如《灵枢·顺气一日分为四时》认为每日的昼夜晨昏是自然界阴阳之气的盛衰变化，对人体病情的轻重变化发展有影响，提出：“夫百病者，多以旦慧、昼安、夕加、夜甚，何也？岐伯曰：四时之气使然。”直接说明一日之内自然界阴阳之气就像四时一样有消长变化，可引起疾病旦慧、昼安、夕加、夜甚的相应变化。究其原因则“以一日分为四时，朝则为春，日中为夏，日入为秋，夜半为冬。朝则人气始生，病气衰，故旦慧；日中人气长，长则胜邪，故安；夕则人气始衰，邪气始生，故加；夜半人气入脏，邪气独居于身，故甚也。”说明因为一日之气有类似四时的变化，人体的阳气亦与之相应，主要是人体病证的阴阳盛衰与天时阴阳消长相助相制使然。早晨人体阳气与自然阳气一样开始升发，邪气始衰，故病人感觉比较清爽；中午人体阳气旺盛，正气盛邪，故病人感觉安适；傍晚人体的阳气始衰，邪气始盛，故病情加重；夜半人体阳气潜藏入脏，邪气亢盛而独居于身，故病情重笃。因此，病情在一昼夜中表现为早晨清爽、中午安适、傍晚加重、夜间更甚的变化规律。

值得注意的是，《灵枢·顺气一日分为四时》还进一步说明，虽时令的推移与疾病的传变和转归有一定联系，但它只是影响疾病的病程和病机的诸多因素之一，并非所有疾病都表现为“旦慧昼安，夕加夜甚”，在临床可以见到“其时有反者”，即病情的轻重变化有时与“旦慧昼安，夕加夜甚”的现象不符。其原因“是不应四时之气，脏独主其病者”。脏气本身的病理变化对病情轻重起着决定性作用，而一日之内的阴阳消长对疾病的影响并不十分明显。正如《素问·脏气法时论》所云：“必先定五脏之脉，乃可言间甚之时、死生之期也。”提示临床应以病人的脉证等实际表现为依据，综合各种因素判断疾病的预后。

3. 季节性阴阳消长对疾病的影响

自然界季节性阴阳消长周期的变化，对疾病也有影响，如《素问·阴阳应象大论》认为阳盛病与阴盛病对季节的适应性有所不同，提出阳盛病“能冬不能夏”，阴盛病“能夏不能冬”，强调季节性的阴阳消长对人体周期性影响的结果，诚如张介宾注：“阴竭者，得冬之助，犹可支持；遇夏之热，不能耐受矣。”故阴虚的病人夏季受阳盛的制约而病情加重，冬季得阴助而病情缓解；反之，阳虚的病人夏季得阳助而病情缓解，冬季得阴盛的制约而病情加重。

此外，五脏主时与季节、日干、时辰的生克乘侮关系，也与自然界阴阳消长变化对人体疾病影响密切相关。如《灵枢·顺气一日分为四时》指出：“以脏气之所不胜时者甚，以其所胜时者起也。”指出如果病变之脏的五行属性被所逢时日的五行属性所克，则病情加重；如果病变之脏的五行属性克制所逢时日的五行属性，则病情将会减轻，或病情向好的方向发展。《素问·脏气法时论》据脏气依时盛衰退，按五脏主时的五行生克规律推测疾病的转归，提出：“病在肝，愈于夏，夏不愈，甚于秋，秋不死，持于冬，起于春，禁当风。肝病者，愈在丙丁，丙丁不愈，加于庚辛，庚辛不死，持于壬癸，起于甲乙。肝病者，平旦慧，下晡甚，夜半静。……夫邪气之客于身也，以胜相加，至其所生而愈，至其所不胜而甚，至于所生而持，自得其位而起。”

4. 《内经》病证顺逆理论及其意义

疾病的逆从，是指疾病的发展及转归，即疾病趋向结局的病理变化和疾病的最终归宿。《内经》主要从以下几个方面判断疾病的逆从。

第一，脉证逆从。《内经》认为脉证相符为顺，相反为逆。如风热病头痛发热，脉见浮数；下利失血，脉见虚象；邪实于内、腹满硬痛、脉见沉实等，皆为脉证相从，为顺。若“风热而脉静，泄而脱血脉实，病在中脉虚，病在外脉涩坚者，皆难治，命曰反四时也”(《素问·平人气象论》)，为逆。《灵枢·玉版》所列的“五逆证”及“急逆证”便是脉证相逆的典型例证。

第二，脉象逆从。判断脉之逆从主要根据胃气的有无。《内经》认为脉象无论虚实，若有和缓之象，即有胃气的脉象。若无和缓之象，则为无胃气脉象。而脉象胃气的盛衰有无是机体正气强盛或衰败的反应。脉有胃气为有生机，病易治，为顺。而脉无胃气，病难治，为逆，逆者死。《素问·玉机真脏论》指出：“脉弱以滑，是有胃气，命曰易治。”《素问·平人气象论》说：“人无胃气曰逆，逆者死。”“脉无胃气亦死。”《素问·玉机真脏论》所例举的五脏衰败证，均出现真脏脉，皆说明了胃气与脉之逆从的关系。另外脉之逆从还包括脉与四时的关系。即自然界四时的阴阳升降，脉随之有相应的变化，故《素问·脉要精微论》说：“四变之动，脉与之上下。以春应中规，夏应中矩，秋应中衡，冬应中权。”若脉不与四时相应，称为“逆四时”。《素问·平人气象论》说：“脉有逆从四时，未有脏形，春夏而脉瘦，秋冬而脉浮大，命曰逆四时也。”又说：“脉从阴阳，病易已；脉逆阴阳，病难已。”在病变中，脉得四时之顺，虽病易治，为从。脉逆四时，病皆难治，为逆。

第三，病证逆从。疾病各有其一定的证候表现和发展规律，而某些症状是判断疾病逆从的关键。如《素问·通评虚实论》说：“其形尽满何如？岐伯曰：其形尽满者，脉急大坚，尺涩而不应也，如是者，故从则生，逆则死。帝曰：何谓从则生，逆则死？岐伯曰：所谓从者，手足温也。所谓逆者，手足寒也。”水为阴邪，易伤阳气，故水肿以阳气的存亡为转归，以手足寒温判断预后。手足温乃阳气未竭，手足寒乃阳气已衰，以此判断病之逆从，把握了水气病的病机关键。《内经》的病证逆从理论，就是从整体出发，预测疾病发展趋势和最终结局，以判病情轻重、估测治疗难易、尽早采取有效治疗措施、促使疾病向好的方向发展的方法，对临床具有一定指导意义。

5. 脏病的传变及预后

由于脏腑是一个相互依存、相互滋生、相互制约、密切联系不可分割的整体，所以某一脏腑的疾病，可以相互影响和传变，而且传变有一定规律可循，即“五脏相通，移皆有次”，其基本传变规律可依据五行学说来推理，一般是某脏接受已所生之子脏传来的病气，传给己所克胜之脏，留止于生己之母脏，最后传至己所不胜的克我之脏而死。同时需要注意的是，虽然五脏疾病的传变有一定规律可循，但是传变速度却有快有慢，慢则三月、六月传遍五脏，快则三日、六日传遍五脏，因此我们在诊断上要“别于阳者，知病从来；别于阴者，知死生之期”。同时还要了解各脏疾病“至其所困而死”的基本规律，并进一步以“一日一夜五分之”来预测死亡时刻的早晚，从而做到诊断明确，心中有数，并且通过认识“病之且死，必先传行，至其所不胜，病乃死”的规律，使能根据具体病情，预见其传变，及早地主动采取治疗措施，以防止疾病传变恶化，挽救病者生命。后世张仲景发展了《内经》的这一学说，具体提出了“见肝之病，知肝传脾，当先实脾”的治未病观点，给后世临床以巨大的影响。

【后世发挥】

“五实”和“五虚”的临床运用

《素问·玉机真脏论》指出了“五虚”“五实”的临床表现及其预后。指出五实证的生之转机在于“身汗得后利”；五虚证的生之转机在于“浆粥入胃，泄注止”。此论提示临床对实证治疗的关键是要使邪有出路，对虚证的治疗关键是在于恢复胃气，为后世对虚实两证的辨证奠定了基础。倘若五虚之证或五实之证并见，则说明五脏皆病，其病必然严重，预后不良，故曰“五实死，五虚死”。

从病机上，“五虚”“五实”证与八纲辨证中的虚证、实证基本一致。虚证皆为人体正气不足所表现的证候，实证则是邪气过盛、邪正之间激烈抗争的表现。正如《素问·通评虚实论》所云“邪气盛则实，精气夺则虚”。

关于“五实死，五虚死”，后世医家在临床实践中颇有体会。《类经·疾病类》注云：“五实者，五脏之实也。五虚者，五脏之虚也。五实五虚具者，皆死。然气虚至尽，尽而死者，理当然也。若五实者，何以亦死？盖邪之所凑，其气必虚，不脱不死，仍归于气尽耳。故愚谓邪无不足，正无有余，实有假实，虚则真虚也。”由此可见，五实为邪气极盛，虽攻邪而不能祛除；五虚为正气衰败之极，虽补养无济于事，故皆死。

张志聪结合临床实际，对五实五虚也有所阐述。《素问集注·卷三》云：“心主脉，脉盛，心气实也；肺主皮毛，皮热，肺气实也；脾主腹，腹胀，脾气实也；肾开窍于二阴，前后不通，肾气实也；肝开窍于目，闷瞀，肝气实也。”“脉细，心气虚也。皮寒，肺气虚也。肝主春生之气，气少，肝气虚也。泄利前后，肾气虚也。饮食不入，脾气虚也。”

至于五虚证及五实证是否是“死”候，则应视其邪正盛衰的程度而决定。如仅表现为面色苍白或萎黄、精神委靡、身疲乏力、心悸气短、形寒肢冷、五心烦热、自汗盗汗、舌上无苔或少苔、脉虚无力等虚证，或脉盛有力、舌苔厚腻、发热、腹胀、大便秘结、小便不利等实证时，并非猝死之候。如虚证出现目合、口开、舌痿、汗出黏冷或如珠如油、二便失禁、舌淡、脉微细欲绝等五脏俱脱之证，或实证出现高热神昏、谵语、躁扰不安、吐血衄血或肌肤瘀斑、舌红绛、脉细数等邪热亢盛，邪气侵入心营者，当属危候。即便如此，若急救得宜，亦有转危为安之机。凡实证而邪有去路，虚证而胃气尚存，正气有可复之生机者，均有好转之冀。正如《素问·玉机真脏论》所云："浆粥入胃，泄注止，则虚者活；身汗得后利，则实者活。"

虚实辨证是分析辨别邪正盛衰的两个纲领，对临床实践具有普遍指导意义，但表现证候繁多，极不一致，很难概括全面。在辨别虚实时，可参合五虚五实的内容。如辨虚证时"五虚"证候再参汗之有无（如阳虚多自汗，阴虚多盗汗）、舌体之胖瘦（如阳虚舌多淡胖，阴虚多红瘦）等；辨实证时，"五实"证再参舌之老嫩、苔之厚薄等证。

【注家争鸣】

1. "徇蒙招尤，目冥耳聋，下实上虚"的理解

王冰注：徇，疾也。蒙，不明也。言目暴疾而不明。招，谓掉也，摇掉不定也。尤，甚也。目疾不明，首掉尤甚，谓暴病也。目冥耳聋，谓渐病也。

《新校正》云：按王注徇蒙言目暴疾而不明，义未甚显。徇蒙者，盖谓目瞤动疾数而暗蒙也。

张介宾注：徇，亦作巡，行视貌。蒙，茫昧也。招，掉摇也。尤，甚也。目无光则矇昧不明，头眩动则招尤不定，甚至目冥者不能视，耳聋者无所闻，其过在肝胆之气，实于下而虚于上也。

张志聪注：徇、眴同。蒙，昏冒也。招，摇也。尤，甚也。足少阳厥阴经脉，布胁肋而下循足跗，厥阴肝脏开窍于目，少阳经脉上出于耳，邪实于下，而经气不能上通，是以目瞑耳聋，正气虚于上，致动视而昏冒摇掉之甚也。

姚绍虞注：徇蒙招尤四字义，王注与《新校正》解俱未确。余谓当别是一病，或字有脱误，不得以其下有目冥句而即以目病为解，阙疑可也。目冥耳聋，上虚病也，虽似乎虚而非虚也，下实故也。肝胆二经相火寄焉，冲逆而上，故令冥聋。或曰：经但言下实，而子何以知其为火也？曰：冥聋之病，若非是火，则为精血亏损之候，是上下俱虚矣。今经言下实者，盖谓冥聋之病，不尽是虚，宜于肝胆求之，不可一于补肾也。然则何以治之？抑而泻之是矣。

俞樾注：王氏说"招尤"之义，甚为迂曲，殆失其旨，今亦未详。其说"徇蒙"之义，则固不然。《新校正》云："盖谓目睑瞤动疾数而暗蒙也。"此仍无以易乎王注之说。今（按）徇者，眴之假字；蒙者，矇之假字。《说文·目部》云："旬，目摇也。或作眴。""矇，童蒙也。一曰不明也。"是"徇矇"并为目疾，于义甚显。注家泥"徇"之本义，而训为"疾"，斯多曲说矣。

于鬯注：俞荫甫太史《余录》亦云"眴者，眗之借字；矇者，矇之借字。眴矇并为目疾"，说当得之。而"招尤"二字，俞虽讥王注迂曲，仍谓未详其说。鬯窃谓"招尤"即招摇也。摇、尤一声之转，此类连语字，本主声不主义。招尤、招摇，一也。

［按］

"徇蒙招尤"是《内经》中众多医家文人关注的焦点，这四个字究竟是指什么样的症状，大家对字义众说纷纭，但对其所表达的头晕目眩的症状特点，有一定的共识，正如《素问·至真要大论》所云"诸风掉眩，皆属于肝"。

2. “小肠移热于大肠，为虙瘕，为沉”的理解

吴崑注：虙，伏同。小肠之热移于大肠，丙火刑其庚金，则为隐伏秘匿之瘕，极其痛苦，奔注如火之灼，痛止则如不病之平人，为患深沈不易求也。

王冰注：小肠热已，移入大肠，两热相薄，则血溢而为伏瘕也。血涩不利，则月事沉滞而不行，故云为虙瘕为沉也。虙与伏同。瘕一为疝，传泻误也。

张介宾注：小肠之热下行，则移于大肠。热结不散，则或气或血，留聚于曲折之处，是为虙瘕。虙瘕者，谓其隐伏秘匿，深沉不易取也。虙，伏同。

张志聪注：瘕者，假也，假津血而为聚汁也。盖小肠主液，大肠主津，小肠移热于大肠，则津液留聚，而为伏瘕矣。沉，痔也。小肠主火，大肠主金，火热淫金，则为肠痔。《邪气脏腑篇》曰：肾脉微涩为不月，沉痔。曰沉者，抑上古之省文，或简脱耶？

高世栻注：虙，音伏，义同痔字，简脱今补。小肠清浊，兼收小肠受热，移于大肠，则精汁凝聚，而为伏瘕。火热下行，而为沉痔。

张琦注：虙，伏同。瘕者，血凝积所成也。大小肠两热相搏，肠间之血沸溢于外，久久为虙瘕也。“沉”当作“癥”。

丹波元简注：《颜氏家训》曰：宓、伏、虙，古来通字，方具于《圣济总录》第五十卷。瘕，详于《大奇论》注。为沉，马云：伏瘕，则沉其中也。吴云：为隐伏秘匿之瘕，极其痛苦奔注，如火之灼，痛止则如不病之平人，为患深沈，不易求也。张同。志云：沉痔也。《邪气脏腑篇》曰：肾脉微涩为沉痔，曰沉者，抑上古之省文或简脱耶。诸家注释皆以沉为伏瘕沉滞。按经文用二‘为’字，是系二证，不可并作一证论。高本：沉下有痔字。注云：痔字简脱，今补，火热下行，而为沉痔。简（按）据二‘为’字。志、高似是。汪昂云：沈：疝字之误。非也。《儒门事亲》云：夫妇人月事沈滞，数月不行，肌肉不减。《内经》曰：是名为瘕为沉也。沉者，月事沈滞不行也，急宜服桃仁承气汤加当归，大作剂料服，不过三服立愈。

丹波元坚注：王注瘕一作疝者，葢指《太素》也。琦曰“沉”当作“癥”，是臆说。

［按］

“为虙瘕，为沉”所指症状也是《内经》注家争议的焦点之一，纵观诸家，“虙瘕”指肠道的癥瘕积聚，而“沉”指痔疮比较合适。

3. “别于阳者，知病从来；别于阴者，知死生之期”的理解

王冰注：主辨三阴三阳之候，则知中风邪气之所不胜矣。

《新校正》云：详旧此段注写作经，合改为注。又按《阴阳别论》云：别于阳者，知病处也；别于阴者，知死生之期。又云：别于阳者，知病忌时；别于阴者，知死生之期。义同此。

吴崑注：阳，至和之脉，有胃气者也。阴，至不和之脉，真脏偏胜，无胃气者也。言能别于阳和之脉者，则一部不和，便知其病之从来。别于真脏五阴脉者，则其死生之期，可预知也。

张介宾注：阳者言表，谓外候也；阴者言里，谓脏气也。凡邪中于身，必证形于外，察其外证，即可知病在何经，故别于阳者，知病从来；病伤脏气，必败真阴，察其根本，即可

知危在何日，故别于阴者，知死生之期。此以表里言阴阳也。如《阴阳别论》曰：所谓阴者，真脏也，见则为败，败必死也。所谓阳者，胃脘之阳也。别于阳者，知病处也；别于阴者，知死生之期。乃以脉言阴阳也。

马莳注：故曰别于阳经者，知病从来，从何阳经而至此也；别于阴经者，知死生之期，即《阴阳应象论》所谓其次治六腑者，未必至死，而其次治五脏者，诚半死半生也。故可以知死生之期。

［按］

关于本句中“阴”“阳”的含义，历代医家认识不一，有认为阳指有胃气之脉，阴指无胃气之真脏脉；有认为阳指表，阴指里；有认为阳指阳经，阴指阴经。根据《新校正》所引《阴阳别论》之文，以吴崑、张介宾注为胜。

第五节　热　病

本节所论热病是指外感引起的、以发热为主要表现的一类疾病，因为发热是外感病的共同特征和主要症状，故泛称外感病为“热病”，又叫“外感热病”。《素问·热论》所云“今夫热病者，皆伤寒之类也”是从病因角度将外感性热病命名为伤寒，此寒泛指四时邪气。伤寒之名，有广狭二义，如《难经·五十八难》所云：“伤寒有五：有中风，有伤寒，有湿温，有热病，有温病。”从中可知本篇所说之伤寒，就是“伤寒有五”之广义伤寒，而狭义伤寒，就是五者之中由感受寒邪引起的一种外感热病。《素问·热论》根据外感热病的发病、传变的一般规律及证候，以六经为纲，提出了六经辨证分类法，以揭示热病由表入里的发展规律。热病的治疗大法是“各通其脏脉”，强调“通”字，用于针灸，是祛邪之法。对于“其未满三日者”邪仍在三阳之表，采用汗法，以疏通在表被郁之阳；“其满三日者”邪热蕴积于三阴之里，施行泄下之法，以泄越其里热。至于外感热病的饮食宜忌，主要是禁多食、肉食，以防热遗与病复发。

【原文导读】

10501　黄帝问曰：今夫热病者，皆伤寒之类也①，或愈或死，其死皆以六七日之间②，其愈皆以十日以上者③，何也？不知其解，愿闻其故。

岐伯对曰：巨阳者，诸阳之属也，其脉连于风府，故为诸阳主气也。人之

① 今夫热病者，皆伤寒之类也：张介宾注：“伤寒者，中阴寒杀厉之气也。寒盛于冬，中而即病者，是为伤寒。其不即病者，至春则名为温病，至夏则名为暑病。然有四时不正之气，随感随发者，亦曰伤寒。寒邪束于肌表，则玄府闭，阳气不得散越，乃郁而为热，故凡系外感发热者，皆伤寒之类。”

② 其死皆以六七日之间：杨上善注：“阴阳二经同感，三日而遍脏腑，营卫不通，复得三日，故极后三日，所以六七日间死也。”

③ 其愈皆以十日以上者：张志聪注：“六日气周，七日来复，死于六七日之间者，六经之气已终，而不能复也。愈于十日以上者，七日不作再经，十三日六气已复，故愈。”

伤于寒也，则为病热，热虽甚不死①；其两感于寒而病者，必不免于死②。（《素问·热论》）

10502　帝曰：愿闻其状。

岐伯曰：伤寒一日，巨阳受之，故头项痛腰脊强③。

二日，阳明受之，阳明主肉④，其脉侠鼻络于目，故身热目疼而鼻干，不得卧也⑤。

三日，少阳受之，少阳主胆，其脉循胁络于耳，故胸胁痛而耳聋⑥。

三阳经络皆受其病，而未入于脏者，故可汗而已⑦。

四日，太阴受之，太阴脉布胃中络于嗌，故腹满而嗌干⑧。

五日，少阴受之，少阴脉贯肾络于肺，系舌本，故口燥舌干而渴⑨。

---

①　热虽甚不死：李中梓注："寒郁于内，皮肤闭而为热，寒散即愈，故曰不死。"

②　其两感于寒而病者，必不免于死：吴崑注："一脏一腑表里俱受寒邪，谓之两感。"李中梓注："两感者，一日太阳与少阴同病，在膀胱则头痛，在肾则口干烦满；二日阳明与太阴同病，在胃则身热谵语，在脾则肢满不欲食，三日少阳与厥阴同病，在少阳则耳聋，在厥阴则囊满。三日传遍，再三日则死不待言矣。"

③　头项痛腰脊强：王冰注："上文云其脉连于风府，略言也。细而言之者，足太阳脉，从巅入络脑，还出别下项，循肩髆内挟脊抵腰中。故头项痛，腰脊强。"张志聪注："太阳之气主皮毛，故伤寒一日，太阳受之。阳气在上，故头项痛。背为阳，故腰脊强。"

④　阳明主肉：杨上善注："阳明二阳，故次受病。脾之太阴主肌，胃之阳明主肉。"

⑤　身热目疼而鼻干，不得卧也：张介宾注："伤寒多发热，而独此云身热者，盖阳明主肌肉，身热尤甚也。邪热在胃则烦，故不得卧。余证皆本经之所及。仲景曰：阳明之为病，胃家实也。"李中梓注："胃不和则卧不安是也。"

⑥　故胸胁痛而耳聋：张介宾注："邪在少阳者，三阳已尽，将入太阴，故为半表半里之经。其经脉出耳前后，下循胸胁，故为胁痛耳聋等证。仲景曰：伤寒脉弦细，头痛发热者，属少阳。少阳之为病，口苦咽干目眩也。又曰：太阳病不解，转入少阳者，胁下鞕满，干呕不能食，往来寒热。盖邪在阴则寒，邪在阳则热，邪在表则无呕满等证，邪在里则胸满干呕不能食。故成无已曰：少阳之邪，在半表半里之间。"

⑦　而未入于脏者，故可汗而已：丹波元简注："据《新校正》全本、《太素》'脏'作'腑'，《甲乙》《伤寒例》亦作'腑'，只《外台》作'脏'，恐是亦宋人所校改也。考下文'未满三日者，可汗而已；其满三日者，可泄而已'，此言邪在三阳之表者，可发汗，在三阴之脏者，可下之。若推仲景之例，则当作'腑'，然本经治法表里只有汗下二法，故王改'腑'作'脏'，义甚明显。而东垣李氏云：藏，非谓五脏之藏，乃是藏物之藏。出《此事难知》。三阳王氏演而作热论'藏'字说，出《伤寒纲目》，并属强解。志云：藏者，里也、阴也。言三阳之经络，皆受三阳邪热之病，然在形身之外，而未入于里阴，可发汗而解也。此解为胜。"

⑧　故腹满而嗌干：杨上善注："太阴脉从足入腹，属脾络胃，鬲侠咽，连舌本；手太阴起于中焦，下络大肠，故腹满嗌干也。"

⑨　故口燥舌干而渴：张介宾注："肾经属水而邪热涸之，故口舌为之干渴。仲景曰：少阴之为病，脉微细，但欲寐也。"

六日，厥阴受之，厥阴脉循阴器而络于肝，故烦满而囊缩①。

三阴三阳，五脏六腑皆受病，荣卫不行，五脏不通则死矣②。

其不两感于寒者，七日，巨阳病衰③，头痛少愈；八日，阳明病衰，身热少愈；九日，少阳病衰，耳聋微闻；十日，太阴病衰，腹减如故，则思饮食；十一日，少阴病衰，渴止不满，舌干已而嚏④；十二日，厥阴病衰，囊纵，少腹微下，大气⑤皆去，病日已矣。

帝曰：治之奈何?

岐伯曰：治之各通其脏脉，病日衰已矣⑥。其未满三日者，可汗而已；其满三日者，可泄而已⑦。

帝曰：热病已愈，时有所遗者，何也?

岐伯曰：诸遗者，热甚而强食之，故有所遗也⑧。若此者，皆病已衰，而热有所藏，因其谷气相薄，两热相合，故有所遗也。

帝曰：善。治遗奈何?

岐伯曰：视其虚实，调其逆从，可使必已矣⑨。

帝曰：病热当何禁之?

---

① 故烦满而囊缩：张介宾注："六经传遍，乃至厥阴，邪热甚于阴分，故为烦满。"张志聪注："厥阴木火主气，故烦满。脉循阴器，故囊缩也。"

② 三阴三阳……五脏不通则死矣：《伤寒例》将此二十二字移至后文"两感"之下，可参。

③ 病衰：王冰注："邪气渐退，经气渐和，故少愈。"马莳注："七日之际，巨阳病衰，头痛少愈，正以初时所感之邪太甚，既于二日传于阳明矣。而其未尽传者，尚在太阳，则至此而比之一日之证，则少愈焉。"姚绍虞注："其不两感于寒，亦有自愈焉者，一日巨阳受之，若病不传别经，不加异气而变为他证，则自一日至七日，当自愈也。"

④ 渴止不满，舌干已而嚏：丹波元简注："《甲乙》《伤寒例》并无'不满'二字，简（按）上文，不言腹满，此必衍文。《口问篇》云：阳气和则嚏。"

⑤ 大气：丹波元简注："《调经论》云：泻实者，开其门而出，大气乃屈。《五色》篇云：大气入脏腑者，不病而卒死。简（按），俱谓大邪之气。"

⑥ 治之各通其脏脉，病日衰已矣：吴崑注："言随六经之病，通其脏脉，去其寒邪，则病日止矣。"张介宾注："各通其脏脉，谓当随经分治也。"张志聪注："脏脉谓手足三阴三阳之经脉。病传六气，故当调其六经，经气相调，则营卫运行，而不内干脏腑矣。"

⑦ 其未满三日者，可汗而已；其满三日者，可泄而已：马莳注："言三日未满之前，邪犹在表，故可发汗。三日已满之后，邪已入里，故可下泄。"张琦注："经言刺法，故曰通其脏脉。三日以前，病在三阳，故可汗。三日以后，病在三阴，故可泄。泄谓泄越其热，非攻下之谓也。"

⑧ 诸遗者，热甚而强食之，故有所遗也：杨上善注："强，多也。遗，馀也。大气虽去，犹有残热在脏腑之内外，因多食，以谷气热与故热相薄，重发热病，名曰馀热病也。"

⑨ 视其虚实，调其逆从，可使必已矣：张介宾注："食滞于中者病之实，脾弱不能运者病之虚，实则泻之，虚则补之，虚实弗失，则逆从可调，病必已矣。"

岐伯曰：病热少愈，食肉则复，多食则遗①，此其禁也。(《素问·热论》)

10503　帝曰：其病两感于寒者，其脉应与其病形，何如？

岐伯曰：两感于寒者，病一日，则巨阳与少阴俱病，则头痛口干而烦满②。

二日，则阳明与太阴俱病，则腹满身热，不欲食谵言③。

三日，则少阳与厥阴俱病，则耳聋囊缩而厥④，水浆不入，不知人，六日死⑤。

帝曰：五脏已伤，六腑不通，荣卫不行，如是之后，三日乃死，何也？

岐伯曰：阳明者，十二经脉之长也，其血气盛，故不知人，三日其气乃尽，故死矣。(《素问·热论》)

10504　凡病伤寒而成温者，先夏至日者为病温，后夏至日者为病暑。(《素问·热论》)

10505　黄帝问曰：有病温者，汗出辄复热，而脉躁疾不为汗衰，狂言不能食病名为何？

岐伯对曰：病名阴阳交⑥，交者死也。

帝曰：愿闻其说。

岐伯曰：人所以汗出者，皆生于谷，谷生于精⑦。今邪气交争于骨肉而得汗者，是邪却而精胜也。精胜，则当能食而不复热，复热者，邪气也，汗者，精气也，今汗出而辄复热者，是邪胜也，不能食者，精无俾也⑧，病而留者，其寿

---

①　食肉则复，多食则遗：张介宾注："复者病复作，遗则延久也。凡病后脾胃气虚，未能消化饮食，故于肉食之类皆当从缓，若犯食复，为害非浅。其有挟虚内馁者，又不可过于禁制，所以贵得宜也。"高世栻注："病热少愈，未全愈时，毋食肉，毋多食。食肉则重浊难消，热病当复；多食则谷气相薄，病有所遗。食肉、多食，此其禁也。"

②　头痛口干而烦满：杨上善注："足太阳上头，故头痛也。手少阴上侠咽，足少阴侠舌本，手太阳络心循咽，故令口干。手少阴起于心中，足少阴络心，手太阳络心，故令烦满。"

③　腹满身热，不欲食谵言：吴崑注："谵言，妄缪无序也。身热谵言不欲食，阳明证。腹满，太阴证。"

④　耳聋囊缩而厥：张志聪注："少阳与厥阴为表里，故现少阳之耳聋，厥阴之囊缩而厥。"

⑤　水浆不入，不知人，六日死：滑寿注："六日当作三日。"丹波元简注："按下文云：如是之后，三日乃死。则作六日者，非字之误。谓至三日，则少阳与厥阴俱病云云，三阴三阳俱受病，水浆不入，昏不知人，如是者三日，凡于六日之际当死也。"

⑥　阴阳交：张介宾注："汗者阴之液，身热脉躁者阳之邪，病温汗出之后，则当邪从汗解，热退脉静矣。今其不为汗衰者，乃阳胜之极，阴气不能复也，故为狂言，为不食。正以阳邪交入阴分，则阴气不守，故曰阴阳交，交者死也。"

⑦　谷生于精：张志聪注："夫汗之发原有二，一出于水谷之精，一出于肾藏之精，而曰皆生于谷者，言肾藏之精，亦水谷之所生也。"

⑧　不能食者，精无俾也：王冰注：无俾，言无可使为汗也。谷不化则精不生，精不化流，故无可使。"张琦注："俾，倚也。精生于谷，今不能食，则精无从生。"

可立而倾也。且夫《热论》曰：汗出而脉尚躁盛者死①。今脉不与汗相应，此不胜其病也，其死明矣。狂言者是失志②，失志者死。今见三死，不见一生，虽愈必死也。(《素问·评热病论》)

【经旨阐释】

1. 热病的发病机理和预后

外感热病是由于外邪侵袭所致，故其传变遵循由表入里、由浅入深的基本规律。由于太阳经主一身之表，故外邪首犯太阳。太阳经阳气本旺，且又通过风府穴与督脉和阳维脉相连，督脉为人身阳脉之海，阳维脉维系诸阳经，均为阳气旺盛之经，故太阳经阳气最旺盛，当寒邪外袭，太阳经阳气奋而抗邪，同时又因寒邪郁闭肌表，使阳郁而化热，故虽伤于寒邪，却以发热为主要表现。这种发热是阳气旺盛，抗邪有力的体现，所以热虽甚而预后良好，此时若能正确运用汗法，则邪随汗解，诸症消除，正如《素问·生气通天论》所说“体若燔炭，汗出而散”，类似《伤寒论》麻黄汤主治的风寒表实证。相反，若感邪虽甚而发热不明显者，往往是肌体正气虚弱、抗邪无力的表现，故其治疗较难。同时，若人素体脏腑之气虚衰，亦可形成“两感于寒”的发病类型，即发病之时不仅邪犯在外的表阳经脉，同时还出现相合的在内的阴经证候。当然两感并不是表里两经证候简单的相加，而是与单感有着本质的差异。这种发病类型，由于正气极虚，邪气迅速内传，伤及脏腑及营卫气血，邪盛正衰，预后凶险，往往“必不免于死”。所以，外感热病的预后，取决于正邪双方力量的对比。文中“人之伤于寒者，则为病热，热虽甚不死”，说明邪气虽盛，但正气未衰，预后良好；而两感于寒，是邪气壅盛，充斥内外，而正气衰竭的外感热病重证，故发病之始即见病情严重的里证，而且发展迅速，很快出现神昏、谵语、厥冷、水浆不入，所以“必不免于死”。外感热病的发病类型和预后主要决定于正气的强弱，当然也与受邪部位、感邪轻重、病邪性质等因素有密切关系。文中“死”与“不死”应灵活看待，其实即便是“两感于寒”者，只要救治及时，方法得当，亦可有生还之机。

2.《内经》关于热病概念的讨论

“热病”一词见于《素问·热论》《灵枢·热病》等篇中。对于“热病”的理解历代医家众说不一。热病，有三解：

一是冬季感受寒邪所致。杨上善注：“寒极为热，三阴三阳之脉，五脏六腑受热为病，名曰热病。斯之热病，本因受寒伤多，亦为寒气所伤，得此热病，以本为名，故称此热病，伤寒类也。”

---

① 且夫《热论》曰：汗出而脉尚躁盛者死：王冰注：“《热论》，谓上古《热论》也。凡汗后脉当迟静，而反躁急以盛满者，是真气竭而邪盛，故知必死也。”张志聪注：“此复引《热论》以释明汗生于谷，谷生于精，不能食而精无俾者之义。《灵枢·热论篇》曰：‘热病已得汗，而脉尚躁盛，此阴脉之极也，死；其得汗而脉静者，生。热病者，脉尚躁而不得汗者，此阳脉之极也，死；脉盛躁得汗静者，生。夫汗者，精气也。汗出而脉尚躁盛者，是邪气盛而精不胜也。阴脉，少阴之脉。极，终也。此邪热盛而少阴之气终也。脉尚躁而不得汗者，是阳热盛而胃气绝也。”

② 狂言者是失志：王冰注：“志舍于精，今精无可使，是志无所居，志不留居则失志也。”

二是伏邪发病，冬季感受寒邪至夏而发。王冰注：“寒者冬气也，冬时严寒，万类深藏，君子固密，不伤于寒，触冒之者乃名伤寒。其伤于四时之气皆能为病，以伤寒为毒者，最乘杀厉之气，中而即病，名曰伤寒。不即病者，寒毒藏于肌肤，至夏至前变为温病，夏至后变为热病。然其发起，皆为伤寒致之，故曰热病者皆伤寒之类也。”

三是凡外邪伤表皆可化热为热病。张志聪注：“盖论外因之热病也。太阳之气主表，阳明之气主肌，凡外淫之邪，始伤表阳，皆得阳气以化热，故曰凡病热者，皆伤寒之类也。”从后文“人之伤于寒也，则为病热”可知，此处非指伏邪发病。

又人感受四时邪气均可从阳化热而为热病。如张介宾注云：“然有四时不正之气，随感随发者，亦曰伤寒。寒邪束于肌表，则玄府闭，阳气不得散越，乃郁而为热，故凡系外感发热者，皆伤寒之类。”故张志聪之注较合经旨，热病即指感受六淫之邪引起的以发热为主证，以发病急、病程短为特征的一类外感热病，由于发热是外感热病的共同特征故而名之。热病有伤寒、温病、暑病之分，名曰伤寒是以病因命名，强调本病是由于感受以寒邪为主的六淫之邪所发的疾病。名曰温病、暑病是以发病的季节不同而命名。

3. 阴阳交病证的医学原理及临床意义

“阴阳交”一词在《内经》中出现三次，其含义有二。一是指脉象的阴阳交错，如《素问·五运行大论》云：“天地之气，何以候之……从其气则和，违其气则病……阴阳交者死。”《素问·阴阳类论》云：“阴阳交，期在濂水。”二是《素问·评热病论》所说的病证。从前文“有病温者”可知，阴阳交属温病范畴。其病源于感受温热之邪，故其“阳”当指阳热之邪。从阳邪致病的特点看，阳热之邪为病，势必耗伤阴液正气，所以其“阴”当指阴精正气。由于阳热亢盛，阴精劫夺，阳热之邪入于阴分，与阴精交结不解，邪正交争，邪盛正衰，故曰“阴阳交”。因此本段之“阴阳交”属温热病中的危重病。阴阳交的临床表现是：发热，汗出辄复热，脉躁疾不为汗衰，狂言，不能食。邪热亢盛，故发热；热灼津液，精气耗竭，精却邪胜，故汗出辄复热，脉躁疾不为汗衰；肾精亏极，热扰神明，心神失养，故狂言失志；里热炽盛，劫伤胃阴，胃败精伤，故不能食。因此，总的病机就是邪热炽盛，精气已竭，邪正交结不解。可见，阴阳交是以病机作为病证的命名依据。

【后世发挥】

1. 热病与伤寒、温病

《素问·热病》所论的伤寒是后世的广义伤寒，其对于热病含义的认识，后世医家多遵于此。如王叔和《伤寒例》指出：“冬时严寒，万类深藏，君子固密，则不伤于寒，触冒之者，名曰伤寒。”“中而即病者，名曰伤寒；不即病者，寒毒藏于肌肤，至春变为温病，至夏变为暑病。暑病者，热极重于温也。”有些医家又根据发病季节不同，将温病与暑病分列为风温、温热、暑温、湿温、秋燥、冬温、伏暑等各种病名。如《温病条辨》云：“风温者，初春阳气始升，厥阴行令，风夹温也；温热者，春末夏初，阳气弛张，温盛为热也。”“暑温者，正夏之时，暑病之偏于热者也；湿温者，长夏初秋，湿中生热，即暑病之偏于湿者也；秋燥者，秋金燥烈之气也；冬温者，冬应寒而反温，阳不潜藏，民病温也。”《通俗伤寒论》则提出“伏暑”是由于“夏伤于暑，被湿所遏而蕴伏，至深秋霜降及立冬前后，为外寒搏动而触发。”另外，后世医家把某些具有流行性的急性热病，如温疫等也归入广义伤寒之中。如《伤寒论》自序中说：“余宗族素多，向余二百，建安纪年以来，犹未十稔，其死亡者，三分有二，伤寒十居其七。”《肘后备急要方》指出“伤寒、时行、温疫，三者同一名耳，而源本小异……总名伤寒。”但后世尤其明清时期，医家强调温疫病的传染性，从病因、病机、辨证论治等方面将伤寒与温疫加以区别，温疫学说逐渐形成，而脱离了伤寒范畴，逐渐融入温病理论之中，于是热病形成了伤寒、温病两大体系。

2.《内经》《伤寒论》伤寒六经分证的源流传承关系

《素问·热论》根据外感热病的发病、传变的一般规律及证候，以六经为纲，指出伤寒病由太阳经始，至厥阴经止，由表入里的发展规律。六经证候各按其经的循行部位及对应脏腑的功能归纳，表明其辨证要点及传变次序。各经证候皆为实热证，但邪入三阴经经证已出现热盛伤津的端倪，从而首创了六经辨证分类法。构筑了热病六经传变、六经分证的框架，为后世《伤寒论》的六经辨证理论奠定了基础。

《伤寒论》的六经辨证是在《素问·热论》六经分证的基础上发展而来，其六经证候分类也都是以经脉循行部位所表现的症状分类。但《伤寒论》更注重与经脉相连脏腑的病理变化，以及营卫气血，虚实转化等病理变化规律。以“平脉辨证”为中心，在病证辨证上继承了《内经》的热证、实证，又在此基础上论述了虚证、寒证，以及寒热虚实互见等证。从动态的角度说明热病的发展变化，补充了《素问·热论》之所未备。正如柯韵伯说：“热病之六经，专主经脉为病，但有表里之实热……仲景之六经……虽以脉为经纪，凡风寒湿热，内伤外感，自表及里，热寒虚实，无所不包，而总名伤寒杂病论。”

《伤寒论》六经传变，既继承《素问·热论》循经日传一经的传变规律，补充了相应的脉象，如“伤寒一日，太阳受之，脉若静者，为不传。颇欲吐，若燥烦，脉数急者，为传也”（第 4 条）。也有根据具体脉证决定疾病传变部位，把时间和脉证有机地结合起来进行辨证，体现了时空统一的辩证观。如“伤寒二三日，阳明少阳证不见者，为不传也”（第 5 条）；“伤寒三日，三阳为尽，三阴当受邪，其人反能食而不呕，此为三阴不受邪也”（第 270 条）；“太阳病，十日以去，脉浮细而嗜卧者，外已解也，设胸满胁痛者，与小柴胡汤；脉但浮者，与麻黄汤”（第 37 条）“伤寒三日，阳明脉大”（第 186 条）等。还有越经传、表里传、直中、合病及并病等传变方式，充实了《素问·热论》六经单传的内容。治疗上不仅提出汗、吐、下、和、温、清、消、补八法，而且又有针药并行，内服外用等法。制方注意“保胃气，存津液”。对于热病的调护，亦提出“以病新瘥”“损谷则愈”，与《热论》“病热少愈，食肉则复，多食则遗”的思想一致，同时补充了“劳复”的内容。从而使热病的证治理法趋于完善。

《素问·热论》对后世外感热病的研究影响颇大，是《伤寒论》的理论基础。《素问·热论》构筑了热病六经传变、六经分证的框架，初步阐明了伤寒的证治大法。正是在此基础上，《伤寒论》建立了六经辨证体系和严格的论治准则，从而使热病的证治理法趋于完善。

《素问·热论》中六经之病证虽涉及部分脏腑，但主要是病在经络特别是足六经，说明其六经的内涵主要是经络，且所列举的六经症状皆为实证、热证，未及虚证、寒证，传变仅论及顺传，治疗也只有汗、泄两法。《伤寒论》的六经已远非经络所能概括，其内涵包括脏腑、经络及其气化功能的方方面面，已在《素问·热论》基础上有了很大发展，后世称为六经辨证纲领；特别是在发病类型、传变方式、临床症状、治疗原则与方法方面，《伤寒论》均有创新，其治疗方药等，也是《素问·热论》不可比拟的，但是《素问·热论》的六经分证纲领为《伤寒论》的六经辨证纲领之源却无法否认。

3. 阴阳交的启示

《素问·评热论》提出温热病阳热之邪与阴精正气的胜负存亡决定着疾病的转归，而正邪胜负的具体表现即汗出后病情的变化，这是判定温热病预后的关键，对临床具有一定的指导意义。凡汗出脉静身凉者，为邪随汗解、精胜邪却的佳兆。而汗出热不退，或衰而迅速再起，脉躁疾，为邪胜精却的逆候。如若出现狂言、失志、不能食，则为里热炽盛无制，阴耗化源耗竭的危候。提示温病治疗时既要泻其热邪，又应固护阴精，即如《灵枢·热病》所说："泻其热而出其汗，实其阴以补其不足。"这种重视热病过程中阴精正气的作用，对后世温病治疗原则的确立有很大启发。如后世温病学说"病温之人邪退而阴气犹存一线者，方可得生""治温病宜刻刻顾其津液""留得一分津液，便有一分生机"，以及"热病以救阴为先，救阴以泄热为要"，其精神实质均与本段提出阳热之邪，须赖阴精以制之的理论一致。

阴阳交一节从汗出以后脉症的变化，对该病的病机演变和预后进行了详细的分析，对后世温病学的发展有重要的影响。《素问·平人气象论》说："人一呼脉三动，一吸脉三动而躁，尺肤热曰病温。"脉数、身热是温热病的两大证候，而汗出则是温热病邪泄出的主要方法，因而从汗出以后脉症的变化情况可以推断邪正消长的趋势。一般而言，汗出后脉静、身凉，说明正气抗邪有力，邪随汗而外泄；若汗出后仍发热，且脉更躁盛，则是邪热盛极未泄，正气衰竭不支之象。若再见不能食，说明热灼胃中气阴，化源将绝；狂言失志，是邪盛精衰，神志亡失，故病情凶险，预后不良。整个分析过程紧紧围绕阳热邪盛，阴精不足，阴精正气不能制服阳热邪气这一病机来认识，强调了热邪与阴精双方的胜负存亡在温热病转归中所起的决定性作用，温病学派认为，汗出病减为佳兆，反之其证凶险。观温病危重证候，不外乎高热反复，阴耗液枯，动风动血，热扰神明等几方面。在本篇"阳热之邪惟借阴精以制胜"的观点启发下，温病学派制定出一系列治疗措施，将"保津液"列为温病治疗之首务，力倡"热病以救阴为先"，提出"救阴以泄热为要"的扶正祛邪兼治的基本法则。临床治疗可根据不同情况，选择适宜方药，如热入营阴可用清营汤；热陷心包，用清宫汤送服安宫牛黄丸或至宝丹、紫雪丹；热闭心包兼腑实的，可用牛黄承气汤；热盛动风用羚羊钩藤汤；后期热灼真阴见证，可用黄连阿胶汤、加减复脉汤等。其总的治疗精神是以清热滋阴为主，这也是"存得一分津液，便有一分生机"的意义所在。此外，提出汗出复热预后不良与《素问·热论》的非两感伤寒"热虽甚不死"的病机不同。前者指在温热病过程中，邪盛正虚，阴精正气无力祛邪，汗出而邪热不退的危重病理变化，治疗颇为棘手；后者指寒邪伤于肌表，卫气郁遏不得达表，邪盛正未衰的病理变化，此时若用发汗解表之法，邪随汗解，则脉静身凉，病即痊愈。

【病案举例】

1. 阳明热证案

缪仲淳治辛衡阳铨部热病，病在阳明，头痛壮热，渴甚且呕，鼻干燥，不能眠，诊其脉洪大而实……阳明之药，表剂有二。一为葛根，一为白虎，不呕吐而解表，用葛根汤。今吐甚，是阳明之气逆升也。葛根升散，故用之不宜，宜白虎汤加麦冬竹叶，名竹叶石膏汤。石膏辛能解肌，镇坠下胃家痰热，则不呕而烦躁壮热皆解矣。遂用大剂与之……天明投药朝餐瘥，已而果然。(《续名医类案·卷四·热病》)

［按］

本案所载热病为阳明热病。头痛是表证未尽除之象。壮热鼻干为阳明主肉，邪热郁伏于内，气机为热邪所闭之征。热灼胃津，胃气上逆故口渴而呕。胃不和则卧不安，故不能眠。医者认为证属阳明热盛，非重剂白虎不足以清热。然热邪炽盛，必致津液受伤，故于方中又配麦冬、淡竹叶，以滋阴清热、益胃生津。这是对本段提出热病预后与胃气存亡关系的体现。

2. 阴阳交案

姜某，16岁，发热半月，汗出不解，渐至神昏。舌垢唇焦，烦闷不安，脉弦数滑，舌质红，苔浊腻如糊。为邪热内陷，痰浊蒙蔽清窍。亟以救液生津，涤痰开窍法治之。方用鲜生地60g（捣水冲汁），鲜石斛15g，鲜沙参15g，苦桔梗4.5g，白僵蚕12g，清豆卷15g，双钩藤12g，陈胆星9g，鲜竹沥60g，鲜菖蒲9g，牛黄至宝丹2粒（分2次研冲）。

服药1剂后，涌吐痰涎黏浊甚多，神志略清，频欲饮水，仍发热，烦躁不安。原方去鲜沙参、苦桔梗、双钩藤；加西洋参9g，朱连翘12g，金银花12g，鲜芦根30g，茅芦根30g；牛黄至宝丹减至1粒。身热渐退，思食稀粥，唯咳嗽，大便不通。上方加减调理经过匝月，竟收全功。(《中国现代名中医医案精华·二·严二陵医案》)

［按］

本病案系阴阳交，属后世温病重证。《素问·评热病论》中虽未对阴阳交病提出具体治法，但却指出了阳热邪气与阴精正气的胜负存亡决定温热病的预后转归，为治疗指明了方向。本案发热半月，且汗出热不解，烦闷不安，渐至神昏，脉弦滑数，即阴阳交主证“汗出辄复热，而脉躁疾不为汗衰，狂言不能食”是也。说明邪热炽盛而致耗津伤阴，炼液成痰，以致痰蒙清窍。故治以生地黄、石斛、沙参以救液生津，牛黄至宝丹等清热开窍醒神，另用僵蚕、胆南星等清热涤痰之品以豁痰。制方体现了《内经》重视热病过程中阴精正气的作用，是“阳热之邪，唯借阴精以制胜”的最好佐证。

【注家争鸣】

1. “巨阳者，诸阳之属也，其脉连于风府，故为诸阳主气也”的理解

杨上善注：巨，大也。一阳为纪，少阳也；二阳为卫，阳明也；三阳为父，太阳也。故足太阳者，三阳属之，故曰诸阳之属也。足太阳脉直者，从颠入络脑，还出别下项，其风府在项入发际一寸，则太阳之气连风府也。诸阳者，督脉、阳维脉也。督脉，阳脉之海。阳维，维诸阳脉，总会风府，属于太阳。故足太阳脉，为诸阳主气。

马莳注：伯言三阳者，谓之巨阳，即足太阳膀胱经也。按《五脏生成》，则手太阳小肠经亦可称为巨阳。但此篇则主膀胱经而言耳。乃诸阳经之所属，其脉至睛明而始，上连于督脉经之风府穴，自头项至背至足，凡一身手足阳经皆属于此，故穴有一百二十六，真为诸阳经主气也。

张琦注：太阳为诸阳之长，总统六经，主于皮毛，故风寒之初客，皆在太阳。

［按］

诸阳有二解，其一认为诸阳指督脉、阳维脉；其二认为诸阳当指手足诸阳经脉。风府穴属督脉，太阳、阳维脉皆会于此，督脉为阳脉之海，阳维脉维系三阳经，而太阳为六经之长，其脉最长，且行于一身之阳侧，为一身之藩篱，主持人体阳经之气，故诸阳当指人体诸阳经脉。滑寿《读素问钞》将“巨阳者”至“故为诸阳主气也”二十一字，移至下文“伤寒一日，巨阳受之”后。丹波元简曰：“文义顺承，为胜。”可参。

2. “少阳主胆”的理解

杨上善注：肝足厥阴主筋，三焦手少阳与膀胱合，膀胱肾府，表里皆主骨。平（按）“主骨”《素问》作“主胆”。

《新校正》云：全元起本“胆”作“骨”。元起注云：少阳者肝之表，肝候筋，筋会于骨，是少阳之气所荣，故言主于骨。《甲乙》及《太素》并作“骨”。

张志聪注：少阳之气主枢、主胆，胆气升则诸阳之气皆升，所谓因于寒，欲如运枢也。诸阳之气，从枢胁而出于肤表，太阳主表，阳明主肌，少阳主胸胁，胸胁痛而耳聋者，病在气而现有形之经症也。

高世栻注：少阳者木也，故少阳主胆。

丹波元简注：《病源》亦作“主骨”，只《外台》作“胆”。《外台》引本篇文云：出第九卷中。考《新校正》此篇、全本在第五卷。盖王氏改“骨”作“胆”，而宋人依以改《外台》也。且《灵·经脉》云“胆主骨”，如阳明不云“主胃”，而云“主肉”，则理宜于少阳亦云“主骨”。盖太阳主皮肤、阳明主肉、少阳主骨，从外而内，殆是半表半里之部分，故改“胆”作“骨”，于义为长。

［按］

“少阳主胆”有二说，一认为少阳主枢、主胆。二认为“胆”字当作“骨”。据上文“阳明主肉”，而不言主胃，参以《灵枢·经脉》之胆足少阳之脉“是主骨所生病者”句，胆当作“骨”。正如丹波元简注：“盖太阳主皮肤，阳明主肉，少阳主骨。从外而内，殆是半表半里之部分，故改胆作骨，于义为长。”

3. “阳明者，十二经脉之长也，其血气盛，故不知人，三日其气乃尽，故死矣”的理解

杨上善注：胃脉足阳明主谷，血气强盛，十二经脉之主，馀经虽极，此气未穷，虽不知人，其气未尽，故更得三日方死也。

马莳注：其有等三日而死者，正以阳明者，为十二经脉之长也。阳明多气多血，故感邪则热愈盛，病愈甚，而三日之际，元气已尽，所以速于死也。

吴崑注：长，上声。“故不知人三日”六字为句。

张介宾注：阳明为水谷气血之海，胃气之所出也，故为十二经脉之长，且为多气多血之经，若感于邪，其邪必甚，故不知人。凡两感于邪者，三日之后，胃气乃尽，故当死也。

张志聪注：此言营卫血气，脏腑精神，皆阳明之所资生。如胃气先绝者，不待六气之终，三日乃即死矣。

[按]

"阳明者，十二经脉之长也，其血气盛，故不知人，三日其气乃尽，故死矣"，众多医家对阳明气血能够支撑人体三日而死，并无异议，此句应理解为"阳明者，十二经脉之长也，其血气盛。故不知人，三日其气乃尽，故死矣"。"十二经脉之长也，其血气盛"都是形容足阳明经的特点，如郭雍《伤寒补亡论》云："阳明为诸经之长，其血气盛，所以滋养诸经。其气血已散入诸经者，各随其经绝矣；其在阳明未散入诸经者，又须三日而后乃尽。以是知六日者，三日传阴阳诸经，又三日阳明之气方尽，是为六日也。"

4. "凡病伤寒而成温者，先夏至日者为病温，后夏至日者为病暑"的理解

杨上善注：冬伤于寒轻者，夏至以前发为温病；冬伤于寒甚者，夏至以后发为暑病。

王冰注：此以热多少盛衰而为义也。阳热未盛，为寒所制，故为病曰温。阳热大盛，寒不能制，故为病曰暑。

马莳注：此言温病、暑病各有其时也。伤寒之病，发于冬者为正伤寒，如上文所言是也。其有所谓温病者，则夏至以前者为病温。

吴崑注：所谓冬时寒毒藏于肌肤，至春变为温病，至夏变为暑病。暑病者，热极重于温也，正此之谓。

张介宾注：是以辛苦之人，春夏多温热病，皆由冬时触寒所致，非时行之气也。凡时行者，春时应暖而复大寒，夏时应热而反大凉，秋时应凉而反大热，冬时应寒而反大温，此非其时而有其气，是以一岁之中，长幼之病多相似者，此则时行之气也。

张志聪注：此复论邪气留连之热病也。凡伤于寒则为病热者，此即病之伤寒也。如邪气留连而不即病者，至春时阳气外出，邪随正出，而发为温病。盖春温夏暑，随气而化，亦随时而命名也。

张琦注：温病已成，在春不发，至夏亦发，温暑实一病也。温暑之原，种于冬不藏精，但所种是热非寒。非如叔和所云：寒毒藏于肌肤，至春变为温病，至夏变为热病之谓。

[按]

对于温病，暑病的理解大致有三解：一是认为根据发病的时间不同而分为温病、暑病。二是指伏邪发病，即冬伤于寒，邪伏过时而发为温病、暑病。三是根据感受寒邪的轻重而分为温、暑。伤寒是一切外感热病的总称。由于四时感受不同的时邪，就会有不同特点的外感热病。冬季感受时邪则为狭义伤寒，春夏感受时邪便成暑病。所以本句是言伤寒按季节的分类。

5. "今见三死，不见一生"的理解

杨上善注：汗出而热不衰，死有三候：一不能食，二犹脉躁，三者失志。汗出而热，有此三死之候，未见一生之状，虽差必死。又有三分之死，未见一分之生也。

王冰注：汗出脉躁盛，一死；不胜其病，二死；狂言失志者，三死也。

马莳注：由此观之，则身热而不能食者一死也，脉躁盛者二死也，狂言者三死也，有三死而无一生，虽愈为必死也。夫曰虽愈，亦暂似可愈，而终不能有成功矣。

张介宾注：汗后辄复热不能食者，一死；汗后脉尚躁盛者，二死；汗后反狂言失志者，三死。有此三者，则必死之候。

张志聪注：病而留者，一死也；胃气绝者，一死也；肾气绝者，一死也。夫肾为生气之原，肾之精气由水谷之所生，水谷之精由肾气之所化，如汗不胜邪，而肾脏之精气尚在，一生也；如精气受伤，而阳明之生原未绝，一生也。

丹波元简注：王以不胜其病为二死，考上文，此乃谓汗出而脉尚躁盛之证，故今从马义。志云：病而留者，一死也；胃气绝者，一死也；肾气绝者，一死也。胃气绝、肾气绝，上文所不言，此注非也。

[按]

“阴阳交”属温热病中的危重病，也是汗后出现众多逆证，据文义，“三死”当指不能食、脉躁盛、狂言失志三个危重症状。

第六节　咳　证

本节论咳证的病因、病机、脏腑分证及其治则。咳嗽是肺系本病，《素问·咳论》所说“肺之令人咳”及《素问·宣明五气》所说的“肺为咳”，均明确肺气宣降失职是咳的基本病机。同时，《素问·咳论》又提出“五脏六腑皆令人咳，非独肺也”和“五脏各以其时受病，非其时各传以与之”的理论，从整体观的高度阐明五脏六腑病变皆能影响肺气的宣降而致咳，对临床辨证有一定的指导意义。关于咳证成因，一是外感邪气、内伤饮冷导致肺咳的“外内合邪”说；二是各季节之淫气，乘主时之五脏，而传与肺。此外，《内经》还有燥邪致咳之论，如《素问·气交变大论》之“岁金太过，燥气流行……甚则喘咳逆气”、《素问·六元正纪大论》之“金郁之发……燥气以行……故民病咳逆”、《素问·至真要大论》之“阳明司天，燥淫所胜……大凉革候，咳”等。这一理论对后世医家有重大启发，如清代喻昌《医门法律》即有“秋燥论”专篇，并首创秋燥病名，而秋燥病的主症是咳嗽。咳证治疗，《内经》主要以针刺为主，采取分经取穴法，但其寓有分经论治的思想，对后世以脏腑辨证理论的形成有一定的意义。

【原文导读】

10601　黄帝问曰：肺之令人咳，何也？

岐伯对曰：五脏六腑皆令人咳，非独肺也[①]。

帝曰：愿闻其状。

---

① 五脏六腑皆令人咳，非独肺也：高世栻注：“肺朝百脉，五脏六腑之气，皆出于肺，故五脏六腑，皆令人咳，非独肺也。”

岐伯曰：皮毛者，肺之合也，皮毛先受邪气，邪气以从其合也。其寒饮食入胃，从肺脉上至于肺[①]，则肺寒，肺寒则外内合邪，因而客之，则为肺咳。

五脏各以其时受病，非其时，各传以与之。人与天地相参，故五脏各以治时，感于寒则受病，微则为咳，甚者为泄、为痛[②]。乘秋则肺先受邪，乘春则肝先受之，乘夏则心先受之，乘至阴[③]则脾先受之，乘冬则肾先受之。(《素问·咳论》)

10602　帝曰：何以异之？

岐伯曰：肺咳之状，咳而喘息有音，甚则唾血[④]。

心咳之状，咳则心痛，喉中介介如梗状，甚则咽肿、喉痹[⑤]。

肝咳之状，咳则两胁下痛，甚则不可以转，转则两胠下满[⑥]。

脾咳之状，咳则右胁下痛，阴阴引肩背，甚则不可以动，动则咳剧。

肾咳之状，咳则腰背相引而痛，甚则咳涎[⑦]。

帝曰：六腑之咳奈何？安所受病？

岐伯曰：五脏之久咳，乃移于六腑[⑧]。

脾咳不已，则胃受之，胃咳之状，咳而呕，呕甚则长虫出[⑨]。

肝咳不已，则胆受之，胆咳之状，咳呕胆汁[⑩]。

---

① 从肺脉上至于肺：王冰注："肺脉起于中焦，下络大肠，还循胃口上鬲属肺，故云从肺脉上至于肺也。"

② 微则为咳，甚者为泄、为痛：张介宾注："邪微者浅而在表，故为咳。甚者深而入里，故为泄为痛。"高世栻注："微则手太阴受寒，而为咳。甚者，足太阴受寒，而为泄为痛。"

③ 至阴：张琦注："至阴当作长夏。"

④ 肺咳之状，咳而喘息有音，甚则唾血：王冰注："肺藏气而应息，故咳则喘息而喉中有声，甚则肺络逆，故唾血也。"张介宾注："肺主气而司呼吸，故喘息有音。唾血者，随欬而出，其病在肺，与呕血者不同。"

⑤ 咳则心痛，喉中介介如梗状，甚则咽肿、喉痹：吴崑注："心脉起于心中，出属心系，上挟于咽，故病喉中梗介，咽肿喉痹也。介介，坚梗而有防碍之意。喉痹，喉肿而痛也。"

⑥ 咳则两胁下痛，甚则不可以转，转则两胠下满：高世栻注："肝脉布胁肋，上注肺，故肝咳之状，咳则两胁下痛，痛甚则不可以转，转则两胠下满。"

⑦ 咳则腰背相引而痛，甚则咳涎：张介宾注："肾脉贯脊，系于腰背，故相引而痛。其直者入肺中，循喉咙，故甚则咳涎。盖肾为水脏，主涎饮也。"姚止庵注："肾主五液，化为五湿，入脾为涎，咳久则肾虚水泛，脾不受湿，反归于肾，故咳涎也。"

⑧ 五脏之久咳，乃移于六腑：姚绍虞注："脏腑本相配，病久则传变，日远日多，愈久愈重。移者，蔓延之意，言脏病移及于腑也。"

⑨ 胃咳之状，咳而呕，呕甚则长虫出：王冰注："胃寒则呕，呕甚则肠气逆上，故蚘出。"

⑩ 咳呕胆汁：张志聪注："胆汁，苦汁也。邪在胆则逆在胃，胆液泄则口苦，胃气逆则呕苦，故曰呕胆汁也。"

肺咳不已，则大肠受之，大肠咳状，咳而遗失①。

心咳不已，则小肠受之，小肠咳状，咳而失气，气与咳俱失②。

肾咳不已，则膀胱受之，膀胱咳状，咳而遗溺③。

久咳不已，则三焦受之④，三焦咳状，咳而腹满，不欲食饮⑤。

此皆聚于胃，关于肺，使人多涕唾，而面浮肿气逆也。

帝曰：治之奈何？

岐伯曰：治脏者治其俞，治腑者治其合，浮肿者治其经⑥。

帝曰：善。（《素问·咳论》）

10603　帝曰：劳风为病何如？

岐伯曰：劳风法在肺下⑦，其为病也，使人强上冥视⑧，唾出若涕⑨，恶风

---

① 咳而遗失：王冰注："肺与大肠合，又大肠脉入缺盆络肺，故肺咳不已，大肠受之。大肠为传送之腑，故寒入则气不禁焉。"《新校正》云："按《甲乙经》'遗失'作'遗矢'。"吴崑注："肺与大肠合，邪移于大肠，故咳而遗矢。矢，屎也，古字。矢：《素问》王注本作'失'。"

② 咳而失气，气与咳俱失：张介宾："小肠之下，则大肠也。大肠之气，由于小肠之化，故小肠受邪而欬，则下奔失气也。"张志聪注："失气，后气也。夫厥气上逆则咳，下逆则为失、为遗，气与咳俱失者，厥逆从上下散也。"高世栻注："小肠者，心之腑，故心咳不已则小肠受之。咳而失气，下气泄也。下气泄则咳平，故气与咳俱失。失，犹散也。"

③ 咳而遗溺：姚绍虞注："膀胱主藏津液，咳久气虚，津不能藏，故寒气下流而遗溺也。"

④ 久咳不已，则三焦受之：杨上善注："三焦无别属脏与膀胱合，故膀胱之欬，久而不已，腹病满，不欲食也。"高世栻注："《灵枢·本俞论》云：三焦者，中渎之腑也，属膀胱。故肾咳不已，始则膀胱受之，久咳不已，则三焦受之。三焦之气，不能自下而中，故咳而腹满。不能自中而上，故不欲食饮也。"姚绍虞注："此总论久咳之为害也，咳久则病不止于一脏一腑而无所不病矣，故久咳不已，则三焦受之。"

⑤ 咳而腹满，不欲食饮：吴崑注："三焦皆元气之所充周，久咳不已，则伤元气，故三焦受邪而令咳，且腹满不欲食饮，所以然者，三焦火衰，不足以生胃土也。"姚绍虞注："三焦者，复帱上下，囊括一身，以气为用者也。所以咳在三焦，则气壅闭而不行，故令腹满而不思饮食。"

⑥ 治脏者治其俞，治腑者治其合，浮肿者治其经：《难经·六十八难》云："俞主体重节痛，经主喘咳寒热，合主逆气而泄。"马莳注："此言治咳之法，五脏必治其俞穴，六腑必治其合穴，浮肿必治其脏腑之经穴也。五脏俞穴者，肺俞太渊，脾俞太白，心俞神门，肾俞太溪，肝俞太冲是也。六腑合者，大肠合曲池，胃合三里，小肠合小海，膀胱合委中，三焦合天井，胆合阳陵泉是也。若脏腑之咳而面皆浮肿，则随脏腑之经穴而各分治之：肺之经穴经渠，大肠之经穴阳溪，胃之经穴解溪，脾之经穴商丘，心之经穴灵道，小肠之经穴阳谷，膀胱之经穴昆仑，肾之经穴复溜，心包络之经穴间使，三焦之经穴支沟，胆之经穴阳辅，肝之经穴中封是也。"

⑦ 法在肺下：《素问注释汇粹》认为"下，处所也。《仪礼》士相见礼：'始见于君执摯至下'。郑注：'下，谓君所'。贾疏：'不言所而言下者，凡臣视袷已下，故言下也'。法在肺下，即病患在于肺。"

⑧ 强上冥视：吴崑注："强上，不能俯首也。盖肺受风热熏蒸，为喘为逆，不能俯首，是以强上。冥，瞑也。冥视者，风热既盛，令人羞明，故瞑目而视也。"

⑨ 唾出若涕：丹波元简注："吴云：肺中津液，为风热蒸灼稠黏，故唾出若鼻中之涕，肺主皮毛，肺既受伤，则脏真之气，不足以充皮毛，故恶风而振寒也。《张氏医通》云：唾出若涕者，痰饮上溢之徵也。简（按）古无痰字，此云唾出如涕，谓吐黏痰也。"

而振寒，此为劳风之病。

帝曰：治之奈何?

岐伯曰：以救俛仰①，巨阳引。精者三日，中年者五日，不精者七日。咳出青黄涕，其状如脓，大如弹丸，从口中若鼻中出，不出则伤肺，伤肺则死也。(《素问·评热病论》)

【经旨阐释】

1. “五脏六腑皆令人咳”的启示

咳嗽为肺之本病，无论是何病因，只要影响肺的宣降功能，导致肺气上逆，均可致咳，所以《素问·宣明五气》曰：“肺为咳。”《素问·脏气法时论》说“肺病者，喘咳逆气”。《素问·咳论》从中医的整体观角度出发又提出“五脏六腑皆令人咳，非独肺也”的论点，突破了见咳治肺的局限性，提示了咳与肺及五脏六腑的内在联系，既体现了中医学在咳嗽一病的辨证分类，又反映了中医学从宏观角度认识脏腑间是不可分割整体的特色，为后人治咳开启了思路。中医整体观认为人是一个有机的整体，脏腑之间不仅在生理上相互作用，病理上也可相互影响或传变。咳嗽虽为肺之本病，但其他脏腑功能失调发生病变亦会影响肺的宣肃而发生咳嗽。如心火上炎，火灼肺金；肝火上冲，气逆犯肺；脾湿不运，湿痰蕴肺；肾虚水犯，水寒射肺等。脏腑咳除具有咳嗽这一共同症状外，还伴有各脏腑经脉功能失调或经气运行障碍的证候。

另外，从岐伯解释“五脏六腑皆令人咳”的“乘秋则肺先受邪，乘春则肝先受之，乘夏则心先受之，乘至阴则脾先受之，乘冬则肾先受之”排比所述，也能暗示咳嗽的发生与时令季节的关系，而此也是历代研究忽略之处。

2. “此皆聚于胃，关于肺”的机理

“此皆聚于胃，关于肺”是对咳证病机的高度概括，强调虽然“五脏六腑皆令人咳”，但咳证病变的重点部位在肺、胃。肺为华盖，主诸气，司呼吸，合皮毛，朝百脉，无论从口鼻皮毛而入的六淫之邪，还是胃及其他脏腑的病理变化，均可影响于肺，使肺的宣降失职而致咳。而胃首先是寒饮食的受体，胃中的邪气可通过肺脉上传于肺致咳。其次胃为“水谷之海，(五脏)六腑之大源也”，与脾同称为后天之本。脾胃功能正常，则脏腑得养，营卫充盛，正气存内，不病。反之则易病；另外，胃主受纳，脾主运化，若脾失健运，水湿停聚，亦可酿湿成痰，痰饮射肺为咳。可见咳证与肺胃的关系最为密切。后世根据这一论点提出“肺为贮痰之器，脾为生痰之源”。在治疗上运用培土生金之法，收到良好疗效。正如陈修园所说：“《内经》虽分五脏诸咳，而所尤重者，在聚于胃，关于肺六字。”《内经》这一观点，为咳嗽证的临床辨证施治乃至预防奠定了理论基础。后世医家治疗咳证遣方用药也多宗于此。如《鸡峰普济方》的五味细辛汤，方用五味子敛肺止咳定喘，细辛温肺化饮，干

---

① 俛仰：尤怡注：“风热在肺，其液必结，其气必壅，是以俯仰皆不顺利，故曰当救俯仰也。救俯仰者，即利肺气、散邪气之谓乎!”高世栻注：“治之之法，当调和经脉以救俛仰，经脉调和，则俛仰自如，强上可愈。”

姜益脾胃布津液，散寒止咳，茯苓、甘草健脾和中。寥寥数味药，突出了咳论治疗重脾胃的原则，既有收散之品以适肺之性，又有健脾之药以固后天之本。又如张仲景在其《金匮要略》治饮的众多方剂中，必用姜辛味，亦体现治咳重视肺胃之要旨。这些都是对《内经》"聚于胃，关于肺"的最好诠释。据此，对于咳证的预防，应外避邪气以防伤肺，内忌生冷饮食以免胃寒，不使"外内合邪"，以减少咳证的发生。

3. 劳风

劳风是过劳汗出，因虚而太阳受风，经气不利，卫阳被遏，肺失宣降，郁而化热，灼津炼痰，痰热壅肺，引起恶风振寒，强上冥视，唾出若涕，咳出青黄涕、其状如脓之病。其病位在肺。《素问·评热病论》所论治疗以针刺方法为主，采取引导太阳经气、利肺气、散邪气，以救俛仰。特别强调咳痰外出是辅助祛邪的重要方法，否则闭门留寇，后患无穷。其预后与年龄、体质和精气盛衰有关。这对后世药物治疗、临床护理等均有启示。

4. 脏咳移为腑咳的启示

从"五脏之久咳，乃移于六腑"可以看出咳嗽久而不愈的传变趋势。由原文所列出的五脏咳与六腑咳的症状来看，五脏咳似是咳嗽剧烈的初级阶段，故其兼症多是咳嗽剧烈所引起的牵引痛一类的症状，六腑咳则是咳嗽日久不愈，影响其他脏腑出现的一些证候，如"咳而呕"一类气机上逆的证候；久咳后出现的"咳而遗失""咳而遗溺"等表现出气虚不摄的证候。由此观之，六腑咳在病程上比五脏咳长，程度也深。所以在次序上是先五脏咳，咳久不愈，然后出现六腑咳。这似乎与《内经》所一般认为的腑病浅，脏病深，腑病轻，脏病重，的规律有所不同，但实际上六腑咳本身并没有脱离五脏，而五脏咳的病名提出，事实上是根据五脏经脉所过部位出现的一些症状而提出来的，这是《内经》疾病命名常用的一种思维模式，这些描述，也是十分符合临床实际的。

【后世发挥】

《素问·咳论》对后世治咳的启示

《素问·咳论》一方面从整体观高度阐明五脏六腑病变影响肺产生咳嗽，另一方面从生理功能、病因病机角度强调咳嗽与肺、胃的密切关系，对临床预防和辨治咳嗽有指导意义。

首先，在"五脏六腑皆令人咳"方面，张介宾指出："盖咳有内伤外感之分，故自肺而传及五脏者有之，自五脏而传于肺者亦有之。如风寒暑湿伤于外，则必先中于皮毛……此则自肺而后传于诸脏也；劳欲情志伤于内，则脏气受伤……此则自诸脏而后传于肺也。""外感之咳，其来在肺，故必由肺乃及他脏，此肺为本而他脏为标也；内伤之咳，先伤他脏，故必由他脏乃及肺，此他脏为本，肺为标也。"因此，咳嗽从病因、病机分析有内伤与外感、标与本的不同，这就为咳嗽的辨证论治提供了重要的理论依据，亦提示医者临证治咳时更当详辨。外邪犯肺之咳，治宜散邪宣肺。而脏腑咳是肺与某脏俱病，应在治肺的同时分脏论治。即"咳嗽不止于肺，而亦不离于肺"之义。后世医家在这一理论的指导下，创立了很多颇有疗效的方药。如沈金鳌《杂病源流犀烛》、李中梓《医宗必读》、林佩琴《类证治裁》等均据《素问·咳论》脏腑咳的分证各立治法、各出方药。《类证治裁·咳嗽》云："肺咳则喘息有音，千金五味子汤去续断、地黄、赤小豆，加麦冬、玉竹、细辛。心咳则心痛，喉中如梗，凉膈散去硝黄，加黄连、淡竹叶。肝咳则胁痛，枳壳散去芎、防，加肉桂、橘红、苏子。脾咳则右胠下（腋下胁）痛引肩背，六君子汤加枳壳、桔梗。肾咳则腰背引痛，都气丸加参、麦。胃咳则呕甚，长虫出，异功散加川椒、乌梅。胆咳则呕胆汁，小柴胡汤。大肠咳则遗矢，赤石脂禹余粮汤。小肠咳则矢气，芍药甘草汤。膀胱咳则遗尿，茯苓甘草汤。三焦咳腹满，不欲食饮，七气汤加黄连、枳实。”

其次，在“此皆聚于胃，关于肺”方面，“外内合邪”引发咳嗽与肺胃相关者在临床多见，林珮琴《类证治裁·咳嗽论治》曰：“盖肺为贮痰之器，脾为生痰之源……因痰致咳者，痰为重，主治在脾；因咳动痰者，咳为重，主治在肺。”“肺为华盖，职司肃清，自气逆而为咳，痰动而为嗽。其症之寒热虚实，外因内因，宜审辨也。”“外因者，六淫之邪，自表侵肺，治用辛散，则肺清而嗽止。内因者，五损之病……治在甘润。”“治外因嗽，感风者，辛平解之，桂枝、防风之属；感寒者辛温散之，紫苏、姜、杏之属。” “治内因嗽……土虚不生金者，胃用甘凉，参、麦、山药、扁豆之属；脾用甘温，四君、姜、枣之属。”由此可见，咳嗽治肺自不待言，杏、贝之属能宣肺降逆、止咳化痰，痰多而嗽者，四君、扁豆、姜、枣之属健脾之品不可或缺。同时，养肺护胃对于小儿、年老体弱、妇人产后等预防咳证发生至关重要。

【病案举例】

1. 膀胱咳案

郑某，男，50岁，1962年2月23日就诊。咳嗽月余，日日服药，未能奏效。刻诊痰黄不易咳出，咳而遗尿，腰府作痛，面色萎黄，舌苔微黄，脉沉细。药用菟丝子9g，核桃仁9g，旋覆花3g（包），玉苏子9g，信前胡3g，嫩白薇9g，海蛤粉9g（包），广郁金3g，南沙参9g，合欢花15g，制苍术3g，水炙草3g，净麻黄0.3g，小红枣3个。

服药3剂后咳嗽基本痊愈，腰痛遗尿消失，惟觉头昏（夙恙），原方增入平肝之白蒺藜9g。（《中国现代名中医医案精华·一·邹云翔医案》）

[按]

本案是对《素问·咳论》提出的“五脏六腑皆令人咳，非独肺也”理论的临床验证，同时也是对咳嗽病机“此皆聚于胃，关于肺”论点的具体运用。本案之咳根据《素问·咳论》的脏腑分证应为肾与膀胱脏腑俱病之咳嗽。咳而遗尿，是肾虚不能受气归元，膀胱虚而失气化固约所致。腰为肾之外府，肾虚则腰背相引而痛。又面色萎黄，可知脾亦不足。故治用菟丝子、核桃仁益肾纳气固摄；净麻黄、信前胡、玉苏子宣肺降气；合欢花、广郁金解肺气之郁。然痰黄难咳，肺蕴虚热，故配嫩白薇、南沙参、海蛤粉润肺化痰清虚热。面浮无华，脾虚蕴痰，故配制苍术、小红枣、水炙草培土生金。

2. 久咳案

陈某，男，50岁，病者体丰素嗜酒及肥甘，有咳嗽宿疾。入冬以来咳嗽加剧，清晨痰多稠黏，胸脘胀闷，大便秘结，苔白厚腻，脉滑有力，此为脾胃湿热，宿滞聚而生痰，肺失清肃上逆为咳。宜以从肺胃论治，泄胃化滞，清肺降逆化痰。

大黄10g，莱菔子15g，橘红15g，胆南星15g，半夏15g，苏子15g，神曲15g，山楂

15g，杏仁 15g，麦冬 15g，甘草 10g。

连服上药 8 剂，大便通利，咳嗽大减，痰亦减少而安。

（张琪．试从《素问·咳论》谈临床治疗咳嗽的心得．黑龙江中医药，1984，（6）：54）

［按］

本案治疗充分体现了《素问·咳论》强调咳嗽与肺、胃二脏密切关系的论述。患者系饮食不节导致脾胃湿热生痰为病之因。湿热不运影响及肺，肺失肃降乃病之果。亦即后世“脾为生痰之源，肺为储痰之器”之意。故治以泄热和胃为首务，辅以肃肺化痰之品，源清流自洁，药后痰清咳止诸证消失。

3. 劳风案

林某，男，34 岁。恶寒发热三天后，口干咳嗽，痰稠黏而黄，治疗半月症状未见改善。近日咳嗽加剧，痰稠黏带腥味，时带血丝，咳时胸痛加剧。呼吸短促，眠食不佳，口苦而干，喜冷饮，小便深黄，大便干燥，脉滑数。乃风热犯肺，热毒瘀结，酿脓成痈。方用千金苇茎汤配合喻氏清燥救肺汤加减。方用桑白皮 10g，麦冬 10g，枇杷叶 10g，苦杏仁 10g，桔梗 10g，金银花 15g，鱼腥草 15g，冬瓜仁 15g，红藤 20g，桃仁 7g，薏苡仁 30g，生茅根 300g，苇茎 60g，生石膏 60g，糙米 20g。水五大碗先煎 20 分钟，去渣将汤分为二次煎上药，每日服 1 剂。加用片仔癀每次服 2 分，早晚各服 1 次。服药 3 剂，诸症悉减，热退身凉，咳轻，痰不带血，腥臭之味已愈，惟觉全身无力，纳欠佳。正气未复，即用养阴健脾，以善其后。处方：北沙参 15g，茯苓 15g，山药 15g，桔梗 8g，陈皮 8g，杏仁 8g，白术 8g，薏仁 20g，川贝母 7g，生百合 10g，石斛 10g，甘草 3g。

服 12 剂，体力渐复，调理月余而愈。（《中国现代名中医医案精华·一·盛建国医案》）

［按］

本案从症状到治疗较符合《素问·评热病论》中“劳风”病的记载。患者病初恶寒，为太阳经枢不利之证。后咳痰黏稠味腥，时带血丝，为痰热壅肺之兆。若病在太阳治应疏解太阳之表，祛风清肺，“巨阳引”。现已风热犯肺，热毒瘀结，酿脓成痈，则治应清肺解毒，化痰排脓，“以救俛仰”，使痰有出路，不使痰邪伤肺，而致“伤肺则死”的不良后果。医者治用千金苇茎汤配合鱼腥草、桔梗之类，佐以片仔癀清热解毒，消痈排脓而愈。

【注家争鸣】

1. “五脏各以其时受病，非其时，各传以与之”的理解

杨上善注：五脏各以王时伤寒，肺先受之，传为五脏之咳。非其时者，又因他脏受寒，传来与之。故肺咳之病，传与馀脏，称五脏咳也。

王冰注：时，谓王月也。非王月则不受邪，故各传以与之。

吴崑注：如春时肝用事，则肝先受邪，若是寒邪，则传以与肺。

张介宾注：如肝当受病于春，以其时也；然有非木令之时而肝亦病者，正以肺先受邪，而能传以与之也。凡诸脏腑之非时受邪者，其义皆然。所以五脏六腑虽皆有咳，然无不由于肺者。

张志聪注：次论五脏之邪，上归于肺，而亦为咳也。乘春则肝先受邪，乘夏则心先受邪，乘秋则肺先受邪，是五脏各以所主之时而受病，如非其秋时，则五脏之邪各传与之肺而为咳也。

张琦注：以下明脏腑皆有咳也。传以与之者，传于肺也。脏腑受邪虽异，而咳则主肺，故传于肺则咳也。非其时三字衍。

［按］

注家的主要争议在于两个“其时”所指是否一样，但就从“五脏六腑皆令人咳，非独肺也”所论，可以看出咳嗽的产生与五脏有着密切联系，一方面五脏在所主之时受邪，可以影响肺产生咳嗽，另外一方面，咳嗽由肺而生，病久也可以波及其他脏腑，这样对于咳嗽病因病机的认识就较为全面，对于临床辨治咳嗽也有参考意义。

2. “脾咳之状，咳则右胁下痛，阴阴引肩背，甚则不可以动，动则咳剧”的理解

王冰注：足太阴脉，上贯鬲侠咽；其支别者，复从胃别上鬲。故病如是也。脾气连肺，故痛引肩背也。脾气主右，故右胠下阴阴然深慢痛也。

吴崑注：脾主右，故右胠下痛者属脾。脾脉上鬲挟咽，故阴阴痛引肩背。脾为坤土，静其体也，故甚者不可以动，动则增剧。

张介宾注：脾脉上膈挟咽，其支者复从胃别上膈，故为胠下痛而阴阴然痛引肩背。脾应土，其性静，故甚者不可以动，动则增剧也。（按）脾咳则右胠下痛者，盖阴土之气应于坤，出西南也。

李中梓注：脾脉上鬲挟咽，其支者，复从胃别上膈，脾处右，故右胠下痛，痛引肩背也。脾土喜静，动则违其性，故增剧也。

姚绍虞注：脾气连肺，故痛引肩背也。（按）右者肺治之部，肺主气，脾者气之母，脾病则及于肺，故令右胁下痛。肩背者，肺所主也。动则气愈逆，故咳剧。注云脾主右，误矣。

［按］

脾咳的争议就在于右胁痛产生的机理，历代医家多从“脾居右”注，但不尽人意，姚绍虞所注似是。盖脾居中央，脾咳病及于肺，肺气降于右，肺俞在肩背，故见右胁下痛、肩背痛也。

3. “此皆聚于胃，关于肺，使人多涕唾，而面浮肿气逆也”的理解

杨上善注：此六腑咳，皆以气聚胃中，上关于肺，致使面壅浮肿气逆为咳也。

王冰注：三焦者，非谓手少阳也，正谓上焦中焦耳。何者？上焦者，出于胃上口，并咽以上贯鬲，布胸中走腋。中焦者，亦并于胃口，出上焦之后。此所受气者，泌糟粕，蒸津液，化其精微，上注于肺脉，乃化而为血，故言皆聚于胃，关于肺也。两焦受病，则邪气熏肺而肺气满，故使人多涕唾而面浮肿气逆也。

马莳注：此言六腑咳状由五脏所移，而久咳则三焦受之，然合五脏六腑之咳，而未有不聚于胃、关于肺者也。

吴崑注：胃土既虚，则三焦虚邪皆聚于胃，所谓万物归乎土也。肺为脏腑之华盖，诸脏腑有病，无不熏蒸之，所谓肺朝百脉也，故曰关于肺，言关系于肺也。胃虚则土不能制五液，故令多涕唾。肺衰则金不能施降下，故令浮肿气逆也。

张介宾注：此下总结诸咳之证而并及其治也。诸咳皆聚于胃、关于肺者，以胃为五脏六腑之本，肺为皮毛之合，如上文所云皮毛先受邪气及寒饮食入胃者，皆肺胃之候也，阳明之脉起于鼻，会于面，出于口，故使人多涕唾而浮肿。肺为脏腑之盖而主气，故令人咳而气逆。

张志聪注：此言膀胱三焦之咳，皆邪聚于胃，而上关于肺故也。夫三焦为决渎之腑，膀胱者，津液之所藏，关门不利，则聚水而从其类矣。水聚于胃，则上关于肺而为咳，咳则肺举，肺举则液上溢，故使人涕唾。水气上乘，故面浮肿而气厥也。

姚绍虞注：此总论久咳之为害也，咳久则病不止于一脏一腑而无所不病矣，故久咳不已，则三焦受之。三焦者，复帱上下，囊括一身，以气为用者也。所以咳在三焦，则气壅闭而不行，故令腹满而不思饮食。肺属上焦，胃属中焦，聚者壅也，关者闭也，言气壅闭于肺胃也。然气之所以壅闭于中上二焦者，正以咳久气衰而不能下注于下焦，下不得泄，故壅闭于肺胃，而使涕唾面浮气逆于上，此又岐伯申解腹满之意也。注乃谓病止于上中二焦，陋矣。

［按］

后世注家对于此句多有歧义。其一认为承上指六腑咳；其二指上、中二焦受病的病机；其三承上文三焦咳；其四则是对脏腑咳的总结。诸说不一，结合本文开篇所述肺咳的病因病机以及本句的“皆”字，当以马莳、张介宾等注为是，此句是对咳证的总结，也是咳的总病机。

4. “劳风”的理解

杨上善注：劳中得风为病，名曰劳中，亦曰劳风。

王冰注：从劳风生，故曰劳风。劳，谓肾劳也。肾脉者，从肾上贯肝膈，入肺中。故肾劳风生，上居肺下也。

张介宾注：劳风者，因劳伤风也。……劳之为病，所涉者多，恐不止于肾经耳。

高世栻注：劳，烦劳也；劳风，烦劳内虚，生风病也。

张志聪注：此论劳汗当风，而伤其肾也。烦劳则阳气外张，精气内绝，阳虚于外，则易于受风，精虚于内，则反动其水气矣。

丹波元简注：马云：细玩此节之辞，似为医经中之劳证。简（按）此一时劳而受风之证，未见劳证咳出青黄涕而愈者，则马注难凭。

［按］

历代医家对劳风究竟如何产生，说法不一，有认为是因劳而虚，因虚而感受风邪的病证；有认为是因劳风生，同时指出还是肺病；有认为由肾劳而起，是劳汗受风，但不止肾劳。结合原文劳风应为因劳汗出，风邪袭表，内犯于肺，肺失清肃，痰热壅盛的一类疾病。

5. “巨阳引。精者三日，中年者五日，不精者七日”的理解

杨上善注：以针引巨阳精者三日，俯仰即愈，引阳明精者五日，少阳不精引之七日，方有青黄浊涕，从口鼻中出，其病得愈。若不出者，上伤于肺，不免死也。

王冰注：巨阳者，膀胱之脉也。膀胱与肾为表里，故巨阳引精也。巨，大也。然太阳之脉吸引精气上攻于肺者三日，中年者五日，素不以精气用事者七日，当咳出稠涕，其色青黄如脓状。

马莳注：盖强上冥视，唾出若涕，不能俯仰，此疾最为苦之，今特救其俯仰，则膀胱引精上肺者计在三日，中年者计在五日，素弱不精明者计在七日，可使咳出青黄涕，其状如脓，大如弹丸，从口中或鼻中出，不出则伤肺，伤肺则死也，所以必救其俯仰以使之出耳。

吴崑注：巨阳与少阴肾为表里，肾者精之府。精，阴体也，不能自行，必巨阳之气引之，乃能施泄，故曰巨阳引精，是为少壮人也，水足以济火，故三日可愈。中年者精虽未竭，比之少壮则弱矣。故五日可愈。老年之人天癸竭矣，故云不精，不精者真阴衰败，水不足以济火，故治之七日始愈。

张介宾注：风邪之病肺者，必由足太阳膀胱经风门、肺俞等穴，内入于脏。太阳者水之府，三阳之表也，故当引精上行，则风从咳散。若巨阳气盛，引精速者，应在三日。中年精衰者，应在五日。衰年不精者，应在七日。当咳出青黄痰涕而愈如下文者，是即引精之谓。

张志聪注：此言救俯仰之法，当从小便而出也。巨阳引精者，谓太阳膀胱之腑，津液藏焉，气化则出。巨阳气盛，能引肾精之邪水，从小便而出者，三日而愈；中年精气虚者，五日；老年精气衰者，七日。三、五、七者，阳之数也，谓得阳气之化，而阴水自出矣。

张琦注：句不可解，疑有误。

丹波元简注：《张氏医通》引下句云：治此证者，当急使巨阳之上引。恐非。

[按]

对于“巨阳引。精者三日，中年者五日，不精者七日”以往医家多作如下断句“巨阳引精者三日，中年者五日，不精者七日”，解释也不尽相同，杨上善认为是本句在太阳经上取穴治疗，从引经气，程士德《内经讲义》亦从其说。张志聪与吴崑从“巨阳引精”断句，张氏认为应指从太阳引肾精之邪从小便出，吴氏认为是太阳之气引动肾精布施。诸注虽然不同，但是引精气以救俛仰则是一致，至于其具体方法很难明确。此问题主要在于断句，“巨阳引”是在太阳经上取穴进行针刺治疗以引经气的一种治疗方法。考“引”字在《内经》中常用于说明针刺，如《素问·阴阳应象大论》有“故善用针者，从阴引阳”，《灵枢·五邪》有“邪在肝，则两胁中痛……取之行间，以引胁下”等，可证。由于劳风病是风邪袭表犯肺，痰热壅肺所致。治宜解表散邪以疏通太阳经气；利肺排痰以救俛仰。故杨说较符经旨。

第七节　痛　证

本节旨在以寒邪的性质及致病特点为例来说明疼痛发生的机理。虽然疼痛多由寒邪所致，但并非仅限于寒邪，除寒邪而外，导致疼痛的病因还有风湿燥火、七情、饮食、劳倦、痰饮、虫积、跌仆损伤等多种因素，其辨证可分虚实两端。因此，临床对疼痛的辨证应望、闻、问、切四诊合参，不仅要根据疼痛的部位来确定脏腑经络病位，还应根据疼痛的性质、对寒热按揉的反应、发作时间的长短、有无牵引痛及其兼证来判断疼痛的寒热虚实。这些内容至今仍有效地指导临床实践，如胀痛者多为气滞，刺痛且痛有定处者多为血瘀；疼痛剧烈或拒按者多实，病势绵绵或喜按者多虚；喜温者多为寒证，喜寒凉者多为热证；痛而胀闭者多实，不胀闭者多虚等。

【原文导读】

10701 帝曰：愿闻人之五脏卒痛①，何气使然？

岐伯对曰：经脉流行不止，环周不休。寒气入经而稽迟，泣而不行，客于脉外则血少，客于脉中则气不通，故卒然而痛②。

帝曰：其痛或卒然而止者，或痛甚不休者，或痛甚不可按者，或按之而痛止者，或按之无益者，或喘动应手者，或心与背相引而痛者，或胁肋与少腹相引而痛者，或腹痛引阴股者，或痛宿昔而成积者，或卒然痛死不知人，有少间复生者，或痛而呕者，或腹痛而后泄者，或痛而闭不通者，凡此诸痛，各不同形，别之奈何？

岐伯曰：寒气客于脉外，则脉寒，脉寒则缩踡，缩踡则脉绌急，绌急则外引小络，故卒然而痛，得炅则痛立止③。

因重中于寒，则痛久矣④。

寒气客于经脉之中，与炅气相薄，则脉满，满则痛而不可按也。寒气稽留，炅气从上⑤，则脉充大而血气乱，故痛甚不可按也⑥。

寒气客于肠胃之间，膜原⑦之下，血不得散，小络急引故痛，按之则血气散，故按之痛止⑧。

---

① 五脏卒痛：高世栻注："卒，音促，下同。痛者，脏腑之气不通也。"

② 寒气入经而稽迟……故卒然而痛：张志聪注："经气流转，如环无端，寒气客之，则凝泣而不行矣。客于脉外，则脉缩踡而血少，客于脉中，则脉满而气不通。故卒然而痛也。"

③ 得炅则痛立止：张介宾注："踡，不伸也。绌，屈曲也。炅，热也。寒气客于脉外者，邪不甚深，卫气不得流通，则外引小络而卒然为痛，故但得炅暖之气，其痛则立止也。"

④ 因重中于寒，则痛久矣：李中梓注："重者，重复受寒也；伤之深，故不易愈也。"

⑤ 从上：郭霭春注："'上'疑'之'字之误。篆文'之'与'上'形近易混。"

⑥ 故痛甚不可按也：杨上善注："痛不可按之，两义解之：一，寒热薄于脉中，满痛不可得按；二，寒下留，热气上行，令脉血气相乱，故不可按也。"

⑦ 膜原：张介宾注："膜，筋膜也。原，肓之原也。"注《痹论》云："肓者，凡腔腹肉理之间，上下空隙之处，皆谓之肓"。注《痿论》云："盖膜犹幕也，凡肉理脏腑之间，其成片联络薄筋，皆谓之膜。所以屏障血气者也。凡筋膜所在之处，脉络必分，血气必聚，故又谓之膜原，亦谓之脂膜。"高世栻注："膜原内通脾土，外合肌腠。寒气客之，则脾络之血，不得从经隧而散于肌腠之小络，致小络急引，急引故痛。"

⑧ 故按之痛止：张介宾注："肠胃之间，膜原之下，皆有空虚之处，血不散而小络满，则急引而痛，按之则寒气可散，小络可缓，故其痛止。非若经脉之无罅隙者，按之则愈实而愈痛也。《百病始生篇》曰：其着于肠胃之募原也，饱食则安，饥则痛。义与此通。"

寒气客于侠脊之脉，则深按之不能及，故按之无益也。

寒气客于冲脉，冲脉起于关元[①]，随腹直上，寒气客则脉不通，脉不通则气因之，故喘动应手矣。

寒气客于背俞之脉则脉泣，脉泣则血虚，血虚则痛，其俞注于心，故相引而痛[②]，按之则热气至，热气至则痛止矣。

寒气客于厥阴之脉，厥阴之脉者，络阴器系于肝，寒气客于脉中，则血泣脉急，故胁肋与少腹相引痛矣[③]。

厥气客于阴股，寒气上及少腹，血泣在下相引，故腹痛引阴股[④]。

寒气客于小肠膜原之间，络血之中，血泣不得注于大经，血气稽留不得行，故宿昔而成积矣[⑤]。

寒气客于五脏，厥逆上泄，阴气竭，阳气未入，故卒然痛死不知人，气复反，则生矣。

寒气客于肠胃，厥逆上出，故痛而呕也[⑥]。

寒气客于小肠，小肠不得成聚，故后泄腹痛矣[⑦]。

热气留于小肠，肠中痛，瘅热焦渴[⑧]，则坚干不得出，故痛而闭不通矣[⑨]。

帝曰：所谓言而可知者也。视而可见，奈何[⑩]？

---

① 关元：王冰注："关元，穴名，在脐下三寸。"

② 故相引而痛：王冰注："背俞，谓心俞脉，亦足太阳脉也。夫俞者，皆内通于脏，故曰其俞注于心相引而痛也。"

③ 故胁肋与少腹相引痛矣：张志聪注："肝主血，故寒气客于厥阴之脉，则血涩脉急，肝脉布胁肋，循阴器，故胁肋与少腹相引而痛。"

④ 故腹痛引阴股：王冰注："亦厥阴肝脉之气也，以其脉循阴股入髦中，环阴器上抵少腹，故曰厥气客于阴股，寒气上及于少腹也。"张介宾注："厥气，寒逆之气也。少腹阴股之间，乃足三阴冲脉之所由行也，寒气犯之，皆相引而痛。"

⑤ 故宿昔而成积矣：李中梓注："小肠为受盛之腑。化物出焉。寒气客于膜原及小络。则血涩不得注于大经。化物失职。久而成积矣。"

⑥ 故痛而呕也：王冰注："肠胃客寒留止，则阳气不得下流而反上行，寒不去则痛生，阳上行则呕逆，故痛而呕也。"

⑦ 故后泄腹痛矣：姚绍虞注："小肠者，受盛之腑，主泻而不藏，更受客寒，不能停蓄，故令大便泻利而腹痛，然要之寒亦随泄而去也。"

⑧ 瘅热焦渴：张志聪注："热气者，寒气稽留而化热也。小肠为赤肠，乃心脏之腑，故感火气而化热。瘅，消瘅也。小肠主液，肠中热则液消而为瘅热矣。焦者，火之气，感火热之气而为焦渴也。"

⑨ 坚干不得出，故痛而闭不通矣：杨上善注："热气留止小肠之中，则小肠中热，糟粕焦竭干坚，故大便闭不通矣。"

⑩ 所谓言而可知者也。视而可见，奈何：高世栻注："诸痛各不同形，必言其痛之所在而后知之，此所谓言而可知者也。医者不问，病者不言，视而可见奈何。"

岐伯曰：五脏六腑，固尽有部[①]，视其五色，黄赤为热，白为寒，青黑为痛[②]，此所谓视而可见者也。

帝曰：扪而可得[③]，奈何？

岐伯曰：视其主病之脉坚而血及陷下者[④]，皆可扪而得也。（《素问·举痛论》）

10702 帝曰：人有病头痛以数岁不已，此安得之？名为何病？

岐伯曰：当有所犯大寒，内至骨髓，髓者以脑为主，脑逆故令头痛，齿亦痛，病名曰厥逆[⑤]。（《素问·奇病论》）

10703 厥头痛[⑥]，面若肿起而烦心，取之足阳明太阴[⑦]。

厥头痛，头脉痛，心悲善泣，视头动脉反盛者，刺尽去血，后调足厥阴[⑧]。

厥头痛，贞贞头重而痛，泻头上五行行五，先取手少阴，后取足少阴[⑨]。

厥头痛，意善忘，按之不得，取头面左右动脉，后取足太阴[⑩]。

---

① 五脏六腑，固尽有部：王冰注："谓面上之分部。"

② 黄赤为热，白为寒，青黑为痛：吴崑注："中有热则色黄赤。阳气不着于颜，故色白。血凝涩则色青黑，故为痛。"

③ 扪而可得：王冰注："扪，摸也，以手循摸也。"张志聪注："谓按其脉而得其病也。"

④ 视其主病之脉坚而血及陷下者：张介宾注："主病之脉，病所在也。脉坚者，邪之聚也。血留者，络必盛而起也。陷下者，血气不足，多阴候也。凡是者，皆可摸而得之。"

⑤ 病名曰厥逆：高世栻注："头者阳也，头痛者，当有所犯大寒，其寒内至骨髓，脑为髓海，故髓者以脑为主，寒入于髓，则脑逆，脑逆故令人头痛。齿者骨之余，寒入骨髓，故齿亦痛，病名曰厥逆，言阴阳之气不相顺接，为厥为逆也，此大寒犯髓，头痛不已之奇病，而名为厥逆也。"

⑥ 厥头痛：马莳注："厥头痛者，邪气逆于他经，上干于头而痛也。其气不循经隧，而有逆行之意，故亦名之曰厥。真头痛者，邪气专入头脑而痛，非由他经之所干也。"

⑦ 面若肿起而烦心，取之足阳明太阴：张介宾注："足阳明之脉上行于面，其悍气上冲头者，循眼系入络脑，足太阴支者注心中，故以头痛而兼面肿烦心者，当取足之阳明、太阴也。"

⑧ 头脉痛，心悲善泣，视头动脉反盛者，刺尽去血，后调足厥阴：杨上善注："足厥阴脉属肝络胆，上连目系，上出额，与肾脉会于巅，故气失逆头痛，头脉痛，心悲善泣，视头动。厥阴主悲泣。视头动者，视之时头战动也。脉反盛者，络脉盛，可先刺去取血，后取厥阴输穴疗主病者也。"

⑨ 贞贞头重而痛，泻头上五行行五，先取手少阴，后取足少阴：马莳曰："有厥头痛者，贞贞然而不移，其头甚重而痛，当泻头上之五行，每行有五，共二十五穴。其中行督脉经之上星、囟会、前顶、百会、后顶穴是也；次两旁，即足太阳膀胱经之五处、承光、通天、络却、玉枕穴是也；又次两旁，即足少阳胆经之临泣、目窗、正营、承灵、脑空穴是也。又先取手少阴心经，后取足少阴肾经之穴以刺之。"

⑩ 意善忘，按之不得，取头面左右动脉，后取足太阴：张志聪注："此太阴之气，厥逆于上，及于头面之脉，而为厥头痛也。《经》云：气并于上，乱而喜忘，脾藏意，太阴之气厥逆，则脾脏之神志昏迷，故意喜忘也。头主天气，脾主地气，按之不得者，地气上乘于天，入于头之内也。先取头面左右之动脉，以泻其逆气，后取足太阴以调之。"

厥头痛，项先痛，腰脊为应，先取天柱，后取足太阳①。

厥头痛，头痛甚，耳前后脉涌有热，泻出其血，后取足少阳②。

真头痛，头痛甚，脑尽痛，手足寒至节，死不治③。

头痛不可取于腧者，有所击堕，恶血在于内，若肉伤，痛未已，可则刺，不可远取也④。

头痛不可刺者，大痹为恶，日作者，可令少愈，不可已⑤。

头半寒痛，先取手少阳阳明，后取足少阳阳明⑥。(《灵枢·厥病》)

10704　厥心痛⑦，与背相控善瘛⑧，如从后触其心，伛偻⑨者，肾心痛⑩也，先取京骨昆仑，发狂不已，取然谷⑪。

厥心痛，腹胀胸满，心尤痛甚，胃心痛也，取之大都太白⑫。

---

① 项先痛，腰脊为应，先取天柱，后取足太阳：马莳注："有厥头痛者，其项先痛，而腰脊随痛以应之，当取足太阳膀胱经之天柱穴，复取本经之他穴以刺之。"

② 头痛甚，耳前后脉涌有热，泻出其血，后取足少阳：黄元御注："耳前后脉涌有热，足少阳脉循耳前后下行，相火上逆，故其脉上涌而有热也。头上动脉，两额、两颊、耳前诸动脉也，义见《素问·三部九候论》。"

③ 真头痛，头痛甚，脑尽痛，手足寒至节，死不治：张介宾注："头痛有二：上文言厥头痛者可治，此言真头痛者不可治。盖头为诸阳之会，四肢为诸阳之本，若头痛甚而遍尽于脑、手足寒至节者，以元阳败竭，阴邪直中髓海，故最为凶兆。"

④ 不可远取也：马莳注："有头痛不可取腧穴以刺之者，以其有所击堕，恶血在于内，亦能令人头痛，所以不可取于腧穴也。若击堕之处，肉有所伤，而头痛未已，可取针以侧刺其头痛之处，不必远取诸穴以刺之也。"

⑤ 头痛不可刺者……不可已：张介宾注："痹之甚者，谓之大痹。其证则风寒湿三气杂至，合成恶患，令人头痛，不可刺也。若日作者，则犹有间止，故刺之可令少愈，终亦不能全已也。"

⑥ 头半寒痛，先取手少阳阳明，后取足少阳阳明：张志聪注："此寒邪客于经脉，而为偏头痛也。寒伤荣，故为寒痛，手足三阳之脉，上循于头，左者络左，右者络右，伤于左则左痛，伤于右则右痛，非若厥气上逆而通应于头也。手足少阳阳明之脉，皆分络于头之左右，先取手而后取足者，手经之脉，上于头而交于足经者。不取太阳者，太阳之在中也。按《灵》《素》二经，凡论六气后列经证一条，论六经后列气证一则，此先圣之婆心，欲后学之体认。"

⑦ 厥心痛：马莳注："厥心痛者，邪气入于五脏，五脏气来干心而痛，如下文肾心痛之类是也。真心痛者，邪气自入于心而痛，非由他经之所干也。"

⑧ 善瘈：张介宾注："拘急如风也。"

⑨ 伛偻：张介宾注："背曲不伸也。"

⑩ 肾心痛：马莳注："有厥心痛者。心与背相控引而痛，且善瘈，如惊风之状，如从后背向前来触其心，而形似伛偻者，正以肾经有邪，而心因以痛，谓之肾心痛也。"

⑪ 先取京骨昆仑，发狂不已，取然谷："发狂不已"《太素》《甲乙》并作"针"。张介宾注："肾与膀胱为表里，故当先取足太阳之京骨、昆仑。如痛不已，仍当取肾经之然谷。"

⑫ 腹胀胸满，心尤痛甚，胃心痛也，取之大都太白：杨上善注："胃脉足阳明属胃络脾。脾脉足太阴流于大都，在足大指本节后陷中；注于大白，在足内侧核骨下陷中，支者别胃上膈注心中。脾胃主水谷，水谷有余则腹胀胸满尤大也。此腑病取于脏输也。"

厥心痛，痛如以锥针刺其心，心痛甚者，脾心痛也，取之然谷太溪①。

厥心痛，色苍苍如死状，终日不得太息，肝心痛也，取之行间太冲②。

厥心痛，卧若徒居，心痛间，动作痛益甚，色不变，肺心痛也，取之鱼际太渊③。

真心痛，手足清至节，心痛甚，旦发夕死，夕发旦死④。

心痛不可刺者，中有盛聚，不可取于腧⑤。（《灵枢·厥病》）

【经旨阐释】

痛证机理讨论

《内经》中有关痛证的论述很多。主要有头痛、胸胁痛、腹痛、肩背痛、腰痛等。导致疼痛的病因有六淫、七情、饮食、劳倦、痰饮、瘀血、虫积、跌仆损伤等。《素问·举痛论》所述疼痛病因主要是寒邪。这与寒邪的性质、致病特点及气血的特性有关。寒邪为阴邪，易伤阳气，性主收引凝滞。而气血则具有“喜温而恶寒，寒则泣不能流，温则消而去之”（《素问·调经论》）的特性。寒邪侵犯经脉，使气血凝滞，经脉拘急，既可导致气血不通，又可导致气血衰少，正如本段原文所说“客于脉外则血少，客于脉中则气不通”，一实一虚是疼痛发生的总的病机。即《素问·调经论》说：“血气与邪并客于分腠之间，其脉坚大，故曰实。实者外坚充满，不可按之，按之则痛……寒湿之中人也，皮肤不收（《甲乙经》《太素》无“不”字），肌肉坚紧，荣血泣，卫气去，故曰虚。虚者聂辟气不足，血涩（血涩，据《甲乙经》《太素》补），按之则气足以温之，故快然而不痛。”结合《素问·举痛论》原文疼痛的具体病机为：

第一，脉络收缩挛急而痛，即“缩踡则脉绌急，绌急则外引小络，故卒然而痛”，寒客肠胃、膜原，“小络急引故痛”，寒客厥阴，“血泣脉急”“胁肋与少腹相引痛矣”。

第二，热盛脉满而痛，“寒气客于经脉之中，与炅气相薄，则脉满，满则痛而不可按

---

① 痛如以锥针刺其心，心痛甚者，脾心痛也，取之然谷太溪：张介宾注：“脾之支脉，注于心中。若脾不能运而逆气攻心，其痛必甚，有如锥刺者，是为脾心痛也。但然谷、太溪，皆足少阴之穴，取此治脾，其义何居？盖湿因寒滞，则相挟乘心，须泄肾邪，当刺此也。”

② 色苍苍如死状，终日不得太息，肝心痛也，取之行间太冲：张志聪注：“肝主色而属春生之气，肝气厥逆，故色苍苍如死状。肝病则胆气亦逆，故终日不得太息。此肝气逆乘于心，而为肝心痛也。取本经之行间、太冲以疏逆气。”

③ 卧若徒居……取之鱼际太渊：杨上善注：“肺主于气，气以流动，流动之气乘心，故心痛卧若移居至于他处也。以气流动，故心痛间也。动作益气所病，故益甚也。肺气是心微邪，不能令色变。鱼际，在大指本节后内侧散脉中，手太阴脉之所留。大泉，在手掌后陷者中，手太阴脉之所注也。”

④ 真心痛，手足清至节，心痛甚，旦发夕死，夕发旦死：马莳注：“有真心痛者，手足之色青至指节，心痛更甚，此乃邪入于心，其死在旦夕间也。”

⑤ 心痛不可刺者，中有盛聚，不可取于腧：马莳注：“有心痛不可取于腧穴者，以其中有盛聚，而心因以痛，与外之腧穴无涉，故不可取于腧穴也。”张介宾注：“中有盛聚，谓有形之症，或积或血，停聚于中，病在脏而不在经，故不可取于腧穴，当从内以调治之也。”

也”。“寒气稽留，炅气从上（之），则脉充大而血气乱，故痛甚不可按也。”邪正相争，脉满血充，红肿热痛或痛而拒按。

第三，不通而痛，“寒气入经而稽迟，泣而不行……客于脉中则气不通，故卒然而痛”“热气留于小肠，肠中痛，瘅热焦渴，则坚干不得出，故痛而闭不通矣。”即有寒凝不通，又有燥屎热结不通。

第四，气血虚少失荣而痛，“寒气客于背俞之脉则脉泣，脉泣则血虚，血虚则痛。”

第五，气血厥逆而痛，如“寒气客于五脏，厥逆上泄，阴气竭，阳气未入，故卒然痛死不知人。”突发剧痛，使五脏气机逆乱，阴气阻绝于内，阳气泄越于外，阴阳之气不相顺接，昏厥不省人事。本段对痛证病机的认识虽不甚完善，但其理论对痛证的临床辨证仍具有现实指导意义。如《金匮要略》治寒疝腹痛的大乌头煎、乌头桂枝汤，治心腹寒痛的大建中汤，治胸痹心痛的瓜蒌薤白白酒汤，治虚劳里急腹痛的小建中汤，治妇女妊娠腹痛的芎归胶艾汤等，均在温通经脉的基础上行气活血或温补气血，亦体现了《素问·举痛论》寒凝经脉，气血运行不畅致痛理论的临床指导及运用。

【后世发挥】

头痛与心痛

头痛为临床常见的自觉症状，头为精明之府，诸髓之海，诸阳之会，手足三阳及足厥阴、手少阴之脉皆上会于头，其气与肾通。因此，外邪、气逆、气滞、血瘀、髓海不足、阴虚阳亢等诸多原因皆可导致头痛发生。本段将头痛分厥逆、厥头痛、真头痛、血瘀头痛、大痹头痛及偏头痛等。厥头痛即六经头痛，除具有头痛这一共同症状外，还有各经经气逆乱证候特点。虽各经头痛的病因不同，所犯病位及表现的症状各异，但其病机则一，皆由经脉气机逆乱，邪气上犯于头所致，故命之曰厥头痛。正如张介宾所说：“邪逆于经，上干头脑而为病者，曰厥头痛也。”（《类经·针刺类四十三》）针刺治疗一般为先泄邪降逆，后调其经。真头痛是指外感阴寒直中脑户，遏制清阳而致的整个头部剧烈疼痛，如有四肢厥逆清冷，则为元阳衰败，不达四末，病属危证，预后不良。除本段所述的头痛外，还有《素问·刺热论》等篇所述由五脏热，热郁循经上冲于头的热厥头痛等，其分类可概括为病因分类、六经分类、五脏分类等，为后世治疗头痛的理法方药、针刺灸艾等辨证论治奠定了基础。后世医家根据头痛的六经分证进一步总结出，太阳经头痛多发于头后部下连于项；阳明经头痛多发于前额及眉棱等处；少阳经头痛多在头之两侧，或连及耳部；厥阴经头痛，病在颠顶，连于目系等特点，并在治疗时根据头痛的部位酌加引经药，使药物直达病所而提高疗效。

心痛是指心前区及胃脘部疼痛，多为外感六淫及内伤七情所致，其病机则是邪气厥逆，冲逆于心，或气滞血瘀，心络瘀阻，或气血虚少，心失所养而作痛。真心痛、厥心痛都是由于邪气厥逆，干犯于心所致，但真心痛为邪气直犯心脏，伤及脏真之气，心脉瘀闭，心阳暴脱，故在剧烈心痛的同时伴有四肢厥冷，旦发夕死，夕发旦死，预后不良；厥心痛则是五脏及胃的气机逆乱，上干于心所致。由于各脏腑的经脉循行部位不同，影响的脏腑及功能亦不同，故其证候特点各异，治法有别。《内经》以脏腑分类的方法把心痛分为五种类型，并将其作为临床诊断和治疗的依据，为脏腑辨证奠定了理论基础。

《灵枢·厥病》对心痛的描述，类似西医学的心绞痛，如“厥心痛与背相控……如从后触其心”“痛如以锥针刺其心”“卧若徒居，心痛间，动作痛益甚”等。而有的心痛则类似胸膈、胃等疾病而引起的疼痛，如“厥心痛，腹胀胸满，心尤痛甚，胃心病也”。而“真心痛，手足清至节，心痛甚，旦发夕死，夕发旦死”却颇似急性心肌梗死。所以，临床应审慎求因，随证分治，区别对待。

【病案举例】

1. 头痛放血案

娄全善治一老妇人，头痛岁久不已，因视其手足有血络皆紫黑，遂用三棱针尽刺出其血，如墨汁者数盏，后视其受病之经刺灸之，而得痊愈。(《续名医类案·卷十六·头》)

[按]

本案之头痛系《灵枢·厥病》所云“大痹为恶”之头痛。患者头痛日久，病久入络，气血阻闭不通。其治刺络放出恶血，经络气血得通，头痛自愈。此即《灵枢·寿夭刚柔》之“久痹不去身者，视其血络，尽出其血”之义。本段所论六经头痛的厥阴及少阴头痛治疗均取头部充盈之血络，刺出其血。本案血络部位虽不在头部，但放血通络之旨则同。

2. 少阴头痛案

尹某，男，41岁，患者头痛年余，初起仅后枕部麻木，继而上延至头项疼痛，剧痛头如火灼，如刀割锥刺知觉丧失，苦楚莫名。走路迷失方向，白日站着做梦，耳闻声响则痛剧。胃纳呆，难入寐，手足心热。形容憔悴，精神恍惚。舌质红，脉沉涩略弦。病属肝肾亏损，上实下虚，血虚失养，气乱于上之候。治宜下病上取，滋肾养肝，益气生血，佐以息风。方用六味地黄汤合四物加味主之。生地黄18g，枣皮12g，山药12g，牡丹皮9g，茯神9g，泽泻12g，白芍15g，川芎6g，当归9g，天麻15g，菊花9g，龙齿24g，黄芪18g。

服药7剂，头痛缓解，痴呆渐轻，夜可入寐，饮食每餐可进一两。继以上方合甘麦大枣汤随证加减，用药2月余，头痛告愈，未复发。(《中国现代名中医医案精华·二·熊寥笙医案》)

[按]

少阴头痛，多属少阴经气虚于下，而太阳经气实于上所致。本案之头痛如火灼且以后枕及颠顶为主，此为太阳经气乱于上之候。而走路迷失方向，知觉丧失，白日站立做梦等证是肾精不足、髓海空虚之征。系肝肾阴虚，阴虚生热，浮火上炎，扰乱清空而致。医者以六味地黄汤合四物汤加味治之，滋肾养肝、益气生血以固本。真阴充沛，髓海盈实，虚火自除，头痛自愈，此即“壮水之主以制阳光”之意，亦体现了六经头痛降逆调经之治则。

3. 真头痛案

吴孚先治一人患头病，痛不可禁，脉短而涩。吴曰头为诸阳之首，若外邪所乘，脉当浮紧而弦。今反短涩，短则阳气脱于上，涩则阴衰于下，更加手足厥冷，名为真头痛，与真心痛无异，法在不治，为猛进参附，或冀挽回万一，如法治之果愈。(《续名医类案·卷十六·头》)

[按]

本案为真头痛。真头痛是阴寒之邪直中脑户，遏制清阳，阳脱于上的头痛险证。医者根据患者头痛不可禁及手足厥冷等症，诊断为《内经》之真头痛。认为非大剂温阳益气之品不能奏效。故"猛进参附"，方用大辛大热之附子配人参，回阳救逆、散寒邪以益阳气。

4. 胃心痛案

戚某，男，46岁。患者有慢性胰腺炎病史10年，近一年腹胀加剧，剖腹探查，未见恶性病变。口干，便难如栗、量少，舌苔白腻而干，脉沉滑有力。证类胃心痛，考之胰腺炎以结、热、滞居多，病虽久然舌脉证均属实证。治拟小承气汤加味。生川军10g（后下），厚朴9g，枳实12g，火麻仁12g，当归12g，红藤20g，败酱草30g，生薏仁30g，槟榔12g，生山楂12g，白芍12g，赤芍12g。

二诊：服药4剂，大便畅行，日2~5次，患者便时稍有腹痛，畅后腹部觉松，但胃纳欠旺，口干苦，舌润红，苔白中兼黄而干，脉细滑。腑气尚未尽畅，再拟行气疏腑兼以和中。原方去火麻仁、红藤、生薏仁、生山楂；加广木香6g，陈皮6g，清炙草4.5g，蒲公英24g，青皮6g；生川军减至6g（后下）。

三诊：服药4剂，便日行2次，但脘腹胀未除，胃纳欠旺，口干苦。舌质红，苔中薄黄，脉细滑，此为肝胃不和，再拟泄木疏土以和中州。上方去广木香、蒲公英，加炒柴胡4.5g，川楝子12g，鸡内金9g。

四诊：服药4剂，大便日行2次，腹痛以平，惟食后稍胀，苔腻十化八九。湿热渐撤，再拟前法出入，改为缓攻而愈。（《中国现代名中医医案精华·二·张伯臾医案》）

[按]

厥心痛是各种原因导致的邪气厥逆，干犯于心所致。治宜驱除邪气、调畅气机。本案类胃心痛，患者胸腹胀满疼痛是食滞胃脘，浊气不降，腑气不通，壅滞气机之征。口干舌燥为化热之象。医者方用小承气汤加味，以通腑消导，降浊升清，清泄热毒，经气通畅则痛除。

5. 真心痛案

孙某，女，38岁，患者近年来时感胸闷，心悸，短气，胸痛，形寒畏冷，手足不温，尤以双下肢冷痛为苦，病发时冷汗自出，难受异常。舌苔淡白，脉沉细无力，寸部隐伏难寻。为心阳不足、阴血凝滞之胸痹。治以当归四逆、参附龙牡汤合方。红参6g（另煎分次兑冲），制附片10g（先煎），黄芪31g，当归10g，桂枝10g，细辛3g，丹参24g，红花6g，生姜10g，大枣10g。

服药4剂，全身不复怕冷，手足转温，胸痛大减，但胸闷、心悸、冷汗不时出现。原方加生龙骨18g，生牡蛎18g，以镇敛固涩，继服药4剂后症状消失，以益气通瘀之剂善后，诸恙大安。（《中国现代名中医医案精华·二·宋鹭冰医案》）

[按]

本案属真心痛范畴。真心痛为邪气直犯心脏，伤及脏真之气，心脉瘀阻，心阳暴脱。治当回阳救逆，温通心脉。患者胸闷、心悸、形寒肢冷、冷汗自出，显系心阳不振之征。方用参附龙牡汤以回阳救逆、益气固津。人参得附子补气固脱力更强，附子得人参之佐回阳祛寒之功更著。又心阳不振则气血运行不畅，故药用当归四逆汤以温经通滞。方用黄芪、当归以补气血，丹参、红花以祛瘀。全方共奏振奋心阳、温通心脉之效。

【注家争鸣】

1. “寒气客于侠脊之脉则深，按之不能及，故按之无益也”的理解

杨上善注：挟脊脉，督脉挟脊，故曰挟脊脉也。督脉挟于脊里而上行深，故按之不及，所以按之无益者也。

王冰注：侠脊之脉者，当中督脉也，次两傍足太阳脉也。督脉者循脊里，太阳者贯膂筋，故深按之不能及也。若按当中则膂节曲，按两傍则膂筋蹙合，曲与蹙合，皆卫气不得行过，寒气益聚而内畜，故按之无益。

张介宾注：挟脊者，足太阳经也。其最深者，则伏冲伏膂之脉，故按之不能及其处。

张志聪注：夹脊之脉，伏冲之脉也。伏冲之脉，上循背里，邪客之则深，按之不能及，故按之无益也。

丹波元简注：冲脉有浮沉之别，见于《灵·五音五味篇》。志注义长矣。

［**按**］

历代医家诸说不一。其一认为是督脉；其二指督脉与膀胱经；其三指膀胱经与冲脉；其四指伏冲脉。冲脉上行有浮沉之别，其浮者，即浮冲也，起于气街，挟脐而出，散于胸中。其沉者，即伏冲也，起于气街，挟脊上行。正如《灵枢·五音五味》云：“冲脉、任脉皆起于胞中，上循脊里……其浮而外者，循腹上行，会于咽喉。”《素问·骨空论》云：“冲脉者起于气街，并少阴之经，挟脐上行，至胸中而散。”《灵枢·岁露论》云：“……入脊内，注于伏冲之脉。”伏冲脉循于脊里，部位较深，故按之不能及。因此，侠脊之脉，似当指伏冲。

2. “故喘动应手矣”的理解

杨上善注：关元在脐下小腹，下当于胞，故前言冲脉起于胞中直上。邪气客之，故喘动应手。

王冰注：气因之，谓冲脉不通，足少阴气因之上满。冲脉与少阴并行，故喘动应于手也。

吴崑注：此明痛而喘动应手者。冲脉者，奇经之一。关元，穴名，在脐下三寸。气因之，气从之也，气为阳而主动，故喘动应手。

张介宾注：关元，任脉穴，在脐下三寸。冲脉起于胞中，即关元也。其脉并足少阴肾经，夹脐上行，会于咽喉，而肾脉上连于肺，若寒气客之则脉不通，脉不通则气亦逆，故喘动应手也。

李中梓注：冲脉起于胞中，即关元也。其脉并足少阴肾经夹脐上行，会于咽喉，而肾脉上连于肺，犯寒则脉不通，而气因以逆故喘，曰应手者，动之甚也。

张志聪注：喘动应手者，人迎气口，喘急应手也。

［**按**］

历代医家解释大致有二：一谓肺气上逆而喘动应手，二谓人迎、气口脉动应手。喘，郭霭春注：“按‘喘’误，疑应作‘揣’‘喘’‘揣’偏旁致误。《灵枢·百病始生》篇云：

‘其若于伏冲之脉者，揣之应手而动。’足为‘喘’应作‘揣’之证。”揣，《广雅》云：“揣，蠕动也。”本证是由“寒气客于冲脉”“脉不通则气因之”所致。冲脉起于气街，其浮者，循腹上行，又冲脉本身具有搏动性。《灵枢·卫气》云：“气在腹者，止之背腧，与冲脉于脐左右之动脉者。”因此，“喘动应手”当指冲脉跳动疾急明显而言。

3.“按之则热气至，热气至则痛止矣”的理解

杨上善注：按之不移其手，则手热，故痛止。

张介宾注：按之则热至而痛止者，正以血虚故耳。

丹波元简注：滑云：以上十三字，不知何所指。简（按）高本此十三字，移于第四对“故按之痛止”之下，文脉贯通，极是。

［按］

“寒气客于背俞之脉则脉泣，脉泣则血虚，血虚则痛，其俞注于心，故相引而痛。”类似今之心绞痛，鲜有按摩取效者，故有很多医家怀疑，如滑寿注：“以上十三字，不知何所指。”虽也有医家随文演绎，但不如将“按之则热气至，热气至则痛止矣”此十三字如高世栻校改一样，移于上文“按之则血气散，故按之痛止”之下，比较通畅，顺应文义。

4.“寒气客于五脏，厥逆上泄，阴气竭，阳气未入，故卒然痛死不知人，气复反，则生矣”的理解

杨上善注：寒气入五脏中，厥逆上吐，遂令阴气竭绝，阳气未入之间，卒痛不知人，阳气入脏还生也。

吴崑注：此明卒然痛死不知人少间复生者。上泄，吐涌也，涌逆既甚，阴气必竭，是以卒然痛死不知人，气复则生矣。

张介宾注：寒伤脏气，则气不得降而厥逆上泄，乃致真阴暴竭，阳气未能遽入，故卒然痛死，必待脏气复反则生矣。

张志聪注：寒气客于五脏，脏阴之气，厥逆于上，而从上泄，则阴气内竭矣。阳热之气，又未入于内，则里气虚伤，故猝然痛死不知人，得阴阳之气，复反于内则生矣。

［按］

以上诸注不一，据“气复反则生”，则“卒然痛死不知人”，显然是指假死，即一时性阴阳之气不相顺接的昏厥。故“阴气竭”当作阻绝不通或阴盛于内之义。杨上善、姚绍虞、张琦等注可取。若解为阴气衰竭，则与“卒然”而得义不相贯，且不会有“气复反则生”。“上泄”，即脏气“不得降而厥逆上泄”，可从张介宾、马莳注。吴注谓“涌吐”，义不切。

第八节　痹证（附：痿证）

痹的发生是风、寒、湿三气合邪侵犯人体，使机体经络阻滞、营卫之气凝涩、脏腑气血运行不畅所致。外邪之所以能侵犯人体发生痹证，本段提出其关键是营卫失调、机体内部五脏亏虚、六腑失和，突出了内外因并重的发病观。痹证的分类，一根据感邪偏重和病邪性质之不同，分为行痹（风痹）、痛痹（寒痹）、着痹（湿痹）；二根据受邪季节和部位不同，有五体痹之分，即骨痹、筋痹、脉痹、肌痹和皮痹五类；三是由五体痹久不愈发展为肾痹、肝痹、心痹、脾痹、肺痹之五脏痹，反映了病邪由浅入深，由肢体到内脏的发病规律，提示，痹证应及时治疗，防止病邪传变、病情加重。《素问·痹论》中虽提出肠痹、胞痹之六腑痹，但对其论述的系统性和完整性尚显不足。

痿证是五脏之热影响所合的筋骨肌肉及皮毛血脉而致。五脏热的原因，或由情志过用，或房事太过，或湿热郁结，或天热远行劳倦所致，病因虽不一，病机均是五脏有热，耗伤津液。不论是宗筋失润、诸经失养致痿，还是因带脉失约而致足痿，都与阳明失常密不可分，故有“治痿独取阳明”之说。

【原文导读】

10801 黄帝问曰：痹之安生？

岐伯对曰：风寒湿三气杂至合而为痹也①。其风气胜者为行痹②，寒气胜者为痛痹③，湿气胜者为著痹也④。

帝曰：其有五者何也？

岐伯曰：以冬遇此者为骨痹；以春遇此者为筋痹；以夏遇此者为脉痹；以至阴遇此者为肌痹；以秋遇此者为皮痹⑤。

帝曰：内舍五脏六腑，何气使然？

岐伯曰：五脏皆有合，病久而不去者，内舍于其合也⑥。故骨痹不已，复感于邪，内舍于肾；筋痹不已，复感于邪，内舍于肝；脉痹不已，复感于邪，内舍于心；肌痹不已，复感于邪，内舍于脾；皮痹不已，复感于邪，内舍于肺。

---

① 风寒湿三气杂至合而为痹也：张介宾注：“痹者，闭也。观《阴阳别论》曰：一阴一阳结，谓之喉痹。《至真要大论》曰：食痹而吐。是皆闭塞之义可知也。故风寒湿三气杂至，则壅闭经络，血气不行而病为痹，即痛风不仁之属。”

② 其风气胜者为行痹：张志聪注：“风者善行而数变，故其痛流行而无定处。”高世栻注：“三邪之中，复有偏胜，其风气胜者，风无定体，故为行痹。”

③ 寒气胜者为痛痹：张介宾注：“阴寒之气，客于肌肉筋骨之间，则凝结不散，阳气不行，故痛不可当。”张志聪注：“寒为阴邪，痛者阴也。是以寒气胜者为痛痹。”

④ 湿气胜者为著痹也：张介宾注：“着痹者，肢体重着不移，或为疼痛，或为顽木不仁。湿从土化，病多发于肌肉。”张志聪注：“湿流关节，故为留着之痹。”

⑤ 以冬遇此者为骨痹……以秋遇此者为皮痹：马莳注：“五痹之生，不外于风寒湿三气也，特以时有五者，而遇此三气，则异病耳，非复有五气以入五脏也。故冬遇此三者，则为骨痹。盖肾主冬，亦主骨，肾气衰则三气入骨，故名之曰骨痹。肝主春，亦主筋，肝气衰则三气入筋，故名之曰筋痹。心主夏，亦主脉，心气衰，则三气入脉，故名之曰脉痹。脾主至阴，至阴者，六月也，亦主肌肉，脾气衰，则三气入肌，故名之曰肌痹。肺主秋，亦主皮，肺气衰，则三气入皮，故名之曰皮痹。然犹在皮脉肌筋骨，而未入于脏腑。”

⑥ 内舍于其合也：王冰注：“肝合筋，心合脉，脾合肉，肺合皮，肾合骨，久病不去，则入于是。”

所谓痹者，各以其时重感于风寒湿之气也①。

凡痹之客五脏者，肺痹者，烦满喘而呕②；心痹者，脉不通，烦则心下鼓③，暴上气而喘，嗌干，善噫④，厥气上则恐⑤；肝痹者，夜卧则惊，多饮数小便⑥，上为引如怀；肾痹者，善胀，尻以代踵，脊以代头；脾痹者，四肢解堕，发咳呕汁，上为大塞⑦；肠痹者，数饮而出不得，中气喘争，时发飧泄⑧；胞痹⑨者，少腹膀胱按之内痛，若沃以汤，涩于小便，上为清涕⑩。

阴气者，静则神藏，躁则消亡。饮食自倍，肠胃乃伤⑪。

淫气喘息，痹聚在肺⑫；淫气忧思，痹聚在心；淫气遗溺，痹聚在肾；淫气乏竭，痹聚在肝；淫气肌绝，痹聚在脾。

---

① 所谓痹者，各以其时重感于风寒湿之气也：高世栻注："病久不去，则踰年矣。故骨痹不已，至冬复感于邪，则内舍于肾。筋痹不已，至春复感于邪，则内舍于肝。脉痹不已，至夏复感于邪则内舍于心。肌痹不已，至至阴复感于邪，则内舍于脾。皮痹不已，至秋复感于邪，则内舍于肺。所谓内舍五脏之痹者，乃病久不去，亦各以其时，重感于风寒湿之气也。"

② 肺痹者，烦满喘而呕：王冰注："以脏气应息，又其脉还循胃口，故使烦满喘而呕。"吴崑注："风入肺则烦，湿入肺则满，寒入肺则喘。肺脉还循胃口，故呕，呕者，有声无物之名也。"

③ 心下鼓：王冰注："手心主心包之脉，起于胸中，出属心包，下膈。手少阴心脉，起于心中，出属心系，下膈络小肠；其支别者，从心系上挟咽喉；其直者，复从心系却上肺。故烦则心下鼓满，暴上气而喘，嗌干也。"

④ 暴上气而喘，嗌干，善噫：姚绍虞注："心主为噫，以下鼓满，故噫之以出气也。"

⑤ 厥气上则恐：张介宾注："厥气，阴气也。心火衰则邪乘之，故神怯而恐。"

⑥ 肝痹者，夜卧则惊，多饮数小便：吴崑注："肝藏魂，魂不安，故令惊。肝脉循喉咙，风胜喉咙亡液，故多饮。湿胜则土不能克制，故数小便。"张志聪注："肝气痹闭，则木火郁热。故在上则多饮，在下则便数。"

⑦ 脾痹者，四肢解堕，发咳呕汁，上为大塞：高世栻注："土灌四旁，痹则土气不灌，气惟上逆，故发咳。入胃之饮，藉脾气以散精，痹则不能散精，故呕汁，脾气不能转输，则肺不能通调，故上为大塞。"张琦注："发咳呕汁者，脾病胃受之，胃逆于肺，故咳而呕吐清水也。中气抑郁，故上焦隔塞。"

⑧ 肠痹者，数饮而出不得，中气喘争，时发飧泄：张介宾注："肠痹者，兼大小肠而言。肠间病痹，则下焦之气不化，故虽数饮而水不得出。水不出则本末俱病，故与中气喘争。盖其清浊不分，故时发飧泄。"

⑨ 胞痹：丹波元简注："张云：胞，膀胱之脬也。高云：即膀胱痹也。简（按）刘熙《释名》云：胞，鞄也。鞄，空虚之言也，主以虚承水汋也，或曰膀胱，言其体短而横广也，知胞即膀胱，吴以女子之胞注之，非也。"

⑩ 上为清涕：马莳注："膀胱之脉，上额交巅，上入络脑，故邪气上蒸于脑而为清涕也。"张琦注："湿热郁结，则水道不利，寒水之气不得下行，上出于脑而为清涕。"

⑪ 饮食自倍，肠胃乃伤：张志聪注："夫居失宜，则风寒湿气中其俞矣。然当节其饮食，勿使邪气入内，如食饮应之，邪即循俞而入，各舍其腑矣。"

⑫ 淫气喘息，痹聚在肺：张琦注："淫气，邪气也。各随脏之虚，则病聚之。"

诸痹不已，亦益内也[①]。其风气胜者，其人易已也[②]。

帝曰：痹，其时有死者，或疼久者，或易已者，其故何也？

岐伯曰：其入脏者死，其留连筋骨间者疼久，其留皮肤间者易已[③]。

帝曰：其客于六腑者，何也？岐伯曰：此亦其食饮居处，为其病本也[④]。六腑亦各有俞，风寒湿气中其俞，而食饮应之，循俞而入，各舍其腑也[⑤]。

帝曰：以针治之奈何？

岐伯曰：五脏有俞，六腑有合[⑥]，循脉之分，各有所发，各随其过，则病瘳也。(《素问·痹论》)

10802　帝曰：荣卫之气，亦令人痹乎？

岐伯曰：荣者，水谷之精气也，和调于五脏，洒陈于六腑，乃能入于脉也，故循脉上下，贯五脏，络六腑也。卫者，水谷之悍气也，其气慓疾滑利，不能入于脉也，故循皮肤之中，分肉之间，熏于肓膜，散于胸腹[⑦]。逆其气则病，从其气则愈[⑧]，不与风寒湿气合，故不为痹[⑨]。

帝曰：善。痹，或痛，或不痛，或不仁，或寒，或热，或燥，或湿，其故何也？

岐伯曰：痛者，寒气多也，有寒故痛也[⑩]。其不痛不仁者，病久入深，荣卫之行涩，经络时疏，故不通[⑪]，皮肤不营，故为不仁[⑫]。

---

① 诸痹不已，亦益内也：吴崑注："诸痹气在表者，不能治而去之，则日内而为患深矣。"

② 其风气胜者，其人易已也：张介宾注："风为阳邪，可以散之，故易已。然则寒湿二痹，愈之较难，以阴邪留滞，不易行也。"

③ 其入脏者死……其留皮肤间者易已：王冰注："入脏者死，以神去也。筋骨疼久，以其定也。皮肤易已，以浮浅也。由斯深浅，故有是不同。"

④ 此亦其食饮居处，为其病本也：高世栻注："饮食自倍，肠胃乃伤，是为六腑之痹，故申言此亦其食饮居处，犹言食饮自倍，居处失宜，以为腑痹之病本也。"

⑤ 食饮应之，循俞而入，各舍其腑也：杨上善注："以上言痹入脏，以下言痹入腑所由。风寒湿等三气外邪中于腑输，饮食居处内邪应，内以引外，故痹入六腑中。其输者，亦腑之合也。"

⑥ 五脏有俞，六腑有合：张介宾注："五脏有俞，六腑有合，乃兼脏腑而互言也。"高世栻注："不但六腑有俞，而五脏有俞；不但五脏有合，而六腑有合。"

⑦ 故循皮肤之中，分肉之间，熏于肓膜，散于胸腹：王冰注："皮肤之中，分肉之间，谓脉外也。肓膜，谓五脏之间鬲中膜也。以其浮盛，故能布散于胸腹之中，空虚之处，熏其肓膜，令气宣通也。"

⑧ 逆其气则病，从其气则愈：吴崑注："其，指荣卫而言。"张介宾注："营卫之气，但不可逆，故逆之则病，从之则愈。"

⑨ 不与风寒湿气合，故不为痹：张介宾注："然非若皮肉筋骨血脉脏腑之有形者也，无迹可著，故不与三气为合，盖无形亦无痹也。"

⑩ 有寒故痛也：张介宾注："寒多则血脉凝滞，故必为痛，如《终始篇》曰：病痛者阴也。"

⑪ 不通：《太素》《甲乙经》作"不痛"，可参。

⑫ 故为不仁：吴崑注："营，血也。皮肤之间无营血充养，则皮顽不知有无，名曰不仁。"

其寒者，阳气少，阴气多，与病相益，故寒也①。

其热者，阳气多，阴气少，病气胜，阳遭阴，故为痹热②。

其多汗而濡者，此其逢湿甚也，阳气少，阴气盛，两气相感，故汗出而濡也③。

帝曰：夫痹之为病，不痛何也？

岐伯曰：痹在于骨则重，在于脉则血凝而不流，在于筋则屈不伸，在于肉则不仁，在于皮则寒。故具此五者，则不痛也。凡痹之类，逢寒则虫，逢热则纵。

帝曰：善。（《素问·痹论》）

10803　寒痹之为病也，留而不去，时痛而皮不仁④。

黄帝曰：刺寒痹内热奈何？

伯高答曰：刺布衣者，以火焠之⑤；刺大人者，以药熨之⑥。

黄帝曰：药熨奈何？

伯高答曰：用淳酒二十升，蜀椒一升，干姜一斤，桂心一斤⑦，凡四种，皆

---

① 故寒也：张志聪注："此言寒热者，由人身之阴阳气化也。人之阳气少而阴气多，则与病相益其阴寒矣。邪正惟阴，故为寒也。"张兆璜注："与病相益者，言人之阴气多而益其病气之阴寒也。"

② 故为痹热：张志聪注："人之阳气多而阴气少，邪得人之阳盛，而病气胜矣。人之阳气盛，而遇天之阴邪，则邪随气化而为痹热矣。"张兆璜注："病气胜者，言人之阳气多而益其病气之热胜也。此论天有阴阳之邪，而人有寒热之气化。"

③ 故汗出而濡也：张志聪注："湿者，天之阴邪也。感天地之阴寒，而吾身阴气又盛，两气相感，故汗出而濡也。"高世栻注："其痹之多汗而濡者，此其逢湿气之甚也。其人身亦阳气少，阴气盛。湿，阴类也。阴气盛而逢湿，是两气相感，故汗出而濡湿也。知阴气盛而主湿，则知阳气盛而主燥矣。"

④ 寒痹之为病也，留而不去，时痛而皮不仁：张介宾注："寒痹久留不去，则血脉不行，或凝滞而为痛，或皮肤不知痛痒而为不仁。"

⑤ 刺布衣者，以火焠之：张介宾注："内热，谓温其经也。布衣血气涩浊，故当以火焠之，即近世所用雷火针及艾蒜蒸灸之类。"张志聪注："痹者，留而不行也。寒痹者，肾藏寒水之气也。夫人秉先天之水火，以化生五行。肾受天一之精气，而交通于四脏。如水火不济，五行不交，则留而为寒痹疾。故以火焠之者，以火益水也。"

⑥ 刺大人者，以药熨之：张志聪注："夫王公大人，固不可以火焠，而布衣独不可以药熨乎？此盖假大人布衣，以明脏腑相通，阴阳交互，是以治法之有通变也。学者当体法先圣之用意周密，取法精微，不可图安苟简也。"

⑦ 淳酒二十升，蜀椒一升，干姜一斤，桂心一斤：张志聪注："肺主皮毛，饮酒者先行皮肤，先充络脉，用醇酒者，使肺肾之相通者。蜀椒形色像心，皮红子黑，具中虚之象，用蜀椒者，使心肾之相通也。脾为阴中之至阴，干姜主理中之君品，用干姜者，使脾肾之相通也。桂为百木之长，用桂心者，使肝肾之相通也。"

吹咀[①]，渍酒中。用绵絮一斤，细白布四丈[②]，并内酒中。置酒马矢煴中，盖封涂，勿使泄。五日五夜，出布绵絮，曝干之，干复渍，以尽其汁。每渍必晬其日，乃出干。干，并用滓与绵絮，复布为复巾[③]，长六七尺，为六七巾。则用之生桑炭炙巾，以熨寒痹所刺之处，令热入至于病所。寒，复炙巾以熨之，三十遍而止。汗出，以巾拭身，亦三十遍而止。起步内中，无见风。每刺必熨，如此，病已矣。此所谓内热也[④]。(《灵枢·寿夭刚柔》)

附：痿证

10804　黄帝问曰：五脏使人痿何也[⑤]？

岐伯对曰：肺主身之皮毛，心主身之血脉，肝主身之筋膜[⑥]，脾主身之肌肉，肾主身之骨髓，故肺热叶焦，则皮毛虚弱急薄，著则生痿躄也[⑦]。

心气热，则下脉厥而上，上则下脉虚，虚则生脉痿，枢折挈，胫纵而不任地也[⑧]。

肝气热，则胆泄口苦筋膜干，筋膜干则筋急而挛，发为筋痿[⑨]。

---

① 吹咀：张介宾注："吹咀，古人以口嚼药，碎如豆粒而用之。后世虽用刀切，而犹称吹咀者，其义本此。"

② 用绵絮一斤，细白布四丈：张志聪注："蚕食桑而成绵，三者皆白，肺之品也。用绵絮一斤，白布四丈，十遍者，使在地之阴邪，从天表以终散，所谓热于内而使之外散也。"

③ 复布为复巾：张介宾注："复布为复巾者，重布为巾，如今之夹袋，所以盛贮绵絮药滓也。"

④ 此所谓内热也：马莳注："用此法者，所以热其内也。"张介宾注：刺后起步于密室内中，欲其血气行而慎避风寒也。凡此者皆所谓内热之法。"

⑤ 五脏使人痿何也：张志聪注："痿者，四肢无力委弱，举动不能，若委弃不用之状。夫五脏各有所合，痹从外而合病于内，外所因也；痿从内而合病于外，内所因也。故帝承上章而复问曰，五脏使人痿何也。"

⑥ 筋膜：张介宾注："筋膜者，按全元起曰：人皮下肉上筋膜也。盖膜犹幕也，凡肉理脏腑之间，其成片联络薄筋，皆谓之膜，所以屏障血气者也。凡筋膜所在之处，脉络必分，血气必聚，故又谓之膜原，亦谓之脂膜。"

⑦ 故肺热叶焦，则皮毛虚弱急薄，著则生痿躄也：张志聪注："肺属金，肺热则金燥而叶焦矣。肺主皮毛，肺热叶焦则皮毛虚薄矣。夫食饮于胃，其精液乃传之肺，肺朝百脉，输精于皮毛，毛脉合精，行气于脏腑，是五脏所生之精神气血，所主之皮肉筋骨，皆由肺脏输布之精液以资养，皮肤薄着则精液不能转输，是以五脏皆热而生痿躄矣。《灵枢经》云：皮肤薄著，毛腠夭焦。著者，皮毛燥著，而无生转之气，故曰著则生痿躄矣。"

⑧ 心气热……胫纵而不任地也：王冰注："心热盛则火独光，火独光则内炎上，肾之脉常下行，今火盛而上炎用事，故肾脉亦随火炎烁而逆上行也。阴气厥逆，火复内燔，阴上隔阳，下不守位，心气通脉，故生脉痿。肾气主足，故膝腕枢纽如折去而不相提挈，胫筋纵缓而不能任用于地也。"张志聪注："心痿者，脉痿也。心气热则火独上炎，故三阴在下之脉，亦皆厥逆而上，上逆则下虚，乃生脉痿。脉痿者，凡四肢关节之处，如枢纽之折而不能提挈，足胫纵缓而不能任地也。"

⑨ 肝气热……发为筋痿：李中梓注："肝热则胆亦热，故汁溢而口苦，血海干枯，筋无以荣，则挛急而痿。"

脾气热，则胃干而渴，肌肉不仁，发为肉痿①。

肾气热，则腰脊不举，骨枯而髓减，发为骨痿②。（《素问·痿论》）

帝曰：何以得之？

岐伯曰：肺者，脏之长也，为心之盖也，有所失亡，所求不得，则发肺鸣，鸣则肺热叶焦。故曰：五脏因肺热叶焦，发为痿躄③。此之谓也。

10805　帝曰：如夫子言可矣，论言治痿者独取阳明何也？

岐伯曰：阳明者，五脏六腑之海，主润宗筋④，宗筋主束骨而利机关也。

冲脉者，经脉之海也，主渗灌溪谷⑤，与阳明合于宗筋⑥，阴阳总宗筋之会，会于气街，而阳明为之长，皆属于带脉，而络于督脉⑦。故阳明虚则宗筋纵，带脉不引，故足痿不用也⑧。

帝曰：治之奈何？

岐伯曰：各补其荥而通其俞⑨，调其虚实，和其逆顺，筋脉骨肉。各以其时

---

① 脾气热，则胃干而渴，肌肉不仁，发为肉痿：王冰注："脾与胃以膜相连，脾气热则胃液渗泄，故干而且渴也。脾主肌肉，今热薄于内，故肌肉不仁而发为肉痿。"

② 肾气热，则腰脊不举，骨枯而髓减，发为骨痿：杨上善注："肾在腰中，所以肾气热，腰脊不举，骨干，热煎髓减，故发为骨痿也。"滑寿注："此多从相火上说。"

③ 五脏因肺热叶焦，发为痿躄：张介宾注："肺主气以行营卫，治阴阳，故五脏之痿，皆因于肺气热，则五脏之阴皆不足，此痿躄之生于肺也。五痿之证虽异，总皆谓之痿躄。"

④ 主润宗筋：丹波元简注："马云：宗筋在人，乃足之强弱所系也。但阳明实，则宗筋润，阳明虚，则宗筋纵，世疑宗筋即为前阴。按《厥论》有曰：前阴者，宗筋之所聚。则宗筋不可以前阴言。张云：宗筋者，前阴所聚之筋也，为诸筋之会，凡腰脊溪谷之筋，皆属于此，故主束骨而利机关也。简（按）《五音五味篇》云：宦者去其宗筋，依此则张注似是，然前阴是宗筋之所会，故言断其前阴，而为去其宗筋，但不可即谓宗筋为前阴也。王注似详备，而有所未尽，宜参考诸篇，而始得其义。"

⑤ 冲脉者，经脉之海也，主渗灌溪谷：吴崑注："肉之大会为谷，小会为溪。合，二脉并而为一也。"张介宾注："经脉之海者，冲脉为十二经之血海也，故主渗灌溪谷。"

⑥ 与阳明合于宗筋：张介宾注："冲脉起于气街，并少阴之经，夹脐上行，阳明脉亦夹脐旁，去中行二寸下行，故皆会于宗筋。"

⑦ 而阳明为之长，皆属于带脉，而络于督脉：王冰注："带脉者，起于季胁，回身一周，而络于督脉也。督脉者，起于关元，上下循腹。故云皆属于带脉而络于督脉也。督脉任脉冲脉三脉者，同起而异行，故经文或参差而引之。"张志聪注："带脉起于季胁，围身一周，如束带然，三阴三阳，十二经脉，与奇经之任督冲维，经循于上下，皆属带脉之所约束。督脉起于会阴，分三歧为任冲，而上行腹背，是以冲任少阴阳明，与督脉皆为连络。"

⑧ 故阳明虚则宗筋纵，带脉不引，故足痿不用也：张介宾注："阳明虚则血气少，不能润养宗筋，故至弛纵。宗筋纵则带脉不能收引，故足痿不为用。此所以当治阳明也。"

⑨ 各补其荥而通其俞：丹波元简注："吴云：十二经，有荥有输，所溜为荥，所注为输。补，致其气也；通，行其气也。张云：上文云独取阳明，此复云各补其荥，而通其输，盖治痿者，当取阳明，又必察其所受之经，而兼治之也，如筋痿者，取阳明厥阴之荥输，脉痿者，取阳明少阴之荥输，肉痿骨痿，其治皆然。高云：各补其在内之荣血，而通其在外之输穴，正虚则补以调之，邪实则泻以调之。志同。简（按）当仍吴、张。"

受月，则病已矣①。

帝曰：善。(《素问·痿论》)

【经旨阐释】

1.《内经》痹证概念讨论

《内经》中有关痹的论述除《素问·痹论》及《灵枢·周痹》二篇痹证专论外，共有四十余篇涉及痹的内容，其中以痹为病名的病证有五十余种。归纳经中痹之含义主要有五。其一指病因，主要指痹邪，即风、寒、湿邪。如《素问·痹论》之“痹聚在肺”“痹聚在心”等。《素问·逆调论》在论述主寒病机时说“是人多痹气也”，这里的“痹气”也是指致病因素的。其二指闭塞不通的病机。《素问·五脏生成》云：“血凝于肤者为痹。”《素问·阴阳别论》云：“一阴一阳结谓之喉痹。”《素问·至真要大论》云：“食痹而吐。”本段所述痹证即属于此。其三指肌肤麻木不仁、感觉迟钝的症状。如《素问·痹论》之“痹……其不痛不仁者”“在于肉则不仁”是也。又如《灵枢·寿夭刚柔》云：“寒痹之为病也，留而不去，时痛而皮不仁。”其四指病位在阴分的病证。如《灵枢·九针论》之“邪入于阴，则为血痹”。《灵枢·寿夭刚柔》云：“病在阳者名曰风，病在阴者名曰痹。”《素问·宣明五气》亦云：“邪入于阴则痹。”其五指痛风历节病。如《灵枢·寒热病》之“骨痹，举节不用而痛”。本段之“行痹”“痛痹”“著痹”亦属此。《中藏经》云：“痹者，风寒暑湿之气，中于人脏腑之为也……五脏六腑，感于邪气，乱于真气，闭而不仁，故曰痹。”可见《内经》的痹证不是指单纯的某一种疾病。而是多种病因侵及人体引起以经络阻滞，营卫凝涩，脏腑经络气血阻闭不通为病机，以肢体关节疼痛沉重或麻木不仁，以及脏腑功能障碍气机不畅为临床特点，外伤皮肌脉筋骨、内损五脏六腑的一类疾病。《内经》之痹证涉及范围很广，不能简单地将痹证理解为西医学的风湿病。它不仅包括西医学运动系统的关节炎，还包括神经系统的多发性神经炎，及风心病、心肌病、系统性红斑狼疮等疾病。

2.《痹论》痹证发病学研究

疾病的发生是机体与病因相互作用的过程与结果，涉及人体正气与致病邪气两方面。《痹论》就是依据这种发病学理论阐释痹证的发生。痹证是多种外邪共同作用的结果，在病因上《痹论》强调“风寒湿三气杂至，合而为痹”。然而没有正气不足亦不会发生痹证，所以《灵枢·阴阳二十五人》说“血气皆少则无须，感于寒湿，则善痹”“血气皆少则无毛……善痿厥，足痹”。指出血气不足，不耐邪袭是痹证发生的内在因素。因此《痹证》在论述肢体痹时说“荣卫之气，亦令人痹乎……逆其气则病，从其气则愈，不与风寒湿气合，故不为痹。”提出外因风寒湿之邪，只有在内因营卫之气逆乱的情况下，才有机会侵入机体而发生肢体痹。而脏腑痹亦是在先有脏腑之内伤的基础上痹邪内传而成。即首先就邪气而言是肢体痹日久不愈，各在其所主之时复感于风寒湿邪而发脏痹，说明不仅邪气存在而且邪气

---

① 各以其时受月，则病已矣：丹波元简注：“高云：肝主之筋，心主之脉，肾主之骨，脾主之肉，各以其四时受气之月，而施治之，则病已矣，受气者，筋受气于春，脉受气于夏，骨受气于冬，肉受气于长夏也。”

较盛。另外原文指出“阴气者，静则神藏，躁则消亡。饮食自倍，肠胃乃伤”，又在阐述六腑痹发生的病机时说“此亦其饮食居处，为其病本也”，旨在说明若五脏所藏之神躁扰妄动，必致阴精损耗，正气不足。而饮食不节，起居失常，造成肠胃损伤亦是引发六腑痹的内在病理基础。因此只有脏腑先伤，风寒湿邪才有内舍之机。正如张琦所说：“腑阳脏阴，故脏气谓之阴气。言人能安静志气，则神藏于内，阴平阳秘，水升火降，精气内治，邪不得干。若时时躁动、扰其血气，则阳神消耗。《生气通天论》所谓‘起居如惊，神气乃浮’也。”这些论述体现了《内经》在发病学中重视正气，认为内因是根据外因是条件、外因通过内因而起作用的发病学观点，同时也为治疗痹证应扶正祛邪指明了方向。

3. 痿证的认识

痿者，四肢软弱无力，举动不能，若萎废不用之症状。《内经》认为五脏有病，可影响肢体的运动功能，即产生各种痿证。《素问·痿论》提出“五脏因肺热叶焦，发为痿躄”，认为肺热叶焦是痿证的主要病机，但同时提出五脏气热皆可致痿。

“五脏因肺热叶焦，发为痿躄”，说明痿的病变部位虽在四肢，但产生根源却在五脏，而五脏之中尤以肺为关键。《素问·经脉别论》云：“食气入胃，浊气归心，淫精于脉。脉气流经，经气归于肺，肺朝百脉，输精于皮毛。”《灵枢·决气》云：“上焦开发，宣五谷味，熏肤，充身，泽毛。”可见全身各脏腑组织所需的营养物质，都是经肺的敷布而获得的，所以“肺为脏之长也”。如果肺受到邪热熏灼，使津伤叶焦，高源化绝，则筋脉皮毛骨肉失养，势必导致痿证。故张介宾《景岳全书》言：“观所列五脏之证皆言为热，而五脏之证又总以肺热叶焦，以致金燥水亏，乃成痿证。”丹波元坚亦云：“思虑恚怒，五志之火内炽，消烁肺金，故喘息有音，而肺叶焦枯。肺所以行营卫，治阴阳，饮食之精，必自肺家传布，变化津液，灌输脏腑，肺脏一伤，五脏无所禀受，故因之以成痿躄也。”（《素问绍识·卷三》）均说明肺热熏灼是致痿的重要病机。对于病机突出“肺热叶焦”而治疗上强调阳明的问题，方隅《医林绳墨》从病机的角度论述曰：“故肺金体燥，居上而主气，畏火者也。脾土性湿，居中而主四肢，畏木者也。或失守养，则土、金之本易亏，而木、火之邪易侵。如是肺热叶焦，皆由土弱，不能生金，金亏不能生水，水火不交而痿证出矣。”罗美《内经博义》则从治疗的角度论之曰：“是以欲除肺热，必先除阳明之热而养其阴，调其虚实，和其逆从，则病自已矣。”

4. “治痿独取阳明”的含义

“治痿独取阳明”是指阳明在痿证发病时起关键性作用，并在治疗痿证时要始终选取阳明而又兼顾他经。

《内经》从阳明与宗筋、冲脉、带脉和督脉的关系来论述阳明在痿证发病中的重要性。

第一，阳明与宗筋。“阳明者，五脏六腑之海，主润宗筋，宗筋主束骨而利机关也。”其中“阳明”即指胃腑。《灵枢·五味》云：“胃者，五脏六腑之海也，水谷皆入于胃，五脏六腑皆受气于胃。”说明胃受纳吸取水谷精气，以养五脏六腑，四肢百骸。同时，阳明“主润宗筋”，宗筋又可“束骨而利机关”，说明机关之滑利亦赖阳明所化之气血滋养。

第二，阳明与冲脉。“冲脉者，经脉之海也，主渗灌溪谷，与阳明合于宗筋，阴阳总宗筋之会，会于气街，而阳明为之长。”指冲脉之气血通过十二经渗灌于全身分肉筋骨之间，而且冲脉又与阳明经在气街会于宗筋之傍，并总摄宗筋会于气街，如张介宾云：“宗筋聚于前阴，前阴者，足之三阴，阳明、少阳及冲、任、督、跷九脉之所会也。九者之中，则阳明为五脏六腑之海，冲脉为经脉之海，此一阴一阳总乎其间，故曰阴阳总宗筋之会也。”而气街为阳明经穴，阳明经又是全身气血之所出，诸经皆受其滋养，在诸经气血不足而为痿时，阳明失常最为关键，故曰“阳明为之长”。

第三，阳明与带、督脉。“皆属于带脉，而络于督脉。故阳明虚，则宗筋纵，带脉不引，故足痿不用也。”手足三阴三阳、冲、任、督、跷、维等脉，均与带脉纵横相连，并通过带脉又与督脉相连，而督、带又赖阳明气血滋养，故阳明不足，则宗筋弛纵，督、带脉失约，而足痿不用。

由上可知，无论是宗筋失润、诸经失养致痿，还是因带脉失约而致足痿，都与阳明失常密不可分。正如张志聪注云：“阳明虚则宗筋纵，宗筋纵弛不能束骨而利机关，则成痿躄矣，故诸痿独取阳明。阳明经脉，皆属带脉之所约束，如带脉不能延引，则在下之筋脉纵弛，而足痿不用矣。”

“治痿独取阳明”应理解为痿证在治疗时既要始终选取阳明而又要兼顾他脏。“各补其荥而通其俞，调其虚实，和其逆顺，筋脉骨肉，各以其时受月，则病已矣。”指在针刺治疗痿证时既要在痿证所合之脏受气之时选取其荥以补之、俞以通之，同时也要选取阳明之荥以补之、俞以通之。正如张介宾注云：“盖治痿者，当取阳明，又必察其所受病之经而兼治之也。”如筋痿之证，治疗时既要在肝经受气之甲乙日补肝经之荥行间、通肝经之俞太冲，又要补阳明经之荥内庭、通阳明经之俞陷谷。而痿发于上肢者，亦可取手阳明。

【后世发挥】

熨寒痹方

《灵枢·寿夭刚柔》介绍了寒痹药熨法的方药组成、制法、用法及功效，为后世痹证外治提供了范例，并指出运动是治疗痹证的辅助措施。

治疗痹证，一方面采取火针、热熨并辅助运动以温通经络、祛除邪气，另一方面又辨别虚实（经络的血结与陷下等）进行调治，说明《内经》既注重祛邪，又重视扶正，体现了补虚泻实、以通为贵的思想。后世以此为宗，在继承以上疗法基础上，针对内外因，结合药物治疗，在祛风、散寒、除湿的同时，加入益气、活血、行血、化瘀、舒筋通络之品，如桑枝、桂枝、鸡血藤、当归、乳香、没药、赤芍、红花、地黄等，配合药酒，疗效卓著。

林珮琴《类证治裁·痹证论治》曰：“三痹各有所胜，用药以胜者为主，而兼者佐之。治行痹，散风为主，兼者佐之，参以补血，血行风自灭也，防风汤（防风、当归、赤茯苓、杏仁、黄芩、秦艽、葛根、麻黄、甘草）。治痛痹，温寒为主，兼疏风渗湿，参以益火，辛温解凝寒也，加减五积散（茯苓、半夏、陈皮、甘草、麻黄、白芷、川芎、当归、干姜、桔梗、赤芍、苍术、厚朴）。治着痹，利湿为主，兼去风逐寒，参以补脾补气，土强可胜湿也，川芎茯苓汤加芪、术（赤茯苓、桑皮、川芎、防风、麻黄、赤芍、当归、陈皮、炙甘草、大枣）。其证有风湿，羌活胜湿汤，史公酒。……有在经，木防己汤。有入络，活络饮加桑寄生、威灵仙、钩藤、牛膝，或活络丹。治法总以补助真元、宣通脉络，加活血丹合续断丹，或人参散之类，使气血流畅，则痹自已。”可谓深得《内经》之旨。

【病案举例】

1. 心痹案

卞某，男，78岁。其有冠心病十余年，后又发现脑血管硬化，常发心绞痛及早搏。心电图提示：Ⅲ度房室传导阻滞，自搏性交界性心律。刻诊：心悸，心荡，心痛，胸闷，头痛，手抖指红，大便时而秘结，有时日行2次，胃纳差，唇紫，舌绛苔白腻，舌边有瘀点，脉弦结。证属心血瘀滞，寒凝营热互结，脉行鼓动不畅。治拟活血温化与凉营散瘀同用，舒心络而通心脉。处方：丹参15g，全瓜蒌15g，薤白9g，檀香6g，川椒1.5g，赤芍9g，红花6g，川芎6g，当归9g，桃仁9g，生地黄15g。

连服药14剂，心悸心荡已平，心痛胸闷缓解，头痛手抖消失，脉弦有力。心电图复查：Ⅰ度房室传导阻滞，窦性心律，提示有明显好转。后予活血化瘀加益气药调理数月，心绞痛未复发，心律基本正常。(《中国现代名中医医案精华·二·姜春华医案》)

[按]

本案为心痹证。心主身之血脉，若心阴不足或心气郁结，心血瘀滞，均可致心脉瘀阻而致心痹。患者心悸、心痛、脉弦结等症均是心脉不通之征，即《素问·痹论》之“心痹者，脉不通，烦则心下鼓”，《素问·脉要精微论》之“夫脉者，血之府也……涩则心痛”之意。医者治用血府逐瘀汤和丹参汤加减，活血化瘀行气，加川椒温阳止痛，加全瓜蒌、薤白化痰宽胸以通阳散结，共奏温通之效。

2. 湿热痹案

一壮年患遍身筋骨疼痛，肢节肿痛，痛楚如虎啮如火燎，非三五人不能起居，呻吟不食，医投疏风之剂不应，又以乳香、没药活血止痛，亦不应。诊之六脉浮紧而数，曰：此周痹也，俗名白虎历节风。乃湿热所致。丹溪云：肿属湿，痛属火，火性速故痛暴而猛，以生地黄、红花、酒黄芩、酒黄连、酒黄柏、秦艽、防风、羌活、独活、海桐皮、威灵仙、甘草，4帖痛减大半。再加赤芍、当归、苍耳、薏苡仁，去独活、秦艽，又8剂痊愈。(《续名医类案·卷十三·痛痹》)

[按]

本案之痹为湿热痹证。患者起病急且肢肿痛剧，医者认为“肿属湿，痛属火，火性速，故痛暴而猛”。治用酒黄芩、酒黄连、酒黄柏以清热燥湿，独活、羌活、秦艽、防风祛风除湿，红花、威灵仙、海桐皮活血通络，生地黄养血以防诸药性燥太过以伤正，共奏清热祛风湿、活血通络之效，体现了痹证祛邪通经的治疗通则。

3. 痿证案

任某，女，22岁。平素体健，一日突恶寒发热，骨节疼痛，初作感冒治以去参败毒散，服后，汗出，寒热退而两足不能任身，自臀部以下痿软无力。诊视脉弦数，舌赤苔燥，呼吸气热，大便闭结，此属肺热津伤，宗筋失调，带脉不引，血不荣筋之痿证，当以清热润燥兼以养血之法。当归身10g，杭白芍7g，肉苁蓉10g，火麻仁10g，郁李仁7g，苦杏仁7g，左秦艽7g，西枳壳5g，粉甘草3g，锦纹黄10g，玄明粉10g。

复诊：下褐色粪便如弹丸，膝略能移动，燥火将伏，营血渐濡，继续滋阴润燥。处方：生地黄 10g，当归 10g，杭白芍 10g，鲜石斛 10g，肉苁蓉 10g，北枸杞 10g，麦冬 10g，百合 10g，左秦艽 7g，川牛膝 7g，牡丹皮 5g。

服药二十余剂，两足履地如常，食纳增益。(《李聪甫医案》)

[按]

痿躄病变部位在筋脉肌肉，但根本在五脏的虚损，肺主皮毛，脾主肌肉，肝主筋，肾主骨，心主血脉，五脏病变皆能致痿，且脏腑之间相互影响。如肺热叶焦，精津失其宣布，久则五脏失濡而致痿，若火邪内盛，肾水下亏，水不制火，则火灼肺金，可加重肺热津伤；脾气虚而不运与湿热蕴积也可互为因果，湿热亦能下注于肾，伤及肾阴，湿热毒邪，灼伤阴津，或湿热久积化热伤津，易致阴津损耗，脾胃虚弱，运化无力，也可津停成痰，痹阻经脉；肝肾阴虚，虚火内炽，灼伤津液，而致精亏血瘀，脉络失畅，致使病证缠绵难愈。《内经》中这些理论对后世治疗痿躄有很好的指导作用。

【注家争鸣】

1. “上为引如怀”的理解

滑寿注：小便上引也，此约束失常故然。王注：肝主惊，又其脉环阴器，抵少腹，挟胃上膈循喉咙，故多饮水，数小便，上引小腹痛，如怀妊之状。

马莳注：上引少腹而痛，如怀妊之状。

吴崑注：寒胜则筋缩急，故上下牵引，如有所怀也。

张介宾注：肝脉下者过阴器抵少腹，上者循喉咙之后上入颃颡，故为病如此。

张琦注：上为引者，少腹上行胁肋，血燥筋急也。如怀者，寒积于内，有形如怀妊也，亦风胜者。

[按]

关于“上为引如怀”历代医家有两种见解：一是认为肝脉牵引少腹，使少腹胀满如怀孕或怀物状。二是认为肝脉牵引少腹作痛，痛如怀孕之状。滑寿注：“上引少腹，痛如怀妊之状。”《素问注释汇粹》云：“诸家将‘引’均作牵引解，然牵引的症状，与怀孕的形状和感觉似不相关，故诸注似属牵强。查‘引’字，可作形容词解，即‘引满之弓’的引。《说文》曰：开弓也。徐铉曰：象引弓之形。引如怀，即腹部膨隆，形如满弓，像怀孕一样。盖因肝痹之病，气机不扬，水液滞留，而出现腹部胀满的症状。”

2. “肾痹者，善胀，尻以代踵，脊以代头”的理解

王冰注：肾者胃之关，关闭不利则胃气不转，故善胀也。尻以代踵，谓足挛急也。脊以代头，谓身蜷屈也。

张志聪注：肾者胃之关，关门不利，则胃气不转，故善胀也。脊椎尽处为尻，肾主骨，骨痿而不能行，故尻以代踵。阴病者不能仰，故脊以代头。

姚绍虞注：尻以代踵二句，语意奇妙，盖状善胀之形容也。凡人之气，上至头，下至足，运行不息，则折旋任意，俯仰自如。今邪著于肾，气闭不行，一身尽胀，但可坐而不可行，但能俯而不能仰，如踵以尻，而头以脊也。善胀之状，乃至于此。

高世栻注：人之生气，发原于肾，生气不升，故善胀。尻，尾骨也。尾骨下蹲，以代踵，足骨痿也；脊骨高耸以代头，天柱倾也。

丹波元简注：王以拘急释之，诸注并同，高以痿弱解之，义各别。

[按]

历代医家对肾痹“善胀”认识都一致，与《灵枢·本神》所云“肾气实则胀”精神一致，但对于“尻以代踵，脊以代头”认识有些不同，此症有点类似《素问·生气通天论》所提出的“大偻”有相似之处，姚注在历代医家所注中尤为突出，尚需推敲。

3. “阴气者，静则神藏，躁则消亡”的理解

杨上善注：五脏之气，为阴气也，六腑之气，为阳气也。人能不劳五脏之气，则五神各守其脏，故曰神脏也。

张介宾注：阴气者，脏气也。五脏者，所以藏精神魂魄志意者也。人能安静，则邪不能干，故精神完固而内藏。若躁扰妄动，则精气耗散，神志消亡，故外邪得以乘之，五脏之痹因而生矣。

马莳注：阴气者，营气也。阴气精专，随宗气以行于经脉之中，惟其静，则五脏之神自藏而不消亡。若躁则五脏之神消亡而不能藏矣。所以有五痹者，必重感于邪而成五脏之痹也。

张琦注：腑阳脏阴，故脏气谓之阴气。言人能安静志气，则神藏于内，阴平阳秘，水升火降，精气内治，邪不得干。若时时躁动，扰其血气，则阳神消耗。《生气通天论》所谓‘起居如惊，神气乃浮也’。

丹波元简注：《生气通天论》云：阳气者，精则养神，柔则养筋。论卫气也。此节云云，论营气也。王注分脏腑，看书有法，但不知阴气为营气耳。简（按）此十九字，吴移于《生气通天论》，未知旧经果然否，今且依马注。

[按]

“阴气”有两种解释。多数注家认为指“五脏之气”，然马莳则谓阴气系指营气而言，以上二说，各有其理，可并存。又吴崑将“阳气者……肠胃乃伤”，移于《素问·生气通天论》中。姚绍虞对此句则删而不注。

4. “各随其过，则病瘳也”的理解

杨上善注：五脏输者，疗痹法取五脏之输。问曰：疗痹之要，以痛为输，今此乃取五脏之输，何以通之？答曰：有痛之痹，可以痛为输；不痛之痹，若为以痛为输？故知量其所宜，以取其当，是医之意也。

王冰注：故经言循脉之分，各有所发，各随其过，则病瘳也。过，谓脉所经过处。

马莳注：循脏腑经脉所行之分，各有所发病之经，乃随其病之所在而刺之，则或俞或合，其病无有不瘳也。

吴崑注：此所谓俞，在经之俞也。诸经有俞有合，所注为俞，所入为合，各循行其脉之部分，各有脉气所发，各随其经之所过者而刺之，则病愈矣。

张介宾注：五脏有俞，六腑有合，乃兼脏腑而互言也。各有所发，即所出为井也。各随其过，即所过为原也。

张志聪注：又当循形身经脉之分，皮肉筋骨，各有所发，各随其有过之处而取之，则其病自瘳矣。

姚绍虞注：过犹过失。瘳，愈也。随谓随脉发之过失而施治，则病自愈也。过注作脉所经过，误矣。

［按］

“各随其过”解释有三：一者认为“过”指经脉所过的路径。二者认为“过”指过失，即病之所在。三者从“所过为原”解释为原穴。过，作“过失”解较妥，即与《素问·平人气象论》“有过之脉”的“过”字同义。临床针刺痹证，除取俞穴、合穴外，还当根据病之所在而邻近取穴。此句蕴含针刺治疗痹证的两条原则：一是循经取穴；二是痛处取穴或局部取穴。痛处取穴法在后世针灸学中也称为“天应为穴”。所论痹证治则虽过于简单，但却蕴含辨证论治思想，对后世药物治痹有指导意义，文中提出的随经随病取穴的针刺治痹原则，一直为后世所宗。至于具体方法，如燔针、劫刺、热熨、运动等则在其他篇章中多有论述。

5. “故具此五者，则不痛也”的理解

张介宾注：具此五者，则筋骨皮肉血脉之间，气无不痹，故不得为痛也。

张志聪注：《经》云：气伤痛。此论邪痹经脉骨肉之有形，而不伤其气者，则不痛也。夫骨有骨气，脉有脉气，筋有筋气，肌有肌气，皮有皮气，皆五脏之气，而外合于形身。如病形而不伤其气，则只见骨痹之身重，脉痹之血凝不行，筋痹之屈而不伸，肉痹之肌肉不仁，皮痹之皮毛寒冷，故具此五者之形证，而不痛也。

张琦注：五者具，则自皮入骨，前所谓病久入深，明不痛之为重也。

丹波元简注：汪昂云：痛则血气犹能周流，五者为气血不足，皆重于痛，故不复作痛，诸解欠明。

［按］

痹在骨、脉、筋、肉、皮，而不疼痛的机理，有两种解释：一认为“气伤痛”，而此五者病不在气，故不痛。二认为血气不足则不痛，以表明不痛为重。应前文所云“病久入深，荣卫之行涩，经络时疏，故不痛”来看，似以第二种说法为是。

6. “凡痹之类，逢寒则虫，逢热则纵”的理解

王冰注：虫，谓皮中如虫行。纵，谓纵缓不相就。

《新校正》云：按《甲乙经》“虫”作“急”。

马莳注：王氏以为如虫行者非，盖风胜为行痹，非逢寒也。……且凡痹病之类，逢天寒则其体急，诸证皆当急也；逢天热则其体纵，诸证皆当缓也。此其大略也。

吴崑注：寒则助其阴气，故筋挛而急，热则助其阳气，故筋弛而纵。“急”，旧作“虫”，误也，今依《甲乙经》改“逢寒则急”。

高世栻注：承上文痛痒寒热燥湿之痹，而曰凡痹之类。类，犹合也。谓寒合于湿，热合于燥也。如湿痹逢寒，则寒湿相薄，故生虫，虫生则痒矣。燥痹逢热，则筋骨不濡，故纵。纵，弛纵也。弛纵则痛矣。

丹波元简注：志仍王注。高云：寒湿相薄，故生虫。太误。《巢源》云：凡痹之类，逢热则痒，逢寒则痛。

［按］

“虫（蠱）”后世注家众说不一。其一指虫行皮中的症状。其二指痒的症状。其三《太素》,《甲乙经》均作“急”。《素问校勘记》也说：“急字是。”其四“蠱”作“疼”，如于鬯云：“蠱当读为痋，痋谐蠱省声，故可通借。《说文·疒部》云：‘痋，动病也。’字又作疼，即上文云‘其留连筋骨者疼久’……蠱与纵为韵。”于注甚是。

第九节　水　病

关于水病，《内经》根据水饮停留于人体部位不同而分为风水、石水、溢饮、涌水等多种。诸种证候皆水邪泛滥于不同部位，如泛于目、逆于阳明、上逆于肺、聚于腹，则眼睑肿、人迎脉搏动明显、咳嗽、腹部胀大。其中肌肤肿胀，按之凹陷；腹水按如裹水状，随手而起，常用于临床水肿病诊法。《素问·水热穴论》论水肿病的病机，突出了肺肾两脏的标本关系，为后世对水肿病的辨证论治奠定了理论基础。结合《素问·经脉别论》脾肺在津液代谢中的作用，说明水肿病主要与肾、脾、肺三脏有关，故张介宾在“其本在肾，其末在肺”的基础上，又补充了“其制在脾”，使津液代谢生理机制及水肿病病机的理论更臻完善。《素问·汤液醪醴论》则认为水病病机在于“五脏阳以竭”，丰富了水肿病的病机理论；同时还提出“平治于权衡”的水肿病总的治则和“去宛陈莝”“开鬼门，洁净府”“缪刺”治法和“微动四极”“温衣”等护理方法，对后世水肿病的辨证论治有深远影响，如张仲景《金匮要略》中“诸有水者，腰以下肿，当利小便；腰以上肿，当发汗乃愈”的治法，即渊源于此。

【原文导读】

10901　水始起也，目窠上微肿，如新卧起之状，其颈脉动，时咳，阴股间寒，足胫瘇，腹乃大，其水已成矣。以手按其腹，随手而起，如裹水之状，此其候也①。(《灵枢·水胀》)

10902　视人之目窠上微痈，如新卧起状，其颈脉动，时咳，按其手足上，窅而不起者，风水肤胀也②。(《灵枢·论疾诊尺》)

10903　黄帝问曰：少阴何以主肾？肾何以主水？

---

① 此其候也：杨上善注：“水病之状，候有六别：一者，目果微肿；二者，足阳明人迎之脉，眂见其动，不待按之；三者，胀气循足少阴脉上冲于肺，故时有咳；四者，阴下阴股间冷；五者，脚胻肿起；六者，腹如囊盛水状，按之不坚，去手即起。此之六种，水病候也。”张介宾注：“颈脉，足阳明人迎也。阳明之脉，自人迎下循腹里，而水邪乘之，故为颈脉动。水之标在肺，故为时咳。”

② 风水肤胀也：张介宾注：“目窠，目下卧蚕处也。痈，壅也，即新起微肿状。颈脉，人迎脉也。窅而不起，按之有窝也。是即风水肤胀之外候。”

岐伯对曰：肾者至阴也，至阴者盛水也①，肺者太阴也，少阴者冬脉也，故其本在肾，其末在肺，皆积水也②。

帝曰：肾何以能聚水而生病？

岐伯曰：肾者胃之关也③，关门不利，故聚水而从其类也。上下溢于皮肤，故为胕肿④。胕肿者，聚水而生病也⑤。(《素问·水热穴论》)

10904　帝曰：诸水皆生于肾乎？

岐伯曰：肾者牝脏也，地气上者属于肾，而生水液也，故曰至阴⑥。勇而劳甚则肾汗出，肾汗出逢于风，内不得入于脏腑，外不得越于皮肤，客于玄府，行于皮里，传为胕肿，本之于肾，名曰风水。所谓玄府者，汗空也⑦。(《素问·水热穴论》)

10905　帝曰：其有不从毫毛而生，五脏阳以竭也。津液充郭⑧，其魄独

---

① 肾者至阴也，至阴者盛水也：杨上善注："至，极也。肾者，阴之极也。阴气舍水，故曰盛水。"张介宾注："肾应北方之气，其脏居下，故曰至阴也。水王于冬，而肾主之，故曰盛水也。"

② 故其本在肾，其末在肺，皆积水也：马莳注："肺为手太阴经，肾为足少阴经，少阴者，主于冬水之脉也，其脉从肾上贯鬲，入肺中，故其病本在肾，其病末在肺。本者，病之根也。末者，病之标也。肾气上逆，则水气客于肺中，此所以皆为积水也。"

③ 肾者胃之关也：张介宾注："关者，门户要会之处，所以司启闭出入也。肾主下焦，开窍于二阴，水谷入胃，清者由前阴而出，浊者由后阴而出；肾气化则二阴通，肾气不化则二阴闭；肾气壮则二阴调，肾气虚则二阴不禁，故曰肾者胃之关也。"

④ 上下溢于皮肤，故为胕肿：王冰注："上谓肺，下谓肾。肺肾俱溢，故聚水于腹中而生病也。"张志聪注："胕肿，胀也。皮肤者，肺之合，水聚于下，则反溢于上，故肿胀于皮肤之间，盖因水聚而生此病也。"

⑤ 胕肿者，聚水而生病也：张介宾注："肌肤浮肿曰胕肿。脾主肌肉，足太阴也，寒水侮之，故反聚水而生病。"

⑥ 肾者牝脏也，地气上者属于肾，而生水液也，故曰至阴：高世栻注："少阴主肾，牝为阴畜，故肾者牝脏也。脾为阴中之至阴，今肾亦为至阴，则地气之上升者，属于肾，而生地中之水液也。液主于肾，故曰至阴。盖藏于骨者为精，而濡于肉者则为液也。此言水附于地，液为水源，肾为水液之主，故曰至阴，诸水之所以皆生于肾也。"

⑦ 勇而劳甚则肾汗出……所谓玄府者，汗空也：王冰注："勇而劳甚谓力房也。劳勇汗出则玄府开，汗出逢风则玄府复闭，玄府闭已则余汗未出，内伏皮肤，传化为水，从风而水，故名风水。"张介宾注："汗属水，水色玄，汗之所居，故曰玄府。从孔而出，故曰汗空。然汗由气化，出乎玄微，是亦玄府之义。"

⑧ 津液充郭：马莳注："郭，皮肤也，人以皮肤为郭，犹以外城为郭也。"张介宾注："郭，形体胸腹也。《灵枢·胀论》曰：夫胸腹，脏腑之郭也……今阳气既竭，不能通调水道，故津液妄行，充于郭也。"

居①，孤精于内，气耗于外②，形不可与衣相保，此四极急而动中③，是气拒于内而形施于外④，治之奈何？

岐伯曰：平治于权衡，去宛陈莝⑤，微动四极⑥，温衣⑦，缪刺其处⑧，以复其形。开鬼门，洁净府⑨，精以时服，五阳已布，疏涤五脏⑩。故精自生，形自盛，骨肉相保，巨气乃平⑪。

① 其魄独居：王冰注："水气胀满，上攻于肺，肺气孤危，魄者肺神，肾为水害，子不救母，故云其魄独居也。"张介宾注："魄者阴之属，形虽充而气则去，故其魄独居也。"

② 孤精于内，气耗于外：王冰注："阴精损削于内，阳气耗减于外，则三焦闭溢，水道不通，水满皮肤，身体否肿。"张介宾注："精中无气，则孤精于内；阴中无阳，则气耗于外。"

③ 此四极急而动中：丹波元简注："吴云：四支肿急。"简（按）王注脉数，恐非。

④ 是气拒于内而形施于外：于鬯注："施当为改易之义。《诗·皇矣》篇郑笺云'施，犹易也'。《集韵·纸韵》云'施，改易也'。《荀子·儒效》篇杨注'读施为移'，释为移易，移易亦即改易也，施与易亦通用。《诗·何人斯》篇'我心易也'，陆释引《韩诗》易作施；《史记·韩世家》'施三川'，《战国·韩策》施作易，是也。形施于外者，谓形改易于外也。上文云：'形不可与衣相保'，则信乎其形改易矣。下文云：'以复其形'，既改易其形，故复还其形。复与施，义正緘对。林校正谓施字疑误，非也。而如王注云：'浮肿施张于身形之外'。以施为张，则必增浮肿以成其义，乃真误矣。高世栻《直解》本改施为弛，犹可通，要弛亦改易之义。《尔雅·释诂》云'弛，易也'。字亦通驰。《水经·河水》郦道元注引《竹书纪年》云'及郑驰地'，谓以地相易也，皆改易之义也。"

⑤ 去宛陈莝：杨上善注："宛陈，恶血聚也。有恶血聚，刺去也。"沈祖绵注："此句亦倒，当作'去菀莝陈'。《说文》：'莝，斩刍也。''去''莝'相对为文，'宛''陈'亦相对为文。《针解》云：'菀陈则除之者，出恶血也。''菀'即'宛'字，古通。亦'菀''陈'相对，是其明证。"俞樾注："《新校正》云：《太素》'莝'作'茎'。樾谨（按）王注云：去宛陈莝，谓去积久之水物，犹如草茎之不可久留于身中也。全本作'草莝'。然则王所据本亦是'茎'字，故以'草茎'释之。而又引全本之作'莝'者，以见异字也，今作'莝'则与注不合矣，高保衡等失于校正。"

⑥ 微动四极：吴崑注："动则律液流通，故令微动四极。四极，四肢也。"

⑦ 温衣：丹波元简注："滑云：当作温之。微动四肢，命阳气渐次宣行，乃所以温之也。或云作温表。谓微动四肢，命阳气渐容宣行，而温于表也。张云：温衣，欲助其肌表之阳，而阴凝易散也。简（按）张注是。"

⑧ 缪刺其处：吴崑注："左有病而右取之，谓之缪刺，由其经络左右相交，故用缪刺也。"

⑨ 开鬼门，洁净府：吴崑注："腠理谓之鬼门，膀胱谓之净府，开鬼门，发汗也。洁净府，渗利小便也。"

⑩ 精以时服，五阳已布，疏涤五脏：张介宾注："水气去则真精服。服，行也。阴邪除则五阳布。五阳，五脏之胃气也。"张志聪注："膀胱者，津液之所藏，都腑洁净，则精以时复矣。巨阳为诸阳主气，而生于膀胱，精已复，则气自生，而五脏之阳和已布矣。夫肠胃膀胱，受五脏浊气，名传化之腑。陈莝去，都腑洁，则五脏之浊，得以疏涤矣。"

⑪ 故精自生，形自盛，骨肉相保，巨气乃平：马莳注："故邪气去而精自生，形自盛，骨肉相保，巨气乃平也。非由邪气之去，何以致正气之复哉？是证也，其《灵枢·水胀论》《灵枢·五癃津液》所谓水胀欤？"张志聪注："夫水谷入胃，津液各走其道，五脏疏涤，故精自，生而形自盛矣。精主骨，气主肉，精气足则骨肉相保，而巨气乃平。巨气者，太阳主气也。夫膀胱精复，而五脏布阳者，太阳为诸阳主气也；五脏精生，而巨气乃平者，州都之精，五脏之所生也。"

帝曰：善。(《素问·汤液醪醴论》)

【经旨阐释】

1. 水肿病的病机、证候、治则与治法

《素问·汤液醪醴论》提出“五脏阳以竭”，指出阳气阻遏，水液不化的水肿形成机理，丰富了水肿病的病机理论；同时还提出“平治于权衡”的水肿病总的治则和“去宛陈莝”“开鬼门，洁净府”“缪刺”治法和“微动四极”“温衣”等护理方法，对后世水肿病的辨证论治有深远影响。如张仲景《金匮要略》中“诸有水者，腰以下肿，当利小便；腰以上肿，当发汗乃愈”的治法，即渊源于此。从《素问·水热穴论》所述“其本在肾，其末在肺，皆积水也”和“肾者，胃之关也，关门不利，故聚水而从其类也”，结合《素问·经脉别论》中“饮入于胃，游溢精气，上输于脾，脾气散精，上归于肺，通调水道，下输膀胱”分析，水肿病与五脏中的肾、脾、肺关系至密，若肾、脾、肺功能失调，则气化、运化、宣降受阻，水邪停蓄为肿，治疗上主要从肾、脾、肺三脏着手，水为阴，阴为患，乃是阳之过。阳病不外乎阳虚与阳郁，故温补阳气与“开鬼门，洁净府”是治水大法，旨在开肺卫之阳和温通肾阳，重证实证且正气未虚者可用“去宛陈莝”和“缪刺”法，即针刺去恶血以通血脉（后世将此法发展为活血化瘀法），同时辅助微动四极、温衣，也旨在温阳、通阳、振奋阳气。张介宾曰：“盖水为至阴，故其本在肾；水化于气，故其标在肺；水惟畏土，故其制在脾。”由此可见，健脾以运化水湿、宣肺以行水、温肾化气以利水，实乃治疗水肿的具体方法。后世医家受《内经》理论之启发，如张仲景治水诸方即从阳气这一根本出发，每用芪、术健脾，桂、附通阳，麻黄宣肺。

2. 从“地气上者属于肾而生水液”论《内经》肾主水之理

《素问·水热穴论》所云“地气上者属于肾而生水液”是“诸水皆生于肾乎”之答辞。经文用地气向上蒸腾为云的自然现象，比拟说明肾的气化主水功能。人体的水液代谢主要依赖肺的宣降通调，脾的转输传化，肾的蒸腾气化、开合调节等功能共同完成。所以《素问·经脉别论》说：“饮入于胃，游溢精气，上输于脾，脾气散精，上归于肺，通调水道，下输膀胱。”《素问·逆调论》指出“肾者水脏，主津液”。然而在以上诸脏诸多作用中，肾的作用尤为关键。首先，肾与膀胱相表里，为“胃之关”。肾的气化功能失常，开合不利，就会出现水液代谢障碍而为病，故《素问·水热穴论》说“肾者，胃之关也。关闭不利，故聚水而从其类也”。张介宾说：“关者，门户要会之处，所以司启闭出入也。肾主下焦，开窍于二阴，水谷入胃，清者由前阴而出，浊者由后阴而出，肾气化则二阴通，肾气不化则二阴闭……故曰肾者胃之关也。关闭则气停，气停则水积，水之不行，气从乎肾。”另外肾居下焦，主水内藏元阳，总司人体气化，与肺、脾、膀胱经脉贯通。在生理功能上，只有肾之气化得司，津液才能上输于脾，脾输精于四旁。上升至肺，敷布全身，通调水道，下输膀胱。正如《素问·阴阳类论》所说：“二阴至肺，其气归膀胱，外连脾胃。”《灵枢·本输》亦说：“肾合膀胱，膀胱者，津液之腑，少阴属肾，肾上连肺，故将两脏。”所以《素问·水热穴论》把水气病的病机概括为“其本在肾，其末在肺”。因此，人体的水液代谢总赖肾的蒸腾气化作用，水得肾之气化，犹如“地气上为云，天气下为雨”，清升浊降，才能“水

精四布，五经并行”。若肾不化气，则地气不升，天气不降，五脏阳气阻遏，津液不化，就会出现“津液充郭，其魄独居”“形不可与衣相保”的水肿之象。这些理论为后世对水肿病的机理及辨证施治奠定了理论基础。张仲景在其《金匮要略》治水气病中提出“大气一转，其气乃散”，就是此理论的最好诠释。

【后世发挥】

1. 关于“去宛陈莝”治水病

“去宛陈莝”虽后世医家理解不一，但结合《内经》的相关论述，当从杨上善之说而理解为活血化瘀、刺络放血治疗水肿病的方法。“宛陈”在《内经》的其他篇章亦有呈现。如《灵枢·九针十二原》之“宛陈则除之”；《灵枢·小针解》之“宛陈则除之者，去血脉也”；《素问·针解》之“宛陈则除之者，出恶血也”，均指络脉中的瘀血而言。水肿日久，阻滞气机，导致血行不畅，因此瘀血为水肿病患者常见的病理产物。“去宛陈”，则是一种刺络放血疗法。此法在水肿病中的应用在《内经》的其他篇章中亦有所记载，如《灵枢·水胀》治疗肤胀、鼓胀时提出“先泻其胀之血络，后调其经，刺去其血络也”，《灵枢·四时气》亦载“风水肤胀，为五十七痏，取皮肤之血者，尽取之”。后世张仲景将其发展为活血化瘀治疗水肿病的方法。如《金匮要略·水气病》亦载“厥而皮水者，蒲灰散主之”，蒲灰指蒲黄灰，蒲黄具有活血化瘀之功。说明活血化瘀为后世医家治疗水肿所采用。近年来有许多临床应用活血化瘀法治疗各型水肿而取效的报道，其中包括肾源性水肿、心源性水肿等。如山东中医药大学吕志平等人报道用利水益肾活血治疗肾性水肿 79 例，取得较好疗效，所用方药为泽泻、茯苓、大腹皮、丹参、益母草、附子、黄芪、生地黄等；对心源性水肿者采用活血化瘀治疗更为首选之法。

2. “开鬼门，洁净府”治水病原理及临床应用

“开鬼门，洁净府”即发汗、利小便，是治疗水病的两个基本治则。《内经》认为人体津液代谢产物主要的外排方式是汗与尿液。水为阴，在阳气的作用下化为津液，布散到全身。如若阳气虚弱或阳气郁遏均可致津液停留而发生水病。因此水病的治疗也应从阳气的角度考虑，即阳虚当补，阳郁宜通。阳气振奋，运化得司，津液外排通路得畅则水邪尽除。“开鬼门，洁净府”就是此法的运用。肺司皮毛开合，肺气郁闭，宣降失司，则毛窍闭塞，小便亦多不利，治用发汗宣肺之法，“则肺窍通而水津布，所谓外窍开则里窍通，上窍通则下窍泄矣”（张志聪《黄帝内经素问集注》）。肾者主水，为胃之关，开窍于二阴，肾失气化，则小便不利，聚水为肿，利小便则气化得司。因此，“开鬼门，洁净府”治疗水病的实质是疏通阳气，宣通气化之义。后世医家多遵此法治疗水病，并在实践中加以丰富和发展。如张仲景提出：“诸有水者，腰以下肿，当利小便；腰以上肿，当发汗乃愈。”且据此创立了很多治水病的著名方药。纵观仲景疗水汤方，多为发汗利小便结合运用，且一般均有补益及温阳行气的药物，使水邪内外分消，表里上下气化得通，则水肿易去。如越婢汤，看似以发汗为主，但麻黄亦有利水通阳作用，大枣、炙甘草补气，全方宣肺“揭盖”，使下窍通畅。又如防己黄芪汤，为益气利水剂，但方后注“温令微汗，差”，亦有令阳气达表之义。

【病案举例】

水肿案

梅野仪右卫门妻，年四十岁。面黄而浮青气，今年四月患湿疮，以热汤频溉，足上肿起，至九月头脸肿满，胸膈胀硬，呼吸不利，下体、腰胁肿痛，按之如板，坐卧不能，喘呼欲绝，诸药不效……细察其由，盖因偶饮冷酒，以致斯极……治以先散肺邪以救急，后治脾肾以成功可也。方以麻黄汤合四苓散。制剂重一两，煎成与之徐徐饮下，药未服已，气即稍宽，不及一夜，胀退气平，肿退三分之一，可坐可卧，其势即退。乃用缓治之法，以五苓散加麦冬、车前，以清其化源。五剂肿愈大半，后以济生肾气汤以治其本，又五剂而肿胀全退。(《二续名医类案·内科·水肿》)

［按］

本病案较为全面地体现了《素问·汤液醪醴论》对水肿病的症状、治则和治法的论述。患者头面、足胫浮肿，胸膈胀满，为“津液充郭，其魄独居”之象，又有呼吸不利，喘呼欲绝，乃“四极急而动中”之征；在分析其症状及病因之后，医者得出“治以先散肺邪以救急，后治脾肾”之结论，乃张介宾“必求脾肺肾三脏，随盛衰而治得其平，是为权衡之道”的治则体现；在治法上，先用麻黄汤合四苓散以“开鬼门”，后用五苓散以“洁净府”；急则治其标之后，用济生肾气汤以治其本，是为针对水肿的病机为“阳竭”而使用的温补肾阳之法。同时，医者在五苓散中加入麦冬，旨在补益阴精，说明患者在阳虚水泛的基础上存在着阴精不足的病理变化，从临床角度证实了王冰对“孤精于内，气耗于外”含义的诠释。

【注家争鸣】

1．“五脏阳以竭也”的理解

杨上善注：此四候即是五脏伤竭，病生于内，故曰动中。

王冰注：阴气内盛，阳气竭绝，不得入于腹中，故言五脏阳以竭也。

张介宾注：五脏阳已竭，有阴无阳也。……凡阴阳之要，阴无阳不行，水无气不化，故《灵兰秘典论》曰：气化则能出矣。今阳气既竭，不能通调水道，故津液妄行，充于郭也。

张志聪注：夫阳气主于皮毛，不从毫毛而生，五脏阳已竭者，不因外邪伤于表阳，而五脏之元真已竭于内也。

张琦注：“此鼓胀之候。肿胀之病，悉由阳虚，中气不运，水逆于上，气陷于下，故必五脏之阳先竭也。”

［按］

五脏阳，指五脏阳气。“以”同“已”。竭，大多认为“竭”，为衰竭之意，阳气虚不能化水，而使水湿内生。另外，有人认为“竭”在此为“阻竭”之意，如李今庸《读古医书随笔》认为：“在古典医书著作里，‘竭’字读为‘遏’而训‘阻塞’之义并不是少见的，如《素问·举痛论》所谓‘阴气竭，阳气未入’者，即时言‘阴气遏，阳气未入’也。”现代医家有赞同此说者，认为与后文“去宛陈莝”的治法吻合，且“五阳已布”是针对五脏阳气郁遏不通而言，可理解为经文本意，可参。如程士德著《内经讲义》就《素问·汤液醪醴论》后文所述“孤精于内，气耗于外”“气拒于内而形施于外”认为两种解释都有可取之处，尤其是五脏阳气被阻，遏抑不布，不能正常温化水液，使津液停聚为水肿，表现为全身肿势急迫，且有水气内犯脏腑之征，如水邪射肺凌心出现的咳喘心悸等。由此可见，水之气化主要靠阳气，正如张介宾所说：“盖水之与气，虽为同类，但阳旺则气化而水即为精，阳衰则气不化而精即为水。故凡病水者，本即身中之血气，但其为邪为正，总在化与不化耳。”

2. “平治于权衡”的理解

杨上善注：权衡，脏腑阴阳二脉也。病从内起，终须调于脏腑阴阳二脉，使之和也。

王冰注：平治权衡，谓察脉沉浮也。脉浮为在表，脉沉为在里，在里者泄之，在外者汗之，故下次云开鬼门洁净府也。

吴崑注：言平治之法，当如权衡，阴阳各得其平，勿令有轻重低昂也。

张介宾注：平治之法当如权衡者，欲得其平也。且水胀一证，其本在肾，其标在肺。如五脏阳已竭、魄独居者，其主在肺，肺主气，气须何法以化之？津液充郭，孤精于内，其主在肾，肾主水，水须何法以平之？然肺金生于脾，肾水制于土，故治肿胀者，必求脾肺肾三脏，随盛衰而治得其平，是为权衡之道也。

张志聪注：平权衡者，平治其脉，即缪刺也……权衡已平，则气血和而水津散矣。

丹波元简注：张、高虽与王义异，亦当存一说。

［按］

“平治于权衡”应为水肿之治则，有谓察脉之沉浮而治；有谓水肿从肺、脾、肾三脏而治；有谓平调阴阳的偏盛偏衰而治；有谓缪刺而治。众说纷纭，莫衷一是。考“平”，《中华大字典》“平”条下“通便、辨”。古平、辨相通。《伤寒论》自序，“并平脉辨证，为《伤寒杂病论》”，即“平”与“辨”相通之例。平治权衡是水肿病的治则，意为衡量揆度病情、采取相应的治疗方法论治。

第十一章

《内经》的诊法观

《内经》的诊法，是古代众多医家基于大量的临床实践，通过对各种疾病无数次地观察、探索，积累起来的经验总结，以脏腑、经络、病因病机学说等为理论基础，以阴阳五行学说等古代哲学思想来分析事物，充分发挥医者的各种感官功能创造出来的一种辨识疾病的方法。《内经》提出的诊断方法包括望、闻、问、切四诊。《内经》论诊法侧重于望色和切脉。切脉方面，着重对脉象的方法与内容做了较为详细的阐述。诊脉的方法有遍诊脉法、三部九候诊法、人迎寸口脉诊法及寸口脉诊法等。对寸口脉诊的原理，二十余种脉象的主病，“真脏脉”的脉象特征和预后，以及诊脉的注意事项等做了较系统的阐述。望色方面，通过观察面部色泽变化，可以推断五脏疾病及其预后；通过对形体姿态的观察，可以测知体质的强弱和疾病的轻重。《素问·脉要精微论》指出：“精明五色者，气之华也。”凡色泽明润含蓄，是脏腑精气充足的表现；色泽枯槁晦暗，是脏腑精气衰弱的征象。《灵枢·通天》介绍了阴阳五态人的形体特征，进而反映了各种体质的特点。《内经》还发明用健康人的呼吸来测定病人脉搏迟速的诊断方法，所谓“常以不病调病人”。

《内经》同时强调诊察疾病必须“四诊合参”。只有望、闻、问、切四诊的综合应用，才能做出正确的诊断，所谓“能合色脉，可以万全”。

第一节　原理规范

《内经》对于中医诊法基本原理的阐述，提出了“以表知里”“视其外应，以知其内藏，则知所病”的察象识病的思路；确立了“以我知彼”“以不病调病人”，因人而异、随时而变的活的诊断标准，知常达变，并以太过、不及的模糊尺度宏观量度病变情况；强调了诊法以阴阳为纲，突出中医诊法的方法学特色；色脉以胃气为本，注重后天之本在诊法中的重要作用。

诊法规范是医生诊断过程中思路、方法和诊察行为的规定范式。《内经》提出的诊法规范主要有四诊合参，强调全面、系统诊察，尤其要注意收集患者涉及自然环境、社会人事等方面的情况，综合分析，以求去粗取精、去伪存真，把握疾病本质。同时，在医疗活动中要以患者为本，务求医患密切配合，注重医德医风，树立医生的形象。

【原文导读】

11101　黄帝问曰：君王众庶，尽欲全形，形之疾病，莫知其情，留淫日深，著于骨髓，心私虑之[①]。余欲针除其疾病，为之奈何？岐伯对曰：夫盐之味咸者，其气令器津泄；弦绝者其音嘶败；木敷者其叶发；病深者其声哕。（《素问·宝命全形论》）

11102　合而察之，切而验之，见而得之，若清水明镜之不失其形也。五音不彰，五色不明，五脏波荡[②]，若是则内外相袭，若鼓之应桴，响之应声，影之似形。故远者司外揣内，近者司内揣外[③]。（《灵枢·外揣》）

11103　黄帝曰：厚薄美恶皆有形，愿闻其所病。岐伯答曰：视其外应，以知其内藏，则知所病矣[④]。（《灵枢·本脏》）

11104　夫圣人之治病，循法守度，援物比类，化之冥冥，循上及下，何必守经[⑤]。（《素问·示从容论》）

11105　夫脉之小大滑涩浮沉，可以指别[⑥]；五脏之象，可以类推；五脏相

---

① 留淫日深，著于骨髓，心私虑之：张介宾注："病在皮毛，浅而未甚，不早治之，则留淫日深，内著骨髓，故可虑也。"

② 五音不彰，五色不明，五脏波荡：张志聪注："是以五音五色之彰明于外者，五脏之气着也。如五脏波荡于内，则五音不彰，五色不明矣。"

③ 远者司外揣内，近者司内揣外：马莳注："人身之音与色，是之谓远，可以言外也，而即外可以揣五脏之在内者；人身之五脏，是之谓近，可以言内也，而即内可以揣音与色之在外者。"

④ 视其外应，以知其内藏，则知所病矣：倪冲之注："六腑内合五脏，外应于皮肉筋骨，故视其外应，以知其内藏，则知其所病矣。"

⑤ 夫圣人之治病……何必守经：张介宾注："循守法度，遵古人之绳墨也。援物比类，格事物之情状也。化之冥冥，握变化于莫测之间而神无方也。能如是则循上可也，及下亦可也。然则法不可废，亦不可泥，弗拘形迹，何必守经，是乃所谓圣人之至治。"

⑥ 夫脉之小大滑涩浮沉，可以指别：王冰注："夫脉，小者细小，大者满大，滑者往来流利，涩者往来蹇难，浮者浮于手下，沉者按之乃得也。如是虽众状不同，然手巧心谛，而指可分别也。"张介宾注："小者细小，阴阳俱不足也。大者豁大，阳强阴弱也。滑者往来流利，血实气壅也。涩者往来艰难，气滞血少也。浮者轻取，所以候表。沉者重按，所以候里。夫如是者得之于手，应之于心，故可以指而分别也。"

音，可以意识①；五色微诊，可以目察②。能合脉色，可以万全③。（《素问 · 五脏生成》）

11106　以我知彼，以表知里，以观过与不及之理，见微得过，用之不殆④。善诊者，察色按脉，先别阴阳。审清浊而知部分⑤；视喘息听音声，而知所苦⑥；观权衡规矩，而知病所主⑦。按尺寸，观浮沉滑涩，而知病所生以治；无过以诊，则不失矣。（《素问 · 阴阳应象大论》）

11107　切脉动静而视精明，察五色，观五脏有余不足，六腑强弱，形之盛衰，以此参伍⑧，决死生之分。（《素问 · 脉要精微论》）

---

①　五脏相音，可以意识：丹波元简注："张云：相，形相也。音，五音也。相音，如《阴阳二十五人篇》所谓木形之人，比于上角之类，又如肝音角，心音徵，脾音宫，肺音商，肾音羽，若以胜负相参，脏否自见，五而五之，二十五变。凡耳聪心敏者，皆可意会而识也。简（按）王不释相字，得张注而义明。志云：五脏之相，合于五音，发而为声。此亦主王注也。马云：人有相与音，虽见于外，而五脏主其中。吴云：相音，五音相为循环也。俱义未允。"

②　五色微诊，可以目察：吴崑注："五色，肝青，心赤，脾黄，肺白，肾黑也。其间生克乘侮，则可以目察识。"

③　能合脉色，可以万全：杨上善注："耳听五音，目察五色，以合于脉，用此三种候人病者，所为皆当，故得万全也。"

④　见微得过，用之不殆：高世栻注："故必见微得过，过，失也。病始于微萌，而得其过失之所在，然后用针以治之，而不至于危殆也。"

⑤　审清浊而知部分：张介宾注："审清浊而知部分，如《五色篇》所言者是也。"

⑥　视喘息听音声，而知所苦：张介宾注："病苦于中，声发于外，故可视喘息、听音声而知其苦也。如《阴阳应象大论》曰：肝在音为角，声为呼；心在音为徵，声为笑；脾在音为宫，声为歌，肺在音为商，声为哭；肾在音为羽，声为呻。此五脏之音声也。声有不和，必有所病矣。仲景曰：病人语声寂然、喜，惊呼者，骨节间病。语声喑喑然不彻者，心隔间病。语声啾啾然细而长者，头中病。又曰：息摇肩者心中坚，息引胸中上气者咳，息张口短气者肺痿唾沫。又曰：吸而微数，其病在中焦实也，当下之即愈，虚者不治。在上焦者其吸促，在下焦者其吸远，此皆难治。呼吸动摇振振者不治。又曰：设令病人向壁卧，闻师到，不惊起而盻视，若三言三止，脉之咽唾者，此诈病也。设令脉自和处，但言此病大重，须服吐下药，及针灸数十百处，当自愈。师持脉，病人欠者，无病也。脉之呻者，痛也。言迟者，风也。摇头言者，里痛也。行迟者，表强也。坐而伏者，短气也。坐而下一脚者，腰痛也。里实护腹如怀卵者，心痛也。又曰：人病恐怖者其脉何状？师曰：脉形如循丝累累然，其面白脱色也。又曰：人愧者其脉何类？师曰：脉浮而面色乍白乍赤也。此皆疾病之声色。总之声由气发，气充则声壮，气衰则声怯。故华元化曰：阳候多语，阴证无声；多语者易济，无声者难荣。然则音声不惟知所苦，而且可知死生矣。"

⑦　观权衡规矩，而知病所主：王冰注："权谓秤权，衡谓星衡，规谓圆形，矩谓方象。然权也者，所以察中外；衡也者，所以定高卑；规也者，所以表柔虚；矩也者，所以明强盛。《脉要精微论》曰：以春应中规，言阳气柔软；以夏应中矩，言阳气盛强；以秋应中衡，言阴升阳降，气有高下；以冬应中权，言阳气居下也。故善诊之用，必备见焉。所主者，谓应四时之气所主，生病之在高下中外也。"

⑧　参伍：张介宾注："夫参伍之义，以三相较谓之参，以伍相类谓之伍。盖彼此反观，异同互证，而必欲搜其隐微之谓。"

11108　是故持脉有道，虚静为保[①]。（《素问·脉要精微论》）

11109　诊法常以平旦，阴气未动，阳气未散，饮食未进，经脉未盛，络脉调匀，气血未乱，故乃可诊有过之脉[②]。（《素问·脉要精微论》）

11110　是以圣人持诊之道，先后阴阳而持之，奇恒之势乃六十首[③]，诊合微之事，追阴阳之变，章五中之情[④]，其中之论，取虚实之要，定五度之事，知此乃足以诊。是以切阴不得阳，诊消亡，得阳不得阴，守学不湛，知左不知右，知右不知左，知上不知下，知先不知后，故治不久。知丑知善，知病知不病，知高知下，知坐知起，知行知止，用之有纪，诊道乃具，万世不殆[⑤]。起所有余，知所不足[⑥]。度事上下，脉事因格[⑦]。（《素问·方盛衰论》）

11111　是以诊有大方[⑧]，坐起有常，出入有行，以转神明，必清必净，上观下观，司八正邪，别五中部[⑨]，按脉动静，循尺滑涩，寒温之意[⑩]，视其大小，合之病能[⑪]，逆从以得，复知病名，诊可十全，不失人情。故诊之或视息视意[⑫]，

---

① 持脉有道，虚静为保：《新校正》云："按《甲乙经》'保'作'宝'。"滑寿注："言持脉之道，必虚其心，静其志，乃为可贵。"

② 诊法常以平旦……故乃可诊有过之脉：张介宾注："故诊法当于平旦初寤之时，阴气正平而未动，阳气将盛而未散，饮食未进而谷气未行，故经脉未盛，络脉调匀，气血未至扰乱，脉体未及变更，乃可诊有过之脉。有过，言脉不得中而有过失也。"

③ 奇恒之势乃六十首：王冰注："《奇恒势》六十首，今世不传。"

④ 诊合微之事，追阴阳之变，章五中之情：张介宾注："诊合微之事者，参诸诊之法而合其精微也。追阴阳之变者，求阴阳盛衰之变也。章，明也。五中，五脏也。五度，即前十度也。必能会此数者而参伍其妙，斯足以言诊矣。"

⑤ 用之有纪，诊道乃具，万世不殆：王冰注："圣人持诊之明诫也。"

⑥ 起所有余，知所不足：吴崑注："起，病之始也。有余，客邪有余。不足，正气不足。言病之所起虽云有余，然亦可以知其虚而受邪矣。"

⑦ 度事上下，脉事因格：丹波元简注："吴云：格者，穷至其理也，言揆度病情之高下，而脉事因之穷，至其理也。马云：度其事之上下，脉之因革，则诊法无不备矣。简（按）马读'格'为'革'。因革乃沿革之义，其意不通。"

⑧ 诊有大方：张介宾注："医家之大法也。"

⑨ 上观下观，司八正邪，别五中部：王冰注："上观，谓气色。下观，谓形气也。八正，谓八节之正候。五中，谓五脏之部分。"

⑩ 按脉动静，循尺滑涩，寒温之意：张介宾注："按脉动静，可别阴阳。滑涩寒温，可知虚实。凡脉滑则尺之皮肤亦滑，脉涩则尺之皮肤亦涩，脉寒则尺之皮肤亦寒，脉温则尺之皮肤亦温，故循尺即可以知之。循，揣摩也。"

⑪ 视其大小，合之病能：张介宾注："大小，二便也。二便为约束之门户，门户不要则仓廪不藏，得守者生，失守者死，故视其大小以合病能。能，情状之谓。"

⑫ 视息视意：张琦注："视意者，即不失人情之谓。病人之情容，有隐秘不肯言者，于其动静居处之间体察之。"

故不失条理，道甚明察，故能长久。不知此道，失经绝理①，亡言妄期②，此谓失道。（《素问·方盛衰论》）

11112　圣人之术，为万民式，论裁志意，必有法则，循经守数，按循医事，为万民副③，故事有五过四德。（《素问·疏五过论》）

【经旨阐释】

1.《内经》的诊法原理

《内经》对于中医诊法基本原理的阐述，一是提出“以表知里”“视其外应，以知其内藏，则知所病”的察象识病的思路，充分发挥人体感官机能，运用望、闻、问、切等手段获取信息，通过分析病象证候掌握疾病发生发展变化的机理所在。在这种思路指导下，审证求因，利用机体对病邪反应的确定性原则，通过对病证的辨析来推求病因，这种病因的实质是致病因素与机体反应的综合表现。二是确立“以我知彼”“以不病调病人”，因人而异、随时而变的活的诊断标准，知常达变，并以太过、不及的模糊尺度宏观量度病变情状。三是提倡“三才并察”“四诊合参”，《内经》基于“人与天地相应”的观念，认为疾病必然受到自然界时令气候（天）、地理环境（地）及社会环境（人事）的影响，因此诊病要注意天、地、人的差异性对疾病及各种诊候的影响。同时，“病之变化，不可胜数”，因此要综合运用望、闻、问、切多种诊断方法，收集与疾病相关的资料，综合分析，做出诊断。四是强调诊法以阴阳为纲，突出中医诊法的方法学特色；色脉以胃气为本，注重后天之本在诊法中的重要作用。

2.“持脉有道，虚静为保”的含义

“持脉有道，虚静为保”是《素问·脉要精微论》针对诊脉方法所提出的基本要求。句中“持脉”即诊脉；“道”指法则；“虚静”乃清虚宁静之意；惟“保”一字，在具体文义解释上，古代医家众说不一。王冰等视其为保证或把握，言诊脉时要精神专一，方能把握其变化而判断无误；杨上善等释之为保持，言医生诊脉要保持安静以察脉象；丹波元简据《甲乙经》“保”作“宝”之说，认为“保、葆、宝古通用”，故引申为珍、贵，重要之意，言诊脉时清虚宁静至为重要。以上诸种解释，单从文理来看似有偏差，然从医理而言，皆强调诊脉要保持安静，以排除非疾病因素之干扰，可谓毫无异议，达成共识。对于“虚静为保”的临床意义，我们可以从医者、患者及环境三方面来探讨。

---

① 失经绝理：吴崑注：“失经绝理，谓失乎经旨，悖乎常理也。”

② 亡言妄期：于鬯注：“‘亡’亦当读‘妄’，‘亡言’即‘妄言’也。吴崑本正作‘妄言妄期’，然一用借字，一用正字，古书亦自有此例，不必从作‘妄’，而注家或因作‘亡’，曲为亡言生义，则谬矣。《徵四失论》云：‘妄言作名’，即此亡言。《管子·山至数》篇所谓：‘不通于轻重谓之妄言’，此其义也。”

③ 为万民副：于鬯注：“‘副’当读为‘福’‘福’‘副’则声通借。《史记·龟生筴传》褚先生曰‘邦福重实’。裴解引徐广曰‘福音副’。是‘福’读为‘副’也。此言‘为万民副’，实即‘为万民福’，是‘副’读为‘福’也。林校引杨上善云‘副，助也’，则已不明假借之例。后人或训功，或训全，更杜撰可嗤。下文云‘诊必副矣’。‘副’亦读‘福’，两字正相呼应。”

第一，就医者而论：首先，诊脉之时，尤当集中精力、专心致志、心无杂念，方能辨别出复杂的脉象。倘若用心不省、行之不慎，则难得脉之玄机与奥妙所在。正如王叔和《脉经·序》所云“脉理精微，其体难辨”“在心易了，指下难明”。其次，解析切脉时医者“虚静”的另一方面，当与《素问·平人气象论》“平息以调之为法”有关。医者只有在清虚安静的前提下，方能调匀自己的呼吸，使之平稳，并以此作为标准去衡量病人的脉搏至数。

第二，就患者而论：“持脉有道，虚静为保”当与本文篇首“诊法常以平旦”前后呼应，对患者在诊脉时的“静”也不容忽视。为此，要尽可能地减少饮食、运动、情绪等因素的干扰，使患者阴阳气血呈现相对平静的状态，其脉象之异常变化皆属病气所为，从而真实可靠。

第三，就环境而论：诊脉之时，医患皆共处于一个大环境之中，故应当保持周围环境的安静，营造良好的切脉氛围，既便于患者稳定情绪，也便于医者细细体察、静以候脉。

《素问·脉要精微论》虽命题为“脉要精微”，实乃讨论“四诊精微”，其“虚静为保”似乎仅指脉诊，但推而广之却赅其他诊法于内。该篇提出的“诊法常以平旦”也正说明了这一点。四诊皆以“虚静”为要，医者运用自己的眼、耳、口、鼻、手等去望、闻、问、切，从多个角度观察，方能全面地获取病情资料，对疾病做出准确的推断。

3. “五过四德”的含义

“五过四德”是古人阐释医德的重要内容。“五过”，即医生在诊治中易犯的五种过失，主要是：不注意了解病人社会地位、经济条件的变动、饮食居住的优劣、精神状态的好坏；不注意探求疾病的根由，不了解疾病发生发展的全过程；不善于运用脉诊和不善于运用比类奇恒等方法。五过是造成诊治失误的主要原因，据此提倡“四德”。即了解天地阴阳、四时节气的变化；全面掌握医学知识；明了人情事理；善于全面分析病情，推求病理，做出正确诊断，施以正确治疗。

【后世发挥】

张介宾《类经》论“不失人情”

不失人情，为医家最难一事，而人情之说有三：一曰病人之情，二曰傍人之情，三曰同道人之情。

所谓病人之情者，有素禀之情，如五脏各有所偏，七情各有所胜，阳脏者偏宜于凉，阴脏者偏宜于热，耐毒者缓之无功，不耐毒者峻之为害，此脏气之有不同也。有好恶之情者，不惟饮食有憎爱，抑且举动皆关心，性好吉者危言见非，意多忧者慰安云伪，未信者忠告难行，善疑者深言则忌，此情性之有不同也。有富贵之情者，富多任性，贵多自尊，任性者自是其是，真是者反成非是，自尊者遇士或慢，自重者安肯自轻，此交际之有不同也。有贫贱之情者，贫者衣食不能周，况乎药饵，贱者焦劳不能释，怀抱可知，此调摄之有不同也。又若有良言甫信，谬说更新，多歧亡羊，终成画饼，此中无主而易乱者之为害也。有最畏出奇，惟求稳当，车薪杯水，宁甘败亡，此内多惧而过慎者之为害也。有以富贵而贫贱，或深情而挂牵，戚戚于心，心病焉能心药，此得失之情为害也。有以急性而遭迟病，以更医而致杂投，皇皇求速，速变所以速亡，此缓急之情为害也。有偏执者，曰吾乡不宜补，则虚者受其祸，曰吾乡不宜泻，则实者被其伤，夫十室且有忠信，一乡焉得皆符，此习俗之情为害也。有参术入唇，惧补心先否塞，硝黄沾口，畏攻神即飘扬，夫杯影亦能为祟，多疑岂法之良，此成心之情为害也。有讳疾而不肯言者，终当自误，有隐情而不敢露者，安得其详？然尚有故隐病情、试医以脉者，使其言而偶中，则信为明良；言有弗合，则目为庸劣。抑孰知脉之常体，仅二十四，病之变象，何啻百千？是以一脉所主非一病，一病所见非一脉。脉病相应者，如某病得某脉则吉；脉病相逆者，某脉值某病则凶。然则理之吉凶，虽融会在心；而病之变态，又安能以脉尽言哉？故知一知二知三，神圣谆谆于参伍；曰工曰神曰明，精详岂独于指端？彼俗人之浅见，固无足怪，而士夫之明慧，亦每有蹈此弊者。故忌望闻者，诊无声色之可辨；恶详问者，医避多言之自惭。是于望、闻、问、切，已舍三而取一，且多有并一未明，而欲得夫病情者，吾知其必不能也。所以志意未通，医不免为病困，而朦胧猜摸，病不多为医困乎？凡此皆病人之情，不可不察也。

所谓傍人之情者，如浮言为利害所关，而人多不知检。故或为自负之狂言，则医中有神理，岂其能测？或执有据之凿论，而病情多亥豕，最所难知。或操是非之柄，则同于我者是之，异于我者非之，而真是真非，不是真人不识；或执见在之见，则头疼者云救头、脚疼者云救脚，而本标纲目，反为迂远庸谈。或议论于贵贱之间，而尊贵执言，孰堪违抗，故明哲保身之士，宁为好好先生；或辨析于亲疏之际，而亲者主持，牢不可拔，虽真才实学之师，亦当唯唯而退。又若荐医为死生之攸系，而人多不知慎，有或见轻浅之偶中而为之荐者，有意气之私厚而为之荐者，有信其便便之谈而为之荐者，有见其外饰之貌而为之荐者，皆非知之真者也。又或有贪得而荐者，阴利其酬；关情而荐者，别图冀望。甚有斗筲之辈者，妄自骄矜，好人趋奉，薰莸不辨，擅肆品评，誉之则盗跖可为尧舜，毁之则鸾凤可为鸱鸮，洗垢索瘢，无所不至，而怀真抱德之士，必其不侔。若此流者，虽其发言容易，欣戚无关，其于淆乱人情，莫此为甚，多致明医有掣肘之去，病家起刻骨之疑，此所以千古是非之不明，总为庸人扰之耳。故竭力为人任事者，岂不岌岌其危哉！凡此皆傍人之情，不可不察也。

所谓同道人之情者，尤为闪灼，更多隐微。如管窥蠡测，醯鸡笑天者，固不足道；而见偏性拗，必不可移者，又安足论？有专恃口给者，牵合支吾，无稽信口，或为套语以诳人，或为甘言以悦人，或为强辩以欺人，或为危词以吓人，俨然格物君子，此便佞之流也。有专务人事者，典籍经书，不知何物，道听途说，拾人唾余，然而终日营营，绰风求售，不邀自赴，儇媚取容，偏投好者之心，此阿谄之流也。有专务奇异者，腹无藏墨，眼不识丁，乃诡言神授，伪托秘传，或假脉以言祸福，或弄巧以乱经常，最觉新奇，动人甚易，此欺诈之流也。有务饰外观者，夸张侈口，羊质虎皮，不望色，不闻声，不详问，一诊而药，若谓人浅我深，人愚我明，此粗疏孟浪之流也。有专务排挤者，阳若同心，阴为浸润。夫是曰是，非曰非，犹避隐恶之嫌；第以死生之际，有不得不辨者，固未失为真诚之君子。若以非为是，以是为非，颠倒阴阳，掀翻祸福，不知而然，庸庸不免，知而故言，此其良心已丧，谗妒之小人也。有贪得无知，藐人性命者，如事已疑难，死生反掌，斯时也，虽在神良，未必其活，故一药不敢苟，一着不敢乱，而仅仅冀于挽回；忽遭若辈，求速贪功，谬妄一投，中流失楫，以致必不可救，因而嫁谤自文，极口反噬，虽朱紫或被混淆，而苍赤何辜受害，此贪幸无知之流也。有道不同不相为谋者，意见各持，异同不决。夫轻者不妨少谬，重者难以略差。故凡非常之病，非非常之医不能察，用非常之治，又岂常人之所知。故独闻者不侔于众，独见者不合于人，大都行高者谤多，曲高者和寡。所以一齐之傅，何当众楚之咻，直至于败，而后群然退散，付之一人，则事已无及矣，此庸庸不揣之流也。又有久习成风，苟且应命者，病不关心，些须惟利。盖病家既不识医，则倏赵倏钱；医家莫肯任怨，则惟苓惟梗。或延医务多，则互为观望；或利害攸系，则彼此避嫌。故爬之不痒，挝之不痛，医称稳当，诚然得矣；其于坐失机宜，奚堪耽误乎！此无他，亦惟知医者不真，而任医者不专耳。诗云：发言盈庭，谁执其咎？筑室于道，不溃于成。此病家医家近日之通弊也。

凡若此者，孰非人情？而人情之详，尚多难尽。故孔子曰：恶紫之夺朱也，恶郑声之乱雅乐也，恶利口之覆邦家者。然则人情之可畏，匪今若是，振古如兹矣。故圣人以不失人情为戒，而不失二字最难措力。必期不失，未免迁就；但迁就则碍于病情，不迁就则碍于人情。有必不可迁就之病情，而复有不得不迁就之人情，其将奈之何哉？甚矣人情之难言也。故余发此，以为当局者详察之备。设彼三人者，倘亦有因余言而各为儆省，非惟人情不难于不失，而相与共保天年，同登寿域之地，端从此始，惟明者鉴之。

【注家争鸣】

1. "夫盐之味咸者，其气令器津泄；弦绝者其音嘶败，木敷者其叶发；病深者其声哕"的理解

杨上善注：言欲识病征者，须知其候。盐之在于器中，津洩于外，见津而知盐之有咸也。声嘶，知琴瑟之弦将绝。叶落者，知陈木之已蠹。举此三物衰坏之征，以比声哕识病深之候也。

王冰注：咸，谓盐之味苦，浸淫而润物者也。夫咸为苦，而生咸从水而有，水也润下而苦泄，故能令器中水津液润渗泄焉。凡虚中而受物者皆谓之器，其于体外则谓阴囊，其于身中所同则谓膀胱矣。然以病配于五脏，则心气伏于肾中而不去，乃为是矣。何者？肾象水而味咸，心合火而味苦，苦流汗液，咸走胞囊，火为水持，故阴囊之外津润如汗而渗泄不止也。凡咸之为气，天阴则润，在土则浮，在人则囊湿而皮肤剥起。阴囊津泄而脉弦绝者，诊当言音嘶嗄，败易旧声尔。何者？肝气伤也，肝气伤则金本缺，金本缺则肺气不全，肺主音声，故言音嘶嗄。敷，布也。言木气散布外荣所部者，其病当发于肺叶之中也。何者？以木气发散故也。《平人气象论》曰：脏真散于肝。肝又合木也。哕，谓声浊恶也。肺藏恶血，故如是。

张介宾注：盐味咸，水之化也。其性浸淫透物，久在器中则津液外泄而器无固者，喻言人之肾气有损，则二阴不守也。凡琴瑟之弦将损绝者，音必嘶败，喻言之肺气有损，则声音不清也。嘶音西，破声曰嘶。敷，内清也。发，飘堕也。木敷于外者，凋残之兆也。喻言人之肝脾已损，则色夭肉枯也。《太素》（按）云木陈者其叶落，于义尤切。哕，呃逆也。《口问篇》（按）曰：哕出于胃。又曰：肺主为哕。夫胃为五脏之本，肺为主气之脏，今以上文三证而复加声哕者，肺亏胃竭，病必危矣。

丹波元简注：唯杨上善之注，独合经义，余深取之。简（按）吴以盐味津泄，为此肾气施泄，而遗精寐汗咳血之疾纷然，弦绝者为肺病，木敷者为肝胀。张则以盐味津泄，为喻肾气有损，二阴不守，弦绝者，与吴同。木敷者，为肝肺之损。且云：敷，内溃也。发，飘堕也。木敷于外者，凋残之兆也。皆不如杨义之为优矣。志高依杨注而意少异。

［按］

本段论以外候内诊法的方法学原理。在古代无仪器可资利用的条件下，《内经》从内外相应的整体思想出发，认为内藏的脏腑经络精气神与外在的生命现象之间密切相关，诸内藏之脏腑等生理活动和病理变化，必有征象反映到体表，并借器具贮藏咸盐后，就有盐卤外渗、琴弦将要断绝时就会发出嘶败之声、树木腐朽枝叶就会枯谢等自然现象，形象地描述了“有诸内，必形诸外”的道理，因而提出“视其外应，以知其内藏，则知所病”，形成了“司外揣内”“以表知里”的独具特色的中医诊断思路，所以历代医家虽多有发明，都不若杨上善释合经旨。

2. “视精明”的理解

王冰注：精明，穴名也，在明堂左右两目内眦也，以近于目，故曰精明。

马莳注：凡切脉者，当视脉之动静矣，而尤当视精明，察五色。盖精明者，指神气也。

滑寿注：视人之精彩神明也。

吴崑注：精明，目中眸子精神也。

张介宾：视目之精明，诊神气也。

张志聪注：精明，五脏之精神现于声色也。（明者，阴阳相合之神明也。）

姚绍虞注：精明注作穴名，误矣。盖人一身之精神，皆上注于目。视精明者，谓视目精之明暗，而知人之精气也，观下文‘夫精明者’一段可见矣。

张琦注：精明，足阳明穴，在目内眦，此言精明，即谓目也。

［按］

据《内经》所载“精明”大致有五处，皆是指眼睛而言，所以将“精明”解释为眼睛比较合适，其他解释为穴位不太妥当，解释为精气神明则属于延伸之意。

第二节 诊病方法

《内经》的诊病方法，是以藏象、病机学说为基础，充分发挥人的感官机能而创建的疾病诊察方法。在诊察对象和内容方面，凡与人类生命活动有关者，均为其所察，因而广泛涉及天、地、人；在诊察方法方面，充分利用眼、耳、鼻、口及手的作用，建立了望（视、察）、闻（听）、问（言）、切（按、扪）四诊。其中凡病人的精神、形态、五官、齿舌、肤色、毛发唾液、二便等为望诊所察；呼吸、语音、气息、嗅味等为闻诊所审；居处、职业、饮食、情志变动、病者的喜恶及病痛特点、发病经过等为问诊所询；脉象、肌肤、胸腹、手足为切诊所循。《内经》的这些诊法，为历来中医临床诊病所遵循，经过后世的发展、完善，形成了独具特色的中医诊法系统。

【原文导读】

11201 夫精明五色者，气之华也①。赤欲如白裹朱，不欲如赭②；白欲如鹅羽，不欲如盐③；青欲如苍璧之泽，不欲如蓝④；黄欲如罗裹雄黄，不欲如黄土⑤；黑欲如重漆色，不欲如地苍⑥。五色精微象见矣⑦，其寿不久也。夫精明者，所以视万物，别白黑，审短长。以长为短，以白为黑，如是则精衰矣⑧。（《素问·脉要精微论》）

11202 夫五脏者，身之强也。头者精明之府，头倾视深，精神将夺矣⑨。背者胸中之府⑩，背曲肩随，府将坏矣。腰者肾之府⑪，转摇不能，肾将惫矣；

---

① 夫精明五色者，气之华也：姚绍虞注："精明以目言，五色以面言。言目之光彩精明，面之五色各正，乃元气充足，故精华发现于外也。"

② 赤欲如白裹朱，不欲如赭：张介宾注："白裹朱，隐然红润而不露也。赭，代赭也，色赤而紫。此火色之善恶也。"

③ 白欲如鹅羽，不欲如盐：《新校正》云："按《甲乙经》作'白欲如白璧之泽，不欲如垩'。"张介宾注："鹅羽白而明，盐色白而暗，此金色之善恶也。"

④ 青欲如苍璧之泽，不欲如蓝：张介宾注："苍璧之泽，青而明润，蓝色青而沉晦，此木色之善恶也。"

⑤ 黄欲如罗裹雄黄，不欲如黄土：张介宾注："罗裹雄黄，光泽而隐，黄土之色，沉滞无神，此土色之善恶也。"

⑥ 黑欲如重漆色，不欲如地苍：《新校正》云："按《甲乙经》作'炭色'。"张介宾注："重漆之色，光彩而润，地之苍黑，枯暗如尘，此水色之善恶也。"

⑦ 五色精微象见矣：于鬯注："此'精微'二字侧而不平，与他文言'精微'者独异。微，盖衰微之义。精微者，精衰也。五色精微象见者，五色精衰象见也。王注云'赭色、盐色、蓝色、黄土色、地苍色见者，精微之败象'。夫精微之败象，岂得但谓之精微象。是误以'精微'二字平列，而增设败字以成义，赘矣。衰微即衰败也。下文云'以长为短，以白为黑，如是则精衰矣'，彼明出精衰，精衰与精微正相应照，亦上下异文同义之例也。篇名题'脉要精微'，义本如此，脉要精微者，犹其题'脉要精终'也。经终，谓十二经脉之终，精微二字义侧，犹经终二字义侧矣。下文云'言而微'，亦谓'言而衰'也。"

⑧ 以长为短，以白为黑，如是则精衰矣：张介宾注："五脏六腑之精气，皆上注于目而为之精，故精聚则神全；若其颠倒错乱，是精衰而神散矣，岂允安之兆哉？"

⑨ 头倾视深，精神将夺矣：张介宾注："头倾者，低垂不能举也。视深者，目陷无光也。脏气失强，故精神之夺如此。"

⑩ 背者胸中之府：张志聪注："肩背为阳，胸腹为阴。阳为腑，阴为脏。心肺居于胸中，而俞在肩背，故背为胸之府。"

⑪ 腰者肾之府：张志聪注："两肾在于腰内，故腰为肾之外府。"

膝者筋之府，屈伸不能，行则偻附，筋将惫矣[①]。骨者髓之府，不能久立，行则振掉，骨将惫矣[②]。得强则生，失强则死[③]。(《素问·脉要精微论》)

11203　凡相五色之奇脉[④]，面黄目青，面黄目赤，面黄目白，面黄目黑者，皆不死也[⑤]。面青目赤，面赤目白，面青目黑，面黑目白，面赤目青，皆死也[⑥]。(《素问·五脏生成》)

11204　雷公问于黄帝曰：五色独决于明堂乎[⑦]？小子未知其所谓也。

黄帝曰：明堂者，鼻也，阙者，眉间也，庭者，颜也[⑧]，蕃者，颊侧也，蔽者，耳门也。其间欲方大，去之十步，皆见于外，如是者寿，必中百岁[⑨]。

雷公曰：五官之辨，奈何？

黄帝曰：明堂骨高以起，平以直，五脏次于中央，六腑挟其两侧[⑩]，首面上于阙庭[⑪]，王宫在于下极[⑫]，五脏安于胸中，真色以致，病色不见，明堂润泽以清，五官恶得无辨乎[⑬]？

雷公曰：其不辨者，可得闻乎？

---

① 膝者筋之府，屈伸不能，行则偻附，筋将惫矣：吴崑注："惫与败同。偻，曲其身也。附，不能自步，附物而行也。惫，坏也。"张介宾注："筋虽主于肝，而维络关节以立此身者，惟膝腘之筋为最，故膝为筋之府。筋惫若是，则诸经之失强也。"

② 骨者髓之府，不能久立，行则振掉，骨将惫矣：张介宾注："髓充于骨，故骨为髓之府，髓空则骨弱无力，此肾脏之失强也。"

③ 得强则生，失强则死：张介宾注："脏强则气强，故生。失强则气竭，故死。"

④ 之奇脉：《新校正》云："按《甲乙经》无'之奇脉'三字。"张琦注："三字衍文。"

⑤ 皆不死也：王冰注："凡色见黄，皆为有胃气，故不死也。"

⑥ 皆死也：王冰注："无黄色而皆死者，以无胃气也。五脏以胃气为本，故无黄色，皆曰死焉。"

⑦ 五色独决于明堂乎：朱永年注："按《五脏生成》云：凡相五色之奇脉，面黄目青、面黄目赤、面黄目白、面黄目黑者，皆不死也。面青目赤、面赤目白、面青目黑、面黑目白、面赤目青，皆死也。盖五脏之气色见于面，五脏之血色见于目也。"

⑧ 庭者，颜也：李中梓注："庭者，天庭也，俗名额角。"

⑨ 其间欲方大，去之十步，皆见于外，如是者寿，必中百岁：张介宾注："十步之外，而骨胳明显，其方大丰隆可知，故能寿终百岁。盖五色之决，不独于明堂也。"

⑩ 明堂骨高以起，平以直，五脏次于中央，六腑挟其两侧：张志聪注："明堂者，鼻也。鼻之准骨，贵高起而平直者也。五脏次于中央，阙庭之中，肺也。阙下者，心也。直下者，肝也。再下者，脾也。脏为阴而主中，故候次于中央也。六腑挟其两侧，肝左者，胆也。方上者，胃也。中次者，大肠也。面王以上者，小肠也。面王以下者，膀胱子处也。腑为阳而主外，故位次于两侧也。肾为水脏，故挟大肠而位于蕃蔽之外，应地居中而海水之在外也。"

⑪ 首面上于阙庭：马莳注："眉间为阙，颜为庭，故庭即首面，所以上于阙庭也。"张志聪注："阙庭者，肺也，肺主天而居上也。"

⑫ 王宫在于下极：张介宾注："下极居两目之中，心之部也。心为君主，故曰王宫。"

⑬ 五脏安于胸中……五官恶得无辨乎：张介宾注："惟五脏和平而安于胸中，则其正色自致，病色不见，明堂必然清润，此五官之所以有辨也。"

黄帝曰：五色之见也，各出其色部。部骨陷者，必不免于病矣。其色部乘袭者，虽病甚，不死矣[①]。（《灵枢 · 五色》）

11205 庭者，首面也[②]；阙上者，咽喉也；阙中者，肺也；下极者，心也；直下者，肝也[③]；肝左者，胆也；下者，脾也；方上者，胃也；中央者，大肠也[④]；挟大肠者，肾也；当肾者，脐也；面王以上者，小肠也；面王以下者，膀胱子处也[⑤]；颧者，肩也；颧后者，臂也；臂下者，手也；目内眦上者，膺乳也；挟绳而上者，背也；循牙车以下者，股也；中央者，膝也；膝以下者，胫也；当胫以下者，足也；巨分者，股里也；巨屈者，膝膑也[⑥]。此五脏六腑肢节之部也，各有部分。（《灵枢 · 五色》）

11206 雷公曰：以色言病之间甚，奈何？黄帝曰：其色粗以明，沉夭者为甚，其色上行者，病益甚，其色下行，如云彻散者，病方已。五色各有脏部，有外部，有内部也[⑦]。色从外部走内部者，其病从外走内；其色从内走外者，其病从内走外。（《灵枢 · 五色》）

---

① 五色之见也……虽病甚，不死矣：朱永年注："五色之见，各出其色部者，谓五脏之病色，各见于本部也。《刺热论》曰：色荣颧骨，热病也。部骨陷者，谓本部之色，隐然陷于骨间者，必不免于病矣。盖病生于内者，从内而外，色隐现于骨者，病已成矣。承袭者，谓子袭母气也。如心部见黄，肝部见赤，肺部见黑，肾部见青，此子之气色承袭于母部，虽病甚不死，盖从子以泄其母病也。"

② 庭者，首面也：马莳注："颜为额中，而此以庭为首面者，正以颜为最上，乃面之首耳。"

③ 阙上者，咽喉也；阙中者，肺也；下极者，心也；直下者，肝也：马莳注："上文言：阙者，两眉间也。而此曰：阙上者，咽喉也。以咽喉之部，在眉间之上耳。又曰阙中者，肺也。以阙之中即眉之间，正为肺之部耳。下极，鼻柱也，在两目之间，五脏肺为最高，而肺下即心，故曰下极者，心也。其心之直下者，即鼻柱而下也，为肝之部。"

④ 肝左者，胆也；下者，脾也；方上者，胃也；中央者，大肠也：马莳注："肝之左，即为胆，则在鼻挟颧之间矣。其肝之下为脾。方者，鼻隧也。面王者，鼻隧之端也。鼻隧之上，即迎香之上，为胃，胃之外为大肠，乃正颧之下。"

⑤ 挟大肠者，肾也；当肾者，脐也；面王以上者，小肠也；面王以下者，膀胱子处也：张介宾注："挟大肠者，颊之上也。四脏皆一，惟肾有两；四脏居腹，惟肾附脊。故四脏次于中央，而肾独应于两颊。肾与脐对，故当肾之下应脐。面王，鼻准也。小肠为腑，应挟两侧，故面王之上，两颧之内，小肠之应也。面王以下者，人中也，是为膀胱子处之应。子处，子宫也。凡人人中平浅而无髭者多无子，是正子处之应。"

⑥ 颧者，肩也……巨屈者，膝膑也：张介宾注："颧为骨之本，而居中部之上，故以应肩。臂接乎肩，故颧后以应臂。手接乎臂也。目内眦上者，阙下两旁也。胸两旁高处为膺。膺乳者，应胸前也。颊之外曰绳，身之后为背，故背应于挟绳之上。牙车，牙床也。牙车以下主下部，故以应股。中央，两牙车之中央也。胫接于膝，足接于胫，以次而下也。巨分者，口旁大纹处也。股里者，股之内侧也。巨屈，颊下曲骨也。膝膑，膝盖骨也。此盖统指膝部而言。"

⑦ 五色各有脏部，有外部，有内部也：张介宾注："各有脏部，统言色脏所属，各有分部也。外部言六腑之表，六腑挟其两侧也。内部言五脏之里，五脏次于中央也。"

11207　沉浊为内，浮泽为外①，黄赤为风，青黑为痛，白为寒②，黄而膏润为脓，赤甚者为血③，痛甚为挛，寒甚为皮不仁④。五色各见其部，察其浮沉，以知浅深；察其泽夭，以观成败；察其散抟，以知远近；视色上下，以知病处；积神于心，以知往今。(《灵枢·五色》)

11208　黄帝曰：以官何候？岐伯曰：以候五脏。故肺病者，喘息鼻张⑤；肝病者，眦青；脾病者，唇黄；心病者，舌卷短，颧赤；肾病者，颧与颜黑⑥。(《灵枢·五阅五使》)

11209　五脏者，中之守也⑦。中盛脏满，气胜伤恐者，声如从室中言，是中气之湿也；言而微，终日乃复言者，此夺气也；衣被不敛，言语善恶，不避亲疏者，此神明之乱也⑧。仓廪不藏者，是门户不要也⑨。水泉不止者，是膀胱不藏也⑩。得守者生，失守者死⑪。(《素问·脉要精微论》)

11210　闭户塞牖，系之病者，数问其情，以从其意⑫，得神者昌，失神者亡。(《素问·移精变气论》)

11211　必审问其所始病，与今之所方病，而后各切循其脉。(《素问·三部九候论》)

---

① 沉浊为内，浮泽为外：李中梓注："色之沉浊晦滞者为里，色之浮泽光明者为表。"

② 黄赤为风，青黑为痛，白为寒：张志聪注："风乃天之阳邪，故色见黄赤。痛为阴痹，故色见青黑。色白为寒。"

③ 黄而膏润为脓，赤甚者为血：马莳注："黄色而如膏之泽者为有脓，赤甚者为有血。"

④ 痛甚为挛，寒甚为皮不仁：马莳注："然青黑虽为痛，而痛甚者又为挛；白者虽为寒，而寒甚者又为皮肤之不仁。不仁者，不知痛痒也。"

⑤ 鼻张：丹波元简注："蒋氏《启微》云：人将死则鼻柱曲缩，故孔则张大上向。"

⑥ 颧与颜黑：丹波元简注："蒋氏《启微》云：土邪来干，故色黑黄，色现颧颜，肾水将绝反乘心火也。"

⑦ 五脏者，中之守也：王冰注："身形之中，五神安守之所也。此则明观五脏也。"《新校正》云："按《甲乙经》及《太素》'守'作'府'。"

⑧ 此神明之乱也：张介宾注："神明将脱，故昏乱若此，心脏之失守也。"

⑨ 仓廪不藏者，是门户不要也：王冰注："仓廪，谓脾胃。门户，谓魄门。《灵兰秘典论》曰：脾胃者，仓廪之官也。《五脏别论》曰：魄门亦为五脏使，水谷不得久藏也。魄门，则肛门也。要，谓禁要。"张介宾注："要，约束也。幽门、阑门、魄门皆仓廪之门户，门户不能固则肠胃不能藏，所以泻利不禁，脾脏之失守也。"

⑩ 水泉不止者，是膀胱不藏也：张介宾注："膀胱与肾为表里，所以藏津液，水泉不止而遗溲失禁，肾脏之失守也。"

⑪ 得守者生，失守者死：吴崑注："上文五音，得守则脏气冲和，故生；失守，则脏气败绝，故死。"

⑫ 闭户塞牖，系之病者，数问其情，以从其意：张介宾注："闭户塞牖，系之病者，欲其静而无忧也。然后从容询其情，委曲顺其意，盖必欲得其欢心，则问者不觉烦，病者不知厌，庶可悉其本末之因而治无误也。"

11212 诊病不问其始，忧患饮食之失节，起居之过度，或伤于毒[①]，不先言此，卒持寸口，何病能中，妄言作名，为粗所穷，此治之四失也。（《素问·征四失论》）

11213 入国问俗，入家问讳，上堂问礼，临病人问所便[②]。（《灵枢·师传》）

11214 帝曰：何谓三部？

岐伯曰：有下部，有中部，有上部，部各有三候，三候者，有天有地有人也，必指而导之，乃以为真[③]。上部天，两额之动脉[④]；上部地，两颊之动脉[⑤]；上部人，耳前之动脉[⑥]。中部天，手太阴[⑦]也；中部地，手阳明[⑧]也；中部人，手少阴[⑨]也。下部天，足厥阴[⑩]也；下部地，足少阴[⑪]也；下部人，足太阴[⑫]也。故下部之天以候肝，地以候肾，人以候脾胃之气。

帝曰：中部之候奈何？

岐伯曰：亦有天，亦有地，亦有人。天以候肺，地以候胸中之气[⑬]，人以候心。

帝曰：上部以何候之？

岐伯曰：亦有天，亦有地，亦有人。天以候头角之气，地以候口齿之气，

---

① 诊病不问其始，忧患饮食之失节，起居之过度，或伤于毒：李中梓注："若不问其始，是不求其本也。如忧患饮食，内因也；起居过度，外因也；伤于毒者，不内外因也。"

② 临病人问所便：张介宾注："便者，相宜也。有居处之宜否，有动静之宜否，有阴阳之宜否，有寒热之宜否，有情性之宜否，有气味之宜否，临病人而失其宜，施治必相左矣，故必问病人之所便，是皆取顺之道也。"

③ 指而导之，乃以为真：张介宾注："指而导之，言必受师之指授，庶得其真也。"

④ 两额之动脉：张介宾注："额旁动脉，当颔厌之分，足少阳脉气所行也。"

⑤ 两颊之动脉：王冰注："在鼻孔下两傍近于巨髎之分，动应于手，足阳明脉气之所行。"张琦注："足阳明之地仓、大迎。"

⑥ 耳前之动脉：王冰注："在耳前陷者中，动应于手，手少阳脉气之所行也。"

⑦ 手太阴：王冰注："谓肺脉也。在掌后寸口中，是谓经渠，动应于手。"

⑧ 手阳明：王冰注："谓大肠脉也。在手大指次指歧骨间，合谷之分，动应于手也。"

⑨ 手少阴：王冰注："谓心脉也。在掌后锐骨之端，神门之分，动应于手也。"

⑩ 足厥阴：吴崑注："肝经脉气所行，五里分也，在气冲下三寸，动脉应手。女子取太冲，在足大指本节后二寸陷中是。"

⑪ 足少阴：王冰注："谓肾脉也。在足内踝后跟骨上陷中，太溪之分，动应手。"

⑫ 足太阴也：张志聪注："在鱼腹上越筋间，箕门之分，动脉应手，足太阴脾脉也，脾为阴脏而居中，故主下部人。"

⑬ 地以候胸中之气：张介宾注："手阳明大肠脉也，大肠小肠皆属于胃，胃脘通于胸中，故以候胸中。"

人以候耳目之气[①]。(《素问·三部九候论》)

11215　寸口主中，人迎主外[②]，两者相应，俱往俱来，若引绳大小齐等，春夏人迎微大，秋冬寸口微大，如是者，命曰平人[③]。(《灵枢·禁服》)

11216　帝曰：气口何以独为五脏主[④]？岐伯曰：胃者，水谷之海，六腑之大源也[⑤]。五味入口，藏于胃以养五脏气，气口亦太阴也[⑥]。是以五脏六腑之气味，皆出于胃，变见于气口[⑦]。(《素问·五脏别论》)

11217　黄帝问曰：平人[⑧]何如？岐伯对曰：人一呼脉再动，一吸脉亦再动，呼吸定息脉五动，闰以太息[⑨]，命曰平人。平人者，不病也。常以不病调病人，医不病，故为病人平息以调之为法[⑩]。人一呼脉一动，一吸脉一动，曰少气。人一呼脉三动，一吸脉三动而躁，尺热曰病温，尺不热脉滑曰病风[⑪]，脉涩曰痹[⑫]。人一

---

① 天以候头角之气，地以候口齿之气，人以候耳目之气：张志聪注："太阳为诸阳主气，其经脉上额交巅，会于脑，出于项，故天以候头角之气；足阳明之气，胃腑之所生也，其经脉起于鼻交頞中，上入齿中，还出夹口，环唇下，故地以候口齿之气；手太阳者，少阴心脏之腑也，其经脉上目锐眦，入耳中，为听宫，故人以候耳目之气。此以膺喉头首，以候三形脏焉。盖阳脏之气在上也。"

② 寸口主中，人迎主外：张介宾注："太阴行气于脏，故寸口主中。阳明行气于腑，故人迎主外。"

③ 春夏人迎微大，秋冬寸口微大，如是者，命曰平人：杨上善注："脉亦如之，上下虽一，因呼吸而动，以春夏之阳，秋冬之阴，故微有大小。春夏阳气盛实，故脉顺之，微大为平；秋冬阴气盛实，故脉顺之，微大为平。平者，和气无病者也。"

④ 气口何以独为五脏主：张介宾注："气口之义，其名有三：手太阴肺经脉也，肺主诸气，气之盛衰见于此，故曰气口；肺朝百脉，脉之大会聚于此，故曰脉口；脉出太渊，其长一寸九分，故曰寸口。是名虽三而实则一耳。五脏六腑之气味，皆出于胃，变见于气口，故为五脏之主。"

⑤ 胃者，水谷之海，六腑之大源也：王冰注："人有四海，水谷之海则其一也。受水谷已，荣养四傍，以其当运化之源，故为六腑之大源也。"

⑥ 气口亦太阴也：张志聪注："水谷入胃，由足太阴脾脏转输，以灌溉四脏，然水入于胃，又由手太阴肺脏之通调四布。谷入于胃，淫精于脉，肺朝百脉，输精于皮毛，毛脉合精，行气于脏腑，是五脏六腑之气味皆出于胃，变现于气口，故曰气口亦太阴也。"

⑦ 是以五脏六腑之气味，皆出于胃，变见于气口：吴崑注："见音现。五脏六腑之气味，皆出于胃，熏蒸于肺，肺得诸脏腑之气，转输于经，故变见于寸口。"

⑧ 平人：张志聪注："平人，平常无病之人。无病之人，自有平常之脉，反常则为病矣，故曰'平人气象论'。气者，经脉之气。象者，脉之形象也。"

⑨ 闰以太息：张介宾注："闰，余也，犹闰月之谓。言平人常息之外，间有一息甚长者，是为闰以太息。"

⑩ 医不病，故为病人平息以调之为法：吴崑注："医不病，则呼吸调匀，故能为病人平息以调脉。若医者病寒，则呼吸迟，病人之脉类于数；医者病热，则呼吸疾，病人之脉类于迟，皆不足以调病人脉也。为法，为则也。"

⑪ 尺热曰病温，尺不热脉滑曰病风：张介宾注："尺热，言尺中近臂之处有热者，必其通身皆热也。脉数躁而身有热，故知为病温。数滑而尺不热者，阳邪盛也，故当病风；然风之伤人，其变不一，不独在于肌表，故尺不热也。"

⑫ 脉涩曰痹：《甲乙经》无此四字。李中梓注："涩为血凝气滞，故当病痹也。"

呼脉四动以上曰死，脉绝不至曰死，乍疏乍数曰死①。（《素问·平人气象论》）

11218　平人之常气禀于胃，胃者，平人之常气也②，人无胃气曰逆，逆者死。春胃微弦曰平③，弦多胃少曰肝病，但弦无胃曰死④，胃而有毛曰秋病，毛甚曰今病⑤。（《素问·平人气象论》）

11219　人以水谷为本，故人绝水谷则死，脉无胃气亦死，所谓无胃气者，但得真脏脉不得胃气也⑥。所谓脉不得胃气者，肝不弦肾不石⑦也。（《素问·平人气象论》）

11220　脉从阴阳，病易已；脉逆阴阳，病难已⑧。脉得四时之顺，曰病无他；脉反四时及不间脏，曰难已⑨。（《素问·平人气象论》）

---

①　脉绝不至曰死，乍疏乍数曰死：张介宾注："脉绝不至，则元气已竭；乍疏乍数，则阴阳败乱无主，均为死脉。"

②　胃者，平人之常气也：张介宾注："土得天地中和之气，长养万物，分王四时，而人胃应之。凡平人之常，受气于谷，谷入于胃，五脏六腑皆以受气，故胃为之本。此胃气者，实平人之常气，有不可以一刻无者，无则为逆，逆则死矣。胃气之见于脉者，如《玉机真脏论》曰：脉弱以滑，是有胃气。《终始篇》曰：邪气来也紧而疾，谷气来也徐而和。是皆胃气之谓。大都脉代时宜无太过无不及，自有一种雍容和缓之状者，便是胃气之脉。"

③　春胃微弦曰平：姚绍虞注："弦者肝脉，肝属木，旺于春。微弦者，弦而缓，肝之平脉，是曰春胃也。所以然者，胃脉缓也。后同。"

④　弦多胃少曰肝病，但弦无胃曰死：吴崑注："弦多胃少，是肝木偏胜而失冲和之气，故为肝病。但有弦急之脉，更无冲和之气，是失其生道，故死。"

⑤　胃而有毛曰秋病，毛甚曰今病：张介宾注："毛为秋脉属金，春时得之，是谓贼邪，以胃气尚存，故至秋而后病。春脉毛甚，则木被金伤，故不必至秋，今即病矣。"

⑥　所谓无胃气者，但得真脏脉不得胃气也：张介宾注："脉无胃气，而真脏之脉独见者死，即前篇所谓但弦无胃，但石无胃之类是也。然但弦但石虽为真脏；若肝无气则不弦，肾无气则不石，亦由五脏不得胃气而然，与真脏无胃者等耳。"

⑦　肝不弦肾不石：高世栻注："至春而肝不微弦，至冬而肾不微石也。"

⑧　脉从阴阳，病易已；脉逆阴阳，病难已：吴崑注："阴病得阴脉，阳病得阳脉，谓之从，病为易已。反者为逆，病则难已。"

⑨　脉得四时之顺，曰病无他；脉反四时及不间脏，曰难已：马莳注："此言脉当与时而相顺也。春病得弦脉，夏病得钩脉，秋病得毛脉，长夏得缓脉，冬病得石脉，则脉得四时之顺，曰病无他。若脉反四时，则春得涩脉，夏得石脉，长夏得弦脉，秋得钩脉，冬得缓脉，是谓反四时者也。"张介宾注："不间脏者，如木必乘土则肝病传脾，土必乘水则脾病传肾之类，是皆传其所胜，不相假借，脉证得此，均名鬼贼，其气相残，为病必甚。若间其所胜之脏而传其所生，是谓间脏，如肝不传脾而传心，心不传肺而传脾，其气相生，虽病亦微。"

11221 四变之动，脉与之上下[①]，以春应中规[②]，夏应中矩[③]，秋应中衡[④]，冬应中权[⑤]。(《素问·脉要精微论》)

11222 夫脉者，血之府也[⑥]。长则气治，短则气病[⑦]；数则烦心，大则病进[⑧]；上盛则气高，下盛则气胀；代则气衰，细则气少，涩则心痛[⑨]；浑浑革至如涌泉，病进而色弊[⑩]；绵绵其去如弦绝，死[⑪]。(《素问·脉要精微论》)

11223 诸急者多寒[⑫]；缓者多热[⑬]；大者多气少血[⑭]；小者血气皆少[⑮]；滑者阳气盛，微有热[⑯]；涩者多血少气，微有寒[⑰]。(《灵枢·邪气脏腑病形》)

---

① 四变之动，脉与之上下：张介宾：“物在天中，天包物外，天地万物，本同一气，凡天地之变，即阴阳之应。故春之暖者，为夏暑之渐也；秋之忿者，为冬怒之渐也。春生夏长，秋收冬藏，是即阴阳四变之动，而脉亦随之以上下也。”

② 春应中规：张介宾注：“规者，所以为圆之器。春气发生，圆活而动，故应中规，而人脉应之，所以圆滑也。”

③ 夏应中矩：王冰注：“夏脉洪大，兼之滑数，如矩之象，可正平之，故以夏应中矩。”

④ 秋应中衡：王冰注：秋脉浮毛，轻涩而散，如秤衡之象，高下必平，故以秋应中衡。

⑤ 冬应中权：张介宾注：“权，秤锤也。冬气闭藏，故应中权，而人脉应之，所以沉石而伏于内也。”

⑥ 夫脉者，血之府也：王冰注：“府，聚也，言血之多少皆聚见于经脉之中也。故《刺志论》曰：脉实血实，脉虚血虚，此其常也，反此者病。由是故也。”

⑦ 长则气治，短则气病：李中梓注：“气足则脉长。气虚则脉短。”

⑧ 数则烦心，大则病进：吴崑注：“数疾为内热，故烦心。洪大为邪盛，故病进也。”

⑨ 代则气衰，细则气少，涩则心痛：张志聪注：“代脉者，动而中止，不能自还，主气之衰败也。《辨脉篇》曰：‘脉萦萦如蜘蛛丝者，阳气衰也。’言脉中之营气、宗气不足，是以脉细如丝。涩主少血，则心虚而为痛矣。”

⑩ 浑浑革至如涌泉，病进而色弊：《脉经》《甲乙经》《千金》均作“浑浑革革，至如涌泉”。王冰注：“浑浑，言脉气浊乱也。革至者，谓脉来弦而大，实而长也。如涌泉者，言脉汩汩，但出而不返也。”

⑪ 绵绵其去如弦绝，死：张介宾注：“若得此脉而病加日进，色加憔弊，甚至绵绵如泻漆，及如弓弦之断绝者，皆真气已竭，故死。”

⑫ 急者多寒：张介宾注：“急者，弦紧之谓。”

⑬ 缓者多热：张介宾注：“缓者，纵缓之状，非后世迟缓之谓。脉象纵缓阳气有余，故多热。”

⑭ 大者多气少血：张介宾注：“大为阳有余，阳盛则阴衰，故多气少血。仲景曰：若脉浮大者，气实血虚也。故脉之大者多浮阳，而气化从乎心也。”

⑮ 小者血气皆少：张介宾注：“小者近于微细，在阳为阳虚，在阴为阴弱，脉体属阴而化从乎肾也。”

⑯ 滑者阳气盛，微有热：张介宾注：“滑脉为阳，气血实也，故为阳气盛而微有热。仲景曰：滑者胃气实。《玉机真脏论》曰：脉弱以滑，是有胃气。故滑脉从乎胃也。”

⑰ 涩者多血少气，微有寒：张介宾注：“涩为气滞，为血少，气血俱虚则阳气不足，故微有寒也。仲景曰：涩者荣气不足。亦血少之谓，而此曰多血，似乎有误。观下文刺涩者无令其血出，少可知矣。涩脉近毛，故气化从乎肺也。”

11224　胃之大络，名曰虚里[①]，贯膈络肺，出于左乳下，其动应衣[②]，脉宗气[③]也。盛喘数绝者，则病在中[④]；结而横，有积矣[⑤]；绝不至，曰死。乳之下，其动应衣，宗气泄也[⑥]。（《素问·平人气象论》）

11225　妇人手少阴脉动甚者，妊子也。（《素问·平人气象论》）

11226　黄帝问于岐伯曰：余欲无视色持脉，独调其尺[⑦]，以言其病，从外知内，为之奈何？

岐伯曰：审其尺之缓急、小大、滑濇，肉之坚脆，而病形定矣。（《灵枢·论疾诊尺》）

11227　尺内两傍，则季胁也，尺外以候肾，尺里以候腹。中附上，左外以候肝，内以候鬲；右外以候胃，内以候脾。上附上，右外以候肺，内以候胸中；左外以候心，内以候膻中。前以候前，后以候后。上竟上者，胸喉中事也；下竟下者，少腹腰股膝胫足中事也。（《素问·脉要精微论》）

【经旨阐释】

1. 面部望诊

有关望诊的文字资料，早在甲骨文中就有所载，《史记》中还载有扁鹊以望诊为著名。至《内经》，以《素问·脉要精微论》《灵枢·五色》为主，对望诊的意义、方法、内容、重要性等做了较全面、系统的阐释，尤以色诊最详。

《内经》之所以提出以望诊辨别病证的方法，其理论依据是《素问·脉要精微论》之

---

① 胃之大络，名曰虚里：杨上善注："虚音墟。虚里，城邑居处也。此胃大络，乃是五脏六腑所禀居处，故曰虚里。"

② 其动应衣："衣"《甲乙经》作"手"。张琦注："'其动应衣'四字衍文。"

③ 宗气：张志聪注："宗气者，胃腑水谷之所生，积于胸中，上出喉咙，以司呼吸，行于十二经隧之中，为脏腑经脉之宗，故曰宗气。"

④ 盛喘数绝者，则病在中：丹波元简注："张云：若虚里动甚而如喘，或数急而兼断绝者，由中气不守而然，故曰病在中。简（按）马、吴、志以喘为病证，非。"

⑤ 结而横，有积矣：丹波元简注："张云：胃气之出必由左乳之下，若有停阻，则结横为积，故凡患症者，多在左肋之下，因胃气积滞而然，如《五十六难》曰：肝之积名曰肥气，在左肋下者。盖以左右上下，分配五行而言耳，而此实胃气所主也。吴云：脉来迟时一止曰结；横，横格于指下也。言虚里之脉结而横是胃中有积。简（按）横，盖谓其动横及于右边，张注以结横不为脉象，恐非。"

⑥ 乳之下，其动应衣，宗气泄也：《新校正》云："按全元起本无此十一字，《甲乙经》亦无，详上下文义，多此十一字，当去。"吴崑注："宗气宜藏不宜泄，乳下虚里之脉，其动应衣，是宗气失藏而外泄也。"

⑦ 余欲无视色持脉，独调其尺：张介宾注："欲诊尺以知脏腑，故曰从外知内。寸口之脉，由尺达寸，故但诊尺部之脉，其内可知。通身形体，难以尽见，然肉之盛衰，必形于腕后，故但察尺部之肉，其外可知。是以独调其尺而病形定矣。"章楠注："此不视色持脉，而独诊其尺肤之缓急、小大、滑涩，肉之坚脆，以定其病也。"

“夫精明五色者，气之华也”、《灵枢·邪气脏腑病形》之“十二经脉，三百六十五络，其血气皆上于面而走空窍”。可见，颜面之色与目之神气皆为脏腑经脉精气汇聚之处，也是其精气盛衰、功能强弱最集中、最显著的外在征象。因此，通过察色也就可以测知脏腑精气之常与变。

《素问·脉要精微论》通过“五欲”“五不欲”之色的论述，阐明了望色的要点，分析五色“欲”与“不欲”之要点及其意义在于：欲，言五色中无论何种颜色，当以明润光泽、含蓄不露为善、为顺，说明五脏精气、经脉气血未衰，或衰之不甚，患病尚轻，预后多良；不欲，言五色中无论何种颜色，若枯槁晦暗、彰然外露为恶、为逆，说明五脏精气、经脉气血衰败，主病甚重，预后不良。

此外，一旦五脏精华毕露、浮越于外、毫无含蓄，则为坏象，显示胃气衰绝而五脏衰败，真气外泄，是疾病趋向死亡的先兆，后人谓之“真脏色”，多表现为“回光返照”“残灯复明”，故《经》曰“五色精微象见矣，其寿不久也”。

其诊识重点在于面部五色、肤色、目色及血络，将面部分成若干部分，相应配属脏腑，然后据五色的沉浮、聚散、泽夭、明暗等，配以五行生克的吉凶顺逆变化，以推断疾病的发生与否、病情所在部位、病势发展的程度、病变预后的良恶等。《灵枢·小针解》曰“上工知相五色于目”，《素问·移精变气论》曰：“色脉者，上帝之所贵也。”《难经》中称望诊“望而知之谓之神”，将其列为四诊之首。迄后，张仲景更是将望色法广泛用之于临床，如太阳病 23 条“面色反有热色者”，48 条“面色缘缘正赤者，阳气怫郁在表”，《金匮要略·脏腑经络先后病》也有“病人有气色见于面部”“鼻头色青，腹中痛，苦冷者死”之载。观《内经》之望色，其特点多为望面色而未及舌色，张仲景则将其发展至望舌之色，成为后世舌诊理论的雏形和基础。

数千年来，中医望诊理论不断完善，终而形成望诊学说，但究其根本，总以《内经》为源头活水。

2. “脉之胃气”与真脏脉

所谓胃气，不仅指胃之功能与胃腑之精气，而应将其视为脾胃纳化水谷、吸收和运输精微的功能与水谷精气的合称，兼功能和物质二方面，是维持人体后天精气的主要来源。其正如本文所言“平人之常气禀于胃。胃者，平人之常气也”“人以水谷为本”，为人体生命与胃气关系的总括。

脉是人体的重要组成部分，脉气也是人体的生命之象，故胃气的变化势必反映于脉象之中。

因为经脉的正常活动赖于胃气，故经脉中含有充足饱满的胃气被视为“平人之脉”。

关于脉有胃气之形象，从“春胃微弦”“夏胃微钩”“长夏胃微耎弱”“秋胃微毛”“冬胃微石”等只言片语中可以窥探到一角。结合《素问·玉机真脏论》之“脉弱以滑，是有胃气”，弱为柔和之意，及《灵枢·终始》之“之谷气来也徐而和”，谷气即脉之胃气，以及张介宾“大都脉代时，宜无太过不及，自有一种雍容和缓之状，便是有胃气之脉”之说，可见有胃气之脉并非单独出现的脉象，而是从各种具体脉象中抽象出来的共同特征，即至数均匀、节律规整、从容和缓、柔和有力、冲和流畅、蕴含生机等综合起来，谓之脉有胃气。

《素问·平人气象论》《素问·玉机真脏论》等篇，强调脉以胃气为本的重要性，脉无胃气则死，脉无胃气又称之为“真脏脉”。

所谓真脏脉是无胃气而脏腑精气外露的脉象，是元气衰竭、胃气衰败的征象，常出现在疾病的危重阶段。真脏脉的特点是无胃、无神、无根。第一，无胃之脉：脉象主要表现为弦硬坚搏，毫无和缓从容之象。第二，无神之脉：主要表现为节律紊乱，时数时迟。第三，无根之脉：主要表现为虚浮外散、浮大虚弱或极度微弱无力。

真脏脉的出现机理，是因为五脏皆禀气于胃，胃为五脏六腑之本，五脏六腑之气必须借助于胃气的滋养、补给或补充，才能至于手太阴肺经，变现于气口脉。《素问·五脏别论》云“五脏六腑之气味，皆出于胃变见于气口”即是。因此，五脏六腑之气只有在胃气的资生和不断补充下，才能分别于当旺时令（四时）于胃气一并到达手太阴肺经的脉口，表现为胃微弦、胃微钩、胃微毛、胃微石的正常四时五脏脉象。真脏脉就是没有胃气之脉，《素问·平人气象论》概括为：“所谓无胃气者，但得真脏脉，不得胃气也。”真脏脉的出现，意味着邪气盛极、精气衰竭、胃气败亡。《素问·平人气象论》云：“人以水谷为本，故人绝水谷则死，脉无胃气亦死。”所以，凡是出现真脏脉，则胃气便在诊断中具有重要的意义。

3. 《内经》按诊的研究

按诊，是以手触按病人胸腹、肌肤、手足及其他部位的一种诊断方法。

《内经》中主要讨论了按胸腹、按尺肤、按手足等方法。

第一，按胸腹。按胸部，主要是按虚里，亦称虚里诊。虚里，位于左乳下，第4、5肋间心尖搏动处，候之可诊察宗气的盛衰和病变。《素问·平人气象论》云：“胃之大络，名曰虚里、贯鬲络肺，出于左乳下，其动应衣（衣，当为“手”），脉宗气也。盛喘数绝者，则病在中；结而横，有积矣；绝不至，曰死。乳之下，其动应衣，宗气泄也。”虚里按之应手，动而不紧，缓而不急，是为正常。如按之动微而不显，为不及，是宗气内虚；若动而应衣，为太过，是宗气外泄；若搏动绝止，为宗气已尽，是危重之证。

关于虚里名字的由来，杨上善云：“虚里，城邑居处也，此胃大络，乃是五脏六腑所禀居处，故曰虚里。”虚里是足阳明胃经除丰隆外支出的又一大络，其脉从胃贯穿膈膜联络于肺，出于左乳之下，形成搏动区，故后人也将心尖搏动处谓之虚里。

关于虚里诊法的临床意义，经文中有着明确的答复“脉宗气也”。诊虚里候宗气之原理在于：宗气是胃府水谷之气所化，与吸入之清气相合积于胸中，宗气的产生与胃气相关，故胃气强则宗气盛、胃气弱则宗气衰。虚里既为胃之大络，故宗气盛衰自然可通过其络反映于心尖搏动处，而宗气之盛衰又间接反映了胃气之强弱，此与寸口脉测胃气之原理相似。

从《素问·平人气象论》所举范例我们可窥探出虚里诊法的诊断作用：

首先，定病位，若其搏动急数、频有间歇，多系上焦心肺有疾。

其次，定病性，若其搏动慢且有力，横格于指下，偶有间歇，多系气滞血瘀内有积聚。

最后，测预后，若其搏动中断、绝而不复，或搏动剧烈、引衣而动，多系胃中气绝、宗气衰败甚则大泄，预后不佳。

虚里诊法的提出，颇受后世医家重视，又由于其所处的位置特殊，作为切诊方法多用于儿科疾病，王士雄曰："小儿则脉候难凭，揣此尤可据。"

此外临床如遇暴厥、大虚大实脉伏不见者，应用虚里诊法也可协助诊断。

按腹部，主要用于肿胀、积聚等的诊断。如《灵枢·水胀》说："肤胀者……按其腹窅而不起，腹色不变，此其候也。""水始起也……足胫肿，腹乃大，其水已成矣。以手按其腹，随手而起，如裹水之状，此其候也。"此即以手按腹，视其腹之窅而不起或随手而起，来区别水胀和肤胀。此外，《灵枢·水胀》还有肠蕈"按之则坚，推之则移"的记载，均是《内经》腹部按诊的范例，对后世具有一定启发意义。

第二，按尺肤。是指按病人两臂肘关节以下至掌后横纹处的肌肤，以诊察疾病的一种方法。具体是将尺部皮肤分别归属于各个脏腑，从而诊候相关脏腑之病变。尺肤的脏腑分部是，"尺内两傍，则季胁也，尺外以候肾，尺里以候腹。中附上，左外以候肝，内以候鬲；右外以候胃，内以候脾。上附上，右外以候肺，内以候胸中；左外以候心，内以候膻中。前以候前，后以候后。上竟上者，胸喉中事也；下竟下者，少腹腰股膝胫足中事也"（《素问·脉要精微论》）。尺肤诊法，主要是审察尺肤的缓急、大小、滑涩等来推测病变。故《灵枢·论疾诊尺》说："审其尺之缓急、小大、滑涩，肉之坚脆，而病形定矣。"对具体病变的诊察，《内经》亦有多处论述，如《灵枢·邪气脏腑病形》说："诸急者多寒，缓者多热，大者多气少血，小者血气皆少，滑者阳气盛微有热，涩者多血少气微有寒。"《灵枢·论疾诊尺》又说："尺肤滑而泽脂者，风也。尺肤涩者，风痹也。""尺肉弱者，解亦，安卧脱肉者，寒热不治……尺肤粗如枯鱼之鳞者，水泆饮也。"以上均是从尺肤的缓急、大小、滑涩及肉之坚脆诊察疾病之例。此外，《内经》强调，在运用尺肤诊法时，应注意与色、脉合参，如《灵枢·邪气脏腑病形》说："夫色脉与尺之相应也，如桴鼓影响之相应也，不得相失也……色脉形肉不得相失也，故知一则为工，知二则为神，知三则神且明矣。"

尽管《内经》中的寸口切脉法未划分寸关尺三部，但《难经》脉分寸关尺之脉象定位说，显然是受到尺肤诊脏腑定位的启迪而形成的，也可能正因为此，尺肤诊法渐渐丧失了其作用，淡出了中医诊法的历史舞台。

第三，按手足。按手足的寒温可以测知病证的寒热，如《灵枢·论疾诊尺》说："掌中热者腹中热，掌中寒者腹中寒。"对小儿，按手足寒热还可辅助判断疾病的须后，如《灵枢·论疾诊尺》说："婴儿病……大便赤瓣飧泄，脉小者，手足寒，难已；飧泄，脉小，手足温，泄易也。"

此外，《内经》中还有按俞穴以诊治疾病的记载，如《灵枢·背俞》说："欲得而验之。按其处，应在中而痛解，乃其腧也。"脏腑的病变通过经络的作用可以反映于相应的穴位上，因此，按压这些穴位，就能够诊察相关脏腑的病变。脉象、肌肤、胸腹、手足为切诊所循。

4.《内经》中的诊脉方法

中医的脉诊早在《内经》成书之前就广泛运用了，但缺乏理论性与系统性，至《内经》才有了对脉诊的原理、部位、方法、脉象主病等内容的全面论述，《素问·脉要精微论》《素问·平人气象论》《素问·玉机真脏论》《素问·三部九候论》专论脉诊，尚有大量内容散载于各篇。

综观《内经》脉诊方法，主要可归纳为以下四种：

第一，脏腑经脉遍诊法。脏腑经脉遍诊法是《内经》诊法的一个重要内容。《素问·大奇论》详细地论述了心脉、肝脉、肾脉、肺脉、脾脉的大、小、缓、急、沉、涩、滑、结所出现的各种病证，指出五脏脉表现不同主病不同，同时也指出："三阳急为瘕，三阴急为疝，二阴急为痫厥，二阳急为惊。"明确提出太阳、太阴、少阴、阳明脉弦急所主的各种病证。这就在五脏脉之外又提出了膀胱与胃的脉象变化。而众所周知，《内经》并无寸口各部分属脏腑之论，如果这样，则必然就有某些其他部位可以诊察心脉、肝脉、十二经脉等。这些部位实际上就是各条经脉的"动脉"之处，《内经》中也明确记载了诊察动脉来测知各条经脉的情况。另外《难经·一难》更明确指出："十二经皆有动脉。独取寸口，以决五脏六腑死生吉凶之法，何谓也?"说明《难经》以前确有诊察十二经动脉之法，而《难经》则提倡十二经动脉中独取手太阴动脉寸口之法，这实是一个飞跃，但并不能因此而否定并无诊察十二经动脉之法。

第二，三部九候遍身诊法。三部九候遍身诊法见于《素问·三部九候论》，将人体头部、上肢、下肢分成上、中、下三部，每部各有天、地、人三候，这些部位统称为三部九候。上部：天——两额动脉（太阳），候头部病变；人——两侧耳前动脉（耳门），候耳目病变；地——两颊动脉（地仓、大迎），候口齿病变。中部：天——手太阴肺经动脉（寸口），候肺；人——手少阴心经动脉（神门），候心；地——手阳明大肠经动脉（合谷），候胸中。下部：天——足厥阴肝经动脉（五里，妇女取太冲），候肝；人——足太阴脾经动脉（箕门），候脾，候胃气配足阳明胃经动脉（冲阳）；地——足少阴肾经动脉（太溪），候肾。

第三，人迎寸口诊脉法。《灵枢·经脉》在主述经脉循行与病变之时，介绍了人迎寸口合诊法。因寸口脉属于手太阴肺经，则以候三阴经盛衰为要；因人迎脉属于足阳明胃经，则以候三阳经盛衰为要。一般而言，阴脉实证可见寸口大于人迎脉，阴脉不足可见寸口反小于人迎脉；阳脉实证可见人迎大于寸口，阳脉不足可见人迎反小于寸口脉。故人迎寸口盛衰对比的诊脉方法，皆在辨经脉虚实程度之不同。有关于此，于《灵枢·禁服》《灵枢·终始》篇中也有所载。

第四，独取寸口诊脉法。《内经》时代，独取寸口诊法只是作为其众多诊脉方法的一种，但其重要地位和不可疏忽的诊断价值已初显端倪，为此后《难经》独取寸口诊法的确立奠定了基础。《素问·经脉别论》之"气口成寸，以决死生"，《素问·五脏别论》之"气口何以独为五脏主"，已非常明确地强调了独取寸口的诊断价值。《素问·脉要精微论》《素问·平人气象论》等篇列举了寸口脉的数十种脉象，已相当全面，王叔和便据此结合临床实践，著《脉经》，总结归纳了24种脉象。

此外，内经论及诊十二经动脉法，通过切按十二经动脉，以诊察各经脉及其所络属的脏腑气血的病变。在《灵枢·经脉》中"是动则病……"就是讲这种诊脉法。

《内经》在"人与天地相参"的思想的指导下，取自然界有"天地人"以应"九野"的观点，将人体分为上、中、下三部，每部又分天、地、人三候，合为九候。每候分主相应的脏腑组织器官，从而建立了《内经》三部九候诊脉法，这是一种全身遍诊之法。除三部九候遍诊法之外，《内经》还有独取寸口和人迎寸口对比等多种诊脉法。虽然如此，但从实际运用而言，《内经》脉诊以三部九候遍诊法为主，寸口脉法至《难经》才臻于完善，延用至今。寸口诊脉法除了诊查方便之外，更重要的还是它可以了解五脏六腑及人体各器官生理状态和病理变化，甚至还可以预测疾病的善恶吉凶。所以后来取代三部九候遍诊法成为中医学中最主要的诊脉法。

5. 独取寸口的机理

气口又称脉口、寸口，即两手桡骨头内侧桡动脉的诊脉部位，如张介宾云："气口之义，其名有三。手太阴肺经脉也。肺主诸气，气之盛衰见于此，故曰气口。肺朝百脉，脉之大会聚于此，故曰脉口。脉出太渊，其长一寸九分，故曰寸口。是名虽三而实则一耳。"其机理可以总结归纳为以下几个方面：

首先，寸口脉属于手太阴肺经。肺主气、主治节、朝百脉。肺主气是指通过肺呼吸自然界清气，并与水谷之气相结合而为宗气，宗气具有推动脉中气血运行的作用；肺主治节是指肺能调节脏腑气血，使之正常运行而不紊乱；肺朝百脉是由于肺脉为十二经脉之始终，全身经脉气血都要朝会于肺，然后在肺的宣降作用下，通过"百脉"将气血、津液、水谷精微运行到各脏腑器官。因此，五脏六腑的盛衰情况，必然会在肺脉上反映出来。寸口脉是肺脉气血最旺盛、经气流注最显著的部位，最能反映经气的变化。寸口脉是肺经的经渠、太渊穴位，经渠是肺经的经穴，太渊是肺经的输穴。《灵枢·九针十二原》云："所注为输，所行为经。"经穴和输穴是气血行经流注旺盛之处，而太渊又为脉之会，为气血流注最为显著的浅表部位。总之，手太阴肺经为十二经脉流注之始，加之肺朝百脉、主一身之气，可知手太阴肺经与十二经脉、五脏六腑、全身气血都有着密切的生理联系，因此，寸口脉的脉搏变化是最显著和具有代表性的，选择此处作为脉诊部位，最容易诊查出经脉气血的变化。

其次，寸口脉与胃气的生理联系。寸口脉虽为手太阴肺经的动脉，但手太阴肺经起于中焦，如《灵枢·经水》云："肺手太阴之脉，起于中焦，下络大肠，还循胃口，上膈属肺。"正是这种生理上的联系，使脾运化水谷精微，必先上输于肺，通过肺朝百脉再输送到全身，故肺经寸口脉就能反映脾胃的盛衰变化，所以《素问·五脏别论》云："五脏六腑之气味，皆出于胃，变见于气口。"五脏六腑、四肢百骸都是依靠脾胃输送水谷精微来供养，胃气的盛衰强弱直接影响脏腑精气之盛衰，因此，胃气在五脏六腑的生理机能活动中起着极为重要的作用。寸口脉与胃气的关系极其密切，胃气的盛衰变化可以直接反映到寸口脉上。因此，一般切脉诊病时应把测定脉中有无"胃气"作为一项极其重要的内容，通过诊脉可以间接地推知胃气的盛衰变化、脏腑生理功能状态及相应的病理变化。

同时，寸口脉还能反映肾气的变化。虽然《内经》对此并无明确说明，但是后世医学理论有所阐发。手太阴肺经的输穴"太渊"有代替原穴的作用。原穴是先天原气（元气）所灌注之处。《难经·六十六难》云："然脐下肾间动气者，人之生命也，十二经之根本也，故名曰原。"肾间动气（元气）通过三焦到达全身，并发挥其生命活动原动力的强大作用。三焦运行元气到达"原穴"、而"太渊"是肺经的原穴，当然能反映肾脏元气的变化情况。因而，诊查寸口脉即可察知宗气、水谷精气、元气的变动情况，又可了解五脏六腑的功能动态，是诊脉的最理想部位。

综上所述，寸口脉与肺、胃、肾都有直接而密切的联系，并且通过肺、胃、肾又与五脏六腑、经脉气血、四肢百骸乃至全身内外上下形成生理联系和相互依赖、相互影响的关系。

因而，临床上切按寸口脉可以测知人体脏腑器官组织的活动状态及一切病理变化，判断其证候情况，预测预后转归；是中医学重要的诊疗方法。

【后世发挥】

1. 望色诊病

《灵枢·五色》望色所总结提炼的要领，对后世中医望诊学说的形成具有指导意义，汪宏在《望诊遵经》中据此而倡望诊十法，即：浮沉、清浊、微甚、散抟、夭泽，用以鉴别疾病之表里、阴阳、虚实、新久及轻重。其书就浮沉言“色显于皮肤间者，谓之浮；隐于皮肤内者，谓之沉。浮者，病在表；沉者，病在里。初浮而后沉者，病自表而之里；初沉而后浮者，病自里而之表”；就清浊言“清者清明，其色舒也；浊者浊暗，其色惨也。清者，病在阳；浊者，病在阴。自清而浊，阳病入阴；自浊而清，阴病转阳”；就微甚言“色浅淡者谓之微，色深浓者谓之甚。微者，正气之虚；甚者，邪气之实。自微而甚，则先虚而后实；自甚而微，则先实而后虚”；就散抟言“散者疏离，其色开也；抟者壅滞，其色闭也。散者病近将解，抟者病久渐聚。先抟而后散者，病虽久而将解；先散而后抟者，病虽近而渐聚”；就夭泽言“气色滋润谓之泽，气色枯槁谓之夭。泽者主生，夭者主死。将夭而渐泽者，精神复盛；先泽而渐夭者，血气益衰”。这些论述极大发展与丰富了《内经》望色诊病之内容。

总之，《内经》所论面部五色的诊病方法，已发展成为中医诊断学望诊的主要内容，为历代医家所重视。

2. 寸口脉脏腑分候的异同

寸口脉分候脏腑法，是在独取寸口法基础上发展起来的，属于独取寸口诊脉体系中的重要组成部分。《内经》对于寸口分候脏腑的起源、寸口与脏腑对应关系等问题认识如下：

第一，寸口脉分候脏腑的渊源：在《内经》中，已经从下述几个方面论证了脉象与脏腑精气之间的关系。《素问·三部九候论》说：“何谓三部？岐伯曰：有下部，有中部，有上部。部各有三候，三候者，有天有地有人也。……中部天，手太阴也……。”这里说的三部，虽不是指寸口脉的寸关尺三部，但它提示了十二经脉的脉动之处，皆可分候五脏六腑之气。其中，手太阴肺经可以候肺气。不但如此，手太阴肺经的寸口脉还可以总候五脏六腑之气。《素问·五脏别论》指出：“气口何以独为五脏主？岐伯曰：胃者，水谷之海，六府之大源也。五味入口，藏于胃，以养五脏气。气口亦太阴也，是以五脏六腑之气味，皆出于胃，变见于气口。”《素问·经脉别论》也说：“气口成寸，以决死生。”这就是说，五脏六腑之精气虽源于胃，但是都可以通过“肺朝百脉”与手太阴经脉联系沟通，并且由于“寸口”在肺经上的特殊地位，则使五脏六腑精气的盛衰能够反映在寸口。所以切按寸口脉可以了解五脏六腑及其经络的病理生理信息，判断疾病预后好坏。《内经》对切按寸口脉原理的阐述，实则为寸口分候脏腑奠定了理论基础。寸口脉与脏腑之间具体对应关系如何？《素问·脉要精微论》说：“尺内两傍，则季胁也，尺外以候肾，尺里以候腹中（中字应下属。守)。附上，左外以候肝，内以候鬲；右外以候胃，内以候脾。上附上，右外以候肺，内以候胸中；左外以候心，内以候膻中。前以候前，后以候后。上竟上者，胸喉中事也；下竟下者，少腹腰股膝胫足中事也。”多数医家认为这就是寸口脉分候脏腑的滥觞。所谓“上附上”“中附上”“尺内”实际上就是后世的寸关尺三部。

第二，寸口脉分候脏腑的确立：继《内经》之后，《难经》全面继承其脉学理论，明确提出寸关尺三部与脏腑的对应关系，《难经·十八难》说：“脉有三部九候，各何所主之？然，三部者，寸关尺也，九候者，浮中沉也，上部法天，主胸以上至头之有疾也；中部法人，主膈以下至脐之有疾也；下部法地，主脐以下至足之有疾也。”这种方法将人体分成上、中、下三部分，各部分中的脏腑器官分别候寸关尺。这样在《难经》中寸口脉的脏腑分候便得以确定。

从以上论述可以看出，《难经》寸口脉分候脏腑法的确定，是对《内经》与此相关的脉学理论的全面继承。首先，关于寸口脉与脏腑相互关系的认识，完全接受了《内经》有关论述的观点，并予以发扬。其次，寸口三部的脏腑分属关系也是对《素问·脉要精微论》之：“尺内两傍……”“上竟上者……”内容的发挥。所以，从《难经》分候法的确立也可以看出寸口脉分候脏腑的理论源于《内经》。

至《难经》提出寸关尺三部与脏腑的对应关系后，后世医家根据藏象学说及临床经验，对《难经》寸口三部与脏腑配属关系作了调整，各家与《难经》对两手寸口三部与脏腑配属关系的不同见解，见表11-1。

表11-1　寸关尺三部与脏腑配属关系表

书名	寸		关		尺	
	左	右	左	右	左	右
《难经》	手少阴、手太阳	手太阴、手阳明	足厥阴、足少阳	足太阴、足阳明	足少阴、足太阳	手厥阴、手少阳
《脉经》	心、小肠	肺、大肠	肝、胆	脾、胃	肾、膀胱	肾、膀胱
《千金方》	心	肺	肝	脾	肾	肾
《脉诀》	心、小肠	肺、大肠	肝、胆	脾、胃	肾	命门
《诊家枢要》	心、小肠	肺、大肠	肝、胆	脾、胃	肾、膀胱	心包、三焦
《濒湖脉学》	心、胸中	肺、胸中	肝、膈下	脾、膈下	肾、脐下	肾、脐下
《景岳全书》	心、心包络	肺、膻中	肝、胆	脾、胃	肾、膀胱、大肠	肾、三焦、命门、小肠
《医宗金鉴》	心、膻中	肺、胸中	肝、胆、膈	脾、胃	肾、膀胱、小肠	肾、大肠

从各家之说看，五脏诊脉部位基本一致，分歧主要有二：一是心包在右尺还是在左寸；二是大小肠配于寸部还是尺部。《难经》以心包络属少阳火而配于右尺，《诊家枢要》从之，《景岳全书》等以其为心之外围而附于左寸，各有道理。大小肠的配属亦如此，《难经》《脉

经》等按脏腑相合关系配于两寸，《景岳全书》《医宗金鉴》则以其居于腹中而按“上竟上，下竟下”原则而配属于两尺，各有道理。陈修园认为：“大小肠经无明训，各家之说俱有近理之处而不可拘，当与病证相参，为有得之说。”李时珍更指出“两手六部皆肺经之脉，特取此以候五脏六腑之气耳，非五脏六腑所居之处也”，亦对理解三部脉配属脏腑这一理论有较大的启发。

【注家争鸣】

1. “头者精明之府”的理解

吴崑注：六阳清气上升于头，故头为精明之府。盖七窍皆以神用，故同谓之精明。

张介宾注：五脏六府之精气，皆上升于头，以成七窍之用，故头为精明之府。

张志聪注：诸阳之神气，上会于头，诸髓之精，上聚于脑，故头为精髓神明之府。

高世栻注：人身精气，上会于头，神明上出于目，故头者精明之府。

[按]

关于精明，一解为目；一解为精气神明，即精气上注形成五官七窍的视听嗅味等功能。据《内经》本义而言，似以后者为是。

2. “五脏者，中之守也，中盛脏满，气胜伤恐者，声如从室中言，是中气之湿也”的理解

王冰注：身形之中，五神安守之所也。此则明观五脏也。中，谓腹中。盛，谓气盛。脏，谓肺脏。气胜，谓胜于呼吸而喘息变易也。夫腹中气盛，肺脏充满，气胜息变，善伤于恐，雷声不发，如在室中者，皆腹中有湿气乃尔也。

滑寿注：言声不发如在室中者，腹中有湿气也。中盛谓腹中气盛，藏于肺脏。胜谓胜于呼吸而喘息变易也。腹中气盛，肺脏充满，气胜息变，善伤于恐。

吴崑注：下文所言五脏者，里气所恃以为守。中，腹中。盛，大也。脏满，脏气壅塞而满也。气胜，息高也。伤，悲伤。恐，惧也。伤为肺志，恐为肾志，盖肺气不利则悲，湿土刑肾则恐也。声如从室中言，湿淫于内。吐气难而声不显也。若此者，是中气之湿为患。

马莳注：此言五脏为身之守，而失守则死也。夫五脏在人，乃为中之守也。今腹中甚盛，脏气胀满，气胜而喘，善伤于恐，其声如从室中所言，混浊难闻，是乃中气之湿所致也，肺脾肾三脏失守。

张介宾注：五脏者各有所藏，藏而勿失则精神完固，故为中之守也。中，胸腹也。脏，脏腑也。盛满，胀急也。气胜，喘息也。伤恐者，肾受伤也。声如从室中言，混浊不清也。是皆水气上逆之候，故为中气之湿证，此脾肺肾三脏之失守也。

张志聪注：此论五脏之精气，而发于音声也。五脏守于中，而外发于音声者，脏精之所发也。盖言声色现于外，而五脏之精，守而不溢者也。《经》云：“五脏主藏精者也。”故曰：“五脏者，中之守也。”肾为水脏，受五脏之精而藏之，如肾不受藏，则中盛脏满矣。恐为肾志，如肾气不藏，而反胜于中，则伤动其肾志矣，气胜伤恐，则精亦外溢，故曰此中气之湿也。声如从室中言者，音不响亮而声不外出也。此言肾为生气之原，音声由肾气之所发，如肾脏之精气不藏，则发声之如是也。

张琦注：“气胜”五字衍文。湿伤脾土，故中满盛而声微不清。

［按］

对于“五脏者，中之守”历代医家认识并无多大不同，五脏所藏精气守持于内，为生命现象的主宰，藏而不泻，宜守不宜失，故曰“中之守”。让医家不解的是“气胜伤恐者”。所以有些医家，如张琦直接删去这五字，今审上下文义，“气胜伤恐者”确实难以阐明，存疑待考。

3. “言而微，终日乃复言者，此夺气也”的理解

王冰注：若言音微细，声断不续，甚夺其气乃如是也。

吴崑注：言语轻微，难于接续，俟之终日，乃能复言，惟夺于气者如此。

马莳注：言之所发者，本非终日之久，而声不接续，言而复言者，此乃正气之夺也。肺脏失守。

张介宾注：气虚之甚，故声不接续，肺脏失守也。

张志聪注：此言五脏之精气虚，而发声之如是也。微者，声气衰微也。终日复言者，气不接续也。《伤寒论》曰：实则谵语，虚则郑声。郑声者，重语也。

于鬯注：“日”字当衍。言而微，终乃复言，终者，一言一语之终，非终日也。终日乃复言，决无之事。

［按］

历代医家对“终日乃复言”的理解可分为两类，一是言语稀少，一是言语重复。两者都可由气虚引起，依据《伤寒论》“虚则郑声”将之理解为言语重复比较合适。

4. “上盛则气高，下盛则气胀”的理解

王冰注：上，谓寸口。下，谓尺中。盛，谓盛满。

吴崑注：脉之升者为上，上盛则病气高。高，粗也。脉之降者为下，下盛则病气胀。

马莳注：上者寸也，寸盛者为气居于高。下者寸之下，即关也，下盛者为气胀于中。

张介宾注：寸为上，上盛者，邪壅于上也。气高者，喘满之谓。关尺为下，下盛者邪滞于下，故腹为胀满。

李中梓注：上盛者，寸脉盛也。气高者，火亢气逆也。下盛者，关尺脉盛也，邪入于下，故为胀满。

张志聪注：上盛谓寸口脉盛，主气上升而气高。下盛谓尺中脉盛，主气下逆而为胀。

丹波元简注：诸家以上下为寸尺之义，而《内经》有寸口之称无分三部而为寸关尺之说，乃以《难经》以降之见读斯经，并不可从。此言上下者，指上部下部之诸脉（详见《三部九候论》）。

［按］

关于“上盛则气高，下盛则气胀”中“上”“下”所指，历代医家绝大多数都是从寸关尺入手解释，惟独丹波元简力排众议，一语中的。《内经》时期虽有“独取寸口”之说，却无寸关尺之分部，其诊脉依旧以三部九候为主要方法，所以对此句的理解也能看出丹波元简研究经旨的深厚功底。又，程士德《内经讲义》云“上，下，指寸口脉的上下部”，亦可参。

5. “妇人手少阴脉动甚者，妊子也”的理解

杨上善注：手少阴脉，心经脉也。心脉主血，女子怀子，则月血外闭不通，故手少阴脉内盛，所以动也。

王冰注：手少阴脉，谓掌后陷者中，当小指动而应手者也。

《新校正》云：按全元起本作“足少阴”。

马莳注：此言妇人妊子之脉也。左手寸部属手少阴心经，而手太阳小肠经脉为之表里。《脉赋》云：太阳大是男娠。故知手少阴之脉动甚者，为妊男子也。《灵枢·论疾诊尺篇》与此同。后世更手为足，盖不考二经皆同故也。由此推之，则右手寸部属手太阴肺经，当为妊女子者可推矣。

张介宾注：手少阴，心脉也。《脉要精微论》曰：上附上，左外以候心。故心脉当诊于左寸。动甚者，流利滑动也。心生血，血王乃能胎，妇人心脉动甚者，血而然，故当妊子。启玄子云：手少阴脉，谓掌后陷者中，当小指动而应手者也。盖指心经之脉，即神门穴也，其说甚善；然以余之验，左寸亦应。任，妊同，孕也。

张志聪注：此复言诊尺之微妙，非惟知病，而妇人之妊子，亦可以分别也。子，男子也。以妇人之两手尺部候之，若左手之少阴肾脉动盛者，当妊子，以左男而右女也。

［按］

神门孕脉诊法即以神门脉动滑而有力测候妊娠，乃古孕脉之一。王冰、吴崑等人所注较为正确，然其他医家结合自身体会也有所发明，均可参考。

6. “尺内两傍，则季胁也，尺外以候肾，尺里以候腹”的理解

杨上善注：从关至尺泽为尺也。季胁之部当在尺中央两傍，不在尺外两傍，季胁有病当见此处。尺中两傍之外，以候两肾之有病，当见此部也。自尺内两中间，总候腹中。

张介宾注：尺内者，关前曰寸，关后曰尺，故曰尺内。季胁，小肋也，在胁下两旁，为肾所近。故自季胁之下，皆尺内主之。

［按］

历代医家的争议在于“尺”到底是指尺肤还是寸关尺之尺，根据原文，此处应指尺肤为宜。尺肤，即前臂内侧由肘至腕的皮肤。尺肤诊属切诊内容之一，通过诊察尺肤的不同部位，分候脏腑及全身，其主要方法是触、按，配合望诊，察尺肤及腕肘关节间肌肤的大小、缓急、滑涩及寒热。目前，此诊法虽在临床已较少应用，但对诊察某些病证的寒热和津液的盈亏，特别是温热病，仍有一定的临床价值，值得进一步研究。

第十二章　《内经》的治疗观

在疾病观基础上，《内经》提出审机论治的诊治原则，是辨证论治的雏形。审机，即审察病机，就是通过对临床病证的收集、整理、分析、综合，确定其病变本质。它是对疾病过程中致病因素与机体相互作用所产生的整体机能失调之本质的概括，因时而异、因人而别，作为诊断过程，后世演化为“辨证”，于是“证”成为诊断概念和治疗对象，由此决定了中医治疗学的基本特点是整体机能的动态、综合协调。它将治疗个体化，强调治患病之人；提倡各种方法配合应用，强调综合疗法；它的逆从求本、标本缓急、病治异同及虚实补泻、寒热温清、因势利导等治则，颇似系统调控方法。这种治疗观念和思路，在治人与治病的关系上，更重视人；在整体与局部、机能与形质关系的处理上，更重视整体、重视机能；对病变共性和个性的关注上，更重视共性。

第一节　治疗思想

治疗思想，即关于疾病治疗的观念，是形成治则治法及使用治疗手段的指导思想。《内经》的治疗思想，是在长期医疗实践中形成的，与传统文化和古代哲学的影响有密切关系。其主要内容包括：医道法自然，遵循生命活动固有规律，协助人体自身功能恢复健康；强调人与生存环境的协调统一，治疗要法天、则地、顺应人事，做到因时、因地、因人制宜；提出“治未病”思想，以防为先，预防疾病发生，预防病邪传变；主张“病为本，医为标”，提倡医患配合；坚持形神共治、心身共治，突出调神治心在疾病治疗中的重要地位。《内经》的治疗思想，为中医治疗学的发展奠定了理论基础。

【原文导读】

12101　岐伯曰：圣人之为道者，上合于天，下合于地，中合于人事，必有明法，以起度数，法式检押①，乃后可传焉。故匠人不能释尺寸而意短长，废绳

① 法式检押：“检押”同“检柙”。《后汉书·仲长统传·法诫篇》云：“是妇女之检柙。”注曰：“检柙，犹规矩也。”黄元御注：“法式检押，有法式以为之检押也。”

墨而起平木也，工人不能置规而为圆，去矩而为方。知用此者，固自然之物，易用之教，逆顺之常也①。(《灵枢·逆顺肥瘦》)

12102　化不可代，时不可违②。夫经络以通，血气以从，复其不足，与众齐同，养之和之，静以待时③，谨守其气，无使倾移，其形乃彰，生气以长，命曰圣王④。故《大要》曰：无代化，无违时，必养必和，待其来复⑤。此之谓也。(《素问·五常政大论》)

12103　故邪风之至，疾如风雨⑥，故善治者治皮毛⑦，其次治肌肤⑧，其次治筋脉⑨，其次治六腑⑩，其次治五脏⑪。治五脏者，半死半生也⑫。故天之邪

---

① 知用此者，固自然之物，易用之教，逆顺之常也：杨上善注："因其自然，故其教用易，是故违之则为逆，顺之得常也。夫自然者，非为自能与也，所谓因气之滑涩，血之清浊，行之逆顺，通之如临深决水，取自然之便而水可竭，故曰自然也。"

② 化不可代，时不可违：王冰注："化，谓造化也。代大匠斲，犹伤其手，况造化之气，人能以力代之乎。夫生长收藏，各应四时之化，虽巧智者亦无能先时而致之，明非人力所及。由是观之，则物之生长收藏化，必待其时也。物之成败理乱，亦待其时也。物既有之，人亦宜然。或言力必可致，而能代造化、违四时者，妄也。"

③ 养之和之，静以待时："张介宾注：养者，养以气味。和者，和以性情。静以待时者，预有修为而待时以复也。如阳虚者喜春夏，阴虚者喜秋冬，病在肝者愈于夏，病在心者愈于长夏，病在脾者愈于秋，病在肺者愈于冬，病在肾者愈于春，皆其义也。"

④ 圣王：吴崑注："圣道无欲速，王道无近功。"

⑤ 故《大要》曰：无代化，无违时，必养必和，待其来复：吴崑注："《大要》，上古书，言人为不可以代化工，趋事不可以逆天时也。《易》之复卦，一阳生于五阴之下，阳回之象也。故化至而生气渐长，谓之来复。"

⑥ 故邪风之至，疾如风雨：张志聪注："天之邪气，始伤皮毛，由皮毛而至肌肉筋脉，由经脉而入于脏腑，故如风雨之骤至，而易入于内也。独言风者，风为百病之长，而能开发皮腠。"

⑦ 故善治者治皮毛：王冰注："止于萌也。"张介宾注："皮毛尚浅，用力少而成功易也。"

⑧ 其次治肌肤：王冰注："救其已生。"张志聪注："邪在皮毛留而不去，则入于肌肤矣。肌肤尚属外之气分，亦可使邪从外解，故其治之次也。"

⑨ 其次治筋脉：王冰注："攻其已病。"张志聪注："邪在肌肤，留而不去，则入于经络矣。经脉内连脏腑，外络形身，善治者，知邪入于经，即从经而外解，不使内干脏腑，此为治之法，又其次也。"

⑩ 其次治六腑：王冰注："治其已甚。"张志聪注："《金匮要略》曰：经络受邪入脏腑，为内所因，邪入于经，留而勿治，则入于里矣，故只可从腑而解。"

⑪ 其次治五脏：王冰注："治其已成。"

⑫ 治五脏者，半死半生也：张介宾注："深于六腑矣。邪愈深则治愈难，邪及五脏而后治之，必难为力，故曰上工救其萌芽，下工救其已成。救其已成者，用力多而成功少，吉凶相半矣。《缪刺论》曰：邪之客于形也，必先舍于皮毛，留而不去，入舍于经脉，内连五脏散于肠胃，阴阳相感，五脏乃伤。亦言邪自皮毛而至脏腑，与此义同。"

气，感则害人五脏；水谷之寒热，感则害于六腑；地之湿气，感则害皮肉筋脉[①]。（《素问·阴阳应象大论》）

12104　上工救其萌牙，必先见三部九候之气，尽调不败而救之，故曰上工[②]。下工救其已成，救其已败。救其已成者，言不知三部九候之相失，因病而败之也[③]。（《素问·八正神明论》）

12105　用温远温，用热远热，用凉远凉，用寒远寒，食宜同法[④]，有假者反之，反是者病之阶也[⑤]。

故曰：无失天信[⑥]，无逆气宜[⑦]，无翼其胜，无赞其复，是谓至治[⑧]。（《素问·六元正纪大论》）

12106　西北之气散而寒之，东南之气收而温之，所谓同病异治也[⑨]。故曰：气寒气凉，治以寒凉，行水渍之[⑩]。气温气热，治以温热，强其内守[⑪]。必同其

---

① 地之湿气，感则害皮肉筋脉：吴崑注："皮属肺金，肉属脾土，筋属肝木，脉属心火，地气何以害之？盖土贯于四时，通于五行，故皮、肉、筋、脉皆为所害，非若他气各从其类也。"张介宾注："人之应土者肉也，湿胜则营卫不行，故感则害于皮肉筋脉。"

② 上工：张志聪注："此言虚邪之始中人也，亦起于毫毛，发于腠理，其人深，则搏于筋骨，伤人五脏，故上工救其萌芽，始发见其洒淅动形而即治之，不使有伤三部九候之气，是为上工也。"

③ 救其已成，救其已败。救其已成者，言不知三部九候之相失，因病而败之也：张志聪注："已成者，人伤营卫而病已成。已败者，三部九候之气已为邪所伤败。下工救其已成者，言不知三部九候之相失者，因邪病而败之也。此言上工救其萌芽，不使邪伤正气，下工救其已成，则正气已败，不亦晚乎？"

④ 用温远温，用热远热，用凉远凉，用寒远寒，食宜同法：张介宾注："远，避也。言用寒药者，当远岁气之寒，用凉药者，当远岁气之凉，温热者亦然。凡饮食居处之宜，皆所同法而岁气当察也。"

⑤ 有假者反常之，反是者病之阶也：高世栻注："其有假者，似寒而实热，似热而实寒，似凉而实温，似温而实凉也。如是则反于常理，又当从其反以治之。反是者，不以反常之法治之也。不以反常治之，则病。以上施治，所谓时也，犹言随时制宜也。"

⑥ 天信：吴崑注："春温夏热秋凉冬寒，六部主气应之，千载不易，天之信也。"

⑦ 无逆气宜：吴崑注："寒热温凉，用之必当，气之宜也；不知逆从，逆气宜矣。"

⑧ 无翼其胜，无赞其复，是谓至治：张介宾注："翼其胜，赞其复，皆助邪也。知而弗犯，是谓至妙之治。"

⑨ 西北之气散而寒之，东南之气收而温之，所谓同病异治也：王冰注："西方北方人皮肤腠理密，人皆食热，故宜散宜寒。东方南方人皮肤腠理开，人皆食冷，故宜收宜温。散，谓温浴，使中外条达。收，谓温中，不解表也。今土俗皆反之，依而疗之则反甚矣。"吴崑注："西北气寒，寒固于外，热郁于内，故宜散其外寒，清其内热。东南气热，气泄于外，寒生于内，故宜收其外泄，温其内寒。若此者，同谓之病治法异也。"

⑩ 气寒气凉，治以寒凉，行水渍之：张介宾注："西北气寒气凉，人多食热而内火盛，故宜治以寒凉，及行水渍之法，谓用汤液浸渍以散其外寒也。"张志聪注："西北之气寒凉，则人之阳热遏郁于内，故当治以寒凉。行水渍之者，用汤液浸渍以取汗，开其腠理，以使阳气通畅。"

⑪ 气温气热，治以温热，强其内守：吴崑注："人之伤于热者，则虚其阳，故气温气热而病者，治以温热，又必强其内守，不得弱其真气。"张介宾注"东南气温气热，人多食凉而内寒生，故宜治以温热，又必强其内守，欲令阳气不泄，而固其中也。"

气，可使平也，假者反之①。（《素问·五常政大论》）

12107　夫年长则求之于腑②，年少则求之于经③，年壮则求之于脏④。（《素问·示从容论》）

12108　帝曰：形弊血尽而功不立者何⑤？

岐伯曰：神不使⑥也。

帝曰：何谓神不使？

岐伯曰：针石，道也⑦。精神不进，志意不治，故病不可愈。今精坏神去，荣卫不可复收。何者？嗜欲无穷，而忧患不止，精气弛坏，荣泣卫除，故神去之而病不愈也⑧。（《素问·汤液醪醴论》）

12109　病为本，工为标，标本不得，邪气不服，此之谓也⑨。（《素问·汤液醪醴论》）

12110　拘于鬼神者，不可与言至德⑩。恶于针石者，不可与言至巧⑪。病不许治者，病必不治，治之无功矣⑫。（《素问·五脏别论》）

---

① 假者反之：高世栻注："如西北之人，外寒凉而内不热；亦当治以温热，东南之人，外温热而内不寒，亦当治以寒凉，故曰假者反之。"

② 夫年长则求之于腑：张介宾注："夫年长者每多口味，六腑所以受物，故当求之于腑以察其过。"

③ 年少则求之于经：张介宾注："年少者每忽风寒劳倦，所受在经，故当求之于经以察其伤。"

④ 年壮则求之于脏：张介宾注："年壮者多纵房欲，五脏所以藏精，故当求之于脏以察其虚实。"

⑤ 形弊血尽而功不立者何：杨上善注："广前问意。问意曰：良药可以养性，毒药以疗病。黄帝不能致德，邪气入深，百性疾甚，尽齐毒药以攻其内，石针艾以疗其外，外则形弊，内则血气尽，而形不愈，其意何也？"

⑥ 神不使：张介宾注："凡治病之道，攻邪在乎针药，行药在乎神气。故治施于外，则神应于中，使之升则升，使之降则降，是其神之可使也。若以药剂治其内而脏气不应，针艾治其外而经气不应，此其神气已去而无可使矣。虽竭力治之，终成虚废已尔，是所谓不使也。"

⑦ 针石，道也：张介宾："道，治病之道也。"

⑧ 今精坏神去……故神去之而病不愈也：张介宾注："肾藏精，精为阴，心藏神，神为阳，精坏神去则阴阳俱败，表里俱伤，荣卫不可收拾矣。此其故，以今人嗜欲忧患不节，失其所养，故致精气弛坏，荣泣卫除，而无能为力也。荣，营同。泣，涩同。"

⑨ 病为本，工为标，标本不得，邪气不服，此之谓也：吴崑注："天下事物皆有标本，以病者与医者论之，则病者为本，医者为标，必病者与医者相得，则邪气易服，若不相得，则邪气难服。古语曰：'标本不得，邪气不服'此之谓也。"张志聪注："伯言病为本，工为标，盖以工之治法为标也。"

⑩ 拘于鬼神者，不可与言至德：丹波元简注："《史记》扁鹊云：信巫不信医，六不治也。"

⑪ 恶于针石者，不可与言至巧：张介宾注："针石之道，法三才而调阴阳，和气血而通经络，故曰知机之道者，不可挂以发，盖言其至精至微也；而或有恶于针石者，诚不可与言至巧矣。"

⑫ 病不许治者，病必不治，治之无功矣：姚绍虞注："心不许人治之，是其必死，强为治者，功亦不成。（按）不许治，非不令人治也，如病本深而责效速，不知医而妄自用，及纵欲恣食，不遵教戒，皆不许治之类也。如是之人，强与之治，亦必无功，至哉先圣，为戒深矣。"

【经旨阐释】

"化不可代，时不可违"的治疗思想

"化不可代，时不可违"的治疗思想虽是针对"病去而瘠"的康复治法而言，但它的精神具有普遍意义。这种治疗思想为提高中医治疗水平、端正中医科研思路提供了理论基础。

"化"，指"造化"，即自然界创造、化育万物，此处可理解为自然界所孕育化生的人体生命活动规律。天地变化，非人力所为，人身也是个小天地，有自己的组织，一切需要自身调节，不能靠外力替代。这提示人们，各种治疗方法其作用主要是协助人体自身生化机能从失调无序的病态转向有序和谐的健康状态，从调节脏腑的功能入手，并非缺什么补什么。"时"，时间、时序、时机。"化不可代，时不可违"，即对于久病之人，应顺从外合于自然界四时阴阳的人体生命活动规律，把握时序、时机，不可与之违背，以促其康复。

推而广之，不仅是针对"其久病者"，中医学养生、治病，都应遵循"化不可代，时不可违"之原则。如《素问·四气调神大论》提倡应依照四时之序，在生活起居、精神调摄上加以适应。另外四季各有其多发病，《素问·金匮真言论》云"春善病鼽衄，仲夏善病胸胁，长夏善病洞泄寒中，秋善病风疟，冬善病痹厥"，对此，人们应有针对性地加以预防。《素问·六元正纪大论》提出"用寒远寒，用凉远凉，用温远温，用热远热"，代表性地体现了四时制宜的原则。这些都是"化不可代，时不可违"的体现。

【后世发挥】

1."病为本，工为标"的发挥

《素问·汤液醪醴论》提出"病为本，工为标，标本不得，邪气不服"，此处的标本后世医家有不同的理解方式和运用。

第一，指病人为本，医生为标；"标本不得"指病人不能与医生配合。《素问·五脏别论》云："拘于鬼神者，不可与言至德。恶于针石者，不可与言至巧。病不许治者，病必不治，治之无功矣。"《素问直解·卷二》云："针石之为道也，工之精神与病之精神，工之志意与病之志意两相合也。今工之精神不进，志意不治，工与病违，故病不愈，此工失其神，不相使也。"所以治疗中医生与病人的沟通非常重要，只有取得病人的信任，才能取得有关病情的隐秘资料，利于正确诊断疾病，并可使病人自觉执行医嘱，利于疾病的治疗。如《灵枢·师传》云："且夫王公大人，血食之君，骄恣从欲轻人，而无能禁之。禁之则逆其志，顺之则加其病，便之奈何？治之何先？岐伯曰：人之情，莫不恶死而乐生，告之以其败，语之以其善，导之以其所便，开之以其所苦，虽有无道之人，恶有不听者乎？"医生应在治疗中开导劝解病人，使之正确对待疾病，积极配合治疗，同时帮助病人调节精神情绪，增强机体调控能力，促使疾病自愈。

第二，指病情为本，医生的治疗方法为标。如《太素·卷十九》注："若本无病，则亦无疗方，故知有病为本，然后设工，是则以病为本，以工为末也。标，末也。风寒暑湿所生之病为本也，工之所用针石汤药以为标也。”所以医生采用何种治疗手段要取决于患者的具体病情，作为医生要“得其法，守其数”，仔细观察了解病人的症状、体征等，以便全面掌握病情，做出正确的诊断。明末医家裴一中曾诊治一妇人，难产后，即发热不止，汗甚多而语甚错，六脉洪大而虚，且又坐卧靡宁，五六昼夜，曾不经一合眼，此身不啻飘飘浮云中，则明是一个气血大亏，以致虚阳亢上的证候。夫何以参、术、归、芪、丹皮、童便及炒黑干姜之类，屡进而屡不验，且不止不验，反增头眩耳鸣，恶心嘈杂欲呕不得呕数证，则知其非气血之大亏，乃痰涎之壅盛矣。遂更一方，半夏三钱，天麻二钱，铁锈水煎服。不二剂，而气爽神清，身凉脉静矣。裴一中慨叹道：“然则予之所以误认为气血之亏者，执产后之成见于胸中耳，须知学者不可不虚其心而广其识也。”（《裴子言医·卷之三》）

第三，指病人之神机为本，医生的治疗方法为标。“神机”是主宰调控生命活动的机制所在，是生命存在的内在根据。《灵枢·本神》在篇首即明确指出：“凡治之法，先必本于神。”篇末又重申神伤失治之诫：“是故用针者，察观病人之态，以知精神魂魄之存亡得失之意，五者以伤，针不可以治之也。”针药等治疗方法发挥疗效离不开神应于中。例如《灵枢·行针》云：“其神易动，其气易往也。”《素问·针解》也说：“必正其神者，欲瞻病人目制其神，令气易行也。”即针刺过程中医生应观察病人的神态及其对针灸的反应，通过眼神的交流，控制病人神气，帮助病人排除杂念，引导经气直达病所。

综上所述，关于标本含义与“标本不得”，历代医家虽有不同解释，但综合起来，不外说明：在疾病治疗过程中，病人及其疾病为本，医生及其治疗手段为标。医生及其治疗方法必须符合病人的病情，才能取得疗效，如果两者不符，配合失当，则疾病不愈。如果病人未能及早救治，至大病已成之时，良工亦难挽回颓势，使标本不得而邪气不服。这种对医患关系的认识，体现了《内经》治疗学重视内因的观点，也形成了中医临床医患相互配合，医生在诊治中必须做到“言必有征，行必有验”的基本要求，以提高中医临床疗效。

2. 因地制宜

《内经》所阐释的因地制宜思想对后世医家产生了重要影响，如清代著名医家叶天士提及“吾吴湿邪害人最广”，并据此提出“如面色白者，须要顾其阳气，湿盛则阳微也，法应清凉，然到十分之六七，既不可过于寒凉”，陈平伯则谓“东南地卑水湿，湿热之伤人独甚”，均对本地区的气候特点及其对疾病的影响给予了高度重视，并以此指导临床。再如，今贤何绍奇先生曾说“善用附子者，莫过于四川医生”，如火神派的开山郑寿全即为四川人，其之所以对附子推崇备至，与四川湿气偏重的特征不无关系。民国医家张锡纯曾提及其“用小青龙汤三十余年，未尝一次不加生石膏”，以理度之，此或许与其常年在北方尤其是东北地区行医，而北方之人食用温热之品较多且重视保暖，而人多内有郁热有相当密切的联系。

所以，我们应当把握其因地制宜、辨证论治的精神实质，万不可胶柱鼓瑟，如此方为善读《内经》、善用《内经》者。

3. “年长则求之于腑”的启示

“夫年长则求之于腑，年少则求之于经，年壮则求之于脏”是指老年、少年、壮年不同年龄的人，其生理、病理特点各异，因此，在诊病和治疗上也应有所偏重。其中老年人疾病的防治，要从腑上着手，意义重大。

人到老年，胃肠日弱，容纳少而传化迟，因此，老年人的饮食应特别注意定时、定量、调配品种，按时进食，使脾胃有劳有逸，有利于维护体内消化节律，更好地吸收营养。若饮食过多，会损伤脾胃，《素问·痹论》所云“饮食自倍，肠胃乃伤”正是此意，故进食一般以七、八分饱为宜。在饮食品种的选择上，除治病需要外，应以清淡为主，如新鲜蔬菜、豆制品等，避免过多的肥甘厚腻之品；少吃刺激性强的食物，如辣椒、韭菜、葱、酒等。夏天不要贪冷。食物以软、熟为佳。同时本句的另一个含义是：老年人疾病的治疗应重视脾胃。如上所述，保持脾胃旺盛是老年人健康长寿的关键，而老年人脾胃已衰，化源不足。所以，在治疗时应酌加健脾养胃之品，以培其化源，助正达邪。如感冒虽为外邪所侵而致，但对老人来说应常注意正气不足的一面，偏气虚者，用玉屏风散；偏阴衰者，常用加减葳蕤汤（玉竹、葱白、桔梗、白薇、淡豆豉、薄荷、炙甘草、红枣）。已故名医岳美中治老人感冒喜用参苏饮（人参、苏叶、葛根、前胡、枳壳、桔梗、陈皮、半夏、茯苓、甘草、木香、生姜、大枣），又常用补中益气丸6~9g加苏叶3g同煎，以助正祛邪。临床上，健脾养胃常用四君子汤、补中益气汤、增液汤等方剂，其中补脾常用党参、白术、山药、大枣等品；养胃则用沙参、麦冬、玉竹、石斛等药。此外，还应注意脾胃气机升降，脾升则健，胃降则和，升降调顺则脾胃自和，故岳美中常于补之中加入升降之品，如陈皮、砂仁、藿梗、桔梗、山楂等品；张代钊教授在治疗老人肿瘤疾患中，常佐以陈皮、半夏、鸡内金、焦六曲、山楂等理气和胃健脾之品，收到了较好的疗效。另外，攻不可太过，可酌情佐以护胃之品，如老人大便秘结，不能直接用硝、黄通便，以免伤胃，滋阴通便用增液承气汤，益气通便用黄龙汤等。叶天士说“高年宜和不宜攻”也是这个意思。护胃之品常用党参、甘草、麦冬、大枣等。脾胃得强健、化源保充足，以补老人先天已虚之过，这正是“年长则求之于府”之经旨。

【病案举例】

“神不使”案

罗谦甫治一病人，躯干魁梧，而意气豪雄，喜交游而有四方之志。年逾三旬，已入仕至五品，出入骑从塞途，姬侍满前，饮食起居无不如意。不三年以事罢去，心思郁结，忧虑不已，以致饮食无味，精神日减，肌肤渐致瘦弱，无如之何，遂耽嗜于酒，久而中满，始求医。医不审得病之情，辄以丸药五粒温水送下，二十余行。时值初秋，暑热犹盛，因而烦渴，饮冷过多，遂成肠鸣腹痛而为痢疾，有如鱼脑，以致困笃，延罗氏治之。诊其脉乍大乍小，其症反复闷乱，兀兀欲吐，叹息不绝。罗氏曰：“此症难治。启元子曰：神屈故也。”（《续名医类案》）

［按］

此案患者情志郁结，病从内生，又嗜酒中满，误治损伤精气，终成神不使的难治之证。

神是生命之主宰，全身脏腑组织器官是在神的支配和调节下完成各自的生理功能的，所以神的主宰作用一旦失去，生命也将终结，如《素问·五常政大论》云："神去则机息。"同样，神的盛衰也会关系到疾病的可治与否，《素问·移精变气论》云："得神者昌，失神者亡。"《内经》在治疗疾病时非常注重神气在治疗过程中的作用，认为神气是影响治疗效果的关键。无论药物还是针刺等各种治疗手段仅是外在因素，针药要发挥作用需要人体脏腑气血与之呼应，才能驱邪外出。《读素问钞》云："药非正气，不能运行，针非正气，不能驱使；故曰针石之道，精神进，志意治则病可愈；若精神越，志意散，虽用针石，病亦不愈。"可见神才是使疾病向愈的内在因素。

【注家争鸣】

1. "天之邪气，感则害人五脏；水谷之寒热，感则害于六腑"的理解

杨上善注：谓天降八正虚风，从冲上来，为损至深，故害五脏也。天地之间，资生气味，谓水谷也。六腑贮于水谷，节之失和，次害六腑也。

吴崑注：风、寒、暑、湿、燥、热不当其位，是天之邪气也。风气入肝，寒气入肾，暑热之气入心，湿气入脾，燥气入肺，是害人之五脏也。五味贵于中和，寒则阴胜，热则阳胜，阳胜生热，阴胜生寒，皆能害乎肠胃也。

张介宾注：天之邪气，即风寒暑湿火燥，受于无形者也。喉主天气而通于脏，故感则害人五脏。水谷之寒热，即谷食之气味，受于有形者也。咽主地气而通于腑，故感则害于六腑。

张琦注：天之邪气由外而入，其极则害脏；水谷之寒热自内而发，其伤则害腑；邪气非不害腑，水谷非不害脏也，《太阴阳明论》云：犯贼风虚邪者，阳受之，食饮不节，起居不时者，阴受之，阳受之则入六腑，阴受之则入五脏。与此义正相发。

[按]

一般来说，病因中的六淫属阳，饮食不节、起居不时属阴；脏腑中六腑属阳，五脏属阴；经脉中阳脉属阳，阴经属阴，故《素问·太阴阳明论》云："犯贼风虚邪者，阳受之；食饮不节，起居不时者，阴受之。阳受之则入六腑，阴受之则入五脏。"可见，属阳的邪气，多侵犯属阳的部位，而属阴的邪气，则多侵犯属阴的部位。而《素问·阴阳应象大论》所云"天之邪气，感则害人五脏；水谷之寒热，感则害于六腑"与《素问·太阴阳明论》所论相悖，历代医家也多随文演绎，没有深究。其实，这两种观点可谓相反相成，一是从形气的角度，邪气无形故入脏，水谷有形故入腑；一是从表里言，腑阳主外，故虚邪贼风从外而入，脏阴主内，故饮食不节从内而受。

2. "精神不进，志意不治，故病不可愈"的理解

《新校正》云：按全元起本云"精神进，志意定，故病可愈。"

《太素》云："精神越，志意散，故病不可愈。"

滑寿注：愚谓服药至于形弊，针艾至于血尽，而医之功尚不立。盖以病人神气已衰，虽有毒药鑱针莫能为之运用而驱遣也，故曰：神不使也。以药非正气不能运行，针非正气不能驱使，故曰：针石之道，精神进，志意治则病可愈；若精神越，志意散，虽用针石，病亦不愈。

马莳注：此承上文而言针法之不能立功者，以病者之不能有神也。盖病者嗜欲无穷，而忧患不止，精神志意、精气营卫皆非其故，故其神已去，而病不能愈，安望针法之能立功哉。

吴崑注：若精神不加进，志意不舒展，则徒法不能以自行。故病不可得而愈也。

张志聪注：此论病者之精神坏弛，而病不能愈也。

顾观光注：《新校正》云：全元起本云“精神进，志意定，故病可愈”，依全本于上下文为顺。

［按］

本句的争议一是在于校勘问题，据清代小学家的校勘，此句应该改为“精神进，志意治，故病可愈”，争议之二在于本句的“精神”应该是指患者之精神还是指医生之精神，抑或两者皆有，依据后文“病为本，工为标，标本不得，邪气不服”所论，应该两者均有。

第二节 治则治法

治则，又称治疗原则，是治疗疾病所必须遵循的总法则。治法，又称治疗方法，则是在治则指导下对于病证治疗的具体立法。二者关系犹如战略方针与战术要求的关系。《内经》中的治则主要有协调阴阳、治病求本、扶正祛邪、正反逆从、标本缓急、因势利导等，而治法则如寒者热之、热者寒之，虚者补之、实者泻之，高者抑之、下者举之，去菀陈莝、开鬼门、洁净府等。

【原文导读】

12201 谨察阴阳所在而调之，以平为期①，正者正治，反者反治②。（《素问·至真要大论》）

---

① 谨察阴阳所在而调之，以平为期：张介宾注：“阴阳者，脉有阴阳，证有阴阳，气味有阴阳，经络藏象有阴阳，不知阴阳所在，则以反为正，以逆为从，故宜谨察而调之。以平为期，无令过也。”

② 正者正治，反者反治：张介宾注：“若阳经阳证而得阳脉，阴经阴证而得阴脉，是为正病，正者正治，谓当以寒治热，以热治寒，治之正也。若阳经阳证而得阴脉，阴经阴证而得阳脉，是为反病，反者反治，谓当以热治热，以寒治寒，治之反也。”

12202 寒者热之，热者寒之①，微者逆之，甚者从之②，坚者削之③，客者除之④，劳者温之⑤，结者散之⑥，留者攻之⑦，燥者濡之⑧，急者缓之⑨，散者收之⑩，损者温之⑪，逸者行之⑫，惊者平之⑬，上之下之，摩之浴之，薄之劫之，开之发之，适事为故⑭。

帝曰：何谓逆从？

岐伯曰：逆者正治，从者反治，从少从多，观其事也⑮。

帝曰：反治何谓？

岐伯曰：热因寒用，寒因热用，塞因塞用，通因通用，必伏其所主，而先其所因⑯，其始则同，其终则异⑰，可使破积，可使溃坚，可使气和，可使

---

① 寒者热之，热者寒之：吴崑注："此正治也。"

② 微者逆之，甚者从之：张介宾注："病之微者，如阳病则热，阴病则寒，真形易见，其病则微，故可逆之。逆，即上文之正治也。病之甚者，如热极反寒，寒极反热，假证难辨，其病则甚，故当从之。从，即下文之反治也。"

③ 坚者削之：姚绍虞注："坚者，积块也。"

④ 客者除之：姚绍虞注："客者，外邪也，除之谓表而驱之也。"

⑤ 劳者温之：李中梓注："温之，甘温能除大热也。"姚绍虞注："温之谓温养之也，《举痛论》言'劳则气耗'，气既耗矣，若更用寒凉，则凝滞而害益甚，故必温养为宜也。"

⑥ 结者散之：高世栻注："结聚者散以治之。"

⑦ 留者攻之：高世栻注："留著者攻以治之。"

⑧ 燥者濡之：高世栻注："燥热者濡以治之。"

⑨ 急者缓之：高世栻注："急疾者缓以治之。"

⑩ 散者收之：高世栻注："耗散者收以治之。"

⑪ 损者温之：马莳注："'损者益之'诸本同，《素问》作'损者温之'。"吴崑注："'益'《素问》王注本作'温'。"

⑫ 逸者行之：李中梓注："逸，即安逸也。饥饱劳逸皆能成病，过于逸则气脉凝滞，故须行之。"

⑬ 惊者平之：滑寿注："愚谓卒见异物，暴闻异声，以致惊也，须使其习见异物，熟闻异声，则平常习熟不以为异而惊去矣，故曰平之。或谓镇静其心，安定其神，亦所以平之也。"姚绍虞注："平有二义：一谓抑其有余，一谓安其溃乱也。"

⑭ 上之下之，摩之浴之，薄之劫之，开之发之，适事为故：吴崑注："上之，吐之也。薄之，谓渐磨也，如日月薄蚀，以渐而蚀也。适事，当其可也。"张介宾注："上之，吐之也。摩之，按摩之也。薄之，追其隐藏也。劫之，夺其强盛也。适事为故，适当其所事之故也。"

⑮ 逆者正治，从者反治，从少从多，观其事也：张介宾注："以寒治热，以热治寒，逆其病者，谓之正治。以寒治寒，以热治热，从其病者，谓之反治。从少谓之一同而二异，从多谓之二同而一异，必观其事之轻重而为之增损。然则宜于全反者，自当尽同无疑矣。"

⑯ 必伏其所主，而先其所因：李中梓注："伏其所主，利病之本也。先其所因者，求病之由也。"

⑰ 其始则同，其终则异：高世栻注："热治热，寒治寒，塞用塞，通用通，是其始则同。热者寒，寒者热，塞者通，通者塞，是其终则异。"

必已[①]。

帝曰：善。气调而得者[②]何如？

岐伯曰：逆之从之，逆而从之，从而逆之，疏气令调，则其道也[③]。（《素问·至真要大论》）

12203　帝曰：善。郁之甚者治之奈何[④]？

岐伯曰：木郁达之[⑤]，火郁发之[⑥]，土郁夺之[⑦]，金郁泄之[⑧]，水郁折之[⑨]，然调其气，过者折之，以其畏也，所谓泻之[⑩]。（《素问·六元正纪大论》）

---

① 可使破积，可使溃坚，可使气和，可使必已：高世栻注："塞因塞用，则正气自强，故可使破积，可使溃坚。通因通用，则邪不能容，故可使气和，可使必已。此反治之道也。"

② 气调而得者：气调而得：张介宾注："气调而得者，言气调和而偶感受于病，则或天时，或意料之外者也。"

③ 逆之从之，逆而从之，从而逆之，疏气令调，则其道也：张介宾注："若其治法，亦无过逆从而已，或可逆者，或可从者，或先逆而后从者，或先从而后逆者，但疏其邪气而使之调和，则治道尽矣。"

④ 郁之甚者治之奈何：吴崑注："木火土金水，即肝心脾肺肾。郁，怫也。怫其常性，则气失其和，治之者，宜顺其性而利导之。"

⑤ 木郁达之：张介宾注："达，畅达也。凡木郁之病，风之属也。其脏应肝胆，其经在胁肋，其主在筋爪，其伤在脾胃、在血分。然木喜畅达，故在表者当疏其经，在里者当疏其脏，但使气得通行皆谓之达。诸家以吐为达者，又安足以尽之？"

⑥ 火郁发之：张介宾注"发，发越也。凡火郁之病，为阳为热之属也。其脏应心主、小肠、三焦，其主在脉络，其伤在阴分。凡火所居，其有结聚敛伏者，不宜蔽遏，故当因其势而解之、散之、升之、扬之，如开其窗，如揭其被，皆谓之发，非独止于汗也。"

⑦ 土郁夺之：张介宾注："夺，直取之也。凡土郁之病，湿滞之属也。其脏应脾胃，其主在肌肉四肢，其伤在胸腹。土畏壅滞，凡滞在上者夺其上，吐之可也；滞在中者夺其中，伐之可也；滞在下者夺其下，泻之可也。凡此皆谓之夺，非独止于下也。"

⑧ 金郁泄之：王冰注："解表利小便也。"张介宾注："泄，疏利也。凡金郁之病，为敛为闭、为燥为塞之属也。其脏应肺与大肠，其主在皮毛声息，其伤在气分。故或解其表，或破其气，或通其便，凡在表在里、在上在下皆可谓之泄也。"

⑨ 水郁折之：王冰注："制其冲逆也。"张介宾注"折，调制也。凡水郁之病，为寒为水之属也。水之本在肾，水之标在肺，其伤在阳分，其反克在脾胃。水性善流，宜防泛滥。凡折之之法，如养气可以化水，治在肺也；实土可以制水，治在脾也；壮火可以胜水，治在命门也；自强可以帅水，治在肾也；分利可以泄水，治在膀胱也。凡此皆谓之折，岂独抑之而已哉。"

⑩ 然调其气，过者折之，以其畏也，所谓泻之：马莳注："此言五郁，人身之郁也。或有天时之郁而成之者，或以五脏之郁而自成者。"张介宾注"郁之甚者，其邪聚气实则为太过之病，过者畏泻，故以泻为畏。如《至真要大论》曰木位之主其泻以酸、火位之主其泻以甘、土位之主其泻以苦、金位之主其泻以辛、水位之主其泻以咸之类，是即治以所畏也。"

12204　病之始起也，可刺而已①；其盛，可待衰而已②。故因其轻而扬之③，因其重而减之④，因其衰而彰之⑤。形不足者，温之以气；精不足者，补之以味⑥。其高者，因而越之⑦；其下者，引而竭之⑧；中满者，泻之于内⑨；其有邪者，渍形以为汗⑩；其在皮者，汗而发之⑪；其慓悍者，按而收之⑫；其实者，

---

① 病之始起也，可刺而已：杨上善注："以其善诊，病之始生，即以小针消息去之，不用毒药者，此则其微易散者也。"

② 其盛，可待衰而已：杨上善注："病盛不可疗者，如堂堂之阵，不可即击，待其衰时然后疗者，易得去之，如疟病等也。"王冰注："病盛取之，毁伤真气，故其盛者，必可待衰。"

③ 故因其轻而扬之：吴崑注："轻者邪气微也，不发扬之，则传变为患，宜从而发扬之，刺中有汗散之法是也。"

④ 因其重而减之：吴崑注"减，衰其半也。重者不可全去，恐伤正气，则刺而衰而半，余邪养之和之，待正气来复可也。"

⑤ 因其衰而彰之：张介宾注："衰者气血虚，故宜彰之。彰者，补之益之而使气血复彰也。"

⑥ 形不足者，温之以气；精不足者，补之以味：张介宾注："此正言彰之之法，而在于药食之气味也。以形精言，则形为阳，精为阴。以气味言，则气为阳，味为阴。阳者卫外而为固也，阴者藏精而起亟也，故形不足者，阳之衰也，非气不足以达表而温之。精不足者，阴之衰也，非味不足以实中而补之。阳性暖，故曰温。阴性静，故曰补。愚（按）本论有云味归形，形食味，气归精，精食气，而此曰形不足者温之以气，精不足者补之以味，义似相反；不知形以精而成，精以气而化，气以味而生，味以气而行。故以阴阳言，则形与气皆阳也，故可以温；味与精皆阴也，故可以补。以清浊言，则味与形皆浊也，故味归形；气与精皆清也，故气归精。然则气不能外乎味，味亦不能外乎气，虽气味有阴阳清浊之分，而实则相须为用者也。"

⑦ 其高者，因而越之：吴崑注："高胸之上也。越之，吐之也。此宜于吐，故吐之。"

⑧ 其下者，引而竭之：吴崑注："下，脐之下也。或利其小便，或通其大便，皆是引而竭之。竭，尽也。"张介宾注："竭，怯除也。谓涤荡之，疏利之，可以治其下之前后也。"

⑨ 中满者，泻之于内：张介宾注："'中满'二字，最宜详察，即痞满大实坚之谓，故当泻之于内。若外见浮肿而胀不在内者，非中满也，妄行攻泻，必至为害。此节之要，最在一'中'字。"

⑩ 其有邪者，渍形以为汗：张介宾注："邪在肌表，故当渍形以为汗。渍，浸也，言令其汗出如渍也。如许胤宗用黄芪防风汤数十斛置于床下以蒸汗，张苗烧地加桃叶于上以蒸汗，或用药煎汤浴洗之，皆渍形之法也。"

⑪ 其在皮者，汗而发之：姚绍虞注："汗法独有二条，何也？邪在皮毛，固宜发汗。然凡不正之气，流入经络，内有邪也，尤宜辛甘之剂，使通体浸淫，邪得汗而解，是邪人稍深，尚宜汗解，不独邪在皮毛者之宜汗也。陶尚文云：'伤寒七八日以上，表证未尽除者，犹当发汗。'真善达轩岐之奥旨者也。"

⑫ 其慓悍者，按而收之：李中梓注："慓者，急也。悍者，猛也。怒气伤肝之症也。按者，制伏酸收，如芍药之类是也。"姚绍虞注："慓悍者，发越太过，如虚阳外浮，真阴不足之类。按者，抑而下也，抑而下降，使之收敛以归于原也。"高世栻注："病气慓悍，是当按收，恐正气之并脱也。"

散而泻之[①]。审其阴阳，以别柔刚[②]，阳病治阴，阴病治阳[③]，定其血气，各守其乡[④]，血实宜决之[⑤]，气虚宜掣引之[⑥]。（《素问·阴阳应象大论》）

12205　黄帝问曰：病有标本，刺有逆从[⑦]奈何？

岐伯对曰：凡刺之方，必别阴阳，前后相应，逆从得施，标本相移，故曰有其在标而求之于标，有其在本而求之于本，有其在本而求之于标，有其在标而求之于本。故治有取标而得者，有取本而得者，有逆取而得者，有从取而得者。故知逆与从，正行无问，知标本者，万举万当，不知标本，是谓妄行[⑧]。

夫阴阳逆从标本之为道也，小而大，言一而知百病之害，少而多，浅而博，可以言一而知百也。以浅而知深，察近而知远，言标与本，易而勿及。治反为逆，治得为从[⑨]。

先病而后逆者治其本，先逆而后病者治其本[⑩]，先寒而后生病者治其本，先病而后生寒者治其本，先热而后生病者治其本，先热而后生中满者治其标，先

---

① 其实者，散而泻之：王冰注："阳实则发散，阴实则宣泻。"李中梓注："阴实者，以丁、姜、桂、附散其寒；阳实者，以芩、连、栀、柏泻其火。"

② 审其阴阳，以别柔刚：吴崑注："病有阴阳，阴病为柔，阳病为刚。"张介宾注："形证有柔刚，脉色有柔刚，气味尤有柔刚。柔者属阴。刚者属阳。知柔刚之化者，知阴阳之妙用矣，故必审而别之。"

③ 阳病治阴，阴病治阳：张介宾注："阳胜者阴必病，阴胜者阳必病。如《至真要大论》曰：诸寒之而热者取之阴，热之而寒者取之阳。启玄子曰：壮水之主，以制阳光；益火之源，以消阴翳。皆阳病治阴，阴病治阳之道也。亦上文从阴引阳、从阳引阴之义。"

④ 定其血气，各守其乡：吴崑注："定，安也。诸经皆有血气，宜安定之，使之各守其位，不得出位乘侮也。"张志聪注："承上文而言，如邪在气分，则当守其阴血，而勿使邪入于阴；如邪在血分，则当守其阳气，而勿使阴邪伤阳。定其血分、气分之邪，而各守其部署。盖阳邪伤气，阴邪伤血，气血内守，则邪不敢妄侵，此即上文对待之意。"

⑤ 血实宜决之：马莳注："其血实者，宜疏决之，谓破去其血，如决水之义；大义见《灵枢》'禁服''血论'等篇。"

⑥ 气虚宜掣引之：吴崑注："气虚，经气虚也。经络之气，有虚处必有实处，宜掣引其实者济其虚者，刺法有此。"

⑦ 病有标本，刺有逆从：马莳注："标者，病之后生；本者，病之先成。此乃病体之不同也。逆者，如病在本而求之于标，病在标而求之于本；从者，如在本求本，在标求标。此乃治法之不同也。"张介宾注："病之先受者为本，病之后变者为标。生于本者，言受病之原根。生于标者，言目前之多变也。"

⑧ 故知逆与从，正行无问，知标本者，万举万当，不知标本，是谓妄行：马莳注："故治有取标而愈，有取本而愈，有逆取而愈，有顺取而愈。故知刺法之逆从者，乃正行之法，而不必问之于人也。若问之于人，人知此法者鲜，而反惑矣。知病体之标本者，必万举万当，而不妄行刺法也。若不知标本，则病体未明，而不免妄行耳。"

⑨ 治反为逆，治得为从：高世栻注："不知标本，治之相反，则为逆；识其标本，治之得宜始为从。"

⑩ 先病而后逆者治其本，先逆而后病者治其本：张志聪注："逆者，胜克之气也。先病者，谓吾身中先有其病也。先逆先寒先热者，谓在天之六气也。先病而后逆者，如吾身中先有脾土之病，而后复感其风邪，重伤脾土，则当先治其脾土，而后治其风邪。如先感天之风邪，克伤中土，以致脾脏为病，是当先治其风邪，而后调其脾土。"

病而后泄者治其本，先泄而后生他病者治其本。必且调之，乃治其他病，先病而后生中满者治其标[①]，先中满而后烦心者治其本。人有客气，有同气[②]。小大不利治其标[③]，小大利治其本。病发而有余，本而标之，先治其本，后治其标[④]。病发而不足，标而本之，先治其标，后治其本[⑤]。谨察间甚，以意调之，间者并行，甚者独行[⑥]。先小大不利而后生病者治其本[⑦]。（《素问·标本病传论》）

12206 从内之外者，调其内；从外之内者，治其外[⑧]；从内之外而盛于外者，先调其内而后治其外[⑨]；从外之内而盛于内者，先治其外而后调其内[⑩]；中外不相及，则治主病[⑪]。（《素问·至真要大论》）

12207 故曰：上取下取，内取外取，以求其过[⑫]。能毒者以厚药，不胜毒者以薄药，此之谓也[⑬]。气反者，病在上，取之下；病在下，取之上；病在中，

---

① 先病而后生中满者治其标：张介宾注："诸病皆先治本，而惟中满者先治其标，盖以中满为病，其邪在胃，胃者脏腑之本也，胃满则药食之气不能行，而脏腑皆失其所禀，故先治此者，亦所以治本也。"

② 有客气，有同气：《新校正》云："按全元起本，'同'作'固'。"

③ 小大不利治其标：张介宾注："即先有他病，而后为小大不利者，亦先治其标，诸皆治本，此独治标，盖二便不通，乃危急之候，虽为标病，必先治之此所谓急则治标也。"

④ 病发而有余，本而标之，先治其本，后治其标：张介宾注："如病发之气有余，则必侮及他脏他气，而因本以传标，故必先治其本。"

⑤ 病发而不足，标而本之，先治其标，后治其本：张介宾注："病发之气不足，则必受他脏他气之侮，而因标以传本，故必先治其标。盖亦治所从生也。"

⑥ 谨察间甚，以意调之，间者并行，甚者独行：张介宾注："间者言病之浅，甚者言病之重也。病浅者可以兼治，故曰并行。病甚者难容杂乱，故曰独行。盖治不精专，为法之大忌，故当加意以调之也。"

⑦ 先小大不利而后生病者治其本：张琦注："错简。当在'小大利治其本'之下。"

⑧ 从内之外者，调其内；从外之内者，治其外：马莳注："病有从内而之外，则内为本而外为标，有从外而之内，则外为本而内为标，皆止调其本，而不必求之标也。"

⑨ 从内之外而盛于外者，先调其内而后治其外：张志聪注："从内之外而盛于外者，此内因之病，发于外而与外邪相合，故盛于外也，是当先调其内病，而后治其外邪。"

⑩ 从外之内而盛于内者，先治其外而后调其内：张志聪注："从外之内而盛于内者，此外因之邪，及于内而与内病相合，故盛于内也，又当先治其外邪，而后调其内病。"

⑪ 中外不相及，则治主病：张介宾注："谓既不从内，又不从外，但求其见在所主之病而治之。"

⑫ 上取下取，内取外取，以求其过：吴崑注："察其面目口舌，上取也；问其二便通塞，下取也；切其脉之虚实，内取也；探其身之寒热，外取也。"

⑬ 能毒者以厚药，不胜毒者以薄药，此之谓也：张介宾注："上取下取，察其病之在上在下也。内取外取，察其病之在表在里也。于此四者而求其过之所在，然后因其强弱，以施厚薄之治。若其人胃厚色黑，骨大肉肥，此能毒者也，宜治以厚药。若其胃薄色浮，骨小肉瘦，此不能毒者也，宜治以薄药。能，耐同。"

傍取之①。(《素问·五常政大论》)

12208 黄帝曰:夫血之与气,异名同类,何谓也?

岐伯答曰:营卫者精气也,血者神气也,故血之与气,异名同类②焉。故夺血者无汗,夺汗者无血③,故人生有两死而无两生。(《灵枢·营卫生会》)

12209 调气之方,必别阴阳,定其中外,各守其乡④,内者内治,外者外治,微者调之,其次平之⑤,盛者夺之,汗之下之⑥,寒热温凉,衰之以属,随其攸利⑦,谨道如法,万举万全,气血正平,长有天命。(《素问·至真要大论》)

【经旨阐释】

1. 调节阴阳

《内经》以调节阴阳为治疗总纲。《素问·阴阳应象大论》既以阴阳为“万物之纲纪,变化之父母,生杀之本始”,则治病必求阴阳盛衰之所在而调之,其标准是“以平为期”,

---

① 气反者,病在上,取之下;病在下,取之上;病在中,傍取之:张介宾注:“气反者,本在此而标在彼也。其病既反,其治亦宜反。故病在上,取之下,谓如阳病者治其阴,上壅者疏其下也。病在下,取之上,谓如阴病者治其阳,下滞者宣其上也。病在中,傍取之,谓病生于内而经连乎外,则或刺或灸,或熨或按,而随其所在也。”姚绍虞注:“此分解求病之法也。气反谓本寒似热,本热似寒,本实似虚,本虚似实之类也。即如阳浮于上者,气涌火腾,病在于上矣;而不知其为阴虚不能维阳之所致,则补阴配阳与夫敛火归原之法可用也。又如泻利下注者,流滑不已,病在于下矣;而不知其为气虚下脱之所致,则升阳益胃与夫补中益气之剂宜施也。且夫脾胃者五脏之中也,或满闷,或嘈杂,或呕吐,或泻利,皆中之病也。中者土也,土见制于木则病。满闷者,木郁而气闭也;嘈杂者,木强而火炽也;呕吐泻利者,木盛之极,凌脾与胃也。皆脾胃之病,即皆木之为患也。木者肝与胆也,肝胆之治在两胁,故欲治中病,当取两傍也。”

② 血之与气,异名同类:张志聪注:“营卫生于水谷之精,皆由气之宣发。营卫者,水谷之精气也。血者,中焦之精汁,奉心神而化赤,神气之所化也。血与营卫,皆生于精,故异名而同类焉。”

③ 夺血者无汗,夺汗者无血:张介宾注:“营卫之气,虽分清浊,然皆水谷之精华,故曰营卫者精气也。血由化而赤,莫测其妙,故曰血者神气也。然血化于液,液化于气,是血之与气,本为同类,而血之与汗,亦非两种;但血主营,为阴为里,汗属卫,为阳为表,一表一里,无可并攻,故夺血者无取其汗,夺汗者无取其血。”

④ 调气之方,必别阴阳,定其中外,各守其乡:吴崑注:“方,法也。阴阳,三阴三阳也。中外,脏腑经络也。各守其乡,各安其所也。”

⑤ 微者调之,其次平之:张介宾注:“微者调之,谓小寒之气,和之以温;小热之气,和之以凉也。其次平之,谓大寒之气,平之以热;大热之气,平之以寒也。”

⑥ 盛者夺之,汗之下之:汗者下之“者”据王冰注及上下文义,应改为“之”。王冰注:“盛甚不已,则夺其气,令其衰也。假如小寒之气,温以和之;大寒之气,热以取之;甚寒之气,则下夺之;夺之不已,则逆折之;折之不尽,则求其属以衰之。小热之气,凉以和之;大热之气,寒以取之;甚热之气,则汗发之;发之不尽,则逆制之;制之不尽,则求其属以衰之。”张介宾注:“盛者夺之,谓邪气甚者当攻而取之,如甚至于外者汗之、甚至于内者下之。”

⑦ 寒热温凉,衰之以属,随其攸利:张介宾注:“凡宜寒宜热宜温宜凉,当各求其属以衰去之,惟随其攸利而已。”

此即所谓“治病求本”。《内经》调节阴阳有广义、狭义之分：广义者，凡病位之表里、病性之寒热、邪正之虚实及病情之顺逆缓急等，均为阴阳盛衰所致，故解表攻里、祛寒清热、补虚泻实等治法皆调节阴阳。治则中的调节阴阳，正是此义。狭义者，则专指阴精阳气之调节，如滋阴壮阳等。

2. 正治反治

正治与反治之论，首见于《素问·至真要大论》，是针对病证的本质与表象关系不同而采用的治疗原则。其中正治，是指治疗用药的性质、作用趋向逆着病证表象而治的一种常用治则，适用于病情单纯，表象与本质相一致的病证。《素问·至真要大论》云：“逆者正治。”故亦称之为“逆治”。正治法的临床应用十分广泛。一般来说，常用的正治之法，主要有以下四种：

第一，寒者热之。寒性病证表现为寒象，用温热性质的方药进行治疗，即以温热药治疗寒证。如采用辛温解表的方药治疗表寒证，使用辛热温里散寒的方药治疗里寒证等。

第二，热者寒之。热性病证表现为热象，用寒凉性质的方药进行治疗，即以寒凉药治疗热证。如表热证用辛凉解表的方药，里热证用苦寒清热或泄热的方药等。

第三，虚则补之。虚损的病证表现为虚象，用补益类方药进行治疗，即以补益药治疗虚证。如阳气虚衰用温阳益气的方药，阴血不足用滋阴养血的方药等。

第四，实则泻之。邪实的病证表现为实象，用攻邪泻实类方药进行治疗，即以祛邪法治疗实证。如采用消食导滞的方药治疗食滞，采用活血化瘀的方药消除瘀血，采用祛痰除湿的方药化解痰湿等。

反治，是指治疗用药的性质、作用趋向顺从病证的某些表象而治的一种治则，适用于病情复杂、表象与本质不完全一致的病证。《素问·至真要大论》云：“从者反治。”故亦称之为“从治”。正由于表象与本质不完全一致，顺从病证的表象则逆其本质，故反治亦是治病求本精神的贯彻运用，其中又包含着知常达变的观念。常用的反治法主要有以下几种：

第一，热因热用。指用温热性质的药物治疗其表象为热的病证。张仲景《伤寒论》云：“少阴病下利清谷，里寒外热，手足厥逆，脉微欲绝，身反不恶寒，其人面色赤通脉四逆汤主之。”此病证以阴寒内盛为本，由于阴盛格阳，而见“面色赤”“身反不恶寒”等假热之象，治疗用温热的通脉四逆汤顺从表热之象而逆其阴寒之本。又如气虚发热之证，因脾胃阳气虚损，水谷精气当升不升，反下流于下焦，化为阴火，阴火上扰而发热，治用甘温之补中益气汤，升发脾阳，升举下陷精气，即甘温除热法，亦属热因热用之例。

第二，寒因寒用。指用寒凉性质的药物治疗表象为寒的病证。此法适用于里热极盛、阻遏阳气不能外达、外有若干假寒征象的真热假寒证。如热厥证，阳热内盛，热邪深伏于里，常表现出壮热、恶热、烦渴饮冷、溲赤脉数等里热征象；同时，由于里热盛极，阻遏阳气不能外达，而见手足逆冷、脉沉等假寒之象。治疗须用寒凉之药清其内热以治本，则假寒之象自可愈。

第三，塞因塞用。指用补益药物治疗具有闭塞不通症状的虚性病证，亦称之为“以补开塞”。适用于脏腑气血阴阳不足，功能低下所致的闭塞不通之证。如精气不足，冲任亏损的闭经，治当填补下元，滋养肝肾，养血益气以调其经。大便虚秘，因于血虚者宜养血润燥；因于气虚传导无力者当益气健脾；阳虚便秘治以温阳；津亏便秘治宜养津补阴，增水行舟。又如小便不利，或因于肺气不足，通调无权；或因于中气下陷，清气不升，浊阴不降；或由于肾阳亏虚，命门火衰，膀胱气化无权；治疗当分别予以补益肺气，复其通调水道之权；或补益中气，使脾气升运，浊阴自降；或温补肾阳，化气行水。凡此数种，均属塞因塞用之例。

第四，通因通用。指用通利药物治疗具有通泻症状的实性病证，亦称之为“以通治通”。适用于实邪内阻所致的通泻之证。如燥热内结，泻利粪水的“热结旁流”证，急用承气汤类方攻下燥实。《伤寒论》云：“少阴病，自利清水，色纯青，心下必痛，口干燥者，可下之，宜大承气汤。”宿食内停，阻滞肠胃，致腹痛、肠鸣、泄泻，泻下物臭如腐卵，治以消食导滞攻下，荡涤积滞；瘀血所致崩漏，夹有血块，腹痛拒按，或产后瘀血内阻，恶露不尽，治宜活血化瘀；湿热蕴结膀胱所致的尿频、尿急、尿痛等淋证，治以清热利湿通淋。另如湿热蕴结大肠之下痢，虽日下十数行，治疗仍不宜止涩，当清热通肠，调气行血。元代医家张洁古所创芍药汤治疗早期痢疾，药用大黄，亦取“通因通用”之义。

3. 因势利导

关于治则。因势利导本义是顺应事物发展的自然趋势而加以疏利引导的意思。作为《内经》治则之一，其内容有三：

一是根据邪正斗争之盛衰趋势择时治疗。如某些周期性发作性疾病，应在发病前治疗。本节“其盛，可待衰而已”及《灵枢·逆顺》之“方其盛也，勿敢毁伤，刺其已衰，事必大昌”即论此法。

二是根据邪气性质及所在部位治疗。如本节“因其轻而扬之，因其重而减之”，以及“其高者因而越之，其下者引而竭之，中满者泻之于内”“其有邪者，渍形以为汗，其在皮者，汗而发之”即根据其邪气所在的部位和性质，加以引导，使邪气从最简捷的途径，以最快的速度排出体外。

三是根据正气作用的生理趋势，加以引导，协助其使逆乱的阴阳气血恢复生理状态。如本节“气虚宜掣引之”及《素问·至真要大论》之“高者抑之，下者举之”“散者收之”即为此法。

4. 标本缓急

标本是两个相对的概念，其所包含的内容主要有主次、源流、因果、先后等含义，本节所指主要是先病为本、后病为标。其临床应用要点主要有：

一是常规之法，先治其本，如本节所说：“先病而后逆者治其本，先逆而后病者治其本，先寒而后生病者治其本，先病而后生寒者治其本。”此先治其本，本病除则标病自解。

二是标急先治，如本节所说“先病而后生中满者治其标”“小大不利治其标”。中满，反映脾胃不运，中焦枢机不利，化源受阻，多为危急之候，当先急治，故《素问·阴阳应象大论》论及阳胜、阴胜病皆云“腹满死”。小大不利反映气机不通，浊气内停，肾脾等脏腑功能衰败，乃危急之候，故应先治。

三是“间者并行，甚者独行”，标本俱缓宜标本兼治；标急独治其标，本急亦可独治其本。

四是当独治其本或独治其标均不能获效，或治本妨标、或治标碍本时，就应该采取标本先后治法：或先治标后治本，或先治本后治标。如本节“病发而有余，本而标之，先治其本，后治其标；病发而不足，标而本之，先治其标，后治其本”。此以邪正之强弱为准则，决定标本治则之先后，一则以防病的传变，二则反映祛邪为主思想。

【后世发挥】

1. “间者并行，甚者独行”的临床运用

《素问·标本病传论》提出“间者并行，甚者独行”。“间者并行”，是说对于病情错杂而病势轻缓之疾，治疗时应当采取标本兼治的方法；“甚者独行”，则是说对于病势危重者要根据具体情况加以权衡，采取标急治标、本急治本之法。不难看出，“间者并行，甚者独行”代表着《内经》标本治则思想，即本急标缓则治本，标急本缓则治标，标本同等而其势不甚则标本同治。证诸《内经》相关内容，《素问·评热病论》论风厥之治，主张“表里刺之，饮之服汤”，既治发热之表，又治烦闷之里，属标本同治之“并行”；《素问·病能论》治怒狂阳厥，“服以生铁洛为饮”，取其一味生铁落，气寒质重，下气急速，而获专攻，属“甚者独行”之例。

从临床实际情况来看，证属纯阴纯阳、纯虚纯实、纯寒纯热者少，而虚实夹杂、寒热错杂、表里相兼、新旧同病者多，所以在病势不甚危急的情况下，标本兼顾是常用之法。需要注意的是，标本兼顾还应根据具体情况而有所侧重，或治本顾标，或治标顾本。如张仲景《伤寒论》用白虎加人参汤治疗“表里俱热，时时恶风，大渴，舌上干燥而烦，欲饮水数升者”，原因即在于本病以阳明热盛为本，以热邪伤气为标，而病势不甚危急，故用白虎汤辛寒清热以治本，又加人参益气以治标。仍以《伤寒论》为例，“少阴病，始得之，反发热，脉沉者，麻黄附子细辛汤主之”。此处所论是少阴病兼表的证治，因里阳虚不太甚而现表里同病，宜表里同治，故用麻黄附子细辛汤温经发汗，表里双解，属间者并行之类。《内经》《伤寒》之后，其他医家亦颇注重“间者并行”之法，如治疗素体气虚之人外感风寒可用参苏饮益气解表，益气为治本而解表是治标。又如，对于外感风寒、内有饮停之证，则以发散风寒、温化水饮二法并用以求表里同治。

对于病势危重者，临证之时必须具体情况具体分析，采取标急治标、本急治本之法。如张仲景《伤寒论》云：“伤寒，医下之，续得下利，清谷不止，身疼痛者，急当救里；后身疼痛，清便自调者，急当救表。救里宜四逆汤，救表宜桂枝汤。”以病之先后分标本，则表证身疼痛为先病、为本病；而里证下利清谷为后病、属标病。今标病较本病为急，故仲景先以四逆汤温阳救里以治标，后用桂枝汤解表散寒以治本。

2. “热因热用，寒因寒用，塞因塞用，通因通用”在《伤寒论》中的运用

“热因热用，寒因寒用，塞因塞用，通因通用”皆属《素问·至真要大论》“反治法”之范畴。“甚者从之”，适用于病势错杂而危重，伴有假象的证候。“热因热用”即以热药治疗真寒假热证；“寒因寒用”即以寒药治疗真热假寒证；“塞因塞用”即以补益药物治疗因虚所致的痞满等；“通因通用”即以攻下药物治疗实性通泄病证。

《内经》示其原则而未有具体证、方、药，而张仲景可谓深得经旨而又能于临床灵活运

用，因此，《伤寒论》中即有精彩的反治法之案例。

热因热用：《伤寒论》317 条“少阴病，下利清谷，里寒外热，手足厥逆，脉微欲绝，身反不恶寒，其人面色赤，或腹痛，或干呕，或咽痛，或利止脉不出者，通脉四逆汤主之”。其中“里寒外热”概括了本证的特征。肾阳虚衰，阳不制阴，阴寒内盛所致下利清谷、手足厥逆、脉微欲绝诸症，皆为“里寒”临床表现；“外热”则由阳虚阴盛，虚阳被格拒于外所致，证当恶寒而不恶寒，故曰“身反不恶寒”。证属阴盛格阳之真寒假热证，故虽有假热之象，反用姜、附重剂，即“热因热用”。

寒因寒用：《伤寒论》350 条“伤寒，脉滑而厥者，里有热，白虎汤主之”。脉滑与手足厥冷同见，则此厥非寒非虚，而为热为实。其厥乃由热邪结聚体内，阻遏阳气，气不得宣通于四肢所致。本条举脉而略证，验之临床，必有里实热证之表现，如心胸烦闷、口渴尿赤、舌苔黄燥等。证属阳盛格阴之真热假寒证，故虽有假寒之象，反用辛寒之白虎汤，即“寒因寒用”。

塞因塞用：《伤寒论》273 条“太阴之为病，腹满而吐，食不下，自利益甚，时腹自痛，若下之，必胸下结硬”。此虽腹满，然其腹满乃因脾虚失其运化，水湿内停，气机阻滞所致。治以理中汤之类，以参、姜、术，甘、温中散寒，健脾燥湿，则胀满自利自消。其证属虚，当与阳明病之腹满痛相鉴别。太阴病之腹满，时减如故，喜温喜按；而阳明病之腹满则满痛不减，痛而拒按。

通因通用：《伤寒论》321 条“少阴病，自利清水，色纯青，心下必痛，口干燥者，可下之，宜大承气汤”。少阴病而下利，一般多为肾阳虚之虚寒证。然虚寒证之下利，必见清稀如鸭溏，或下利清而伴脉微肢冷等阳虚之象。本证下利清水，其色纯青，兼心下痛而口舌干燥，不属虚寒而属实热。乃因邪热炽盛，燥屎内结，不能自下，迫津下注而旁流。本证除论中所述诸症外，亦常伴其他阳明里实之表现。虽自利清水，但亦有腹满拒按、绕脐腹痛、舌苔焦黄等。证属燥实内结，故用大承气急下之，热结得下，旁流自止。其他以活血化瘀法治疗因瘀血所致崩漏，以清热利湿法治疗因湿热蕴结所致淋证，亦属此类。

3. “木郁达之，火郁发之，土郁夺之，金郁泄之，水郁折之”的后世运用

《素问·六元正纪大论》云：“木郁达之，火郁发之，土郁夺之，金郁泄之，水郁折之。”论述风火湿燥寒五气郁发所致病证的治疗方法，虽然是针对五运之气因受克气影响而被郁，但同样适用于脏腑气机郁阻的治疗。

“木郁达之”，指肝气郁滞之候，治疗当用疏理肝气的方法。所谓达之，即畅达之意，疏利肝胆、理气解郁是“达”的主要含义。肝气郁结，当疏肝理气，如柴胡疏肝散、四逆散，用柴胡、香附、枳壳、陈皮、广郁金等辛散之品；肝郁化火，当在理气解郁的基础上清肝泻火，如龙胆泻肝汤、丹栀逍遥丸等；肝郁克木，当抑木扶土，如四逆散（柴胡、枳实、白芍、甘草）、痛泻要方（陈皮、白芍、防风、白术）等；肝胆湿热，当疏利肝胆，如茵陈蒿汤等，药用茵陈蒿、大黄、栀子、黄柏、连翘、郁金等。诸如张仲景用四逆散治气郁厥逆证，张介宾用柴胡疏肝散治肝气犯胃证，傅青主用解郁汤治胎气上逆证，陈士铎用救肝解郁汤治气塞不语证，以及《局方》用逍遥散治肝郁脾虚证等，皆属“木郁达之”之法。另外，王冰对此另辟蹊径，云：“达，谓吐之，令其条达也。”吐法“达之”，一可祛土壅以达木郁，二可顺肝性以达木郁。如余听鸿曾治一人因暴怒而厥者，不语脉伏，肢冷气憋，用鸡羽盐汤催吐，取“天地郁极，则雷霆奋发之义”。余氏更认为，“余见肝厥、气厥、食厥等症，唯有吐之为最速耳”。可见吐法也为治郁之一大法门。另外，金克木，金主收降而收敛，木郁为病往往与金收敛太过有关，“达之”之法不仅可以解决木郁本身，亦是逆金收之性而泻的治本之法。

“火郁发之”，指火盛郁闭，甚或火热扰神、迫血妄行的病证，治疗当以发越、发散火邪。诸如张仲景用栀子豉汤治心烦懊侬、用升麻鳖甲汤治阳毒面赤咽痛唾脓血，钱乙用泻黄散治口疮，李东垣用普济消毒饮治头面赤肿，用升阳散火汤治齿腮肿痛等，皆属“火郁发之”之法。《丹溪心法》还指出：“火盛者，不可骤用凉药，必兼温散。”泻火之中佐以发散，则有阴阳相济，升降相从的配伍之妙。《素问·热论》谓“暑当与汗皆出，勿止”，也寓“火郁发之”之义。后世认为火郁不专于心，五脏皆可有火郁之证。如孙一奎《医旨绪余》云：“凡瞀闷目赤，少气疮疡，口渴溲黄，卒暴僵仆，呕吐酸，狂乱，皆火郁证也。”后世多以气辛之品，升散、透达郁火。如大青龙汤治疗外寒里热，表里俱实，重用麻黄、桂枝、生姜发汗以散表寒内热；栀子豉汤，为邪热郁于胸膈之上，用豆豉，辛甘微苦微寒，其性升浮，故以清表宣热解郁；荆防败毒饮，用于疮痈初起，兼有外感，用羌活、独活、柴胡、防风等解表取汗；银翘散，用于温病初起之发热无汗，金银花、连翘辛凉透邪清热，荆芥穗、豆豉辛温升发以逐邪；安宫牛黄丸、至宝丹、紫雪丹治疗温热之邪内陷心包，用麝香、丁香、安息香等多种香窜品，芳香透达，吴鞠通曰：“使邪火随诸香一起俱散也”；普济消毒饮用于风热疫毒上攻头面的“大头瘟”，在清热解毒之中，伍以升麻、柴胡；升麻葛根汤用于肺胃郁热，麻疹初起，用升麻、葛根开腠理以发汗。升阳散火汤，治疗过食生冷，抑遏脾阳的发热证，方用防风、升麻、葛根宣散升达；泻黄散，为治疗火热郁伏于脾胃之证，用防风、藿香升散脾胃伏火；另有治疗内伤发热的补中益气汤、升降散等。另外，水克火，水为寒性而主敛，火郁为病往往与寒收敛太过有关，正所谓“寒包火”。“发之”正是逆寒敛而散的治本之法。

“土郁夺之”指湿郁脾土，脾气壅滞的病证，治疗当以祛除湿邪，消导滞气。如张介宾曰：“夺，直取之也。凡土郁之病，湿滞之属也。其脏应脾胃，其主在肌肉四肢，其伤在胸腹。土畏壅滞，凡滞在上者夺其上，吐之可也；滞在中者夺其中，伐之可也；滞在下者夺其下，泻之可也。”陈士铎《石室秘录·夺治法》云：“夺治者，乃土气壅滞而不行，不夺则愈加阻滞，故必夺门而出。”如湿热郁阻中焦，以苦寒以燥湿清热治之；寒湿郁滞中焦，用苦温化湿以治之；又如腹中窒塞，大满大实，以枳实导滞丸、木香槟榔丸、承气汤下而夺之等，均属“土郁夺之”之法。从五行关系而言，“亢则害，承乃制，”木制土，土则运而不滞；木疏泄无力，土则郁而为病。故“夺之”之法，不仅可以解决土郁本身，亦是顺木疏泄之性而补的治本之法。

“金郁泄之”指燥气盛行，肺气郁闭不利的病证，治疗当以宣泄或降泄肺气为主。张介宾曰：“泄，疏利也。凡金郁之病，为敛为闭，为燥为塞之属也。其脏应肺与大肠，其主在皮毛声息，其伤在气分。故或解其表，或破其气，或通其便，凡在表在里、在上在下皆可谓之泄也。”诸如张仲景用麻杏石甘汤治热壅肺气之喘促，吴鞠通用桑菊饮治秋燥咳嗽，则是宣泄肺气之法；又如葶苈大枣泻肺汤治咳逆上气、喘鸣迫塞，宣白承气汤治喘促不宁、痰涎壅滞，则为降泄肺气之法。此均属于“金郁泄之”之治。火克金，火性炎上主发散，火散不足，则金收敛太过而可致金郁，故亦可用辛散之法以治金郁。《素问·脏气法时论》之“急食辛以润之，开腠理，致津液，通气也”则是很好的治疗指南，临床用杏苏散、桑杏汤治燥也正是其运用。

“水郁折之”指水寒之气盛行，郁滞于内，治当调理相关脏腑功能，以温阳蠲寒除湿利水。如张介宾曰：“折，调制也。凡水郁之病，为寒为水之属也。水之本在肾，水之标在肺，其伤在阳分，其反克在脾胃。水性善流，宜防泛滥。凡折之之法，如养气可以化水，治在肺也；实土可以制水，治在脾也；壮火可以胜水，治在命门也；自强可以帅水，治在肾也；分利可以泄水，治在膀胱也。”具体如张仲景用苓桂甘枣汤治水饮奔豚证，用真武汤治阳虚水泛证，或用乌头汤、白术附子汤治疗寒痹骨痛等，均属“水郁折之”之法。阳蠲寒除湿利水。诸如张仲景用苓桂甘枣汤治水饮奔豚证，用真武汤治阳虚水泛证，或用乌头汤、白术附子汤治疗寒痹骨痛等，均属“水郁折之”之法。

总之，关于五郁的治疗原则，是针对五运致郁为病而论，即按照五行、五脏的特性，采用相应的方法调理其气机，使之复归于正常。今附《黄帝内经素问校释》所引翁藻之论，以供参考：“木达，谓木郁达之。达者，条达舒畅之义。凡木郁之病，风为清敛也，宜以辛散之、疏之，以甘调之、缓之，以苦涌之、平之，但使木气条达舒畅，皆治木郁之法也。火发，谓火郁发之。发者，发扬解散之义。凡火郁之病，为寒束也，宜以辛温发之，以辛甘扬之，以辛凉解之，以辛苦散之，但使火气发扬解散，皆治火郁之法也。金泄，谓金郁泄之。泄者，宣泄疏降之义。凡金郁之病，燥为火困也，宜辛宣之、疏之、润之，以苦泄之、降之、清之，但使燥气宣通疏畅，皆治金郁之法也。水折，谓水郁折之。折者，逐导渗通之义。凡水郁之病，水为湿瘀也，宜以辛苦逐之、导之，以辛淡渗之、通之，但使水气流通不蓄，皆治水郁之法也。土夺，谓土郁夺之。夺者，汗、吐、下利之义。凡土郁之病，湿为风阻也，在外者汗之，在内者攻之，在上者吐之，在下者利之，但使土气不致壅阻，此皆治土郁之法也。”

【病案举例】

“中满”案

东垣治一贵妇，八月中，先因劳役饮食失节，加之忧思，病结痞，心腹胀满，旦食则不能暮食，两胁刺痛，诊其脉，弦而细。至夜，浊阴之气当降而不降，腹胀尤甚。大抵阳主运化，饮食劳倦，损伤脾胃，阳气不能运化精微，聚而不散，故为胀满。先灸中脘，乃胃之募穴，引胃中生发之气上行阳道。又以木香顺气汤助之，使浊阴之气自此而降。(《名医类案》)

［按］

《内经》重视脾胃，认为其为脏腑之本、气血生化之源，这种观点对李东垣重视培土的思想有较大的影响。在《素问·标本病传论》之标本治则的示例中，治本居多，惟“中满”与“小大不利”二证，无论是属标、属本，均需先治。中满为病，其邪在胃，胃为脏腑之本，中满为腑气不行，药食难入，而脏腑皆失其所禀，是为急候，必先治之。相反，泄泻一证被看作标本之治的另一重要着眼点，无论先后，“必且调之，乃治其他病”，否则后天之本已衰，诸证难以彻底治愈，这也体现了《内经》重视脾胃为脏腑之本、气血生化之源的理论观点。

【注家争鸣】

1. “热因寒用，寒因热用，塞因塞用，通因通用”的理解

王冰注：“夫大寒内结，稸聚疝瘕，以热攻除，寒格热反，纵之则痛发尤甚，攻之则热不得前。方以蜜煎乌头，佐之以热，蜜多其药，服已便消，是则张公从此，而以热因寒用也。有火气动，服冷已过，热为寒格，而身冷呕哕，嗌干口苦，恶热好寒，众议攸同，咸呼为热，冷治则甚，其如之何？逆其好则拒治，顺其心则加病，若调寒热逆，冷热必行，则热物冷服，下嗌之后，冷体既消，热性便发，由是病气随愈，呕哕皆除，情且不违，而致大益，醇酒冷饮，则其类矣，是则以热因寒用也。所谓恶热者，凡诸食余气主于王者，见之已呕也。又病热者，寒攻不入，恶其寒胜，热乃消除。从其气则热增，寒攻之则不入。以豉豆诸冷药酒渍或煴而服之，酒热气同，固无违忤，酒热既尽，寒药已行，从其服食，热便随散，此则寒因热用也。或以诸冷物，热齐和之，服之食之，热复围解，是亦寒因热用也。又热食猪肉及粉葵乳，以椒姜橘热齐和之，亦其类也。又热在下焦，治亦然。假如下气虚乏，中焦气拥，胠胁满甚，食已转增，粗工之见无能断也，欲散满则恐虚其下，补下则满甚于中，散气则下焦转虚，补虚则中满滋甚，医病参议，言意皆同，不救其虚，且攻其满，药入则减，药过依然，故中满下虚，其病常在。乃不知疏启其中，峻补于下，少服则资壅，多服则宣通，由是而疗，中满自除，下虚斯实，此则塞因塞用也。又大寒凝内，注泄不止，热宜寒疗，结复须除，以寒下之，结散利止，此则通因通用也。又大热凝内，久利溏泄，愈而复发，绵历岁年，以热下之，寒去利止，亦其类也。投寒以热，凉而行之，投热以寒，温而行之，始同终异，斯之谓也。诸如此等，其徒实繁，略举宗兆，犹是反治之道，斯其类也。”

吴崑注：以上四治，必隐伏其所主，而先投其所因，其始也气味虽同，其终也作用则异，是为反治也。

李中梓注：寒病宜热，然寒甚者格热，须热药冷服，此热因寒用也。热病宜寒，然热甚者格寒，须寒药热服，此寒因热用也。塞因塞用者，如下气虚乏。中焦气壅，欲散满则更虚其下，欲补下则满甚于中，治不知本，而先攻其满，药入或减，药过依然，气必更虚，病必转甚，不知少服则壅滞，多服则宣通，峻补其下，则下自实，中满自除矣。通因通用者，或挟热而利，或凝寒而泄，寒者以热下之，热者以寒下之。

高世栻注：反治之道，必以热治热，服药宜凉，是热因寒用也。以寒治寒，服药宜温，是寒因热用也。补药治中满，是塞因塞用也。攻药治下利，是通因通用也。

张琦注：此申反治之义，热因之热，药之热也。寒用之寒，病之寒也。寒因之寒，药之寒也。热用之热，病之热也。塞因、通因，药之通塞也。塞用、通用，病之通塞也。本寒而标热，因其寒而用热也。本热而标寒，因其热而用寒也。病似宜通，而实不可通，则因其可塞而塞之，以塞为通也。病似宜塞，而实不可塞，则因其可通为通之，以通为塞也。

［按］

对“热因寒用，寒因热用，塞因塞用，通因通用”的理解，历代医家多遵循王冰注发挥，“热因寒用，寒因热用”指大热药治大寒病，防其格拒而冷服；大寒药治大热病，防其格拒而热服。“塞因塞用，通因通用”指中满而虚者，通之则虚尤甚，当补其虚则满自愈，为塞因塞用之义。内实而下利者，涩之则实更甚，当通其实，则利自止，为通因通用之义。这里恰恰反映出反治法与反佐法的不同。反治法是药证相从，即所用药物顺从了疾病的某些表象，如“塞因塞用，通因通用”，正如张介宾所说：“治有逆从者，以病有微甚，病有微甚者，以证有真假也。寒热有真假，虚实亦有真假，真者正治，知之无难，假者反治，乃为难耳。”反佐法是证为大寒大热，治宜热药冷服、寒药热服，如“热因寒用，寒因热用”及《素问·五常政大论》之“治热以寒，温而行之；治寒以热，凉而行之”即为此义。此外马莳注：“热以治寒，而佐以寒药，乃热因寒用也。寒以治热，而佐以热药，乃寒因热用也。”此为反佐法。如《伤寒论》白通加猪胆汁汤，亦归于反治法之类。关于反佐法与反治法的关系，有学者定义为“反佐不同于反治，所谓反佐是性能、功效相反的药物用于辅佐君药或臣药的一种治疗方法，所谓反治则是从治疗原则出发提出的治疗方法之一”“反治是治疗之反，而反佐是配伍之反”。二者的治疗指向有着根本的差异，反治虽是顺从表象、假象而治，但用药必须针对疾病的本质；而反佐的药物或方法，仅是起一种缓冲作用，所用反佐之药，是顺从病本之性，但实有利于解除药病间格拒，使主药充分发挥治疗作用。所以，程士德在《内经讲义》中将“热因寒用，寒因热用”改为“热因热用，寒因寒用”，并注：“即以热药治疗真寒假热证，以寒药治疗真热假寒证。”据反治法法则及下句“塞因塞用，通因通用”之例，可参。

2.“故人生有两死而无两生”的理解

杨上善注：毋血亦死，毋气亦死，故有两死也；有血亦生，有气亦生，随有一即生，故毋两生也。

张介宾注：若表里俱夺，则不脱于阴，必脱于阳，脱阳亦死，脱阴亦死，故曰人生有两死。然而人之生也，阴阳之气皆不可无，未有孤阳能生者，亦未有孤阴能生者，故曰无两生也。

张志聪注：无血者死，无汗者亦死，故人有两死而无两生者。

汪昂注：凡脱血者，无再发其汗。发汗者，无再去其血。若两伤之，则有两死，而无两生矣。

陈念祖注：无血者死，无汗者亦死，故人有两死，而无两生。无两生者，谓荣、卫、血、汗总属于水谷之精也。

［按］

历代医家对于“故人生有两死而无两生”的理解稍有不同，但都强调了血生于营，汗化于卫，二者均本源于水谷精微，故失血者，勿再发其汗；大汗者，勿再耗其血，这对于临床有指导意义，如《伤寒论》提出“衄家不可汗”“疮家不可汗”，以及临床血虚或失血感受表邪者，有养阴发汗或补阴发汗之法，即本于此。

第三节　疗法类例

《内经》所记载的治疗方法极为丰富，有药物、针灸、精神心理、饮食、导引、按摩、浸浴等，而以药物疗法和针灸疗法为主。关于药物疗法，《内经》论述的内容偏详于药性阐发和制方法则，方剂仅十三方。在药性阐发方面，主以气味论，对药物进行气味阴阳的划分，并依药物气味阴阳偏性，分析其不同作用趋向；又从药物的不同五味属性，论证其主治及入通的脏腑、不同脏腑疾病的选药原则及禁忌。在制方用药原则上，主要确立了大小缓急奇偶复七方类型，提出了君臣佐使的组方配伍法则。关于针灸疗法，《内经》的论述侧重以下内容：一是调经治百病的针刺治病原理；二是因人、因时制宜的选经取穴补泻针刺原则，即根据患者的体质调整针刺的深浅、补泻的手法、取穴的部位与多少等；三是强调针刺治神，即在针刺过程中应使患者之神与医生之神高度集中；四是强调针刺得气的重要性。此外，《内经》还记载了多种针刺手法及多种病证的选经取穴处方；也提到灸法及其补泻方法。总之，《内经》的治疗方法，是与中医学的藏象、病因病机、诊法等理论一脉相承的，是其主要学术思想如阴阳五行、“天人合一”等的进一步应用。

【原文导读】

12301　黄帝问曰：医之治病也，一病而治各不同①，皆愈何也？

岐伯对曰：地势使然也②。故东方之域，天地之所始生也③，鱼盐之地，海滨傍水，其民食鱼而嗜咸，皆安其处，美其食，鱼者使人热中④，盐者胜血，故其民皆黑色疏理⑤，其病皆为痈疡，其治宜砭石，故砭石者，亦从东方来。

---

① 治各不同：吴崑注：“不同如针石、灸焫、毒药、导引、按跷也。”

② 地势使然也：张介宾注：“地势不同，则气习有异，故治法亦随而不一也。”

③ 天地之所始生也：张介宾注：“天地之气，自东而升，为阳生之始，故发生之气始于东方，而在时则为春。”

④ 鱼者使人热中：吴崑注：“鱼性温，食之令人热中而发疮疡。”张介宾注：“鱼，鳞虫也。鱼生水中，水体外阴而内阳，故能热中。”

⑤ 盐者胜血，故其民皆黑色疏理：王冰注：“盐发渴，则胜血之征。”吴崑注：“盐性咸，食之令人脉凝泣而变色。”杨上善注：“盐，水也。血者，火也。水以克火，故胜血而人色黑也。”

西方者，金玉之域，沙石之处①，天地之所收引也②，其民③陵居④而多风，水土刚强，其民不衣而褐荐⑤，其民华食而脂肥，故邪不能伤其形体，其病生于内⑥，其治宜毒药⑦，故毒药者，亦从西方来。

北方者，天地所闭藏之域也，其地高陵居，风寒冰冽，其民乐野处而乳食，脏寒生满病⑧，其治宜灸焫⑨。故灸焫者，亦从北方来。

南方者，天地所长养，阳之所盛处也，其地下，水土弱，雾露之所聚也⑩，

---

① 金玉之域，沙石之处：森立之注："多沙石之地，必其阴有金玉，故曰'金玉之域，沙石之处'，沙中自有金气，石中自含玉髓，自然之理也。"

② 天地之所收引也：张介宾注："然天地之气，自西而降，故为天地之收引，而在时则应秋。"

③ 其民：于鬯注："此'其民'当本作'其地'。下文始云：'其民不衣而褐荐'，则此不当出'其民'字，盖即涉彼而误也。下文言北方？'其地高，陵居、风寒冰冽'。此西方之陵居而多风，犹北方之陵居风寒也。彼明言其地，则此当作其地，明矣。下文又云：'其民华食而脂肥'。吴崑本无彼'其民'字。吴虽多改易，然其所改，注中皆明出之。此不出，则其所据本原无二字也。盖此'其民'涉下而误，彼'其民'又涉上而衍。"

④ 陵居：丹波元简注："马云：倚高陵以为居，而耐受乎风。志云：高平曰陆，大陆曰阜，大阜曰陵。出《尔雅·释地》，依山陵而居。故多风。简（按）当从志注。"

⑤ 褐荐：王冰注："不衣丝绵，故曰不衣。褐，谓毛布也。荐，谓细草也。"森立之注："褐荐，盖谓以褐布不成裁缝只如荐席，以缠绕其身也。"

⑥ 故邪不能伤其形体，其病生于内：王冰注："水土刚强，饮食脂肥，肤腠闭封，血气充实，故邪不能伤也。内，谓喜怒思忧恐及饮食男女之过甚也。"

⑦ 毒药：王冰注："能攻其病，则谓之毒药。以其血气盛，肌肉坚，饮食华，水土强，故病宜毒药，方制御之。药，谓草木虫鱼鸟兽之类，皆能除病者也。"张介宾注："病生于内，故非针灸按导所能治，而宜用毒药也。毒药者，总括药饵而言，凡能除病者，皆可称为毒药。如《五常政大论》曰'大毒治病十去其六，常毒治病十去其七，小毒治病十去其九'之类也。"

⑧ 脏寒生满病：吴崑注："水寒风冽，故病脏寒，脏寒则中气不化，故令中满。"姚绍虞注："野处则无重垣复壁，风寒易入，而且食酥酪之属，则又性寒气腻，凝滞于中，脏欲不寒，其可得乎。脏既寒矣，气闭不行，以致中满，胸腹肠脏之间，膨胀如鼓。所以然者，地气寒而脏又寒也。惟满病多生于寒也，不独北方，即南方之人，凡性喜寒凉，恣食瓜梨，或因暑饮水，凝寒伤冷，为满病者当不少矣。昧者不察，以为南方多火，一于清利而不知温中，皆非治满之道也。"

⑨ 灸焫：姚绍虞注："去寒莫如灸焫。灸，艾灼。焫，火针火罐之类也。"

⑩ 其地下，水土弱，雾露之所聚也：张介宾注："南方低下而湿，故水土弱而多雾露。"姚绍虞注："雾露者湿气之所升，南方卑湿，故多雾露。"

其民嗜酸而食胕[①]。故其民皆致理而赤色[②]，其病挛痹[③]，其治宜微针[④]。故九针[⑤]者，亦从南方来。

中央者，其地平以湿，天地所以生万物也众，其民食杂而不劳[⑥]，故其病多痿厥寒热[⑦]，其治宜导引按跻[⑧]，故导引按跻者，亦从中央出也。

故圣人杂合以治，各得其所宜[⑨]，故治所以异而病皆愈者，得病之情，知治之大体也[⑩]。（《素问·异法方宜论》）

12302　阴味出下窍，阳气出上窍[⑪]。味厚者为阴，薄为阴之阳[⑫]。气厚者为

---

① 食胕：张介宾注："胕，腐也。物之腐者，如豉鲊曲酱之属是也。"

② 致理而赤色：王冰注："酸味收敛，故人皆肉理密致。阳盛之处，故色赤。"

③ 其病挛痹：张介宾注："挛痹者，湿热盛而病在筋骨也。"

④ 微针：吴崑注："微针，毫针也，所以取痛痹。"

⑤ 九针：丹波元简注："高云：《灵枢·九针论》：黄帝欲以微针通其经脉。微针，小针也。岐伯论小针而及于九针，故曰九针者亦从南方来。简（按）《九针十二原》：帝问无用砭石，欲以微针通其经脉，而岐伯答以始于一终于九，则微针即是九针，对砭石而言，非九针之外有微针。志云：微针者，其锋微细，浅刺之针也。恐非是。"

⑥ 其民食杂而不劳：王冰注："四方辐辏而万物交归，故人食纷杂而不劳也。"

⑦ 痿厥寒热：王冰注："湿气在下，故多病痿弱、气逆及寒热也。《阴阳应象大论》曰'地之湿气，感则害皮肉筋脉'，居近于湿故尔。"张志聪注："四方辐辏，万物会聚，故民食纷杂，化养于中，故不劳其四体。四肢为诸阳之本，痿痹者，手足之气逆，而痿弱不用也。《平脉篇》曰：'阳脉不足，阴脉乘之，则洒淅恶寒；阴脉不足，阳往乘之，则发热。'寒热者，手足三阴三阳之脉病也。盖言中土之民，不劳其四体，而气血不能灌溉于四旁，是以多痿厥寒热之病矣。"

⑧ 导引按跻：王冰注："导引，谓摇筋骨，动支节。按，谓抑按皮肉。跻，谓捷举手足。"张介宾注："导引，谓摇筋骨，动肢节，以行气血也。按，捏按也。跻，即阳跷阴跷之义。盖谓推拿溪谷跷穴以除疾病也。病在肢节，故用此法。"丹波元简注："张注牵强不可从，详义见《金匮真言论》《庄子》《陆氏释文》。李云：导气令和，引体令柔。"

⑨ 圣人杂合以治，各得其所宜：张志聪注："夫天有四时之气，地有五方之宜，民有居处衣食之殊，治有针灸药饵之异，故圣人或随天之气，可合地之宜，或随人之病，或用针灸毒药，或以导引按摩，杂合以治，各得其宜。"

⑩ 故治所以异而病皆愈者，得病之情，知治之大体也：张志聪注："所谓病同而异治者，如痈疡之热毒盛于外者，治宜针砭；毒未尽出者，治以毒药；阴毒之内陷者，又宜于艾焫也。又如湿邪之在四肢，而病痿厥者，宜于针砭；气血之不能疏通者，宜按跷导引。所以治异而病皆愈者，得病之情者，知病之因于天时，或因于地气，或因于人之嗜欲，得病之因情也。或因五方之民，而治以五方之法；或因人气之生长收藏，而宜于砭针艾焫；或宜于毒药按跷，是知治之大体，而又不必胶执于东方之治宜砭石，西方之治宜毒药也。是以圣人杂合以治，而皆得其所宜。再（按）上古之民，动作以避寒，则阳气不致陷脏，而无胀满之病矣；阴居以避暑，则元气不致外弛，而无挛痹之症矣；形劳而不倦，则气血得以流通，而无痿厥寒热之疾矣。是以毒药不能治其内，针石不能治其外，此修养吾身中之精气，而能胜天地之阴阳者也。"

⑪ 阴味出下窍，阳气出上窍：王冰注："味有质，故下流于便泻之窍；气无形，故上出于呼吸之门。"吴崑注："味有质，阴也，故下流；气无形，阳也，故上达。"

⑫ 味厚者为阴，薄为阴之阳：王冰注："阴为味，味厚者为纯阴。故味薄者为阴中之阳。"

阳，薄为阳之阴①。味厚则泄，薄则通②。气薄则发泄，厚则发热③。壮火之气衰，少火之气壮。壮火食气，气食少火。壮火散气，少火生气。气味辛甘发散为阳，酸苦涌泄为阴④。阴胜则阳病，阳胜则阴病。阳胜则热，阴胜则寒⑤。重寒则热，重热则寒⑥。（《素问·阴阳应象大论》）

12303　帝曰：善。方制君臣何谓也⑦？

岐伯曰：主病之谓君，佐君之谓臣，应臣之谓使⑧，非上下三品⑨之谓也。

帝曰：三品何谓？

岐伯曰：所以明善恶之殊贯也⑩。（《素问·至真要大论》）

12304　风淫于内，治以辛凉，佐以苦，以甘缓之，以辛散之⑪。

热淫于内，治以咸寒，佐以甘苦，以酸收之，以苦发之⑫。

---

① 气厚者为阳，薄为阳之阴：张志聪注："气为阳，而气厚者为纯阳，薄者为阳中之阴。此阴阳之中而又分阴阳也。"

② 味厚则泄，薄则通：张介宾注："阴味下行，故味厚者能泄于下，薄者能通利。"丹波元坚注："先兄曰：泄谓大便，通谓小便。"

③ 气薄则发泄，厚则发热：吴崑注："阳性炎上，故气薄则发散，厚则发热。"

④ 味辛甘发散为阳，酸苦涌泄为阴：王冰注："非惟气味分阴阳，然辛甘酸苦之中，复有阴阳之殊气尔。何者？辛散甘缓，故发散为阳；酸收苦泻，故涌泻为阴。"张志聪注："言气味固分阴阳，而味中复有阴阳之别。辛走气而性散，甘乃中央之味，而能灌溉四旁，故辛甘主发散为阳也。苦主泄下，而又炎上作苦，酸主收降，而又属春生之木味，皆能上涌而下泄，故酸苦涌泄为阴也。"

⑤ 阳胜则热，阴胜则寒：《新校正》云："按《甲乙经》作'阴病则热，阳病则寒'，文异意同。"

⑥ 重寒则热，重热则寒：张介宾注："物极则变也。此即上文'寒极生热、热极生寒'之义。盖阴阳之气，水极则似火，火极则似水，阳盛则隔阴，阴盛则隔阳。故有真寒假热，真热假寒之辨，此而错认，则死生反掌。"

⑦ 方制君臣何谓也：吴崑注："当时有言上药为君，中药为臣，下药为使者，故岐伯因问而言之曰：方制君臣者，主病为君，佐君为臣，应臣为使，非上下三品之谓也。"

⑧ 主病之谓君，佐君之谓臣，应臣之谓使：张介宾注："主病者，对证之要药也，故谓之君。君者，味数少而分两重，赖之以为主也。佐君者谓之臣，味数稍多而分两稍轻，所以匡君之不迨也。应臣者谓之使，数可出入而分两更轻，所以备通行向导之使也。此则君臣佐使之义。"

⑨ 上下三品：《新校正》云："按《神农》云：上药为君，主养命以应天；中药为臣，养性以应人；下药为佐使，主治病以应地也。"

⑩ 所以明善恶之殊贯也：王冰注："三品，上中下品，此明药善恶不同性用也。"

⑪ 风淫于内，治以辛凉，佐以苦，以甘缓之，以辛散之：《素问吴注》《素问注证发微》《类经》等均在"佐以苦"后有"甘"字。张介宾注："风为木气，金能胜之，故治以辛凉。过于辛，恐反伤其气，故佐以苦甘，苦胜辛，甘益气也。木性急，故以甘缓之。风邪胜，故以辛散之。《脏气法时论》曰：肝苦急，急食甘以缓之。肝欲散，急食辛以散之。此之谓也。"

⑫ 热淫于内，治以咸寒，佐以甘苦，以酸收之，以苦发之：张志聪注："热乃火气，水能胜之，故宜治以咸寒，佐以苦甘，甘胜咸，所以防咸之过。苦能泄，所以去热之实也。酸乃木味，火生于木，以酸收之者，收火归原也。热郁于内，而不解者，以苦发之。"

湿淫于内，治以苦热，佐以酸淡，以苦燥之，以淡泄之①。

火淫于内，治以咸冷，佐以苦辛，以酸收之，以苦发之②。

燥淫于内，治以苦温，佐以甘辛，以苦下之③。

寒淫于内，治以甘热，佐以苦辛，以咸泻之，以辛润之，以苦坚之④。（《素问·至真要大论》）

12305　肝欲散，急食辛以散之，用辛补之，酸泻之⑤。

心欲软，急食咸以软之，用咸补之，甘泻之⑥。

脾欲缓，急食甘以缓之，用苦泻之，甘补之⑦。

肺欲收，急食酸以收之，用酸补之，辛泻之⑧。

肾欲坚，急食苦以坚之，用苦补之，咸泻之⑨。（《素问·脏气法时论》）

12306　肝苦急，急食甘以缓之⑩。

---

① 湿淫于内，治以苦热，佐以酸淡，以苦燥之，以淡泄之：吴崑注："湿为土气，苦热从火化，能燥湿者也，故治以苦热。酸从木化，能制土者也，故佐以酸。然必酸淡者，淡能利窍故也。使酸而非淡，则味厚滋湿，非所宜矣。湿热之湿，以苦燥之。湿濡而肿，以淡泄之。泄，渗与汗也。"

② 火淫于内，治以咸冷，佐以苦辛，以酸收之，以苦发之：王冰注："火气大行心腹心怒之所生也，咸性柔耎，故以治之，以酸收之。大法候其须汗者，以辛佐之，不必要资苦味令其汗也。欲柔耎者，以咸治之。《脏气法时论》曰：心欲耎，急食咸以耎之。心苦缓，急食酸以收之。此之谓也。"

③ 燥淫于内，治以苦温，佐以甘辛，以苦下之：高世栻注："燥淫于内，金气胜也。火能平之，故治以苦温，苦温太过，金气不足，则佐以甘辛，盖甘生金而辛助金也。苦温不及，金气犹盛，更以苦下之。下，犹制也。"

④ 寒淫于内，治以甘热，佐以苦辛，以咸泻之，以辛润之，以苦坚之：《新校正》云："《素问·脏气法时论》曰'肾苦燥，急食辛以润之。''肾欲坚，急食苦以坚之，用苦补之，咸泻之。'旧注引此在'湿淫于内'之下，无义，今移于此矣。"马莳注："寒淫于内，则寒性畏热，故治以甘热；又肾苦燥，急食辛以润之；肾欲坚，急食苦以坚之。见《脏气法时论》。故佐以苦辛。以咸泻之，以辛润之，以苦坚之也。"

⑤ 肝欲散，急食辛以散之，用辛补之，酸泻之：张介宾注："木不宜郁，故欲以辛散之。顺其性为补，逆其性为泻，肝喜散而恶收，故辛为补酸为泻。"

⑥ 心欲软，急食咸以软之，用咸补之，甘泻之：高世栻注："心病则火炎，故心欲软。治之之法，当急食咸味以软之，咸能软坚也。心气炎而欲软，软之即所以补之，故用咸补之。咸软为补，则甘缓为泻，故甘泻之。"

⑦ 脾欲缓，急食甘以缓之，用苦泻之，甘补之：张介宾注："脾贵充和温厚，其性欲缓，故宜食甘以缓之。脾喜甘而恶苦，故苦为泻，甘为补也。"

⑧ 肺欲收，急食酸以收之，用酸补之，辛泻之：高世栻注："肺病则气散，故肺欲收。治之之法，当急食酸味以收之。酸主收也，肺气散而欲收，收之即所以补之，故用酸补之。酸收为补，则辛散为泻，故辛泻之。"

⑨ 肾欲坚，急食苦以坚之，用苦补之，咸泻之：张介宾注："肾主闭藏，气贵周密，故肾欲坚，宜食苦以坚之也。苦能坚，故为补，咸能软坚，故为泻。"

⑩ 肝苦急，急食甘以缓之：吴崑注："肝为将军之官，志怒而急，急则自伤而苦之矣。宜食甘以缓之，则急者可平也。"张琦注："木性柔软，有余则急，故以甘缓之，且调中，以实脾也。"

心苦缓，急食酸以收之①。

脾苦湿，急食苦以燥之②。

肺苦气上逆，急食苦以泄之③。

肾苦燥，急食辛以润之④，开腠理，致津液，通气也⑤。（《素问·脏气法时论》）

12307　帝曰：有毒无毒，服有约乎？

岐伯曰：病有久新，方有大小，有毒无毒，固宜常制矣。大毒治病，十去其六；常毒治病，十去其七；小毒治病，十去其八；无毒治病，十去其九⑥。谷肉果菜，食养尽之，无使过之，伤其正也⑦。不尽，行复如法，必先岁气，无伐天和⑧，无盛盛，无虚虚，而遗人夭殃⑨，无致邪，无失正，绝人长命⑩。（《素问·五常政大论》）

---

① 心苦缓，急食酸以收之：吴崑注："心以长养为令，志喜而缓，缓则心气散逸，自伤其神矣，急宜食酸以收之。"

② 脾苦湿，急食苦以燥之：姚绍虞注："苦性坚燥。（按）脾者土也，土虚则不能制水而湿胜，湿胜则濡泻，濡泻则脾愈虚，故脾病常苦于湿也。治湿之法，燥之以苦。盖苦先入心而补火，火能生土，于是土得火而燥，脾得苦而湿去矣。"

③ 肺苦气上逆，急食苦以泄之：吴崑注："肺为清虚之脏，行降下之令，若气上逆，则肺苦之，急宜食苦以泄肺气。"张介宾注："肺主气，行治节之令，气病则上逆于肺，故宜急食苦以泄之。"

④ 肾苦燥，急食辛以润之：吴崑注："肾者水脏，喜润而恶燥，若燥，则失润泽之体而苦之矣，宜食辛以润之。盖辛者金之味，能开腠理而泄其燥，能致津液而使之润，又能通气而令气化也。"

⑤ 开腠理，致津液，通气也：滑寿注："此一句九字，疑原是注文。"张介宾注："盖辛从金化，水之母也。其能开腠理致津液者，以辛能通气也。水中有真气，惟辛能达之，气至水亦至，故可以润肾之燥。"

⑥ 大毒治病，十去其六……无毒治病，十去其九：张介宾注："药性有大毒、常毒、小毒、无毒之分，去病有六分、七分、八分、九分之约者，盖以治病之法，药不及病，则无济于事，药过于病，则反伤其正而生他患矣。故当知约制，而进止有度也。王氏曰：大毒之性烈，其为伤也多。小毒之性和，其为伤也少。常毒之性，减大毒之性一等，加小毒之性一等，所伤可和也。故至约必止之，以待来证尔。然无毒之药，性虽平和，久而多之，则气有偏胜，必有偏绝，久攻之则脏气偏弱，即弱且困，不可长也，故十去其九而止。"

⑦ 谷肉果菜，食养尽之，无使过之，伤其正也：姚绍虞注："此言食虽无毒，而用过其节，则亦能伤正气也。《脏气法时论》曰：'毒药攻邪，五谷为养，五果为助，五畜为益，五菜为充。'盖谓人之于食，但使能养气血足矣，万勿过节以害正气也。"

⑧ 必先岁气，无伐天和：张介宾注："五运有纪，六气有序，四时有令，阴阳有节，皆岁气也。人气应之以生长收藏，即天和也。"

⑨ 无盛盛，无虚虚，而遗人夭殃：张琦注："不察虚实，妄施攻补，则盛者转盛，虚者益虚，真气日消，难可挽救，是遗人夭殃也。"

⑩ 无致邪，无失正，绝人长命：姚绍虞注："盛者邪气盛，虚者正气虚。邪盛矣而遽施补益，则盛者愈盛；正虚矣而犹然攻击，则虚者愈虚。致邪失正，人之夭丧，伊谁咎哉。注谓不察虚实，但思攻击，而盛者转盛，虚者转虚，万端之病，从兹而甚：亦一解也。"

12308 黄帝问曰：妇人重身，毒之何如[①]？

岐伯曰：有故无殒，亦无殒也[②]。

帝曰：愿闻其故何谓也？

岐伯曰：大积大聚，其可犯也，衰其大半而止，过者死[③]。（《素问·六元正纪大论》）

12309 五味所禁：辛走气，气病无多食辛[④]；咸走血，血病无多食咸[⑤]；苦走骨，骨病无多食苦[⑥]；甘走肉，肉病无多食甘[⑦]；酸走筋，筋病无多食酸[⑧]；是谓五禁，无令多食。（《素问·宣明五气》）

12310 夫心藏神，肺藏气，肝藏血，脾藏肉，肾藏志，而此成形[⑨]。志意通，内连骨髓，而成身形五脏[⑩]。五脏之道，皆出于经隧[⑪]，以行血气，血气不和，百病乃变化而生，是故守经隧[⑫]焉。（《素问·调经论》）

---

① 妇人重身，毒之何如：张介宾注："重身，即孕妇也。毒之，谓峻利药也。"

② 有故无殒，亦无殒也：张介宾注："故，如下文大积大聚之故。有是故而用是药，所谓有病则病受之，故孕妇可以无殒，而胎气亦无殒也。殒，伤也。"

③ 大积大聚，其可犯也，衰其大半而止，过者死：张琦注："有故即大积大聚症瘕之之类也。不治则邪益甚而胎必伤，虽以毒药治之，而母子无殒也。然不过衰其太半而止，若欲尽去之，则转至损败正气，故过则死也。此实积聚攻下之大法，不独妇人身重为然也。林云：详此妇人身重一节与上下文义不接，疑他卷脱简于此也。"

④ 辛走气，气病无多食辛：吴崑注："辛阳也，气亦阳也，同气相求，故辛走气，辛主发散，气弱者食之，故气益虚耗矣，故在所禁。"

⑤ 咸走血，血病无多食咸：张志聪注："心主血，润下作咸。咸走血者，水气上交于心也，血病而多食之，则水反胜火矣。"

⑥ 苦走骨，骨病无多食苦：丹波元简注："志云：肾主骨，炎上作苦，苦走骨者，火气下交于肾也，骨病而多食之，则火气反胜矣。此与并于心则喜，并于肾则恐之义相同。盖心肾水火之气，时相既济，故所走互更，其馀三脏，是本脏之味，而走本脏所主之筋肉也。简（按）《灵·五味论》曰：酸走筋，多食之令人癃；咸走血，多食之令人渴；辛走气，多食之令人洞心；苦走骨，多食之令人变呕；甘走肉，多食之令人悗心。正与此节同义。《九针论》曰：苦走血，病在血无食苦；咸走骨，病在骨无食咸。此以本脏之味而言之。"

⑦ 甘走肉，肉病无多食甘：吴崑注："甘，土也，肉，亦土也，相从以类，故甘走肉，肉得甘则病肤肿肉胀者滋甚矣，故肉病禁甘。"

⑧ 酸走筋，筋病无多食酸：姚绍虞注："肉属脾，甘其味也。筋属肝，酸其味也。甘酸为脾肝之正味，食之得宜，自足以补肉而养筋。若肉与筋既受病矣，而又恣其所喜，则补肉者适以消肉，而养筋者反以害筋矣，可多食矣。"

⑨ 而此成形：《甲乙经》无此四字。

⑩ 志意通，内连骨髓，而成身形五脏：杨上善注："意是脾神，通于营气，志是肾神，通于三焦原气别使，皆以内连骨髓，成身形及五脏，故意志者，所以御精神，收魂魄者也。"

⑪ 经隧：王冰注："隧，潜道也。经脉伏行而不见，故谓之经隧焉。"

⑫ 守经隧：张志聪注："血气不和，百病乃变化而生，是故调治之道，亦守其经隧焉。"

12311　故针有悬布天下者五，黔首共余食，莫知之也。一曰治神[①]，二曰知养身，三曰知毒药为真，四曰制砭石小大，五曰知腑脏血气之诊。（《素问·宝命全形论》）

12312　凡刺之真，必先治神[②]。（《素问·宝命全形论》）

12313　帝曰：阴与阳并，血气以并，病形以成，刺之奈何？岐伯曰：刺此者，取之经隧，取血于营，取气于卫[③]，用形哉，因四时多少高下[④]。（《素问·调经论》）

12314　凡刺胸腹者，必避五脏。（《素问·诊要经终论》）

12315　往古人居禽兽之间，动作以避寒，阴居以避暑，内无眷慕之累，外无伸宦之形，此恬憺之世，邪不能深入也。故毒药不能治其内，针石不能治其外，故可移精祝由而已[⑤]。（《素问·移精变气论》）

12316　黄帝曰：其祝而已者，其故何也？

岐伯曰：先巫者，因知百病之胜，先知其病之所从生者，可祝而已也[⑥]。（《灵枢·贼风》）

12317　人之情，莫不恶死而乐生，告之以其败，语之以其善，导之以其所便，开之以其所苦，虽有无道之人，恶有不听者乎[⑦]？（《灵枢·师传》）

12318　怒伤肝，悲胜怒。

喜伤心，恐胜喜。

思伤脾，怒胜思。

---

① 治神：马莳注："盖人有是形，必有是神，吾当平日欲全此神，使神气既充，然后可用针以治人也。"

② 凡刺之真，必先治神：张介宾注："此以病者之神为言。神者，正气也。得神者昌，失神者亡，故刺之真要，必先以正气为主。"

③ 刺此者，取之经隧，取血于营，取气于卫：高世栻注："五脏之道，皆出于经隧，以行血气，故刺此者，当取之经隧。取血于荣，取气于卫者，以行其血气也。"

④ 用形哉，因四时多少高下：吴崑注："用形哉，言因其形之长短阔狭肥瘦而施刺法也。因四时多少高下，如曰以月生死为痏数多少之谓也。春时俞在颈项，夏时俞在胸胁，秋时俞在肩背，冬时俞在腰股，高下之谓也。"

⑤ 故可移精祝由而已：张介宾注："恬憺则天真完固，气血坚实，邪不能人，故无事于毒药针石，但以祝由即可移易精气而愈其病也。祝，咒同。由，病所从生也。故曰祝由。王氏曰：祝说病由，不劳针石而已。"

⑥ 可祝而已也：薛雪注："祝者，巫咒之属，即祝由也。胜者，凡百病五行之道，必有所以胜之者；然必先知其病所从生之由，而后以胜法胜之，则可移精变气，袪其邪矣。病有药石所不及，非此不可者，惟先巫知之，故可祝而已也。然则先巫用祝之妙，正不在祝，其机在胜之而已。祝，咒同。"

⑦ 人之情……恶有不听者乎：章楠注："岐伯言人之情，莫不恶死而乐生，告之以病之败命而受苦，导之以善调而却病可生，未有不听者也。"

忧伤肺，喜胜忧。

恐伤肾，思胜恐。(《素问·阴阳应象大论》)

【经旨阐释】

1. 药物阴阳属性的划分

《素问·阴阳应象大论》从气味论药食作用机理，将气味划分为不同的阴阳属性，阳性作用是向上向外，阴性作用是向下向内。具体而言，一是以气味分阴阳，则气属阳、味属阴，进一步又可以气味厚薄复分阴阳，则有阳中之阳、阳中之阴和阴中之阴、阴中之阳，其作用在向上向外之中又有发热与发散的不同，在向内向下之中又有泄与通的不同。二是独以味分阴阳，则辛甘发散为阳、酸苦涌泄为阴。同时又指出，药食作用对于人体有利有弊，如药性温和之品可补益精气，但药性峻烈之品则易损伤精气；用药适宜能增益、协调阴阳，气味太过反能损伤阴阳，造成新的阴阳失调。

2. "凡刺之真，必先治神"的含义

《素问·宝命全形论》所云"凡刺之真，必先治神"旨在强调治神是针刺治疗的基础和前提，也是针刺治疗之首务。治神主要包含两方面：一是医者自身知神治神，二是病者必须以神应之。

第一，治医者之神。医者是实施针刺的主体，医生之神也是影响疗效的重要因素。首先，针刺前医者必须先定神。要端正态度，安定心神，全神贯注，不要为其他事物所分心。把握患者病情轻重，邪正盛衰，方可施行针刺。其次，进针时要注意守神。医生施术时要排除干扰，严肃认真，精神集中，专心致志；同时注意病人神情变化，嘱病人体察针下感觉，务使针下得气，令气易行。再次，行针时要注意移神治神。要全神贯注，时刻把握经气的变化，细心捕捉行针出针的时机，守气行气，以意领气，做到"经气已至，慎守勿失。深浅在志，远近若一，如临深渊，手如握虎，神无营于众物"(《素问·宝命全形论》)。即经气应针后，当不失机宜。无论针刺深浅、穴位远近，皆应小心谨慎如临深渊，运针不释如手握虎，精神专一，贯注针下。同时，必须时时观察病人的神态和目光，使病人神情安定，意守针感，进而取得"和之者若响，随之者若影"的治疗效果。对针刺治神的过程，医生必须先治其神，后调其气，使神气相随，手法形神合一，方能针刺得气取效。正如《灵枢·终始》云："深居静处，占神往来，闭户塞牖，魂魄不散，专意一神，精气之分，毋闻人声，以收其精，必一其神，令志在针，浅而留之，微而浮之，以移其神，气至乃休。"

第二，病人之应神。在针刺治病的过程中，须留意病者，调其神气，促进得气获效。首先，使患者安神定志，标本相得。《内经》强调，患者的精神状态直接影响治疗效果。如《素问·汤液醪醴论》云："病为本，工为标，标本不得，邪气不服。"又说："精神不进，志意不治，故病不可愈。"为此，治疗疾病要首先了解病人的思想动态和心理活动，使病人解除顾虑，稳定情绪，树立信心，积极配合，如此心神安，血气和，经气易至，见效快。对于个别精神高度紧张、情绪波动不定的病人，应暂时避免刺灸，以防神气散亡，造成不良后果，当待其神志安宁时，方可施治，如《灵枢·终始》云："大惊大恐，必定其气，乃刺之。"《灵枢·本神》云："是故用针者，察观病人之态，以知精神魂魄之存亡得失之意。"

其次，制神导气，令气易至。《灵枢·行针》有“其神易动，其气易往”之说。施术过程中，医生应当密切观察病人的神态及其对针灸的反应，通过控制病人精神的方法，使病人排除杂念，入静守神，引导经气直达病所。目为心神之使，通过医患眼神的交流，可达调整和控制病人神气、促进经气运行的目的。如《素问·针解》所说：“必正其神者，欲瞻病人目制其神，令气易行也。”高世栻说：“以我之神，合彼之神，得神者昌。”

治神为先的原则，是中医针灸疗法的特色之一，反映了中医学治重神气、以人为本的治疗思想。

3.《内经》的精神心理疗法总结

《内经》的精神心理疗法主要有以下几种：

第一，祝由疗法。所谓祝由疗法是通过向患者解释、祝说患病原因，解除患者的精神负担从而治疗疾病的一种方法，其适用于内无情志之忧、外而邪入不深的疾病，其机理在于通过改变病人的精神状态而使紊乱的气血运行恢复正常。使用祝由的前提是已经掌握治疗许多疾病的道理和方法，又事先了解了病人患病的各种具体原因，所以能够针对病情采取祝告病由的方法而治好病。

第二，劝慰开导疗法。所谓劝慰开导疗法是指通过对患者进行语言的开导、劝解来消除患者的心理负担，从而治疗疾病的一种方法。《内经》对此方法有详细的记载，如《灵枢·师传》言：“人之情，莫不恶死而乐生，告之以其败，语之以其善，导之以其所便，开之以其所苦，虽有无道之人，恶有不听者乎？”即晓之以理，动之以情，明之以法，则病人必能消除顾虑，真心实意地同医生密切配合，从而使各种治疗措施都能达到应有的效果。

第三，以情胜情法。以情胜情法是用五行相克理论来表述情绪之间相互制约关系的经典提法，其基本原理是脏腑情志论和五行相克论的结合，将人体归纳为五个体系并按五行配五脏五志，然后利用情志之间相互制约的关系来进行治疗的心理疗法，即运用一种情志纠正相应所胜的另一种失常情志。张从正对此方法应用最多，并对其具体应用方式有详细解释。《儒门事亲·九气感疾更相为治衍》言“悲可以治怒，以恻怆苦楚之言感之；喜可以治悲，以欢乐戏谑之言娱之；恐可以治喜，以祸起仓促之言怖之；思可以治恐，以虑彼忘此之言夺之；怒可以治思，以污辱斯罔之言触之。此五者，必诡诈谲怪无所不至，然后可以动人耳目，易人视听。”

第四，心理暗示疗法。《素问·调经论》云“按摩勿释，出针视之曰，我将深之，适人必革，精气自伏，邪气散乱，无所休息”，运用的就是心理暗示疗法，心理暗示疗法具有使精气内守，驱邪外出的作用，可用于比较轻浅的疾病，历代医家多用于治疗精神因素所致的诈病、不寐、脏躁等疾病。

4.“移精变气”的含义

移，移易、转移；精指精神；变气，即改变气的运行。“移精变气”是通过转移患者精神，排遣情思，改移心志，移易精气，变利气血而治疗疾病的一种心理疗法。其要旨为通过语言、行为等形式达到转移注意、自我暗示的作用，以调动患者的积极因素，转移病人对疾病的注意力，发挥患者的主观想象力，保持良好的精神状态从而达到治疗疾病的目的。这对部分疾病具有一定的治疗作用。属于原始心理疗法，是中国传统心理治疗的萌芽。

“祝由”是用符咒和语言祈祷以驱除疾病的方法。因其产生在远古时期，人们对许多灾害等自然现象和疾病现象无法理解，迷信鬼神的作用产生了自然崇拜和迷信思想。祝由的禁法、咒法、符法、祝法等虽然充斥了大量的迷信色彩，但对病人的精神也不能说毫无影响，对某些由精神因素造成的轻浅疾病，也存在一定的治疗效果。《灵枢·师传》云：“人之情，莫不恶死而乐生，告之以其败，语之以其善，导之以其所便，开之以其所苦，虽有无道之人，恶有不听者乎?”祝由的某些方法与现代心身医学的精神心理疗法有不谋而合之处，属于中国古代心理疗法的范畴。《内经》已经取其合理内核，用于治疗心理精神疾患和某些躯体疾患。因此，挖掘“移精变气”和“祝由”的精髓并赋予科学的方法，进一步应用于现代临床，具有一定的现实意义。

【后世发挥】

五脏苦欲补泻理论的应用

五脏苦欲补泻理论是根据五脏的功能特性来指导处方用药的理论。五脏的致病原因虽有多种，但基本病理特点多是逆其所欲而现其所苦。据《内经》所论，五脏各有特性，如肝苦急欲散、心苦缓欲软、脾苦湿欲缓等，而药物的五味有辛散、酸收、甘缓、苦坚（燥）、和咸软的作用，故可用药物的不同作用，针对五脏的特性来治疗，以顺其所欲，去其所苦，从而恢复脏气的正常状态，如肝苦急欲散，即苦酸而欲辛，故对肝病以酸泻之，以辛补之。李中梓《医宗必读·苦欲补泻论》所说的“违其性则苦，遂其性则欲。本脏所恶即名为泻；本脏所喜即名为补”亦为此义。金元以降，不少医家将“五脏苦欲补泻”理论作为临床用药的指导原则，如王好古《汤液本草》总结五脏苦欲补泻药味如下：

“肝苦急，急食甘以缓之，甘草。欲散，急食辛以散之，川芎。以辛补之，细辛。以酸泻之，芍药。虚，以生姜、陈皮之类补之。《经》曰：虚则补其母。水能生木，肾乃肝之母，肾，水也，苦以补肾，熟地黄、黄柏是也。如无他证，钱氏地黄丸主之。实，则白芍药泻之。如无他证，钱氏泻青丸主之。实则泻其子，心乃肝之子，以甘草泻心。心苦缓，急食酸以收之，五味子。欲软，急食咸以软之，芒硝。以咸补之，泽泻。以甘泻之，人参、黄芪、甘草。虚，以炒盐补之。虚则补其母，木能生火，肝乃心之母，肝，木也，以生姜补肝。如无他证，钱氏安神丸主之。实，则甘草泻之。如无他证，钱氏方中重则泻心汤，轻则导赤散。脾苦湿，急食苦以燥之，白术。欲缓，急食甘以缓之，甘草。以甘补之，人参。以苦泻之，黄连。虚，则以甘草、大枣之类补之。如无他证，钱氏益黄散主之。心乃脾之母，以炒盐补心。实，则以枳实泻之。如无他证，以泻黄散泻之。肺乃脾之子，以桑白皮泻肺。泻之，桑白皮。以酸补之，五味子。虚，则五味子补之。如无他证，钱氏阿胶散补之。脾乃肺之母，以甘草补脾。实，则桑白皮泻之。如无他证，以泻白散泻之。肾乃肺之子，以泽泻泻肾。肾苦燥，急食辛以润之，知母、黄柏。欲坚，急食苦以坚之，知母。以苦补之，黄柏。以咸泻之，泽泻。虚，则熟地黄、黄柏补之。肾本无实，不可泻，钱氏只有补肾地黄丸，无泻肾之药。肺乃肾之母，以五味子补肺。以上五脏补泻，《内经·脏气法时论》中备言之，欲究其精，详看本论。”

以上可以看出同一种药味，入通于不同的脏腑之后，可以发挥不同的补泻作用，如具有酸味的五味子，入心则收敛心气，入肺则补益肺气；而同一酸味的白芍，即能敛肺，又能泻肝。又如同是辛味药，既有细辛的辛散，又有知母、黄柏的辛润；同是苦味药，既有白术的苦燥，又有黄连的苦泻。其后，缪希雍的《神农本草经疏》、李中梓的《医宗必读》等，都立专篇对五脏苦欲补泻理论做了更深入的探讨。如《医宗必读·苦欲补泻论》云："夫五脏之苦欲补泻，乃用药第一义也，不明乎此，不足以言医。"同时，调治五脏所欲之药的五味搭配体现了组方的君臣配伍关系。如以"肝欲散，急食辛以散之，用辛补之，酸泻之"为例。"急食辛以散之"即用辛味药疏散肝气，是治肝病的主要部分，即君药。"用辛补之"则是从肝之所欲，增加散气之功，可视为辅助之臣药。酸味主收敛，与"肝欲散"相逆，又有碍辛散之功，故称"酸泻之"，就病与治的关系而言，用酸收从其病；就用药配伍而言，用酸收以制辛散太过，故在此用酸味药具有反佐的作用，而为佐药。当然，对药物补泻的运用，临证必须结合脏气的喜恶、病变的表里虚实寒热性质、药物的气味等因素进行综合考虑，才能取得好的效果。

【病案举例】

"肝苦急"案

沈，味进辛辣，助热之用，致肺伤嗽甚，其血震动不息，阳少潜伏，而夜分为甚，清气热而不妨胃口，甘寒是投，与《内经》"肝苦急，急食甘以缓之"恰符。生甘草、玉竹、麦冬、川贝、沙参、桑叶。

又，肝阳易逆，内风欲沸，不得者左卧，恶辛气，喜甘润，治肝体用，润剂和阳。生地、阿胶、天冬、茯神、牡蛎、小麦。(《临证指南医案》)

［按］

对肝阳过亢、木火刑金之咯血，叶氏尊《内经》"肝苦急，急食甘以缓之"之旨，首诊以甘寒之剂以缓肝急，二诊以甘润之品以补肝体、复肝用，可谓善学《内经》之人。

【注家争鸣】

1."砭石"的理解

王冰注：砭石，谓以石为针也。《山海经》曰：'高氏之山，有石如玉，可以为针'，则砭石也。

张介宾注：砭石，石针也，即磁锋之属。

于鬯注：砭与针别，故言砭石，不言砭针。……砭石与铍针皆治痈肿，而砭石不可名为针，即犹铍针不可名为石也。……砭石与铍锋并称，明砭石与铍针同类。既言砭石，又言铍锋，明砭石与铍针异物。以砭石为针者，恐即由误读此文，以砭石铍锋为一物，则砭石即铍针。铍针为针，砭石亦自为针矣。

［按］

关于"砭石"究竟为何医疗器械，历代医家自王冰以后多援引《山海经》所载，解为石针。后于鬯经过详细校勘，认为应是石刀，即指自然形成或人为加工制成的尖石或石片，用以治病，从《素问·异法方宜论》所载砭石的作用也可以得到佐证。

2. “壮火之气衰，少火之气壮。壮火食气，气食少火。壮火散气，少火生气”的理解

王冰注：火之壮者，壮已必衰；火之少者，少已则壮。气生壮火，故云壮火食之；少火滋气，故云气食少火。以壮火食气，故气得壮火则耗散；以少火益气，故气得少火则生长。人之阳气，壮少亦然。

马莳注：气之厚者为纯阳，所以用之则发热，不止于发汗也。如用附子则大热之类。李东垣曰：辛甘温热，是也。若是者何也？盖以气味太厚者，火之壮也。用壮火之品，则吾人之气不能当之，而反衰矣。如用乌、附之类，而吾人之气不能胜之，故发热。气味之温者，火之少也。用少火之品则吾人之气渐尔生旺，而益壮矣。如用参、归之类，而气血渐旺者是也。何以壮火之气衰也？正以壮火能食吾之人之气，故壮火之气自衰耳。何以少火之气壮也？正以吾人之气能食少火，故少火之气渐壮耳。惟壮火为能食人之气，此壮火所以能散吾人之气也，食则必散，散则必衰，故曰壮火之气衰。惟吾人之气为能食少火之气，此少火所以能生吾人之气也，食则必生，生则必壮，故曰少火之气壮。（按）此节分明论万物有阴阳气味，而吾人用之有为泄、为通、为发泄、为发热，及衰、壮、生、散之义。王注不明，与前后阴阳气味俱无着，非本篇之大旨也。

张介宾注：火，天地之阳气也。天非此火，不能生物，人非此火，不能有生。故万物之生，皆由阳气。但阳和之火则生物，亢烈之火反害物，故火太过则气反衰，火和平则气乃壮。壮火散气，故云食气，犹言火食此气也。少火生气，故云食火，犹言气食此火也。此虽承气味而言，然造化之道，少则壮，壮则衰，自是如此，不特专言气味者。

高世栻注：阴阳气味，贵得其平。壮火，亢盛之火，即相火也。少火，和缓之火，即君火也。亢盛之壮火宜衰，和缓之少火宜壮。夫壮火何以宜衰？以壮火食气故也。少火何以宜壮？以气食少火故也。所谓壮火食气，实壮火散气也，所谓气食少火，实少火生气也。

[按]

对于壮火、少火的含义，后世医家有不同解释，以马莳注为优，认为是指药食气味和缓与峻烈而言。纯阳峻烈之品，其作用称壮火，如乌头、附子之类，能耗伤人体精气，故云“壮火散气”；温柔和缓之品，其作用称少火，如当归、人参之类，能补益人体精气，故云“少火生气”。观上下文义，此解自是合于经旨。然而张介宾之注将壮火、少火的概念引申为生理、病理之火，丰富了中医病理学内容，学术意义更深远。“少火”“壮火”观点对后世医家认识火热证病理和治疗影响极大。张仲景在治疗发热证的方药中加入补气药，如白虎加人参汤、竹叶石膏汤、小柴胡汤中用人参，皆是补热邪耗伤之气。李东垣据此理论，提出了“相火者，元气之贼”“火与元气不两立，一胜则一负”的观点，认为火盛则气衰，气盛则火灭，因此，将《内经》对火热证的病理学观点应用于治疗，主张“甘温益气除热”的治疗发热证的方法，设立了一系列甘温除热的方药，最典型的为“补脾胃泻阴火升阳汤”“补中益气汤”，为后世治疗发热证提供了极为重要的理论和方法。

3. “阴胜则阳病，阳胜则阴病”的理解

马莳注：夫物之气，大体为阳。凡物之味，大体为阴。然而气主发散者，固为阳。其味之辛甘者，亦阳。味主酸苦者，固为阴。其气之涌泄者，亦为阴。正以气之阳中有阴，味之阴中有阳也。故用酸苦涌泄之品，至于太过则阴胜矣。阴胜则吾人之阳分不能敌阴品，而阳分斯病也。用辛甘发散之品，至于太过则阳胜矣。阳胜则吾人之阴分不能敌阳品，而阴分斯病也。

吴崑注：水胜则火灭，火胜则水干。

张介宾注：此下言阴阳偏胜之为病也。阴阳不和，则有胜有亏，故皆能为病。

姚绍虞注：寒极则火衰，热盛则水涸。

丹波元简注：马以此以下接前文。为气味大过生病之义，志同，并不可凭。

［按］

历代医家多将“阴胜则阳病，阳胜则阴病”解释成阴阳相克之象，就《内经》原文来看，阴胜是指药食酸苦涌泄之味太过，则伤人体的阳气；阳胜是指药食辛甘发散之味太过，则伤人体的阴精。故马莳、张介宾之解比较符合经旨，后世其他医家将之引申指人体阴阳寒热盛衰的病理原则，则属于发挥。

第十三章 《内经》的养生观

《内经》确立了"天人相应，顺应自然"的养生整体观念，指出人与自然一整体，人与社会一整体，人的自身在心神主宰下亦一整体。在具体的养生方法上，主张外避贼风，内守精神，中养形体，要食饮有节、起居有常、不妄作劳、动静结合，合于自然、顺应环境以养生防病。同时《内经》还确立了预防为主的思想，提出了"治未病"的观点，强调保养正气在养生中的重要性。

第一节 天年寿夭

天年，即自然寿命，表现为一个生、长、壮、老、已的客观生命过程，这在前面章节已经提及。衰老则是这个过程的必然阶段，并伴随一系列衰老征象。其机理，《内经》有先天精气自然衰竭论，如《灵枢·天年》以"肾气"作为生命过程的主导因素；脏腑衰竭论，如《素问·上古天真论》等篇所述，其中又特别强调脾肾；阴阳盛衰论，如《素问·阴阳应象大论》以阴阳为"生杀之本始"。此外，还有从气血理论探讨衰老机制，如气虚血瘀论等。衰老进程的长短、迟速，即寿夭，主要涉及三个方面：一是先天禀赋，与亲代遗传、孕期护养有关；二是后天调养，与个体的情志、劳逸、饮食、房事、嗜好及起居等有关；三是生存环境，包括自然环境和社会环境。《内经》关于天年与寿夭的理论，为其养生理论、原则和方法奠定了坚实的基础。

【原文导读】

13101 黄帝曰：人之寿夭各不同，或夭寿，或卒死，或病久，愿闻其道。

岐伯曰：五脏坚固，血脉和调，肌肉解利，皮肤致密①，营卫之行，不失其常，呼吸微徐，气以度行②，六腑化谷，津液布扬③，各如其常，故能长久。

---

① 五脏坚固，血脉和调，肌肉解利，皮肤致密：张介宾注："坚固者不易损，和调者不易乱，解利者可无留滞，致密者可免中伤。"

② 营卫之行，不失其常，呼吸微徐，气以度行：张介宾注："营卫之行不失其常者，经脉和也。呼吸微徐气以度行者，三焦治也。"

③ 六腑化谷，津液布扬：杨上善注："胃受五谷，小肠盛受，大肠传导，胆为中精决，三焦司决渎，膀胱主津液，共化五谷，以奉生身。"

黄帝曰：人之寿百岁而死，何以致之？

岐伯曰：使道隧以长，基墙高以方，通调营卫[①]，三部三里起，骨高肉满，百岁乃得终。(《灵枢·天年》)

13102 黄帝曰：其不能终寿而死者，何如？

岐伯曰：其五脏皆不坚，使道不长，空外以张[②]，喘息暴疾[③]，又卑基墙，薄脉少血，其肉不石[④]，数中风寒，血气虚，脉不通，真邪相攻，乱而相引[⑤]，故中寿而尽也[⑥]。(《灵枢·天年》)

13103 黄帝问于伯高曰：余闻形有缓急，气有盛衰，骨有大小，肉有坚脆，皮有厚薄，其以立寿夭[⑦]奈何？

伯高答曰：形与气相任则寿，不相任则夭[⑧]。皮与肉相果则寿，不相果则夭[⑨]。血气经络胜形则寿，不胜形则夭[⑩]。

黄帝曰：何谓形之缓急？

伯高答曰：形充而皮肤缓者则寿，形充而皮肤急者则夭[⑪]。形充而脉坚大者

---

① 基墙高以方，通调营卫：马莳注："面之地部为基，耳为蔽为墙，乃高以方。营卫之气皆已通调。"张介宾注："基墙，指面部而言。骨骼为基，蕃蔽为墙。"

② 空外以张：马莳注："其鼻孔向外而张，鼻为肺窍，肺气泄矣。"

③ 喘息暴疾：张介宾注："喘息者气促，暴疾者易伤，皆非延寿之征也。"

④ 不石：《太素》作"不实"。

⑤ 真邪相攻，乱而相引：张介宾注："正本拒邪，正气不足，邪反随之而人，故曰相引。"

⑥ 中寿而尽也：张介宾注："凡此形体血气，既已异于上寿，则其中寿而尽，固有所由，此先天之禀受然也。夫人生器局，既禀于有生之初，则其一定之数，似不可以人力强者。第禀得其全而养能合道，必将更寿；禀失其全而养复违和，能无更夭。故知之者下可以希中，中可以希上；不知者上仅得其次，次仅得其下矣。所谓天定则能胜人，人定亦能胜天也。夫禀受者，先天也；修养者，后天也。先天责在父母，后天责在吾心。"

⑦ 其以立寿夭：张介宾注："此欲因人之形体气质，而知其寿夭也。"

⑧ 形与气相任则寿，不相任则夭：张介宾注："任，相当也。盖形以寓气，气以充形，有是形当有是气，有是气当有是形，故表里相称者寿，一强一弱而不相胜者夭。"

⑨ 皮与肉相果则寿，不相果则夭：马莳注："有皮必有肉，皮厚而肉坚，是谓之相果也。相果者，如果木之果，皮肉相称，即所谓坚果也，故曰寿；若皮厚而肉脆，皮簿而肉坚，或皮薄而肉脆，则不相果也，其夭必矣。"

⑩ 血气经络胜形则寿，不胜形则夭：张志聪注："形谓皮肉筋骨，血气经络，应经水气脉，通贯于地中，故胜形则寿，不胜形则夭。"

⑪ 形充而皮肤缓者则寿，形充而皮肤急者则夭：张介宾注："形充而皮肤和缓者，气脉从容，故当寿。形充而皮肤紧急者，气脉促迫，故当夭。"

顺也，形充而脉小以弱者气衰，衰则危矣[①]。若形充而颧不起者骨小，骨小则夭矣[②]。形充而大肉䐃坚而有分者肉坚，肉坚则寿矣[③]。形充而大肉无分理不坚者肉脆，肉脆则夭矣。此天之生命，所以立形定气而视寿夭者[④]。必明乎此立形定气，而后以临病人，决死生。

黄帝曰：余闻寿夭，无以度之。

伯高答曰：墙基卑，高不及其地者[⑤]，不满三十而死；其有因加疾者[⑥]，不及二十而死也。

黄帝曰：形气之相胜，以立寿夭奈何？

伯高答曰：平人而气胜形者寿[⑦]；病而形肉脱，气胜形者死，形胜气者危矣[⑧]。（《灵枢·寿夭刚柔》）

13104　东南方，阳也，阳者其精降于下，故右热而左温[⑨]。西北方，阴也，阴者其精奉于上，故左寒而右凉[⑩]。是以地有高下，气有温凉，高者气寒，下者气热。（《素问·五常政大论》）

13105　帝曰：其于寿夭何如？

---

① 形充而脉坚大者顺也，形充而脉小以弱者气衰，衰则危矣：张志聪注："脉乃精血神气之所游行，故形充而脉坚大者为顺；脉小以弱者，荣卫宗气俱衰，衰则危矣。"

② 若形充而颧不起者骨小，骨小则夭矣：马莳注："凡形体充大而颧骨起者骨大，盖颧为诸骨之宗，颧大则一身之骨皆大，而胜其形体之充大；若形体充大而颧骨不起，则诸骨皆小，其夭必矣。"张志聪注："夫肾秉先天之阴阳而主骨，颧乃肾之外候，故颧不起者骨小，骨小则夭，此先天之气薄也。"

③ 形充而大肉䐃坚而有分者肉坚，肉坚则寿矣：张志聪注："脾主地而主肉，肉坚者寿，不坚者夭，此后天之土基有厚薄也。"

④ 此天之生命，所以立形定气而视寿夭者：马莳注："此天造命于有生之初者，立其形，即定其气。而凡视人之寿夭，亦必立形定气，而后可决死生于有生之后也。"

⑤ 墙基卑，高不及其地者：张介宾注："墙基者，面部四旁骨骼也。地者，面部之肉也。墙基不及其地者，骨衰肉胜也，所以不寿。"

⑥ 其有因加疾者：马莳注："其有所因，而加之以病者，盖不知慎守，而或为外感内伤也。"

⑦ 平人而气胜形者寿：张介宾注："人之生死由乎气，气胜则神全，故平人以气胜形者寿。设外貌虽充而气不足者，必非寿器。"

⑧ 病而形肉脱，气胜形者死，形胜气者危矣：张介宾注："盖气为阳，形为阴，阴以配阳，形以寓气，阴脱则阳无所附，形脱则气难独留，故不免于死。或形肉未脱而元气衰竭者，形虽胜气，不过阴多于阳，病必危矣。"

⑨ 东南方，阳也，阳者其精降于下，故右热而左温：王冰注："阳精下降，故地以温而知之于下矣。阳气生于东而盛于南，故东方温而南方热，气之多少明矣。"

⑩ 西北方，阴也，阴者其精奉于上，故左寒而右凉：王冰注："阴精奉上，故地以寒而知之于上矣。阴气生于西而盛于北，故西方凉北方寒，君面而言，臣面干而对也。"（《新校正》云：详天地不足阴阳之说，亦具《阴阳应象大论》中。）

岐伯曰：阴精所奉其人寿，阳精所降其人夭[①]。(《素问·五常政大论》)

13106 帝曰：善。一州之气，生化寿夭不同，其故何也？

岐伯曰：高下之理，地势使然也。崇高则阴气治之，污下则阳气治之，阳胜者先天，阴胜者后天[②]，此地理之常，生化之道也。

帝曰：其有寿夭乎？

岐伯曰：高者其气寿，下者其气夭，地之小大异也[③]，小者小异，大者大异[④]。故治病者，必明天道地理，阴阳更胜，气之先后，人之寿夭，生化之期，乃可以知人之形气矣[⑤]。(《素问·五常政大论》)

【经旨阐释】

人之寿夭的认识

《尚书·洪范》认为人之寿命当一百二十岁，而《素问·上古天真论》和《灵枢·天年》则认为人的自然寿命为百岁。古今中外还有超越百岁的记载。现代研究也认为人的自然寿命应在百岁以上。实际上人之寿夭往往受许多因素影响，制约着人的寿限。从《灵枢·天年》《灵枢·寿夭刚柔》《素问·五常政大论》所述内容看，影响天年寿夭的因素有先天禀赋之体质强弱、后天摄养得当与否、地理环境与气候差异等。

人之生命源于先天之精，精化气生神，是生命活动之本，故先天禀赋强壮是长寿的基

---

① 阴精所奉其人寿，阳精所降其人夭：王冰注："阴精所奉，高之地也。阳精所降，下之地也。阴方之地，阳不妄泄，寒气外持，邪不数中，而正气坚守，故寿延。阳方之地，阳气耗散，发泄无度，风湿数中，真气倾竭，故夭折。即事验之，今中原之境，西北方众人寿，东南方众人夭，其中犹各有微甚尔，此寿夭之大异也，方者审之乎！"

② 阳胜者先天，阴胜者后天：王冰注："先天，谓先天时也。后天，谓后天时也。悉言土地生荣枯落之先后也。"张介宾注："一州之地，非若天下之广，其中亦有生化寿夭之不同者，以地势有高下耳。高者阴气升而治之，阴性迟，故物之荣枯皆后天而至。后天者，其荣迟，其枯亦迟，故多寿也。下者阳气降而治之，阳性速，故物之成败皆先天而至。先天者，其成速，其败亦速，故多夭也。观孙真人曰：婴儿三岁以上，十岁以下，观其性气高下，即可知其寿夭。大略儿小时敏悟过人者多夭，则项橐、颜回之流是也。小儿骨法成就，威仪回转迟舒，稍费人精神雕琢者寿。其预知人意，回旋敏速者亦夭，则杨修、孔融之流是也。由此言之，寿夭大略可知也。亦由梅花早发，不睹岁寒，甘菊晚荣，终于年事，是知晚成者，寿之征也。此即先天后天之义。"

③ 高者其气寿，下者其气夭，地之小大异也：张介宾注："地有高下，则气有阴阳，寿夭之气由也。然大而天下，则千万里之遥，有所异也；小而一州，则数十里之近，亦有所异也。"

④ 小者小异，大者大异：高世栻注："略高略下，高下之小者，其寿夭小异。极高极下，高下之大者，其寿夭大异。"

⑤ 故治病者……乃可以知人之形气矣：张志聪注："天道者，天之化运也。地理者，地之四方也。阴阳更胜者，五运六气之有太过不及，有淫胜郁复也。气之先后者，太过者先天，不及者后天；污下者先天，高厚者后天也。明人之寿夭，气之生化，乃可以知人之形气矣。《灵枢经》曰：形与气相任则寿，不相任则夭；皮与肉相果则寿，不相果则夭；血气经络胜形则寿，不胜形则夭；形充而皮肤缓者则寿，形充而皮肤急者则夭；平人而气胜形者寿，病而形肉脱，气胜形者死，形胜气者危矣。"

础。而精、气、神又依赖后天水谷精气的培育滋养，方能源泉不绝，维持正常生命活动。因而先后天因素共同决定寿命的长短，提示养生原则应是先后天并重，精气神兼养。同时，地理环境气候因素等，也是影响寿夭的重要因素。因地势高低不同而气候寒暖各异，地势高而气候寒冷者，阴寒之气用事，使万物生化缓慢而晚成晚衰；地势低而气候炎热者，阳热之气用事，致万物生化较快而成早衰。

寿命长短的推测，可从先后天状况分析，如面部肌肉骨骼的发育、五脏六腑功能状况、元气的盛衰、形体之缓急、皮肤之厚薄、骨骼之大小、肌肉之坚脆及气血营卫盛衰是否与形体相称、形体与脉搏是否相应、是否常受邪气侵袭或易感外邪等方面综合考虑。这就为既重先天培育又注意后天调养的摄生理论提供了依据。

【后世发挥】

（一）天年与健康特征

天年，就是天赋的年寿，即自然寿命，一般认为天年在一百岁到一百二十岁之间。若要尽享天年，后世养生学总结需具备以下特征：

（二）生理健康特征

1. 眼睛有神

眼睛是脏腑精气汇集之地，眼神的有无反映了脏腑的盛衰。因此，双目炯炯有神，是一个人健康的最明显表现。

2. 呼吸微徐

微徐，是指呼吸从容不迫，不疾不徐。《难经》认为："呼出心与肺，吸入肝与肾"，说明呼吸与人体脏腑功能密切相关。

3. 二便正常

《素问·五脏别论》说"魄门亦为五脏使，水谷不得久藏"，是说经过肠胃消化后的糟粕不能藏的太久，久藏则大便秘结。而大便通畅则是健康的反映。小便是排除水液代谢后糟粕的主要途径，与肺、肾、膀胱等脏腑的关系极为密切。小便通利与否，直接关系着人体的功能活动。

4. 脉象缓匀

此指人的脉象要从容和缓，不疾不徐。"脉者，血之府也"，气血在脉道内运行，所以脉象的正常与否，能够反映气血的运行。

5. 形体壮实

指皮肤润泽，肌腠致密，体格壮实，不肥胖，亦不过瘦。因为体胖与体瘦皆为病态，常是某些疾病带来的后果。

6. 面色红润

面色是五脏气血的外荣，而面色红润是五脏气血旺盛的表现。

7. 牙齿坚固

因齿为骨之余，骨为肾所主，而肾为先天之本，所以牙齿坚固是先天之气旺盛的表现。

8. 双耳聪敏

《灵枢·邪气脏腑病形》说："十二经脉，三百六十五络……其别气走于耳而为听。"说明耳与全身组织器官有密切关系，若听力减退、迟钝、失听、是脏器功能衰退的表现。

9. 腰腿灵便

肝主筋、肾主骨、腰为肾之腑、四肢关节之筋皆赖肝血以养，所以腰腿灵便、步履从容可说明肝肾功能良好。

10. 声音洪亮

声由气发，《素问·五脏生成》说"诸气者，皆属于肺"，因此，声音洪亮，反映肺的功能良好。

11. 须发润泽

发的生长与血有密切关系，故称"发为血之余"。同时，又依赖肾脏精气的充养。《素问·六节藏象论》说"肾者……其华在发"，因此，头发的脱落、过早斑白，是一种早衰之象，反映肝血不足，肾精亏损。

12. 食欲正常

中医学认为，"有胃气则生，无胃气则死"，饮食的多少直接关系到脾胃的盛衰。食欲正常，则是健康的反映。

（三）心理健康特征

1. 精神愉快

《素问·举痛论》说"喜则气和志达，荣卫通利"，可见良好的精神状态，是健康的重要标志，因此，七情和调、精神愉快，反映了脏腑功能良好。西医学亦认为，人若精神恬静，大脑皮层的兴奋与抑制作用就能保持正常状态，从而发挥对整体的主导作用，自能内外协调，疾病就不易发生。

2. 记忆良好

肾藏精、精生髓，而"脑为髓之海"。髓海充盈，则精力充沛，记忆力良好；反之肾气虚弱，不能化精生髓，则记忆力减退。

总之，这些标准都符合《内经》所提出的"故能形与神俱，而尽终其天年"。

【注家争鸣】

1. "使道隧以长"的理解

杨上善注：使道谓是鼻空使气之道，隧以长，出气不壅，为寿一也。

马莳注：使道者，水沟也（俗云人中），其隧道以长。

张介宾注：使道指七窍而言，谓五脏所使之道路，如肺气通于鼻，肝气通于目，脾气通于口，心气通于舌，肾气通于耳，是即五官之道路也。隧，深邃貌。

张志聪注：使道者，血脉之道路，《本输》篇之所谓间使之道，盖心包络之主血脉也。隧，行列也。长者，环转之无端也。此言血气充足，循序而流通也。

丹波元简注：本篇三家异义，然熟考经文，马注为允当。

［按］

《内经》中使道凡两见，一是《灵枢·天年》，一是《素问·灵兰秘典论》，具体含义应有所区别。《灵枢·天年》中的“使道”含义似是人中沟之义，《素问·灵兰秘典论》则是指心主神气，协调十二脏腑相互关系的通道，即王冰所注的“神气相使之道”，指血脉。张介宾、张志聪等人都竭力将两篇“使道”含义解释趋于一致，所以有所偏差，就《内经》所具备的各家学说性质而言，不必硬性统一，因此，以马莳解释为优。

2.“三部三里”的解释

杨上善注：三部，谓三焦部也。三里，谓是膝下三里，胃脉者也。三焦三里，皆得通调，为寿三。

马莳注：而面之三里，即三部也（俗云三亭），皆已耸起。

张志聪注：三部者，形身之上中下。三里者，手足阳明之脉，皆起发而平等也。

黄元御注：三部，人上中下三部。三里，穴名，手阳明三里在肘下，足阳明三里在膝下。起，丰起也。（肘膝臂胫之间，关节之大者，故欲其丰起也。）

章楠注：三部者，上额、中颧、鼻下口颐也。起者，隆盛，即骨高肉满也，如此，故其天寿可至百岁也。

［按］

“三部三里”依据《内经》原文所述，应是面部分部，参考《灵枢·五色》等其他篇章，应是马莳所注为优，又以章楠所述为细。

第二节　养生理法

养生亦称摄生，即调养生息。《内经》的养生理法，是在整体观指导下建立起来的，其内容包括人体衰老及夭寿的原因、保养生命的基本原则和方法等。《内经》有关养生理法主要体现在以下几方面：一是法于自然界阴阳消长变化，顺应四时生长收藏规律。二是注重精神保养、和调情志。三是重视饮食起居劳逸合宜。四是倡导和于术数，适当锻炼。如《灵枢·岁露》指出人与天地相参与日月相应，《素问·四气调神大论》提出顺应四时气象特点养形调神；《素问·上古天真论》强调法于阴阳，外以避邪防病，内以恬憺虚无、精神内守，并提出和于术数、食饮有节、起居有常、不妄作劳等养生方法；《素问·阴阳应象大论》《灵枢·天年》及《灵枢·邪气脏腑病形》还提倡和谐房事，注重节宣得宜、保养肾精等。《内经》的养生理法对后世产生了深远影响，得到历代医家的高度重视，对养生康复与疾病预防都有重要指导作用。

【原文导读】

13201　春三月，此谓发陈①，天地俱生，万物以荣，夜卧早起，广步于

---

① 发陈：张介宾注：“发，启也。陈，故也。春阳上升，发育庶物，启故从新，故曰发陈。”

庭①，被发缓形②，以使志生，生而勿杀，予而勿夺，赏而勿罚③，此春气之应，养生之道也④。逆之则伤肝，夏为寒变，奉长者少⑤。

夏三月，此谓蕃秀⑥，天地气交，万物华实，夜卧早起，无厌于日⑦，使志无怒，使华英成秀⑧，使气得泄，若所爱在外⑨，此夏气之应，养长之道也。逆之则伤心，秋为痎疟，奉收者少⑩，冬至重病⑪。

秋三月，此谓容平⑫，天气以急，地气以明⑬，早卧早起，与鸡俱兴⑭，使志安宁，以缓秋刑⑮，收敛神气，使秋气平⑯，无外其志，使肺气清⑰，此秋气

---

① 夜卧早起，广步于庭：李中梓注："此言在天主发生之令，在人须善养之方。夫人卧与阴俱，起与阳并，卧既夜矣。起复蚤焉，令阳多而阴少，以象春升之气也。广步者，动而不休，养阳之道也。"

② 被发缓形：马莳注："披发而无所束，缓形而无所拘，使志意于此而发生。"

③ 生而勿杀，予而勿夺，赏而勿罚：马莳注："其待物也，当生则生之，而勿之杀；当与则与之，而勿之夺；当赏则赏之，而勿之罚。凡此者，盖以春时主生，皆以应夫春气而尽养生之道也。"

④ 此春气之应，养生之道也：张介宾注："四时之令，春生夏长，秋收冬藏。凡此应春气者，正所以养生气也。"

⑤ 逆之则伤肝，夏为寒变，奉长者少：张志聪注："逆，谓逆其生发之气也。肝属木，旺于春，春生之气逆则伤肝，肝伤则至夏为寒变之病，因奉长者少故也。盖木伤而不能生火，故于夏月火令之时，反变而为寒病。"

⑥ 蕃秀：马莳注："阳气已盛，物蕃且秀，故气象谓之蕃秀也。"

⑦ 夜卧早起，无厌于日：杨上善注："夏之三月，主小肠，心之腑，手太阳用事，阴虚阳盈。故养阳者，多起少卧也。晚卧以顺阴虚，蚤起以顺阳盈实也。日者为阳，故不可厌之。"张介宾注："起卧同于春时，不宜藏也。无厌于长日，气不宜堕也。"

⑧ 使志无怒，使华英成秀：张介宾注："长夏火土用事，怒则肝气易逆，脾土易伤，故欲使志无怒，则华英成秀。华英，言神气也。"

⑨ 使气得泄，若所爱在外：张介宾注："夏气欲其疏泄，泄则肤腠宣通，故若所爱在外。"沈祖绵注："此句当在'使志无怒'下，作'使志无怒，使气得泄，使华英成秀，若所爱在外'，如此句法整齐。"

⑩ 逆之则伤心，秋为痎疟，奉收者少：张介宾注："心属火，王于夏。夏失所养，故伤心，心伤则暑气乘之，至秋而金气收敛，暑邪内郁，于是阴欲入而阳拒之，故为寒，火欲出而阴束之，故为热，金火相争，故寒热往来而为痎虐。夏长既逆，承长气而秋收者少矣。"

⑪ 冬至重病：吴崑注："冬至水胜，火为所克，故冬至重病。"姚绍虞注："冬至，非指冬至节，犹言至冬必病重也。心主火而旺于夏，逆夏之气，则心病而火衰，火衰则不能胜水，至所不胜之时，病且转重矣。"丹波元简注："据前后文例，四字恐剩文。"

⑫ 容平：马莳注："阴气已上，万物之容至此平定。"

⑬ 天气以急，地气以明：张介宾注："风气劲疾曰急，物色清肃曰明。"

⑭ 早卧早起，与鸡俱兴：王冰注："惧中寒露故早卧，欲使安宁故早起。"姚绍虞注："秋夜露寒宜早卧，秋清气爽宜早起。"

⑮ 使志安宁，以缓秋刑：张介宾注："阳和日退，阴寒日生，故欲神志安宁，以避肃杀之气。"

⑯ 收敛神气，使秋气平：王冰注："神荡则欲炽，欲炽则伤和气，和气既伤则秋气不平调也，故收敛神气使秋气平也。"姚绍虞注："辑敛神志，谨避肃杀之令，以收气而保肺。"

⑰ 无外其志，使肺气清：张志聪注："皆所以顺秋收之气，而使肺金清净也。"

之应，养收之道也[①]。逆之则伤肺，冬为飧泄，奉藏者少[②]。

冬三月，此谓闭藏[③]，水冰地坼，无扰乎阳[④]，早卧晚起，必待日光[⑤]，使志若伏若匿，若有私意，若已有得[⑥]，去寒就温，无泄皮肤，使气亟夺[⑦]，此冬气之应，养藏之道也。逆之则伤肾，春为痿厥，奉生者少[⑧]。（《素问·四气调神大论》）

13202　夫四时阴阳者，万物之根本也[⑨]，所以圣人春夏养阳，秋冬养阴，以从其根，故与万物沉浮于生长之门。逆其根，则伐其本，坏其真矣[⑩]。故阴阳四时者，万物之终始也，死生之本也，逆之则灾害生，从之则苛疾不起，是谓得道[⑪]。道者，圣人行之，愚者佩之[⑫]。从阴阳则生，逆之则死，从之则治，逆之则乱。反顺为逆，是谓内格。是故圣人不治已病治未病，不治已乱治未乱[⑬]，此之谓也。夫病已成而后药之，乱已成而后治之，譬犹渴而穿井，斗而铸锥，不亦晚乎！（《素问·四气调神大论》）

---

① 此秋气之应，养收之道也：李中梓注："曰收敛，曰无外，皆秋气之应，养收之道。"

② 逆之则伤肺，冬为飧泄，奉藏者少：张介宾注："肺属金，王于秋。秋失所养，故伤肺，肺伤则肾水失其所生，故当冬令而为肾虚飧泄。"

③ 闭藏：马莳注："阳气已伏，万物潜藏，故气象谓之闭藏也。"

④ 水冰地坼，无扰乎阳：高世栻注："水冰，水性至动，冻而冰也。地坼，地体至厚，裂而坼也。无扰乎阳，地气固藏，不腾于天也。"

⑤ 早卧晚起，必待日光：杨上善注："冬之三月，主肾脏，足少阴用事，阳虚阴盈。故养阴者，多卧少起。蚤卧顺阳虚，晚起顺阴盈也。"张志聪注："早卧晚起，顺养闭藏之气，必待日光，避寒邪也。"

⑥ 使志若伏若匿，若有私意，若已有得：李中梓注："曰伏、曰匿、曰私、曰得，皆退藏于密，法闭藏之本也。"

⑦ 去寒就温，无泄皮肤，使气亟夺：王冰注："去寒就温，言居深室也。《灵枢经》曰：冬日在骨，蛰虫周密，君子居室。（今《灵枢》无此文，见《素问·脉要精微论》中）无泄皮肤，谓勿汗也。汗则阳气发泄，阳气发泄则数为寒气所迫夺之。亟，数也。"

⑧ 逆之则伤肾，春为痿厥，奉生者少：张介宾注："肾属水，王于冬。冬失所养，故伤肾。肾伤则肝木失其所生，肝主筋，故当春令而筋病为痿。阳欲藏，故冬不能藏则阳虚为厥。"

⑨ 夫四时阴阳者，万物之根本也：王冰注："时序运行，阴阳变化，天地合气，生育万物，故万物之根，悉归于此。"

⑩ 逆其根，则伐其本，坏其真矣：张志聪注："根者，如树之有根；本者，如树之有干。真者，如草木之有性命也。逆春气则少阳不生，逆夏气则太阳不长，所谓逆其根矣；逆春气则奉长者少，逆夏气则奉收者少，所谓逆其根则伐其本矣。逆之则灾害生，逆之则死，是谓坏其真矣。"

⑪ 是谓得道：王冰注："谓得养生之道。"

⑫ 道者，圣人行之，愚者佩之：胡澍注："'佩'与'倍'相通，'倍'即今违背之'背'。'愚者佩之'，谓愚者往往违背养生之道也。"

⑬ 是故圣人不治已病治未病，不治已乱治未乱：张介宾注："此承前篇而言圣人预防之道，治于未形，故用力少而成功多，以见其安不忘危也。……祸始于微，危因于易，能预此者，谓之治未病，不能预此者，谓之治已病，知命者其谨于微而已矣。"

13203　上古之人，其知道者，法于阴阳[①]，和于术数[②]，食饮有节，起居有常[③]，不妄作劳[④]，故能形与神俱[⑤]，而尽终其天年，度百岁乃去。今时之人不然也，以酒为浆，以妄为常[⑥]，醉以入房，以欲竭其精，以耗散其真[⑦]，不知持满[⑧]，不时御神[⑨]，务快其心，逆于生乐，起居无节，故半百而衰也[⑩]。

夫上古圣人之教下也，皆谓之虚邪贼风，避之有时[⑪]，恬惔虚无，真气从之，精神内守，病安从来[⑫]。是以志闲而少欲，心安而不惧，形劳而不倦[⑬]，气从以顺。各从其欲，皆得所愿。故美其食，任其服，乐其俗[⑭]，高下不相慕，其民故曰朴[⑮]。是以嗜欲不能劳其目，淫邪不能惑其心[⑯]，愚智贤不肖，不惧于物，

---

①　法于阴阳：吴崑注："法，则也。阴阳，四时昼夜也。"

②　和于术数：张介宾注："和，调也。术数，修身养性之法也。"

③　食饮有节，起居有常：王冰注："食饮者，充虚之滋味；起居者，动止之纲纪。故修养者谨而行之。"

④　不妄作劳：姚绍虞注："不妄者，循理而动，不为分外之事。"

⑤　形与神俱：吴崑注："形，骸体也。神，真气也。俱，全也。"

⑥　以酒为浆，以妄为常：吴崑注："古人每食必啜汤饮，谓之水浆。以酒为浆，言其饮无节也。上古之人不妄作劳，今则以妄为常，言其不慎动也。"

⑦　醉以入房，以欲竭其精，以耗散其真：王冰注："乐色曰欲，轻用曰耗。乐色不节则精竭，轻用不止则真散，是以圣人爱精重施，髓满骨坚。《老子》曰：弱其志，强其骨。河上公曰：有欲者亡身。《曲礼》曰：欲不可纵。"张志聪注："酒能伤脾，脾气伤，则不能宣五谷味，而生气伤矣。以妄为常，伤其神矣。醉以入房，伤其精矣。言今时之人，不知道者，纵嗜欲，而伤其精气神也。"

⑧　不知持满：王冰注："言轻用而纵欲也。《老子》曰：持而盈之，不如其已。言爱精保神如持盈满之器，不慎而动则倾竭天真。《真诰》曰：常不能慎事，自致百痾，岂可怨咎于神明乎。此之谓也。"

⑨　不时御神：胡澍注："谓不善御神也。"沈祖绵注："时者，期也，阴阳消息之期也。"并可参。

⑩　务快其心，逆于生乐，起居无节，故半百而衰也：张志聪注："心藏神，务快其心，丧其神守矣。乐则气缓，而更逆之，伤其气矣。起居无节，耗其精矣。言今时之人，惟务快乐，不能积精全神，是以半百而衰也。"

⑪　虚邪贼风，避之有时：王冰注："邪乘虚入，是谓虚邪。窃害中和，谓之贼风。避之有时，谓八节之日，及太一入徙，之于中宫，朝八风之日也。《灵枢经》曰：邪气不得其虚，不能独伤人。"

⑫　恬惔虚无，真气从之，精神内守，病安从来：张介宾注："恬，安静也。惔，朴素也。虚，湛然无物也。无，窅然莫测也。恬惔者，泊然不愿乎其外；虚无者，漠然无所动于中也。所以真气无不从，精神无不守，又何病之足虑哉？此治内之道也。"

⑬　志闲而少欲，心安而不惧，形劳而不倦：张介宾注："志闲而无贪，何欲之有？心安而无虑，何惧之有？形劳而神逸，何倦之有？"张志聪注："恬惔无为，是以志闲而少欲矣；精神内守，是以心安而不惧，形劳而不倦矣；真气从之，是以气从以顺矣。"

⑭　美其食，任其服，乐其俗：马莳注："有所食则以为美，而不求过味；有所服则任用之，而不求其华；与风俗相安，而不相疑忌。"

⑮　高下不相慕，其民故曰朴：张介宾注："高忘其贵，下安其分，两无相慕，皆归于朴，知止所以不殆也。"

⑯　嗜欲不能劳其目，淫邪不能惑其心：张介宾注："嗜欲，人欲也。目者，精神之所注也。心神既朴，则嗜欲不能劳其目；目视不妄，则淫邪焉能惑其心？"

故合于道①。所以能年皆度百岁，而动作不衰者，以其德全不危也②。(《素问·上古天真论》)

13204　是以圣人陈阴阳③，筋脉和同，骨髓坚固，气血皆从。如是则内外调和，邪不能害，耳目聪明④，气立如故⑤。(《素问·生气通天论》)

13205　阳气者，一日而主外，平旦人气生，日中而阳气隆，日西而阳气已虚，气门⑥乃闭，是故暮而收拒，无扰筋骨，无见雾露⑦。反此三时，形乃困薄⑧。(《素问·生气通天论》)

13206　是故谨和五味，骨正筋柔，气血以流，腠理以密⑨，如是则骨气以精，谨道如法，长有天命⑩。(《素问·生气通天论》)

13207　故智者之养生也，必顺四时而适寒暑⑪，和喜怒而安居处，节阴阳而调刚柔⑫，如是则僻邪不至，长生久视⑬。(《灵枢·本神》)

---

① 愚智贤不肖，不惧于物，故合于道：张志聪注："上古之人，无贵贱贤愚，皆全德不危，故不外惧于物，而合于养生之道焉。"

② 以其德全不危也：马莳注："言形与神俱，则内外安和，道合德全而能寿也。"

③ 陈阴阳：吴崑注："陈，设也。陈设阴阳，行养生之道。"张介宾注："陈阴阳，犹言铺设所得，不使偏胜也。"

④ 如是则内外调和，邪不能害，耳目聪明：张志聪注："内为阴，外为阳，如是则外内之阴阳调和，而邪勿能害。精气注于耳，血气注于目，邪不外淫则阴气内固，是能耳目聪明。"

⑤ 气立如故：吴崑注："气立者，人受天地之气以立命，故有生谓之气立。上文陈阴阳生气通天也，此言气立如故，通天者生也。"张志聪注："本经曰：'根于中者，命曰神机；根于外者，命曰气立。'又曰：'出入废，则神机化灭；升降息，则气立孤危。'惟圣人敷陈其阴阳，使升降出入，外内调和，是以气立如故也。"

⑥ 气门：吴崑注："气门，玄府也。"张琦注："气门，卫气出入之门。"

⑦ 是故暮而收拒，无扰筋骨，无见雾露：王冰注："皆所以顺阳气也。阳出则出，阳藏则藏，暮阳气衰，内行阴分，故宜收敛以拒虚邪。扰筋骨则逆阳精耗，见雾露则寒湿交侵，故顺此三时，乃天真久远也。"

⑧ 反此三时，形乃困薄：马莳注："未免困窘而衰薄矣。"张志聪注："若反此而欲如三时之动作，则形体乃为邪所困薄矣。'三时'，平旦、日中、日西也。"

⑨ 是故谨和五味，骨正筋柔，气血以流，腠理以密：高世栻注："五味贵得其平，不可太过，是故谨和五味，得其平矣。五味，合五脏。五味和，则肾主之骨以正。肝主之筋以柔，肺主之气，心主之血以流，脾主之腠理以密，诚如是也。"

⑩ 如是则骨气以精，谨道如法，长有天命：高世栻注："则有形之骨，无形之气，皆以精粹，可谓谨道如法，生气通天，而长有天命矣。"

⑪ 必顺四时而适寒暑：杨上善注："春夏养阳，使适于暑也；秋冬养阴，使适于寒。"

⑫ 节阴阳而调刚柔：张介宾注："惟节阴阳调刚柔二句，其义最精，其用最博。凡食息起居，病治脉药，皆有最切于此而不可忽者。"

⑬ 长生久视：《吕氏春秋·重己》云："视，活也。"

13208 辛散，酸收，甘缓，苦坚，咸软[①]。毒药攻邪[②]，五谷为养[③]，五果为助，五畜为益[④]，五菜为充，气味合而服之，以补精益气[⑤]。此五者，有辛酸甘苦咸，各有所利[⑥]，或散，或收，或缓，或急[⑦]，或坚，或软，四时五脏，病随五味所宜也[⑧]。(《素问·脏气法时论》)

13209 五谷：秔[⑨]米甘，麻[⑩]酸，大豆咸，麦苦，黄黍[⑪]辛。

五果：枣甘，李酸，栗咸，杏苦，桃辛。

五畜：牛甘，犬酸，猪咸，羊苦，鸡辛。

五菜：葵甘，韭酸，藿咸，薤苦，葱辛。(《灵枢·五味》)

13210 帝曰：调此二者奈何?

岐伯曰：能知七损八益，则二者可调，不知用此，则早衰之节也。年四十，

---

① 辛散，酸收，甘缓，苦坚，咸软：杨上善注："肝酸性收，欲得散者，食辛以散之。肺辛性散，欲得收者，食酸以收之。脾甘性缓，欲得缓者，食甘以缓之。心苦性坚，欲得坚者，食苦以坚之。肾咸性濡，欲得濡者，食咸以濡也。"

② 毒药攻邪：张介宾注："药以治病，因毒为能，所谓毒者，以气味之有偏也。盖气味之正者，谷食之属是也，所以养人之正气。气味之偏者，药饵之属是也，所以去人之邪气。其为故也，正以人之为病，病在阴阳偏胜耳。欲救其偏，则惟气味之偏者能之，正者不及也。如《五常政大论》曰：大毒治病，十去其六，常毒治病，十去其七，小毒治病，十去其八，无毒治病，十去其九。是凡可辟邪安正者，均可称为毒药，故曰毒药攻邪也。"

③ 五谷为养：姚绍虞注："凡药性皆偏，所以扶正气之不逮也。若五谷之性味和平，充胃补脾，化生气血，人之性命实资之为养也。"

④ 五畜为益：姚绍虞注："精血不充，非草木之类所能益，是必血气之属以补之，经曰'精不足者补之以味'是也。"

⑤ 气味合而服之，以补精益气：张介宾注："《阴阳应象大论》曰：阳为气，阴为味。味为形，气归精。又曰：形不足者温之以气，精不足者补之以味。故其为和合，可以补精益气。"张志聪注："此总结上文，而言谷肉果菜皆有五气五味，宜和合而食之，无使偏胜，以补益精气。如偏食焦苦之气味，则增火化；如偏食咸腐之物，则增寒化。经曰：'久而增气，物化之常也。气增而久，夭之由也。'故宜气味和合而食之。"

⑥ 此五者，有辛酸甘苦咸，各有所利：张志聪注："五者，谓毒药、谷、畜、菜、果也。言此五者皆有辛甘之发散，有酸苦咸之涌泄，又有辛散、酸收、苦坚、咸软，或随四时之宜散宜收，或随五脏之所苦所欲，各随其所利而行之。"

⑦ 或急：《太素》无此二字。丹波元简注："考前文无物性急者，疑是衍文。"

⑧ 四时五脏，病随五味所宜也：高世栻注："天行四时，人具五脏，地生五味，四时五脏之病，随五味所宜，以为脏气法时也。此一节，言谷畜果菜药，各有五味之五行，以明脏气法天之四时，更法地之五味也。"

⑨ 秔：《太素》作"粳"。

⑩ 麻：张介宾注："芝麻也。"

⑪ 黄黍：张介宾注："黍，糯米也，可以酿酒，北人称为黄米，又曰黍子。"

而阴气自半也，起居衰矣①。年五十，体重，耳目不聪明矣②。年六十，阴痿，气大衰，九窍不利，下虚上实，涕泣俱出矣③。故曰：知之则强，不知则老④，故同出而名异⑤耳。智者察同，愚者察异⑥，愚者不足，智者有余⑦，有余则耳目聪明，身体轻强，老者复壮，壮者益治。是以圣人为无为之事，乐恬憺之能，从欲快志于虚无之守，故寿命无穷，与天地终，此圣人之治身也⑧。（《素问·阴阳应象大论》）

【经旨阐释】

1. 四季养生

《素问·四气调神大论》论述了四时气象的特点及生长收藏规律，根据“人与天地相应”的观点，提出“四气调神”的养生原则，即春养生、夏养长、秋养收、冬养藏的法则，强调人的生活起居与精神志意必须与四时生长收藏规律相适应和一致。四时之气，春生以冬

---

① 年四十，而阴气自半也，起居衰矣：杨上善注：“始衰时节，年四十也。六腑为阳气，五脏为阴气。人年四十，五脏阴气自半已衰，腠理始疏，荣华颓落，发鬓颁白，行立之起，坐卧之居，日渐已衰也。”

② 年五十，体重，耳目不聪明矣：张介宾注：“肝受血而能视，足受血而能步，今精血渐衰，故体重而耳目不聪矣。”

③ 年六十，阴痿，气大衰，九窍不利，下虚上实，涕泣俱出矣：杨上善注：“人年六十，肾气衰，精气减，筋弛，故宗筋痿也。十二经脉、三百六十五络为大气也，其气皆上于面而走空窍，其精阳气上于目而为睛，其别气走于耳而为听，其宗气上出于鼻而为臭，其浊气出于胃走唇舌而为味，今经脉大气皆衰，故九窍不利。”张介宾注：“阴痿，阳不举也。阴气内亏，故九窍不利。阴虚则阳无所归而气浮于上，故上实下虚而涕泣俱出。”

④ 知之则强，不知则老：王冰注：“知，谓知七损八益，全形保性之道也。”张志聪注：“知七损八益，而能固守其精，则阴阳俱盛，而筋骨壮强，不知阴阳所生之原，以欲竭其精，以耗散其真，至半百而衰老矣。”

⑤ 同出而名异：吴崑注：“同得天地之气以成形，谓之同出。有长生不寿之殊，谓之名异。”李中梓注：“同出者，阴与阳也。异名者，强与老也。”

⑥ 智者察同，愚者察异：李中梓注：“智者洞明阴阳之故，故曰察同。愚者徒知强老之形故曰察异。”

⑦ 愚者不足，智者有余：吴崑注：“愚者后时而察，故精力常不足；智者先期而养，故精力常有余。”

⑧ 是以圣人为无为之事……此圣人之治身也：张介宾注：“从欲，如孔子之从心所欲也。快志，如庄子之乐全得志也。虚无之守，守无为之道也。故欲无不从，志无不快，寿命可以无穷，而与天地同其终矣。愚（按）圣人之道，惟圣人能之，人非生知，诚未能也。然而效法圣贤，则在明哲之所必不容已者，欲得其门，当自养心保身始。故但能于动中藏静，忙里偷闲，致远钩深，庶乎近矣。观谭景升曰：明镜无心，无物不照；昊天无心，万象自驰；行师无状，敌不敢欺；至人无虑，元精自归。能师于无者，无所不之。故镜以察物，物去而镜自镜；心以应事，事去而心自心。此养心之道也。《南华经》曰：知道者，必达于理；达于理者，必明于权；明于权者，不以物害己，故至德者，火弗能热，水弗能溺，寒暑弗能害，禽兽弗能贼，非谓其薄之也，言察乎安危，宁于祸福，谨于去就，莫之能害也。《淮南子》曰：得道之士，内有一定之操，而外能诎伸卷舒，于物推移，故万举而不陷。所以类圣人者，以其能龙变也，此保身之道也。知此二者，则跻圣功夫，必有能因学而至者矣。”

藏为前提和条件，冬藏以秋收为前提和条件，秋收以夏长为前提和条件，夏长以春生为前提和条件。因此，这种适应和一致不仅为下一季节提供了养的基础，而且成为保证身体健康、防止季节性疾病发生的重要方法，包涵着积极的预防学思想。因而人们必须顺从四时阴阳变化来调摄精神，合理安排生活起居，以健身防病。若违反四时阴阳消长规律，则会伤害相应五脏，进而可能会在下一季节引发相应病变。

在具体方法上，主要从生活起居和情志调节方面适应四时而养生。

首先，生活起居方面：

春天肝木当令，阳气初生，气候转暖，万物萌生，欣欣向荣，即“春三月，此谓发陈，天地俱生，万物以荣”。在养生时，主要调养少阳春生之气，故春天应“夜卧早起，广步于庭，被发缓形，以使志生”，此时应晚睡早起，晨起后可披发宽衣，使形体舒缓，在庭院中缓缓散步，以利阳气的发升。

夏天为心火当令，阳气旺盛，万物繁荣茂盛，开花结果，即“夏三月，此谓蕃秀，天地气交，万物华实”。在养生时，应保养阳气盛长之气，故夏天应“夜卧早起，无厌于日……使气得泄”，做到晚睡早起，不要厌恶白天太长，同时保持肌腠畅通，可适当增加运动量，使体内充盛有余的阳气得到宣泄。

秋天为肺金当令，其气候阳和之气渐去，阴寒之气渐生，肃杀之气日甚，以阳气收敛为主，即“秋三月，此谓容平，天气以急，地气以明”。养生应保养少阴秋收之气，故秋天应“早卧早起，与鸡俱兴……使肺气清”，做到早睡早起，尽力避开阴寒肃杀之气，经常保持肺气清肃。

冬天为肾水当令，阴寒极甚，阳气内藏，万物深伏潜藏，即“冬三月，此谓闭藏，水冰地坼，无扰乎阳”。养生应保养太阴冬藏之气为主，故冬天应“早卧晚起，必待日光……去寒就温，无泄皮肤，使气亟夺”，此时应早睡晚起，深居室内，尽力避免寒冷邪气的侵袭，不要过度活动，以致汗出过多而损伤体内阳气。

其次，情志调节方面：

春天应“以使志生”，“生而勿杀，予而勿夺，赏而勿罚”。因为春天生机勃勃，阳气升发，应当在精神情志上保养生气，使精神情志舒畅、条达、欢快，精神焕发，以促进阳气的发生，而不要扼杀生机，遏伤阳气，做到“勿杀”“勿夺”“勿罚”，“皆所以养升发之德也”（《素问集注·卷一》）。

夏天应“使志无怒，使华英成秀，使气得泄，若所爱在外”。因为夏天阳气旺盛，万物生长繁茂，人体应顺应阳气旺盛的特点，保持心情舒畅，精神饱满，不可随意动怒而不利于阳气的宣泄，也不能使之抑郁而使阳气内郁，则体内的阳气正常宣泄于外，好像所爱在外一样，从而达到培养夏日盛长之机的目的。

秋天应“收敛神气，使秋气平，无外其志”。因为秋天自然界气候渐凉，阳气开始收敛，人体亦处于容平内敛的状态，故在养生中应当收敛神气而不外露，保持志意安逸宁静，不要随意妄动情感，不使神气浮荡于外，此目的主要在于缓解秋令肃杀之气对人体的影响，从而使与秋气相通应的肺脏能保持清肃之性。

冬天应“使志若伏若匿，若有私意，若已有得”。因为冬天阳气闭藏，人体亦随着自然界气候变化，处于阳气闭藏状态，故应使神志内藏而不外露，要像有隐私而不说出口、有所得而不告诉人一样，保持阳气内藏，神气旺盛，不致招受外邪发病。此法在于顺应冬令“无扰乎阳”的原则，以保养内藏之阳。

凡养生、养长、养收、养藏，皆应以调神为第一要义。这一点不仅从养生学角度有其重要意义，从临床方面来看，同样有积极的指导意义，患者如能顺应四时调摄情志，规范自己的形体活动及生活起居，保持四季乐观开朗的心态，精神愉悦，则能增强抗病能力，加速疾病的康复。

这些认识，既体现了中医学“天人相应”的整体观思想，又说明中医学将预防思想和养生方法融为一体，对保养身体和预防疾病有重要意义，至今仍指导着人们的养生活动。

2. 情志养生

精神意志是生命活动的基本体现，由五脏所产生，同时又能反作用于五脏而影响人体脏腑功能活动。故《灵枢·本脏》说：“志意者，所以御精神、收魂魄、适寒温、和喜怒者也。……志意和，则精神专直、魂魄不散、悔怒不起，五脏不受邪矣。”不良的情志是引起气血运行紊乱，导致脏腑功能失调，形成内伤病变的重要因素，所以必须注意精神情志的调养。正因为人的精神意志能影响人体内在脏腑的功能活动，所以《内经》理论一再强调人们必须要“积精全神”，只有这样，才能达到“精神内守，病安从来”。由此可见，《内经》以调摄精神情志为养生第一要义，故在多篇进行了论述。《素问·上古天真论》从调节精神活动，避免情志过激和保持精神守持于内等方面，在方法上进行了概括，并为后世所遵循。

所谓调神，主要是指对精神意识、思维情志的调节。《素问·上古天真论》指出调养神志之道，一是“志闲而少欲，心安而不惧”，即对精神活动适当调节，保持心态的安闲清静，控制意志，减少嗜欲，不要患得患失，思想无穷，避免声色妄求加重精神负担，淡泊名利，无杂念、少贪欲，对衣食住行、社会风俗、社会经济地位的差异要有正确的态度，做到“无恚嗔之心”“以恬愉为务”，保持精神愉快，情绪乐观。只有这样才能成为质朴敦厚的人，精神安定，形体舒适，健康长寿，“气从以顺”，以达到“精神内守，病安从来”的目的。如果“嗜欲无穷，忧患不止”，那就会导致“精坏神去”，动摇生命的根基。二是保持内心“恬憺虚无”，避免情志过激。恬憺，安静之意；虚无，不存杂念。而所谓情志，即指喜、怒、忧、思、悲、恐、惊七种情志变化，在正常情况下，是人的七种不同的情感反应，不会发病。只有突然、强烈或长期持久的不良情志刺激，超过人体心理承受能力和调节能力，才会导致疾病的发生。思虑七情，声色嗅味，过其度则为害，适其度则利于生。从精神活动而言，要对它们加以控制，避免妄求造成精神负担和压力。《素问·阴阳应象大论》云：“怒则气上，喜则气缓，悲则气消，恐则气下……惊则气乱……思则气结”说的就是这个道理。《灵枢·本神》亦云：“心，怵惕思虑则伤神……脾，愁忧而不解则伤意……肝，悲哀动中则伤魂……肺，喜乐无极则伤魄……肾，盛怒而不止则伤志。”情志过激日久则可进一步伤及脏腑。因而要防止情绪的剧烈波动，避免大怒、狂喜、忧思、惊恐之类。只有这样，才能维护体内气化活动的良好环境，气血的运行才会和顺，百病不生，故《素问·上古天真论》云：“恬憺虚无，真气从之”。三是要精神内守，可适当配合导引吐纳、静坐养神、气功入静等健身方法，使神守于内，则气不耗于外，气血充沛，提高抵御疾病的能力，不仅防病，还能延缓衰老。《素问·上古天真论》云：“精神内守，病安从来?”

为使养生者能具体施行，经文中列举了对待衣食住行、风俗习惯、社会与经济地位诸种差异的正确态度，即“美其食，任其服，乐其俗，高下不相慕”。只有这样，才能保持精神安定、形体舒适，维持体内气血的通达和谐状态，也就符合了养生之道，从而“嗜欲不能劳其目，淫邪不能惑其心”，必然寿百岁而不衰。

受《内经》这一养生观点的影响，古代养生家皆以调摄精神为第一要义，如《淮南子·泰族训》中指出“太上养神，其次养形”，嵇康在《养生论》中亦指出：“故须修性以保神，安心以全身。”

近年来，中医学的心理保健理论正在逐渐被人们重视，当代社会由精神因素引起的心身疾患亦愈来愈多。现在疾病谱的改变也充分说明了情志致病的广泛性，而这些疾病的产生与社会心理情志因素又有着密切关系。因此，情志保健必须重视，不可等闲视之。

3. 饮食养生

《素问·生气通天论》曰“阴之所生，本在五味；阴之五宫，伤在五味”，说明饮食五味对人体具有“养”和“伤”的双重作用：一方面饮食五味化生精微，入养五脏，滋养机体，可养正；另一方面，饮食五味失调，非但无益于机体，反而偏助脏气，损伤五脏，使阴阳失衡，导致疾病发生，久之亦可招至早衰。正如高世栻所说：“如水能浮舟，亦能覆舟。”可见，饮食失调对机体有害无益，还可能成为机体致病因素之一。比如饮食失调中的偏嗜，尤其是五味偏嗜，它可偏胜本脏之气，按五味所入直接损伤本脏，按五行乘侮间接损伤所胜之脏或所不胜之脏，扰乱五脏之气的生克制化，从而出现相应症状，导致疾病发生。正如《素问·至真要大论》所言：“久而增气，物化之常也；气增而久，夭之由也。”其临床表现，《内经》有两篇论述。一是《素问·生气通天论》之“味过于酸，肝气以津，脾气乃绝；味过于咸，大骨气劳，短肌，心气抑；味过于甘，心气喘满，色黑，肾气不衡；味过于苦，脾气不濡，胃气乃厚；胃过于辛，筋脉沮弛，精神乃央”。二是《素问·五脏生成》之“是故多食咸，则脉凝泣而变色；多食苦，则皮槁而毛拔；多食辛，则筋急而爪枯；多食酸，则肉胝䐢而唇揭；多食甘，则骨痛而发落，此五味之所伤也。”正因如此，《素问·上古天真论》提出“食饮有节”，此“节”寓意深刻，将其含义在本义基础上进行引申并拓展，包括量、质、时、嗜、洁、情、境和寒温是否科学合理等方面。其中，量，主要指过多（如暴饮暴食）或过少（如摄入不足）；质，主要指饮食营养是否合理搭配；时，主要指时间节律，即定时饮食，以适应人体生理节律；嗜，主要指偏嗜，包括酸苦甘辛咸五味偏嗜和诸如膏粱厚味的偏嗜；洁，主要指饮食卫生；情，主要指进食时精神状态，如心情是否愉悦等；境，主要指进食的环境，比如是否优雅和宁静；寒温，主要指饮食冷热程度。只有从以上几方面进行合理调配，才能真正起到食养作用。

由于饮食物有寒热温凉之性和五味之不同，为发挥其补益和滋养人体作用，最大限度地减少对人体的损伤，需做到“谨和五味”以平调人体阴阳。“谨和五味”是养生防病的重要法则之一，其意包含五味和合，并且谷肉果菜、合而服之，即饮食品种多样化、营养合理搭配，以此调节人体阴阳，使之平衡，各方面生理功能就趋于正常，如《素问·脏气法时论》曰“毒药攻邪，五谷为养，五果为助，五畜为益，五菜为充，气味合而服之，以补精益气"，明确指出用药物以驱邪治病，用饮食以扶养正气，是饮食疗法较早的记载，也是饮食疗法的理论基础，对后世药疗、食疗有指导价值，具有实践意义。张志聪曰："谷肉果菜皆有五气五味，宜合和而食之，无使偏盛，以补益精气。如偏食焦苦之气味，则增火化；如偏食咸腐之物，则增寒化。"自《内经》之后，后世有进一步发展，如《金匮要略》《千金要方》等均有专题讨论；《本草求真》《太平圣惠方》载有食疗之品；孟诜撰《食疗本草》等，再以后，食疗专著续有问世。目前，食疗配合药疗在中医临床上广为运用，已成为中医治疗学中的一个重要方向。

但是，如何把握好"谨和五味"是一个非常复杂的问题，除饮食有四气五味外，人体有阴阳体质之不同，四时气候有寒温变化和阴阳消长规律，只有综合考虑，根据年龄长幼、男女不同，以及生理时期、风俗、地域之不同，顺时调配饮食，以养生防病，防衰益寿。

当今疾病谱发生变化，如高血压、冠心病、糖尿病、肥胖病等与过食高脂肪饮食有关。所以，造成诸多现代病的直接原因和饮食结构不合理有关。因此，回顾不同历史时期疾病谱的变化，重新体味《内经》理论，"谨和五味"作为饮食养生的基本原则应予高度重视，并不断挖掘和研究，以为人类饮食走向健康之路服务。

除此之外，"谨和五味"对临床药物治疗也有指导意义，《内经》五味入养五脏理论奠定了后世药物归经理论的基础，根据药物作用机理，如苦味入心清心火，甘味入脾缓肝急等，可纠正脏气偏胜之为病，但用药剂量大小、时间长短、季节特点、阴阳体质、地域差异等均需酌情考虑，做到"衰其大半而止"，以免药物久用生弊病，出现新的不平衡而致偏为病。

【后世发挥】

1.《素问·上古天真论》养生原则的运用

《素问·上古天真论》提出了养生的两个基本原则。一是顺应四时，外避邪气，即对外要效法天地阴阳，顺应四时变化，避免外邪的侵袭，即"虚邪贼风，避之有时"。二是调养情志，保养正气，即对内要调养精神情志，避免精神刺激和过度的情志变化，从而保养人体正气，抵御外邪，即"精神内守""恬惔虚无""真气从之"。后世医家称为"对外之道"和"对内之道"。

人与自然界息息相通，自然界阴阳之气的盛衰变化，不仅使自然界有春夏秋冬四季变更，人体的生理机能也随之有规律性的变化。人体必须调节自身功能，以增强对自然界变化的适应能力，同时避免四时不正之气的侵袭，这就是养生。正如本文所说："法于阴阳，和于术数""虚邪贼风，避之有时"。《素问·生气通天论》亦云："苍天之气清净，则志意治，顺之则阳气固，虽有贼邪，弗能害也，此因时之序。故圣人传精神，服天气而通神明。""因时之序""服天气"就是顺应自然界四时的变化规律养生，"通神明"是指要使天人阴阳统一起来，以达到外邪不能侵袭的养生目的。而精神情志活动，既是五脏精气活动的反映，又能反过来调节人的精气、神气运动和脏腑功能活动，《灵枢·本脏》所云"志意者，所以御精神，收魂魄，适寒温，和喜怒者也""志意和，则精神专直，魂魄不散，悔怒不起，五脏不受邪矣"。所以，情绪安定，精神畅达，减少妄想及患得患失的思想情绪，即

“志闲而少欲”，才能气血充盛，运行和畅，阴阳平衡，达到养生防病的目的。这种既重视调养精气神，又积极防御外邪侵袭的观点，是《内经》养生的主导思想，也是中医学防病保健的主导思想。外避邪气，内养精神，不仅能使正常人避免疾病的产生，对于患者也能避免再次感受邪气、导致疾病复发或加重，同时通过调养精神，培养正气，也能加速疾病的痊愈，迅速康复。

养生的具体方法主要有以下五个方面。

一是法于阴阳。法，即效法，就是要掌握自然界阴阳消长变化规律和特点，并遵从这一规律，主动地去适应自然气候和外界环境的变化，调养身心，养正以避邪，减少疾病的发生。所谓“提挈天地，把握阴阳”（《素问·上古天真论》）是也。

二是和于术数，施行合宜的养生术。和即调和；术为修身养性之法。首先要顺四时调形体。《素问·四气调神大论》中就论述了四时养生的形体调节法则，这种随四时气候调整作息时间而活动形体的方法，为后世养生家所遵循。其次，《内经》还提出了一些特殊的养生保健方法，如导引、按跷、吐纳、咽津等调神健身的方法。后世养生家在此基础上，创造了多种运动肢体、强健筋骨的方法，如五禽戏、八段锦、易筋经、太极拳等。虽种类繁多，但均是通过运动锻炼而达到强身健体、培补正气、益寿延年的目的。古人是非常重视运动保健的，“动则不衰”是我们中华民族养生、健身的传统观点，这点同西医学的认识是完全一致的。西医学认为“生命在于运动”，运动可以提高新陈代谢，使各器官充满活力，对心血管系统更是极为有益。适度的体育运动，可以使生活和工作轻松愉快；可以帮助建立生活的规律和秩序，提高睡眠的质量，保证充足的休息，提高工作效率；可以提高人体的适应和代偿能力，增强对疾病的抵抗力。

三是食饮有节，包括节饮食、忌偏嗜、适寒温等几个方面。节，节制，指要防止暴饮暴食和久食过量。养生要求饮食适量，既满足机体的营养需要，又无戕害脾胃之弊。如孙思邈《千金要方》云“不欲极饥而食，食不可过饱”“常欲令如饱中饥，饥中饱耳”。节，还有节律的意思，即饮食要有节律，养成定时定量进食的习惯，而维护脾胃功能活动的正常。其次，合理调配饮食气味，不可偏嗜，保证各种营养物质的比例均衡，控制肥甘厚味的摄入，防止饮酒过度，从而达到补益精气的目的。后世据此主张养生以清淡为主，尤其是老年人，年迈脾弱，运化不健，尤当注意。再次，饮食应注意温热适宜，过寒或过热均可损伤机体，如《素问·咳论》指出，寒凉饮食入胃是导致咳嗽的重要内因。

四是起居有常，生活、工作要有规律。古人观察到，日月江河所以能长久，是因为“天行有常”，人要长寿，就要“法则天地，象似日月”（《素问·上古天真论》），使自己的生活作息保持一定的规律。只有这样，才能“生气不竭”，故《素问·四气调神大论》有四季卧起早晚之宜，《素问·生气通天论》有平旦、日中、日西将暮三时劳作歇息之分。生物学也认为，人体存在许多生命节律控制着机体的生理活动。《内经》“起居有常”的养生方法就是要人们顺从这些生命节律，安排起居作息，维持机体生理功能的协调统一，保持生命力长久不衰。另外，工作居处潮湿环境或其他不良因素，都可伤及人体。因此，注意居处环境的适宜，避免水湿过度、寒热过度的环境等，也是养生的内容。

五是不妄作劳。作劳即劳作，包括劳力、劳心、房劳等方面。含义有三：其一是要有劳有逸，劳逸适度；其二是告诫人们不要违背常规的劳作，注重道德养生；其三是节制房事，不要妄泄肾精。而那些“以妄为常，醉以入房，以欲竭其精”者是造成早衰的重要原因。如注意上述诸多方面，便可成为一个具有很高道德修养、精神饱满、体力充沛的人。如不注意道德修养、违背常规地劳动、不节制房事、不注意保护自己的肾精，必然会造成身体虚弱，加速衰老。《素问·上古天真论》明确指出“形劳而不倦，气从以顺”，主张有劳有逸，不过度劳累与安逸。《素问·宣明五气》中就载有“久视伤血，久卧伤气，久坐伤肉，久立伤骨，久行伤筋”，告诫人们行为运动不可过度。

能够遵循上述养生原则，即能保精益气、养神全形，最终达到形与神俱，尽终天年。临床上，若患病之人也能遵循上述原则和方法施行，则有利于培护体内正气，增强抗病能力，加速疾病的康复，其效果应优于单纯的服药治疗。

2. “七损八益”评述

《素问·阴阳应象大论》云：“帝曰：调此二者奈何？岐伯曰：能知七损八益，则二者可调，不知用此，则早衰之节也。”这里的“二者”指阴阳，指出“七损八益”是调和阴阳的关键，但对于“七损八益”的理解，历代的认识极不一致，分歧颇大。综括历代学者的诠释，可以分为以下几个方面：

第一，疾病症状以阴阳为纲说。杨上善根据《素问·阴阳应象大论》中“阳胜则身热，腠理闭，喘粗为之俯仰，汗不出而热，齿干以烦冤，腹满死，能冬不能夏；阴胜则身寒，汗出，身常清，数栗而寒，寒则厥，厥则腹满死，能夏不能冬”之论，认为“阳胜八益为实，阴胜七损为虚”。八益是指“阳胜”之身热、腠理闭、喘粗、俛仰、汗不出而热、齿干、烦冤、腹满死等八个症状；七损是指“阴胜”之身寒、汗出、身常清、数栗、寒、厥、腹满死等七个症状。杨氏之说以阴阳为纲将疾病症状进行了分类，强调阴阳是分析、认识疾病的关键，正所谓《素问·阴阳应象大论》之“善诊者，察色按脉，先别阴阳”，为阴阳成为八纲辨证的总纲起到了积极的推动作用。但至于对“七损八益”的具体理解，还存在一些问题。一是将阴胜的“数栗而寒”拆为两损，而阳胜的“汗不出而热”只作一益，有强凑七、八之数之嫌；二是与下文调和阴阳的方法义不贯通。故此说并不为后世医家所采纳。

第二，生长发育过程与规律说。王冰则根据《素问·上古天真论》女子二七天癸至，月事以时下，丈夫二八天癸至，精气溢泻的论述，认为七损是指女子月经贵以时下，八益是指男子精气贵乎充满，所谓“然阴七可损，则海满而血自下；阳八宜益，交会而泄精。由此则七损八益，理可知矣”。吴崑在《素问吴注》中也指出：“七损者，女子天癸以七为纪，二七而天癸至，月事以时下，阴血常亏，故曰七损；八益者，男子以八为纪，二八而天癸至，精气溢泻，阳常有余，无月事之损，故曰八益。”对此，张介宾在《类经·阴阳类》中曾反驳说：“按启玄子注此，谓女为阴七可损，则海满而血自下；男为阳八宜益，交会而精泄，以用字解为房事。然经血宜调，非可言损，交会精泄，何以言益？”实则，王氏与吴氏是将“七损八益”解为人体生长发育过程与规律，故丹波元简根据《素问·上古天真论》所论男女的生长发育过程，以成长阶段为益，衰老阶段为损作解，认为女子七岁、二七、三七、四七与男子八岁、二八、三八、四八共合为八益，女子从五七到七七、男子从五八到八八，共计为七损。明确提出了“七损八益”为人体生长发育过程与规律。

第三，阴阳术数说。张介宾在《类经·阴阳类》中从阴阳术数的角度，指出："七为少阳之数，八为少阴之数。七损者言阳消之渐，八益者言阴长之由也。夫阴阳者，生杀之本始也，生从乎阳，阳不宜消也；死从乎阴，阴不宜长也。"反之，即为早衰之由。这里张氏根据《周易》的阳进阴退的阴阳术数之说，将"七"指为"少阳之数"，"八"指为"少阴之数"，又结合其自身的扶阳抑阴的学术主张进行了阐发。而张志聪《素问集注》的观点与张介宾正好相反。他认为："女子以七为纪，男子以八为纪，七损八益者，言阳常有余而阴常不足也。然阳气生于阴精，知阴精之不足，而无使其亏损，则二者可调。"可见两说是基于对《素问·太阴阳明论》之"阳道实，阴道虚"从不同角度理解而成。今人亦有从七、八脏腑之成数及在洛书九数方位图的象数位置而阐释的。这些说法认为"七损八益"反映了《内经》顺从四时阴阳诊治与养生的思想，体现了"天人相应"观念。

第四，房中术说。早于《内经》的长沙马王堆汉墓出土竹简《天下至道谈》中即明确记述了"七损八益"的内容。且丹波康赖在《医心方》中所引《玉房秘诀》之文与该文也近似。可见"七损八益"指古代房中之术，即八种有益于人体的行为和七种有损于人体的行为。虽然各家对七损、八益具体行为的理解不一，但均强调吐纳、导引的运用，保持精气满盈、调整各自的心身状态、切忌情急倾倒为其关键。自20世纪80年代长沙马王堆汉墓竹简出土以来，绝大多数的学者遵从此说。

【注家争鸣】

1."春夏养阳，秋冬养阴"的理解

王冰注：阳气根于阴，阴气根于阳，无阴则阳无以生，无阳则阴无以化，全阴则阳气不极，至阳则阴气不穷。春食凉，夏食寒，以养于阳；秋食温，冬食热，以养于阴。滋苗者必固其根，伐下者必枯其上，故以斯调节，从顺其根。二气常存，盖由根困，百刻晓暮，食亦宜然。

吴崑注：因四时之序以调神，是为春夏养阳秋冬养阴，木火受气于春夏，金水受气于秋冬，是谓从其根以养之也。从，顺也。

张介宾注：夫阴根于阳，阳根于阴，阴以阳生，阳以阴长。所以圣人春夏则养阳，以为秋冬之地，秋冬则养阴，以为春夏之地，皆所以从其根也。今人有春夏不能养阳者，每因风凉生冷，伤此阳气，以致秋冬，多患疟泻，此阴盛之为病也。有秋冬不能养阴者，每因纵欲过热，伤此阴气，以致春夏，多患火证，此阳盛之为病也。

张志聪注：四时阴阳之气，生长收藏，化育万物，故为万物之根本。春夏之时，阳盛于外而虚于内；秋冬之时，阴盛于外而虚于内。故圣人春夏养阳，秋冬养阴，以顺其根，而培养也。

高世栻注：夫四时之太少阴阳者，乃万物之根本也。所以圣人春夏养阳，使少阳之气生，太阳之气长；秋冬养阴，使太阴之气收，少阴之气藏。养阳养阴以从其根，故与万物浮沉于生长不息之门。

丹波元简注：高氏此解贯通前章，尤为切当。王注诸家及朱彦修说，并似失章旨焉。《千金·脾劳门》云：春夏养阳，秋冬养阴，以顺其根本矣。肝心为阳，脾肺肾为阴，逆其

根则伐其本云云，与高意符焉。

［按］

关于“春夏养阳，秋冬养阴”的解释，《内经》本义是指春夏顺应生长之气以养阳，秋冬顺应收藏之气以养阴，这种理解，结合本篇“四气调神”主题及前后文义，是没有疑义的。除此之外，历代医家主要有三种不同的认识：一是以王冰为代表，认为春夏阳盛，宜食寒凉抑制亢阳；秋冬阴盛，宜食温热抑制盛阴。二是以张介宾为代表，认为春夏养阳，以为秋冬阴之基，故春夏应避风凉生冷太过，以免伤其阳气而患痎泻等病；秋冬养阴，以为春夏阳之基，故秋冬应忌纵欲及过热，以免伤其阴而患火证。三是以张志聪为代表，认为春夏阳盛于外而虚于内，故有“夏月伏阴”之病，因而春夏宜养其内虚之阳；秋冬阴盛于外而虚于内，故有“冬月伏阳”之病，因而秋冬宜养其内虚之阴。以上三种解释，虽然难合经旨，但均围绕顺四时的养生精神，且在生活及医疗实践活动中有所验证，并具有一定的理论价值和临床意义，故学者宜参之。

2. “反顺为逆，是谓内格”的理解

杨上善注：不顺四时之养身，内有关格之病也。

王冰注：格，拒也，谓内性格拒于天道也。

滑寿注：愚谓格者，捍格也，谓身内所为与阴阳相捍格也。

马莳注：若果不能顺而反之以为逆，则吾身之阳不能入阴，不能出而在外者，格拒于内矣。

高世栻注：从，顺也。反顺为逆，则阴不交阳，阳不交阴，上下表里不通，是谓内格。

张志聪注：内格者，格拒其五脏相生之气，而反逆行也。

［按］

“内格”历代医家认识略有不同，应该是人体脏腑之气的气血活动与自然界的阴阳变化不相协调之意，需要注意的是“内格”与“关格”含义不一样，不能混为一谈。